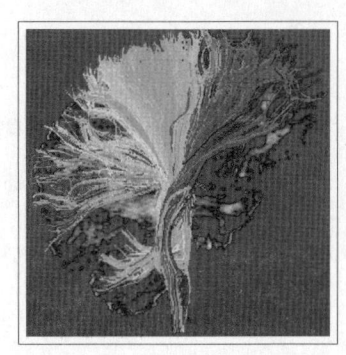

实用老年痴呆学

SHIYONGLAONIANCHIDAIXUE

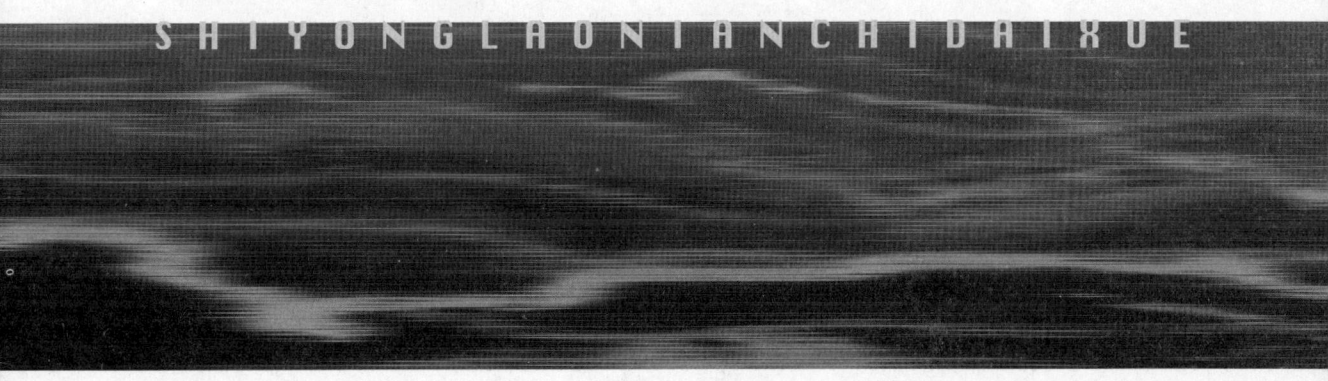

主　编：谢瑞满
参加编写人员：(按姓氏笔划排列)
丁　宁　　王东生　　王新文　　方　珉
刘剑英（兼秘书）全洪波　　李　刚
邱东鹰　　罗　蔓　　陈　伟（兼秘书）
杨月嫦　　张文利　　张歆毓　　胡　军
袁　颖　　董发昌　　谢瑞满　　樊尚华

上海科学技术文献出版社

图书在版编目（CIP）数据

实用老年痴呆学/谢瑞满主编.—上海：上海科学技术文献出版社，2010.1
　ISBN 978-7-5439-3830-4

　Ⅰ.实… Ⅱ.谢… Ⅲ.阿尔采莫氏病-防治 Ⅳ.R749.1

中国版本图书馆CIP数据核字(2009)第170544号

责任编辑：忻静芬
封面设计：汪　溪

实用老年痴呆学

谢瑞满　主编

*

上海科学技术文献出版社出版发行
（上海市长乐路746号　邮政编码200040）
全 国 新 华 书 店 经 销
江苏常熟市人民印刷厂印刷

*

开本787×1092　1/16　印张22.25　字数487 000
2010年1月第1版　2010年1月第1次印刷
ISBN 978-7-5439-3830-4
定价：98.00元
http://www.sstlp.com

前言

本书是由复旦大学附属中山医院老年科及神经科合作编写的跨学科专著,反映了当前国际老年痴呆学的最新进展。美国加利福尼亚州大学洛杉矶分校(UCLA)医学院阿尔茨海默病中心主任 Jeffrey L Cummings 教授、美国哈佛大学医学院著名行为神经科学专家 Alvaro Pascard-Leone 教授鼓励和支持我们在中国推广这门临床交叉边缘学科,才有了这本书的诞生。我们希望本书出版能推动国内老年痴呆的行为神经精神病学研究的开展,最终使患者受益。

本书的主要目标是对痴呆疾病患者的行为功能障碍和神经精神病学功能障碍等方面的理解达成共识,以便更好地在临床上处理这些常见症状,减轻患者的病痛,通过改善患者行为功能障碍表现以提高患者家庭成员和关护者的生活质量,同时也提供神经精神病学功能障碍病理生理学机制的相关知识。因此,为了适应临床老年痴呆学的快速发展趋势,我们决定撰写本书。

阿尔茨海默病(Alzheimer's disease, AD,老年性痴呆)和相关的痴呆综合征往往使患者及其家庭颇感痛苦,而且对社会公共健康也造成很大的危害。这些疾病引起的功能障碍包括认知功能损害、活动工作能力下降和行为功能障碍等方面。

长期以来,阿尔茨海默病的研究集中在认知功能损害方面,而与痴呆疾病有关的行为功能障碍和神经精神病学功能障碍方面的研究往往未引起足够的重视。近年来随着痴呆疾病患者的行为功能障碍和神经精神病学功能障碍方面的研究不断深入,已经逐步认识到其重要性。痴呆疾病有关的神经精神病学功能障碍症状的药物治疗也有一定的突破。痴呆疾病的神经精神病学症状的适当处理往往能明显减轻患者病痛,改善他们的生活质量,并减轻患者家庭成员和关护者的精神负担及痛苦。通过对本书中阐述的这些行为学变化的复杂病理生理学机制的全面了解,以及对痴呆疾病有关的神经病理学、病理生理学和神经分子生物学知识的深入理解,能在临床上达到更加理想的治疗效果。剖析行为学症状的神经生物学特征有助于提供有关精神病学症状发生机制的独特思路,同样也有助于对其他精神类疾病发生机制的理解。例如,精神分裂症、双相情感障碍、焦虑症、抑郁症、强迫症等。研究痴呆病患者神经病学功能障碍的疾病症状,有助于更好地理解痴呆病患者精神病学功能障碍的病理生理学机制。

为了使读者对老年痴呆学的独立性和完整性有较明确的概念,本书不仅为熟悉阿尔茨海默病以及大多数相关的痴呆综合征的准确诊断和适当处理打好扎实的临床工作基础,同时也为老年神经科学家以及众多相关学科的各级医生提供训练学习的内容。本书注重实用性内容,参考文献选自近10年的刊物,采用经典和不易阅读到的出版物,有利于读者检索。

本书强调老年痴呆学不断进展的重要组成方面,如神经生化与神经分子生物学、计算机技术和功能神经影像学,尤其是功能磁共振成像(fMRI)、正电子发射断层摄影术(PET)、经颅磁刺激(TMS)等在临床研究上的应用,并努力尝试解决重要的和实用的老年痴呆学有关临床问题,保留有意义的少见情况。

由于痴呆患者往往已经丧失再学习的能力,患者的家庭成员和关护者对痴呆疾病有关的防治知识的了解显得格外重要。因此,我们特别撰写了有关脑老化与痴呆、痴呆的防治保健等科学普及和继续教育性质的内容,以期使更多的痴呆患者受益。同时,老年痴呆是千家万户关心的实际话题,不仅具有重要的生物医药学价值,而且涉及社会科学各个方面的一项复杂的"系统工程",深入研究、保健普及、防治结合、群策群力、交流传播、宣传推广、合作发展,才有利于痴呆研究防治工作的不断提高,有利于促进老年保健事业,有利于和谐老年社会的健康发展。

中国中医药和现代西方医药学一样,在维护人类健康的历史长河中都有独特和重要的贡献。2 000多年来,中国中医药一直具有比较完整的理论体系,主张整体观点和辨证论治方法,中医药在痴呆疾病防治中的整体性和系统性思维方法,以及个体化的辨证论治方法,对于痴呆疾病的复杂性和异质性的处理,存在很多优点和特色。同时,有些中草药治疗痴呆症有明确效果。因此,我们相信,中医药是痴呆疾病防治中的重要一环,一定有助于攻克痴呆疾病这个难点。

为了方便读者获得全面和详细的药物治疗信息,我们针对痴呆疾病有关的各种用药情况专门按照不同类型进行了阐述。尽管有关药物的资料已经作最大努力以保证准确性,临床上的用药仍然需要有处方权的医师来决定,如因科技进步、信息不详、个体差异或按本书中内容进行有关药物治疗而产生的各种状况,作者和出版社均不负任何医疗法律责任。

本书由多个临床学科医生撰写而使内容更为丰富,并从临床上对患者的人性化关注中进一步认识到痴呆的行为神经精神病学功能的科学性。

在本书编写过程中,有关机构和个人给予的一些珍贵资料和意见,包括美国神经病学学会,*Science*、*The New England Journal of Medicine* 编辑部,麻省理工学院医学中心,英国伦敦女皇广场神经内、外科国立医院神经病学研究所 Frackowiak 教授,亚太地区痴呆评估与康复课题协作组(美国 Johns Hopkins 大学医院神经科 Justin McArthur 教授与 Sandy Xin-Yu Zhang 博士,澳大利亚 MacFarlane Burnet 研究所 Edwina Wright 教授),IACMSP 与纽约州立大学邓明昱教授,美国加利福尼亚州大学洛杉矶分校(UCLA)医学院神经科郭品正博士后研究员等,在此对他们表示特别感谢。我们很高兴将这本著作奉献给有关科学领域的专家们:Jeffrey L Cummings、Alvaro Pascard-Leone、Jason J. S. Barton、Clifford Saper、姚景莉、秦震、瞿治平、吕传真、朱文炳、蒋雨平、洪震、郑观成、王新德、陈清棠、朱墉链、方定华、陈生弟、汪昕教授等。

在编写过程中,我们始终得到上海科学技术文献出版社的鼓励和关心,并对有关学科同仁特别是老年医学科主任蔡映云教授和来自我们家庭的无私帮助,表示感谢。对本书不足之处,欢迎读者批评指正。

编 者

2009 年 9 月

目 录

第1章 痴呆的神经精神病学 /1
1.1 概述 /1
1.2 全球老龄化 /2
1.3 痴呆综合征中神经精神病学症状的影响 /2
1.4 痴呆的神经精神病学原则 /4
1.5 痴呆患者行为学改变的神经生物学 /9

第2章 痴呆的神经精神病学评估 /13
2.1 概述 /13
2.2 神经精神病学症状的定义 /14
2.3 痴呆患者的病史特征 /19
2.4 神经精神病学的临床观察 /21
2.5 神经认知功能学评估 /22
2.6 神经病学检查 /26
2.7 辅助检查 /27
2.8 汇总分析 /43

第3章 阿尔茨海默病 /46
3.1 概述 /47
3.2 人口统计学特征 /48
3.3 痴呆综合征和临床特征 /48
3.4 神经影像学 /50
3.5 神经病理学和分子生物学 /50
3.6 神经精神病学症状 /52
3.7 行为遗传学 /60
3.8 阿尔茨海默病的治疗 /60
3.9 关爱护理人员 /66
3.10 药物治疗和非药物治疗的整合模式 /66

第4章　路易小体型痴呆 /77

    4.1　概述 /77

    4.2　临床特征 /78

    4.3　痴呆综合征 /78

    4.4　神经精神病学特征 /79

    4.5　神经影像学 /80

    4.6　路易小体性病变 /80

    4.7　神经病理学 /81

    4.8　药物治疗学 /82

第5章　帕金森病和帕金森综合征 /86

    5.1　概述 /87

    5.2　人口统计学和遗传学特征 /87

    5.3　帕金森病的临床特征 /88

    5.4　帕金森病患者中的痴呆综合征 /89

    5.5　神经影像学 /89

    5.6　神经病理学 /90

    5.7　神经精神病学特征 /92

    5.8　药物治疗有关的神经精神病学症状 /95

    5.9　帕金森病和相关神经精神病学症状的治疗 /97

    5.10　其他帕金森综合征 /101

第6章　血管性痴呆 /113

    6.1　概述 /113

    6.2　血管性痴呆的临床特征和分类 /115

    6.3　血管性痴呆的认知功能障碍 /120

    6.4　血管性痴呆的神经精神病学特征 /126

    6.5　神经影像学 /127

    6.6　鉴别诊断 /129

    6.7　神经病理学 /131

    6.8　预防、治疗与康复学 /135

第7章 额-颞叶变性 /151

- 7.1 概述 /151
- 7.2 额-颞叶变性临床特征 /152
- 7.3 额-颞叶痴呆 /152
- 7.4 进行性非流利性失语 /155
- 7.5 语义性痴呆 /156
- 7.6 额-颞叶变性综合征 /158
- 7.7 神经影像学 /159
- 7.8 遗传学 /160
- 7.9 神经病理学 /160
- 7.10 药物治疗 /161

第8章 克-雅病和其他朊蛋白病 /165

- 8.1 概述 /165
- 8.2 克-雅病 /166
- 8.3 家族型克-雅病 /167
- 8.4 新变异型克-雅病 /168
- 8.5 其他类型克-雅病 /169
- 8.6 其他朊蛋白病 /169
- 8.7 朊蛋白病的治疗 /169

第9章 痴呆时神经精神病学症状的神经生物学 /173

- 9.1 概述 /173
- 9.2 脑与行为关系的等级模型 /173
- 9.3 脑变性后痴呆的蛋白质代谢功能异常 /175
- 9.4 边缘系统和痴呆症的情感活动 /178
- 9.5 额叶-皮质下神经环路 /179
- 9.6 痴呆症的神经精神综合征的病理生理学 /181

第10章 痴呆时神经精神病学功能障碍的治疗 /187

- 10.1 概述 /187
- 10.2 关护人员 /187

10.3　非药物性干预治疗 /189

10.4　药物性干预治疗 /191

10.5　特殊神经精神病学症状的治疗 /193

10.6　治疗的药物经济学 /197

第 11 章　轻度认知功能障碍 /200

11.1　概述 /200

11.2　轻度认知功能障碍的定义和诊断 /201

11.3　轻度认知功能障碍的分型与转归 /201

11.4　轻度认知功能障碍与阿尔茨海默病 /202

11.5　轻度认知功能障碍的认知心理学 /202

11.6　轻度认知功能障碍的神经影像学 /203

11.7　轻度认知功能障碍的神经病理学 /204

11.8　轻度认知功能障碍的神经分子生物学 /205

11.9　展望 /206

第 12 章　脑老化与痴呆 /210

12.1　概述 /211

12.2　脑的老化 /214

12.3　脑老化及变性与大脑进化发育 /217

12.4　脑老化与阿尔茨海默病 /218

12.5　延缓脑衰老的对策 /222

第 13 章　痴呆的防治保健 /231

13.1　概述 /231

13.2　痴呆的发生机制 /232

13.3　痴呆的临床特征 /232

13.4　痴呆的诊断 /233

13.5　痴呆的防治 /233

13.6　善待老年痴呆患者 /234

13.7　大脑保健和延年益寿 /236

第 14 章　中医药治疗老年性痴呆 /243

14.1　概述 /243

14.2　老年性痴呆的病因病机 /244

14.3　老年性痴呆的诊断和临床分型 /246

14.4　老年性痴呆的疗效评估和治疗原则 /248

14.5　老年性痴呆的中医辨证施治 /249

14.6　老年性痴呆的临床研究 /253

14.7　小结 /257

第 15 章　痴呆的药物治疗 /260

15.1　概述 /261

15.2　痴呆的药物治疗 /265

15.3　痴呆的对症治疗 /284

15.4　痴呆的中药治疗 /297

15.5　痴呆的其他治疗药物 /299

15.6　展望 /300

第 16 章　艾滋病与艾滋病痴呆综合征 /308

16.1　概述 /309

16.2　病原学 /309

16.3　流行病学 /311

16.4　发病机制和病理 /312

16.5　分期和临床表现 /316

16.6　实验室及其他检查 /322

16.7　诊断及鉴别诊断 /323

16.8　治疗 /324

16.9　预防和预后 /333

第1章 痴呆的神经精神病学

1.1 概述
1.2 全球老龄化
1.3 痴呆综合征中神经精神病学症状的影响
1.4 痴呆的神经精神病学原则
    1.4.1 痴呆时神经精神病学功能障碍的临床特征
    1.4.2 神经生物学与行为的联系
    1.4.3 痴呆时神经精神病学功能障碍症状的治疗
1.5 痴呆患者行为学改变的神经生物学

1.1 概述

痴呆综合征是一种具有记忆功能障碍和至少存在一项其他获得性认知功能损害的临床疾病。痴呆综合征可以引起职业工作能力或社会工作交往能力障碍，而在谵妄发作期间一般不会存在痴呆。

在绝大多数的痴呆综合征定义中，神经精神病学功能障碍的特征表现往往居于次位，但是随着有关痴呆研究方面知识的日益增长，其神经精神病学功能障碍表现的重要性越来越明显。

神经精神病学功能障碍的各种症状往往使痴呆综合征患者及其关护者颇感痛苦，而且对痴呆综合征患者以及他们家庭的生活质量都有很大的影响。

神经精神病学功能障碍的各种症状在临床上能充分明确地提供重要的鉴别诊断信息。有些痴呆综合征病例的诊断主要依靠肯定的神经精神病学功能障碍的各种特征。例如，额-颞叶变性型痴呆与路易小体型痴呆，均以特征性的行为神经病学功能障碍表现作为临床诊断标准。阿尔茨海默病痴呆的诊断需要排除其他潜在的导致痴呆的病因，而临床上只需要进行神经精神病学方面功能的评估，就能与额-颞叶变性型痴呆与路易小体型痴呆相鉴别。

痴呆的神经生物学研究成果与临床上特征性神经精神病学方面表现的相关性越来越密切。临床上根据患者神经精神病学方面功能障碍的症状往往能进行适当的治疗，包括对症治疗、神经递质替代治疗以及精神类药物治疗等，病情能得到控制和缓解。

本章主要阐述痴呆综合征时神经精神病学方面功能障碍的症状，以及日益增长的各种特征性的临床表现。

1.2 全球老龄化

世界人口的统计学特征表现正在发生着引人注目的改变，人口构成中的老年期人口已经呈现出快速的增长，并且还将持续到2050年。

在1997～2025年，超过65岁的老年人的数量，在非洲将从1770万增长到3790万，在美洲将从6270万增长到1.369亿，在地中海东部（包括中东）将从1670万增长到4410万，在欧洲将从1.125亿增长到1.698亿，在东南亚（包括印度）将从6050万增长到1.667亿，在西太平洋（包括中国）将从1.107亿增长到2.677亿。

到2025年，绝大多数的老年人将居住在东南亚及西太平洋地区，老年人口的增长将为这些国家带来显著的变化。其中大多数国家属于发展中国家，老年人口的增长将会使卫生保健事业的经济预算受到限制。

老年人口的增长将不可避免地伴随着年龄相关疾病的增长，包括痴呆综合征、脑卒中相关疾病以及帕金森病等。在年龄为60岁以上的老年人群中，痴呆的患病率每隔5年会翻一番。因此，临床上表现为痴呆的老年人，在60岁的人群中有1%，在66～70岁的人群中有2%，在71～74岁的人群中有4%，在75～79岁的人群中有8%，在80～84岁的人群中有16%，超过85岁的有30%～40%。由此可见老年痴呆发病随着年龄而增长的趋势，在超高龄老年人群中显得更为明显。在1997—2025年，超高龄老年人口（80岁以上）的数量，在非洲将从200万增长到540万，在美洲将从1380万增长到2980万，在地中海东部将从200万增长到660万，在欧洲将从2320万增长到4260万，在东南亚将从650万增长到2430万，在西太平洋地区从1650万增长到5180万，老年人口增长趋势将会同时伴随着痴呆患者的明显增长。

痴呆患者人数的预期增长及其神经精神病学功能障碍的症状，将更有利于对痴呆的进一步认识，以及根据其神经精神病学功能障碍的有关临床症状进行更好的治疗。

1.3 痴呆综合征中神经精神病学症状的影响

神经精神病学功能障碍症状在痴呆患者中表现为各种不同的影响结果，包括认知功能障碍加重，智能减退更快，活动能力障碍加重，经济负担加重，需要住院治疗，需要长期照顾，加重药物治疗的不良反应，加重患者的痛苦以及生活质量下降，并影响关护者的生活质量等（图1-1）。

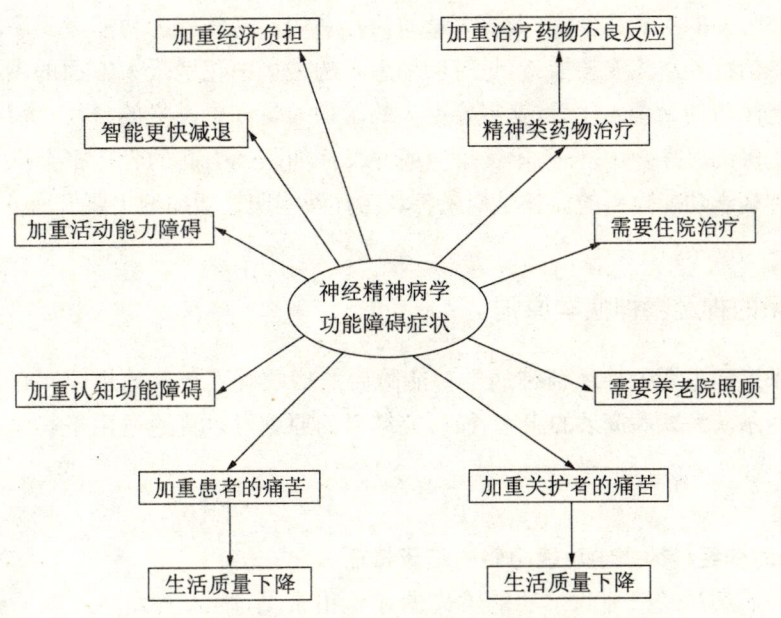

图 1-1 痴呆综合征中神经精神病学症状的影响

神经精神病学功能障碍的症状往往使患者产生病痛的困扰,但是痴呆患者并不能认识到存在神经心理学功能方面的障碍。痴呆患者往往否认他们存在记忆功能障碍、不能认识到存在的认知功能异常以及不会表现出因认知和记忆功能下降引起的病痛困扰。而有激越症状的痴呆患者往往会因其激越的行为感到明显不安或病痛困扰;有精神障碍的痴呆患者容易感到害怕,尤其对偷窃和跟踪充满恐惧;有抑郁症状的痴呆患者容易感到沮丧,往往自觉无价值感、无用感以及无望感;有焦虑症状的痴呆患者容易感到不舒服、休息不好以及对前景充满不好的预感。与痴呆综合征的其他功能障碍表现进行比较,神经精神病学功能障碍的症状往往引起各种不同程度的病痛困扰。

神经精神病学功能障碍的症状同样给关护者造成很大的问题,引起许多困扰感、沉重负担感以及被囚禁的感觉。有行为功能障碍症状的痴呆患者更有可能与关护者发生身体上的摩擦和争端,使之成为身体暴力滥用的受害者,这样会使痴呆患者获得一定的援助。

神经精神病学功能障碍的症状是痴呆综合征患者需要入院诊治的最常见原因之一。如果临床表现严重,则需要至少给予短期住院治疗,进行强制性药物治疗,大多数痴呆患者发生自残行为时往往需要在护理院进行监护。阿尔茨海默病患者发生抑郁症状往往加重其神经精神病学方面功能障碍的程度,发生精神症状则会引起更快的认知功能下降和更严重的行为功能障碍。神经精神病学功能障碍的症状往往需要精神类药物进行治疗,这在临床上会使产生药物不良反应的危险性增长。例如,嗜睡、帕金森综合征表现、跌倒以及直立性低血压等不良反应。

神经精神病学功能障碍症状有关的痴呆疾病的许多方面可以引起经济方面的负担。神经精神病学功能障碍的症状会引起关护者的压力增大,从而导致关护者也产生更多的心理情感和躯体方面的疾病,这些都需要大量的治疗费用。这些行为功能障碍爆发引起的痴呆患者的住院治疗和居住安顿措施,是对痴呆患者的关护中花费最大方面的主要部分。一旦有行为功能障碍的患者入住后,就需要更多的医护人员和更昂贵的费用。精神类药物的应用增加了更多的医疗费用,任何不良反应或并发症如跌倒引起的骨折都会进一步增加费用。神经精神病学功能障碍的症状是痴呆患者医疗费用明显增加的主要方面。

1.4 痴呆的神经精神病学原则

认识痴呆疾病患者中神经精神病学功能障碍的症状有其普遍的规律。有关研究更多的是集中在阿尔茨海默病痴呆的患者,而研究结果的原则可以普遍适用于其他类型的痴呆疾病患者。

1.4.1 痴呆时神经精神病学功能障碍的临床特征

各种痴呆疾病神经精神病学功能障碍的症状很常见,临床上大多数痴呆患者都会发生。流行病学研究发现,有神经精神病学功能障碍症状的人数往往低于临床研究中的有症状患者的例数,其部分原因是只有当痴呆患者出现明显行为功能障碍的症状后才会引起重视。

痴呆患者中往往同时存在多种神经精神病学功能障碍的症状。应用神经精神调查量表(neuropsychiatric inventory, NPI)研究阿尔茨海默病痴呆患者的神经精神病学功能障碍症状的发生情况,发现92%的阿尔茨海默病痴呆患者至少发生1项症状,81%的阿尔茨海默病痴呆患者存在2项或2项以上的症状,51%的阿尔茨海默病痴呆患者有4项或4项以上的症状。因此,绝大多数的阿尔茨海默病痴呆患者往往同时具有多种神经精神病学功能障碍的症状。

痴呆患者神经精神病学功能障碍症状的存在严重影响患者的预后。阿尔茨海默病痴呆患者存在精神功能障碍时,患者的认知功能减退发生得更快;而帕金森病患者有抑郁症状时,患者的认知功能减退也更明显。

根据阿尔茨海默病痴呆患者的症状情况,临床上显示有3种类型:
(1) 大约有40%的患者无特殊的综合征发生。
(2) 患者主要表现为情感方面功能障碍,例如抑郁、焦虑和易激惹,而情感淡漠也常常与情感障碍综合征同时发生,但是较少出现躁动、妄想或运动行为错乱等症状。
(3) 患者主要表现为精神上的问题,包括各种幻觉和妄想症状,这些患者很少出现情感淡漠、躁动、抑郁、易激惹、运动行为错乱或焦虑。

应用神经精神调查量表的多因素分析研究可以得出相似的发现,包括确定的情绪因素如焦虑和抑郁,精神因素如躁动、幻觉、妄想和易激惹,额叶行为功能因素如失抑制和欣快。情感淡漠和运动行为错乱不会加重这些因素。

应用其他评估方法进行的类似分析可以鉴定三组症状群,包括:

(1) 活动过度如反复行走和检查。
(2) 攻击性行为。
(3) 精神障碍。

因此，痴呆综合征患者发生的各种症状可以归纳为不同的症状群，痴呆综合征患者中同时发生的多种症状群也容易与原发性精神障碍患者发生的相对单一症状进行区别。

神经变性疾病后痴呆的特征是逐步起病和缓慢进展，神经变性疾病患者在临床上可表现为从认知功能正常阶段逐渐发展到部分轻度认知功能损害阶段，最终出现严重认知功能障碍，或在临床上被诊断为痴呆综合征。甚至血管性痴呆患者在发生痴呆之前往往也存在血管性认知功能障碍（vascular cognition impairment，VCI）的阶段。阿尔茨海默病痴呆患者在病程前期也常常存在称为轻度认知功能障碍（mild cognition impairment，MCI）的阶段。神经精神病学功能障碍的症状通常伴随着痴呆起病的其他预兆，在先兆阶段可以存在抑郁、焦虑、情感淡漠、易激惹等症状，偶尔会出现幻觉和妄想，这些发现提示可能发生临床易被诊断的痴呆。

神经精神病学功能障碍的症状在痴呆患者中容易发生，并且随着痴呆疾病恶化加重而增多，精神症状发生的风险也随着痴呆疾病病程的逐步进展而增加。阿尔茨海默病痴呆患者中应用临床痴呆量表评分（clinical dementia rating scale）进行研究的结果显示阿尔茨海默病痴呆病程越长，患者的精神症状越多、越明显。流行病学调查应用临床痴呆量表评分进行研究的结果也显示阿尔茨海默病痴呆病程越长，患者的躁动症状也越明显。病程很晚期的阿尔茨海默病痴呆患者往往严重到无法显示出其行为功能改变的症状或神经精神病学功能障碍的症状。

一般情况下，痴呆疾病的病程发展过程中，患者精神症状的发生、发展和认知功能的减退之间存在一定的联系。然而，临床上，痴呆患者个体中的神经精神病学功能障碍的症状和特殊的认知功能变化之间的相关性并不大，而且神经精神病学功能障碍症状的出现往往不能归因于认知功能障碍所引起。在临床上前额叶损害引起的执行功能障碍与神经精神病学功能障碍症状发生之间的关系最大，相关的证据包括在阿尔茨海默病痴呆的额叶变异型患者中精神症状出现最多，以及额-颞叶变性型痴呆患者中的精神症状也很多，其中的行为功能障碍症状常常发生在认知功能障碍之前，而且在整个病程中行为功能障碍症状往往是临床上的主要表现。

执行功能障碍和神经精神病学功能障碍的症状都与日常活动功能水平密切相关，日常生活活动能力和功能的完成需要计划、规划、执行和完成，这些功能在前额叶功能损伤时需要协调。行为功能障碍症状在额叶损伤后功能障碍的患者中很常见。因此，额叶损伤后引起的临床三联症包括神经精神病学功能障碍的症状、执行功能障碍和日常活动功能障碍。神经精神症状和执行功能障碍又能进一步加重日常活动功能障碍。

痴呆患者中发生行为功能障碍时可加重日常活动功能障碍和认知功能障碍症状。痴呆患者存在抑郁症时也会加重日常活动功能障碍症状。

痴呆疾病患者的情感障碍包括阳性和阴性的症状（见表1-1）。

表 1-1　痴呆疾病患者的情感障碍

	阳性症状	阴性症状
精神病学	精神症状	情感淡漠
	躁狂	情感刺激的知觉功能受损
	抑郁	
	激越	正常情感表达的范围减少
	焦虑	
	易激惹	情绪降低、感情低落、声音低下
	失抑制	
认知功能障碍	言语错乱	失语症、遗忘症、失用症、失认症
	虚谈症、虚构症	失读症、失写症、失算症、音乐失认(盲)症、疾病失认症、结构运用不能症、注意功能缺陷

痴呆患者的阴性症状包括情感淡漠、能动性减退、情感活动低下、不能识别他人情感表达的意义以及患者自身情感表达能力也减低。另外，痴呆患者也表现精神病理学功能障碍的一些阳性症状，包括妄想、幻觉、抑郁、焦虑和躁动等。

神经精神病学功能障碍的症状可以随病程时间长短而有所波动，一般不会持续存在，但是在痴呆疾病病程中一旦出现神经精神病学功能障碍的一些症状后，临床上往往有很高的复发率。例如，精神症状和躁动的第一次发作可发生在疾病的初期、中期或晚期，一旦出现后，这些症状可以在以后的病程中经常发作，但是在这些患者的长期随访中进行神经精神病学系列检查中并不一定能发现。

各种不同的痴呆疾病中神经精神病学功能障碍症状的表现有利于对这些不同痴呆疾病进行鉴别诊断。阿尔茨海默病痴呆患者有很高的情感淡漠、易激惹、焦虑和抑郁症状的发生率；额-颞叶变性型痴呆患者有很高的情绪淡漠和失抑制症状的发生率；进行性核上性眼肌麻痹型痴呆患者有明显的情绪淡漠症状、中等的失抑制症状以及很少有其他的神经精神病学功能障碍的症状；路易小体型痴呆患者有显著的视幻觉、妄想和抑郁症状；皮质-基底节变性型痴呆患者有明显的抑郁症状，而其他行为学功能障碍症状相对少见；血管性痴呆患者的表现主要是情绪淡漠和抑郁。

神经精神病学功能障碍的症状往往造成关护人员的巨大压力。例如，痴呆患者表现为情感淡漠症状时，患者的活动明显减少，同时也减少了患者与关护人员之间有意义的沟通活动，也使患者与关护人员之间产生苦恼。另外，情绪激动和妄想等症状也会使患者与关护人员之间的关系破裂，引起关护人员的很大苦恼。

1.4.2　神经生物学与行为的联系

神经影像学研究显示，痴呆综合征患者的额叶和前颞叶脑区的功能障碍与患者的精神病学各种症状密切相关。在大多数神经影像学研究发现与临床行为功能变化密切关联的研究结果中，临床表现为情绪淡漠的患者与内侧额叶脑区的血流灌注减少或代谢活动降低最为相关，这在阿尔茨海默病痴呆患者、额-颞叶变性型痴呆患者和进行性核上性眼肌麻痹型痴呆患者中的研究结果均有证实。

与痴呆综合征患者的行为功能变化相关的神经病理学改变也显示不同程度累及脑部额叶和皮质下结构。阿尔茨海默病痴呆额叶变异型患者与无额叶功能障碍的阿尔茨海默病痴呆患者相比，额叶脑区存在更多的神经纤维缠结，这些患者临床上主要表现为执行功能障碍和躁动。有明显行为功能变化的额-颞叶变性型痴呆患者以额叶脑区和额叶皮质下环路明显受累为主要特征。

神经变性疾病后痴呆的临床特征是与蛋白质病理学改变和累积的蛋白类型有关。各种异常蛋白的聚集容易损伤有关脑区的特殊细胞群，形成局部脑区细胞的凋亡，构成不同特征的临床痴呆综合征表现。例如，以 Tau 蛋白代谢异常为特征的临床情况包括额-颞叶变性型痴呆患者、进行性核上性眼肌麻痹型痴呆患者、皮质-基底节变性型痴呆患者，累及额叶脑区和额叶皮质下环路，临床上有特征性的行为学功能改变。以 α-共和蛋白代谢异常为特征的临床情况包括帕金森病、路易小体型痴呆、多系统萎缩型痴呆，主要累及皮质下结构如脑干、基底节以及边缘系统结构，临床上表现为各种神经精神病学功能障碍的症状。以 β-淀粉样蛋白代谢异常为特征的临床痴呆患者主要累及大脑后半球。

痴呆综合征与神经递质缺损的相互关系如表 1-2 所示。

表 1-2 痴呆综合征与神经递质缺损的相互关系

临床诊断	神经递质缺乏
阿尔茨海默病痴呆	乙酰胆碱、5-羟色胺、去甲肾上腺素
帕金森病伴痴呆	乙酰胆碱、5-羟色胺、去甲肾上腺素、多巴胺
路易小体型痴呆	乙酰胆碱、5-羟色胺、去甲肾上腺素、多巴胺
额-颞叶变性型痴呆	5-羟色胺
血管性痴呆	可能累及乙酰胆碱、多巴胺、5-羟色胺
进行性核上性眼肌麻痹型痴呆	乙酰胆碱（突触后）、多巴胺
皮质-基底节变性型痴呆	多巴胺
多系统萎缩型痴呆	多巴胺
朊蛋白病	变异型

胆碱能神经递质、去甲肾上腺素能神经递质、5-羟色胺能神经递质和多巴胺能神经递质的缺损与痴呆患者的认知功能障碍、行为功能障碍和运动功能障碍密切相关。例如，包括乙酰胆碱、去甲肾上腺素和 5-羟色胺等调节性神经递质的缺损与阿尔茨海默病痴呆患者以及相关痴呆综合征患者的病理生理学改变和行为功能变化有关。临床上已经明确抑郁症与去甲肾上腺素和 5-羟色胺的缺损有关，精神症状与 5-羟色胺能和多巴胺能神经递质的异常有关，乙酰胆碱的缺损与各种行为学功能变化有关。痴呆疾病患者的行为学功能变化主要由于组织学和生物化学的改变。

各种病理学改变混合存在的痴呆疾病在临床上非常多见。特别是阿尔茨海默病痴呆病理改变和脑血管病同时存在尤其常见，两者同时存在引起的混合性痴呆综合征表现比每个疾病单一存在时的症状更为严重。临床上，阿尔茨海默病痴呆和路易小体型痴呆合并存在也很常见。阿尔茨海默病痴呆患者合并额叶局部缺血性损伤时，临床上以抑郁症状表现为主。

神经环路的阻断在临床上能引起痴呆患者的行为学功能障碍症状。两个初级的神经环路是指：①额叶-皮质下环路；②边缘系统。临床上新皮质的组织构造受累往往表现为具有定位价值的特征性神经行为学功能障碍综合征，例如失语症、失用症和失认症。而边缘系统和额叶-皮质下系统的平行组织构造与各种整合环路的结构相联系，环路中的任何部分损伤均可引起环路功能障碍的异常表现症状。因此，有明显定位价值的神经行为学功能障碍不是这些神经环路系统损伤的特征表现。临床上如果神经环路内部多个部分同时损伤也可引起类似的神经行为学功能障碍综合征。

新皮质的异常往往产生一些定位功能障碍，如失语症和失认症，边缘系统和额叶-皮质下系统的功能紊乱主要产生情感和动机有关的一些基本功能障碍。具体见表1-3。

表1-3 定位功能和基本功能的特征

	定位功能	基本功能
功能范围	语言、行为、感悟	情感、动机、执行功能
临床表现	局灶性损伤引起的定位综合征	神经环路相关综合征；环路中任何部位损伤引起类似症状
	失语症、失用症、失认症	执行功能障碍、冷漠、失抑制
组织部位	皮质的调节	额叶-皮质下神经环路、边缘系统
神经递质	内在性	调节性
	γ-氨基丁酸、谷氨酸、天门冬氨酸	多巴胺、乙酰胆碱、5-羟色胺、去甲肾上腺素
治疗	调节胆碱能等内在递质活性	胆碱能药物、多巴胺能药物 选择性5-羟色胺再摄取抑制剂、肾上腺素能药物（三环类抗抑郁剂等）

1.4.3 痴呆时神经精神病学功能障碍症状的治疗

临床上有4种治疗痴呆患者的方法：①缓解病情的药物治疗；②神经递质的替代治疗；③精神类药物治疗等三种药物治疗以减轻神经精神病学功能障碍的症状；④与关护者建立同盟以减轻其工作压力，并进行非药物治疗方法的应用，包括行为学治疗方法等。

治疗可能通过2种机制对行为学功能障碍症状的改善起作用：①减轻已有的症状；②减少可能新发的症状。由于行为学功能障碍的症状在痴呆患者的整个疾病进展过程中均可发生，临床上治疗的重要获益在于减少新发行为学功能障碍症状的出现率。

一些有关缓解病情的药物治疗的研究显示对痴呆患者是有效的，维生素E和司来吉兰（Selegiline，商品名为思吉宁）确实能减少阿尔茨海默病痴呆患者功能障碍的发生率，同时用这2种药物治疗与安慰剂对照或其中单一药物治疗的比较，阿尔茨海默病痴呆患者的精神病学功能障碍发生明显减少，结果显示缓解病情的药物治疗能减少新的精神病学功能障碍症状的发生。

神经递质替代治疗也显示能减少阿尔茨海默病痴呆患者的行为学功能障碍症状，并且能减轻其他痴呆综合征患者的精神病学功能障碍。乙酰胆碱酯酶抑制剂的临床应用能减轻冷漠、视幻觉、妄想、抑郁、焦虑、失抑制等症状，以及一些异常运动行为如踱步、翻箱倒柜等。乙酰胆碱酯酶抑制剂治疗后行为学功能的改善是通过额眶回、额叶背外侧和前额叶脑区起作用，从而减轻痴呆患者中的精神病学功能障碍。乙酰胆碱酯酶抑制剂能减少已发生的行为学功能障碍，也能减少新的行为学功能障碍的发生。乙酰胆碱酯酶抑制剂在临床上对阿尔茨海默病痴呆、路易小体型痴呆、帕金森病痴呆以及血管性痴呆患者的行为学功能障碍都有效。

5-羟色胺能和去甲肾上腺素能有关的药物在临床上已经广泛用于治疗阿尔茨海默病痴呆和其他痴呆患者中的抑郁症，5-羟色胺能有关的药物还能减轻精神症状和躁动症状。

抗精神病药物的临床治疗显示其能明显改善许多痴呆患者的行为学功能障碍，但是有关的临床对照研究很少。非典型抗精神病药物能明显减轻阿尔茨海默病痴呆患者的精神症状和躁动症状。在有关阿尔茨海默病痴呆患者的研究中发现，抗抑郁药物能明显缓解抑郁情绪。痴呆疾病的患者与原发性精神疾病患者比较，需要的药物剂量、药物反应的临床表现和不良反应的敏感性均不尽相同，在特定患者人群中进行的许多临床研究结果有助于指导在需要治疗的患者人群中合理地使用这些精神类药物。

在治疗痴呆患者中很重要的方面是与关护者建立良好的关系。痴呆疾病不仅对患者本人，也对整个家庭产生影响。

有效的干预不仅需要应用药物治疗患者的痴呆，也需要解决关护单元中的各种细微问题。

关护者往往会体验到各种负担、苦恼和出现应激相关性疾病，通过互助的群体、各种教育策略，以及鼓励关护者与同伴融合和使家人进入护理角色等均能减少有关的应激和压力。

阿尔茨海默病痴呆防治有关的地方协会团体和国际组织能为患者和关护者提供相应的服务，而且能把患者及其家庭介绍或委托给其他合适社区进行服务。

关护者为阿尔茨海默病痴呆患者提供大多数的关护服务，包括非药物性治疗策略能减少阿尔茨海默病痴呆患者的行为学功能障碍。关护者应了解各种处方药物的临床反应，明确期望的处方药物的疗效，给药规范和适应证，以及潜在的可能不良反应，这些均是阿尔茨海默病痴呆患者进行药物治疗时的重要方面。

1.5 痴呆患者行为学改变的神经生物学

行为是在特定环境影响下，个体的情感和认知功能相互复杂作用的整合产物。

个体的情感和认知功能是由他们内在的各种因素相互作用的结果，包括个体的过去史、学习的经验和个人的遗传情况等综合决定。

有关个体行为和痴呆疾病时的神经精神病学功能障碍症状的理解和全面认识，需要考虑决定人格、情感培养和认知发育的遗传因素，以及个体的人性、社会性和人生历程中学到的文化。另外,需要考虑痴呆疾病引起的局部神经细胞功能障碍和神经递质异常,以及正在发生的环境影响。

总而言之,这些相互作用的各种因素产生每个患者特殊的神经精神病学功能障碍的症状。生命晚期功能障碍的形式和内容部分地反映了个体人生的生活经验。

参考文献

[1] American Psychiatric Association. Diagnosis and Statistical Manual of Mental Disorders:DSM-IV [M]. 4th eds. Washington,D C:American Psychiatric Association,1994.

[2] World Health Organization. World Atlas of Ageing[M]. Kobe,Japan:World Health Organization,Center for Health Development,1998.

[3] Malmgren R. Epidemiology of ageing. // Coffey C E,Cummings J L. Textbook of Geriatric Neuropsychiatry[M]. Washington,D C:American Psychiatric Press,2000,17-33.

[4] Dyer C,Pavlik V N,Murphy K,et al. The high prevalence of depression and dementia in elder abuse or neglect[J]. J Am Geriatr Soc,2000,48:205-208.

[5] Yaffe K,Fox P,Newcomer R,et al. Patient and caregiver characteristics and nursing home placement in patients with dementia[J]. JAMA,2002,287:2090-2097.

[6] Nourhashemi F,Andrieu S,Sastres N,et al. Descriptive analysis of emergency hospital admissions of patients with Alzheimer disease[J]. Alzheimer Dis Assoc Disord,2001,15:21-25.

[7] Draper B,Brodaty H,Low L-F,et al. Self-destructive behaviors in nursing home residents. J Am Geriatrr Soc[J]. 2002,50:354-358.

[8] Aarsland D,Larsen J P,Lim N G,et al. Range of neuropsychiatric disturbances in patients with Parkinson's disease[J]. J Neurol Neurosurg Psychiatry,1999;67:492-496.

[9] Lyketsos C G,Steinberg M,Tschanz J T,et al. Mental and behavioral disturbances in dementia:findings from the Cache County Study on Memory in Ageing[J]. Am J Psychiatry,2000,157:708-714.

[10] Cummings J L,Mega M,Gray K,et al. The Neuropsychiatric Inventory:comprehensive assessment of psychopathology in dementia[J]. Neurology,1994,44:2308-2314.

[11] Paulsen J S,Salmon D P,Thal L J,et al. Incidence of risk factors for hallucinations and delusions in patients with probable A D[J]. Neurology,2000,54:1965-1971.

[12] Wilson R S,Gilley D W,Bennett D A,et al. Hallucinations,delusions and cognitive decline in Alzheimer disease[J]. J Neurol Neurosurg Psychiatry,2000,69:172-177.

[13] Lyketsos C G,Breitner J C,Rabins P V. An evidence-based proposal for the classification of neuropsychiatric disturbance in Alzheimer disease[J]. Int J Geriatr Psychiatry,2001,16:1037-1042.

[14] Frisoni G B,Rozzini L,Binetti G,et al. Behavioral syndromes in Alzheimer's disease:description and correlates[J]. Dement Geriatr Cogn Disord,1999,10:130-138.

[15] Perterson R C,Smith G E,Waring S C,et al. Mild cognitive impairment[J]. Arc Neurol,1999,56:303-308.

[16] Li Y-S,Meyer J S,Thornby J. Longitudinal follow-up of depressive symptoms among normal versus cognitively impaired elderly[J]. Int J Geriatr Psychiatry,2001,16:718-727.

[17] Chen S T, Sultzer D L, Hinkin C H, et al. Executive dysfunction in Alzheimer's disease: association with neuropsychiatric symptoms and functional impairment[J]. J Neuropsychiatry Clin Neurosci, 1998, 10:426-432.

[18] Johnson J K, Head E, Kim R, et al. Clinical and pathological evidence for a frontal variant of Alzheimer's disease[J]. Arc Neurol, 1999, 56:1233-1239.

[19] Tekin S, Mega M S, Masterman D L, et al, Orbitofrontal and anterior cingulated cortex: neurofibrillary tangle burden is associated with agitation in Alzheimer's disease[J]. Ann Neurol, 2001, 49:355-361.

[20] Tekin S, Fairbanks L A, O'Connor S, et al. Activities of daily living in Alzheimer's disease: neuropsychiatric, cognitive, and medical illness influences[J]. Am J Geriatr Psychiatry, 2001, 9:81-86.

[21] Forsell Y, Winblad B. Major depression in a population of demented and nondemented older people: prevalence and correlates[J]. J Am Geriatr Soc, 1998, 46:27-30.

[22] Hargrave R, Reed B, Mungas D. Depressive syndromes and functional disability in dementia[J]. J Geriatr Psychiatr Neurol, 2000; 13:72-77.

[23] Kuzis G, Sabe L, Tiberti C, et al. Cognitive functions in major depression and Parkinson's disease [J]. Arch Neurol, 1997, 54:982-986.

[24] Devanand D P, Jacobs D M, Tang M, et al. The course of psychopathologic features in mild to moderate Alzheimer's disease[J]. Arch Gen Psychiatry, 1997, 54:257-263.

[25] Cadieux N L, Grew K W, Emotion processing in Alzheimer's disease. J Int Neuropsychol Soc, 1997, 3:411-419.

[26] Litvan I, Cummings J L, Mega M. Neuropsychiatric features of corticobasal degeneration[J]. J Neurol Neurosurg Psychiatry, 1998, 65:717-721.

[27] Kaufer D L, Cummings J L, Christine D, et al. Assessing the impact of neuropsychiatric syndromes in Alzheimer's disease: the Neuropsychiatric Inventory Caregiver Distress Scale[J]. J Am Geriatr Scale, 1998, 46:210-215.

[28] Hirono N, Mega M S, Dinov I D, et al. Left frontotemporal hypoperfusion is associated with aggression in patients with dementia[J]. Arch Neurol, 2000; 57:861-866.

[29] Mega M S, Lee L, Dinov I D, et al. Cerebral correlates of psychotic symptoms in Alzheimer's disease [J]. J Neurol Neurosurg Psychiatriy, 2000, 69:167-171.

[30] Migneco O, Benoit M, Koulibaly P M, et al. Perfusion brain SPECT and statistical parametric mapping analysis indicate that apathy is a cingulated syndrome: a study of Alzheimer's disease and non-demented patients[J]. Neuroimage, 2001, 13:896-902.

[31] Lai M K P, Lai O-F, Keene J, et al. Psychosis of Alzheimer's disease is associated with elevated muscarinic M2 binding in the cortex[J]. Neurology, 2001; 57:805-811.

[32] Minger S L, Esiri M M, McDonald B, et al. Cholinergic deficits contribute to behavioral disturbance in patients wit dementia. Neurology, 2000, 55:1460-1467.

[33] Clark L M, McDonald W M, Weish-Bohmer K A, et al. Magnetic resonance imaging correlates of depression in early-and late-onset Alzheimer's disease[J]. Biol Psychiatry, 1998, 44:592-599.

[34] Snowdon D A, Greiner L H, Mortimer J A, et al. Brain infarction and the clinical expression of Alzheimer's disease[J]. JAMA, 1997, 277:813-817.

[35] Mega M S, Cummings J L, Salloway S, et al. The limbic system: an anatomic, phylogenic, and clinical perspective[J]. J Neuropsychiatry Clin Neurosci, 1997, 9:315-330.

[36] Cummings J L. Principles of neuropsychiatry: towards a neuropsychiatric epistemology. Neurocase, 1999, 5:181-188.

[37] Sano M, Ernesto C, Thomas R G, et al. A controlled trial of selegiline, alphatocopherol, or both as treatment for Alzheimer's disease[J]. N Engl J Med, 1997, 336:1216-1222.

[38] Cummings J L. Cholinesterase inhibitors: a new class of psychotropic agents[J]. Am J Psychiatry, 2000, 157:4-15.

[39] Mega M S, Dinov I D, Lee L, et al. Orbital and dorsolateral frontal perfusion defect associated with behavioral response to cholinesterase inhibitor therapy in Alzheimer's disease[J]. J Neuropsychiatry Clin Neurosci, 2000, 12:209-218.

[40] Taragano F E, Lyketsos C G, Mangone C A, et al. A double-blind, randomized, fixed-dose trial of fluoxetine vs. amitriptyline in the treatment of major depression complicating Alzheimer's disease[J]. Psychosomatics, 1997, 38:246-252.

[41] Katz I R, Jeste D V, Mintzer J E, et al. Comparison of risperidone and placebo for psychosis and behavioral disturbances associated with dementia: a randomized, double-blind trial: Risperidone Study Group[J]. J Clin Psychiatry, 1999, 60:107-115.

[42] De Deyn P P, Rabheru K, Rasmussen A, et al. A randomized trial of risperidone, placebo, and haloperidol for behavioral symptoms of dementia[J]. Neurology, 1999, 53:946-955.

[43] Street J, Clark W S, Gannon K S, et al. Olanzapine treatment of psychotic and behavioral symptoms in patients with Alzheimer's disease in nursing care facilities: a double-blind, randomized placebo-controlled trial[J]. Arch Gen Psychiatry, 2000, 57:968-976.

[44] Geschwind D H, Robidoux J, Alarcon M, et al. Dementia and neurodevelopmental predisposition: cognitive dysfunction in presymptomatic subjects precedes dementia by decades in frontotemporal dementia[J]. Am Neurol, 2001, 50:741-746.

第2章 痴呆的神经精神病学评估

2.1 概述
2.2 神经精神病学症状的定义
2.3 痴呆患者的病史特征
    2.3.1 痴呆患者的现病史
    2.3.2 痴呆患者的过去史
    2.3.3 痴呆患者的临床用药回顾
    2.3.4 痴呆患者的家族史
2.4 神经精神病学的临床观察
2.5 神经认知功能学评估
2.6 神经病学检查
2.7 辅助检查
    2.7.1 各种精神状态检查量表、问卷
    2.7.2 神经心理学评估
    2.7.3 实验室评估
    2.7.4 神经影像学
    2.7.5 脑脊液检查
2.8 汇总分析

2.1 概述

临床上,对存在脑认知功能损害的患者中进行系统评估时,神经精神病学评估是一项重要的内容。

大多数有痴呆表现的患者在临床上都存在神经精神病学症状,各种不同的神经精神病学症状具有鉴别诊断价值,有助于不同痴呆综合征的相互区分。

正确认识各种神经精神病学症状,采取合适的治疗措施,在痴呆患者的临床关护工作中显得非常重要。

进行神经精神病学评估之外,临床上对患者的总体评估还包括:回顾临床症状发展演变史、患者的既往病史、患者曾经接受的治疗方法如药物或非药物治疗的措施、有关神经系统疾病或精神方面疾病的家族史,仔细观察在整个评估过程以及神经认知功能测试、体格检查与神经系统评分中存在的神经精神病学方面的临床现象。

临床上,如要正确合理地评估有认知功能损害的患者,除了对患者本人进行系统的详细检查,还应包括与护理患者的工作人员开展交流和沟通。

认知功能损害的患者需要进行常规的实验室检查和神经影像学检查,在有些患者中进行神经电生理检查如脑电图等有一定临床价值。

另外,作为必要的补充,临床上的神经精神病学评估往往需要正规的神经心理学或行为神经病学专家来完成。

大部分有关的临床检查和评估包括各种标准化测试方法如各种量表和精神状态问卷评定,以及根据每个患者的不同特殊症状表现需要进行相应的个体化测试。

进行神经精神病学评估是一个假设推理过程,即在神经认知功能和神经病学评估过程中观察到的特征表现是支持或否定临床诊断。

实验室化验检查、神经影像学扫描检查、神经心理学评定和神经电生理检查能提供更多的证据支持或否定临床上的特定诊断。

与患者的每一次交流都是高度个体化和假设形成的强化互动过程,检查患者的过程也为评估护理人员和护理工作提供了机会。检查本身也是一种关护,首次评估和以后的继续不断交流为检查者与患者和护理人员之间建立同盟关系提供契机,并且在保证护理质量方面也很重要。

本章节主要阐述痴呆评估的组成部分,重点阐明痴呆综合征的神经精神病学各个方面的相关性,同时也对痴呆患者常见的神经精神病学症状进行定义。

2.2 神经精神病学症状的定义

在痴呆患者的神经精神病学评估过程中能发现很多各种不同的症状。

与典型的原发性精神疾病的症状表现有所不同,这些变异的症状表现往往由于伴随认知功能损害和同时合并多种神经精神病学症状所致。

(1)情感(affect)　是指一种个体主观体验的感情状态或情感活动,其典型的表达方式是能观察的各种行为活动。例如,通过运动、姿势、面部表情、声音变化等表达情感。

情感活动的类型包括焦虑、抑郁、情感高涨、急躁易怒、困惑和怀疑等。另外,情感活动的表现也可有各种异常多变的形式,包括情感表达快速多变和重复、高涨情绪的回落迟钝、表达的情感活动与内在的情感状态不一致或与情感体验的经历不符合,以及情感表达的范围或强度明显变小。

心境是一种主观的感情活动体验,与情感活动在正常情况下是一致的,但是在有些神经系统疾病如假性球麻痹的患者中,情感活动与感情活动往往表现不一致或不符合。

(2) 淡漠(apathy) 是指主要表现为缺乏主动性,伴随有目的导向的行为活动明显减少、有目的导向的认知功能减退以及情感活动能力的下降,在各种痴呆综合征患者中很常见。

淡漠综合征的标准如表 2-1 所示。

表 2-1 淡漠综合征的标准

1. 缺乏主动性,与智力损害、情感悲伤或意识水平下降(昏睡或注意力下降)无关
2. 缺乏主动性,与患者以前的功能状态以及患者的年龄和文化水平有关,包括以下 3 种情况:
   (1) 存在有目的导向的行为活动明显减少。例如,缺乏劳动能力、缺乏成就感、缺乏对有兴趣活动花费时间、缺乏首创精神和恒心、自己的行为活动需要依赖或依从他人的帮助、社会活动或娱乐活动减少
   (2) 存在有目的导向的认知功能减退,包括:缺乏兴趣、缺乏兴趣学习新事物以及缺乏兴趣获得新经验、缺乏关心自己的私人问题、健康状况以及功能状态、重要领域价值感如社会性、娱乐及劳动能力、首创精神、恒心以及好奇心等降低
   (3) 存在有目的导向的行为活动相伴的情感活动减少,包括:情感变化不明显、缺乏对各种相关或无关事件的相应情感方面的反应、平淡的情感状态、精神兴奋或情感强烈状态的缺失
3. 当缺乏主动性,与智力损害、情感悲伤或意识水平下降(昏睡或注意力下降)有关时,则淡漠只是一些其他病变如痴呆、谵妄或抑郁等综合征的一个症状
4. 情感悲伤的表现缺乏,或不能解释的主动性缺乏

淡漠与意识活动能力水平的下降无关。当淡漠与抑郁症状并存时,往往是临床上脑功能障碍的单独表现形式。在临床上,淡漠通常伴随有患者的大脑执行功能异常,痴呆患者的淡漠表现可能与多种因素有关,扣带回前部皮质及其相应的皮质下结构的脑功能减退是临床上发生淡漠行为症状的主要决定因素。

(3) 激越(agitation) 是指在内心存在紧张不安感觉时出现的过度行为活动。

在痴呆综合征患者中,需要治疗干预的激越行为活动包括:躯体攻击行为如打人、推撞及胁迫动作等;言语中的辱骂攻击如咆哮、咒骂等;患者主动抵触护理工作使之无法帮助其穿衣、洗澡、进食、如厕等异常行为。

其他一些激越行为表现为并不严重的行为学改变,如来回踱步、坐立不安、不断搓手、撕拽衣物、重复提问、静坐不能等,在应用量表评定时,这些良性行为改变与攻击性的激越症状无关,存在着不同的病理生理学发生机制。

(4) 妄想(delusion) 是指根据外界现实环境的错误猜想而形成的虚假判断,使之产生一种顽固坚持的与现实证据相反的信念。

痴呆综合征患者中常见的妄想类型如表 2-2 所示。

表 2-2　痴呆综合症中的妄想类型

妄想综合症和症状	妄想内容
Othello 综合征	妄想性妒忌
寄生虫病	感染后妄想
变狼妄想症	变狼妄想
de Clerambault's 综合症	认为与较高社会等级人相爱,也称色情狂
Incubus	幻象中的爱人(男)
Succubus	幻象中的爱人(女)
图征	认为电视中的人在室内
Koro	认为生殖器回缩到腹内
Dorian Gray 综合症	认为长生不老
Capgras 综合症	认为家庭成员被陌生人取代
Fregoli 综合症	认为迫害者假定是别人所为
变形综合症	认为某人周围的他人像其敌人
Heutoscopy	认为能够看见自己
Doppelganger	认为某人有两个复制者
某人住所非其住家	认为某人生活的地方不是他的家
抛弃	认为某人被抛弃或在护理院
偷窃	认为自己的东西被偷窃或家被盗窃
幻象中的搭伙者	认为不受欢迎的客人生活在家中
阴谋家	认为他人正在密谋反对别人
多重复制	认为某人配偶或他人有多个复制者
	见于有痴呆的 Capgras 综合症
不忠诚	认为某人的配偶有外遇
贫困	认为某人无或有不当的经济来源

痴呆患者中的妄想症状多为受迫害妄想,如财产被盗、被人偷窃和不够忠诚等。

妄想性错判如妄想性误认综合征即 Capgras 综合征较常见。这种患者相信其某个家庭成员已经被外表一致的陌生人所取代或有同一陌生人在患者人生中扮演不同阶段的角色。

原发性精神疾病如精神分裂症患者中,妄想常常伴有思维功能障碍表现,但是在有明显认知功能减退的患者中,很难发现或很少见到这种妄想伴有思维功能障碍的情况。

在痴呆患者中,有妄想症时可伴有幻觉表现。双相情感障碍时常见的夸张妄想症状,或精神分裂症与心境障碍时患者常见的夸大妄想和宗教性妄想症状在痴呆患者中很少见到。

(5) 焦虑(anxiety)　是指过度的、不正确的理解,不祥的预兆以及杞人忧天的异常想法。

这类患者极易发怒、紧张以及注意力难以集中,往往存在自主神经功能紊乱,包括:容易出汗、心悸,胃肠道功能障碍表现如恶心、腹泻等,气急、口干、头昏和尿频等症状也较常见。

另外,动作性震颤、夸张的惊恐反应、烦躁与坐卧不安如辗转反侧、来回踱步、坐立不安等都是焦虑患者神经精神行为学症状的常见表现。

(6) 抑郁(depression)　是指主要表现为悲伤感或缺乏愉快体验感觉(anhedonia)的心

境障碍。临床上表现为悲伤、自述或自觉无价值感、绝望、无助、负罪感或罪恶感、反复的自杀念头、思维迟滞、注意力下降、易疲乏以及精力缺乏。

失眠、精神心理性运动激越或迟滞往往伴有抑郁综合征,抑郁的运动症状表现包括互动性减少、面部表情呆滞、体位性摔倒、语速减慢或言语减少、运动减慢以及自发动作减少。

在有痴呆的患者中难以认定抑郁的症状。

在无心境异常的痴呆综合征患者中,通常会发生认知功能损害、睡眠障碍、食欲异常、精神心理性运动迟滞,以及对通常愉快的各种活动表现为无兴趣感的淡漠状态等。

根据抑郁的这些表现来识别心境障碍,在临床上容易产生过度诊断。抑郁的主观表现如悲伤、自述无助、绝望、自觉无价值感等更有利于在认知功能损害患者中发现抑郁综合征,而认知功能损害严重者,临床医生只能根据与认知功能相关性不大的那些抑郁症状来加以诊断。

痴呆与抑郁之间存在着复杂的相互作用,在评估有痴呆的患者时,既往和现在的抑郁病史非常重要。

既往的抑郁病史是发生阿尔茨海默病或再发抑郁症的高危因素,而抑郁症状也是阿尔茨海默病和帕金森病的一种临床表现。

另外,抑郁本身也可引起认知功能损害,即抑郁的痴呆综合征。

因此,很难鉴别晚发型痴呆疾病时作为伴随症状的抑郁表现。

伴有痴呆的抑郁可能是预示发生痴呆疾病的先兆。抑郁也可能是最后确定各种痴呆疾病的早期表现,临床上一旦发生抑郁后,会明显加重痴呆患者的认知功能损害和神经精神功能紊乱。

(7) 失抑制(disinhibition)　是指一组不恰当的社会和人际关系综合征。

患者常表现为强迫行为、发表不恰当与粗俗的评论,摒弃社会道德行为规范与他人不恰当接触,通常言语上符合社会行为要求,但无合适的行动。

失抑制表现是脑额叶眶回皮质及其皮质下结构功能损伤的特征表现,多见于额-颞叶变性、阿尔茨海默病额叶变异型、血管性痴呆以及克-雅病的患者中。

(8) 情感高涨(elation)　是指临床上一种心境高涨的表现状态。

临床上表现为过度良好的情感体验、幸福感与过度自信,在有痴呆综合征的患者中相对罕见,但可见于伴有脑额叶眶回皮质及其皮质下结构功能损伤的疾病。例如,锥体外系疾病、额-颞叶变性以及克-雅病等的患者中。

(9) 幻觉(hallucinations)　是指一种感知觉,在无相应感觉器官受到刺激的情况下,出现的一种主观推断出来的感觉经历,这种强迫的感受如同现实中的真事一样。

如果幻觉不是妄想性的,患者能感知自己存在幻觉;反之,如果幻觉是妄想性的,患者可能沉浸于幻觉中而替代外界的现实生活。

幻觉的表现方法可以是无形的,如闪光、阴影、彩色光线;也可以形成影像,如主观看到的物体、人物或风景。

幻觉可以涉及任何感觉形式体,如视觉(视幻觉)、听觉(听幻觉)、触觉(触幻觉)、嗅觉

(嗅幻觉)或味觉(味幻觉)。临床上有痴呆的患者中是以视幻觉最为常见。

在有抑郁型或躁狂型精神疾病的患者中,幻觉表现可能与心境一致,也可不一致。

幻觉表现在路易小体型痴呆及应用多巴胺制剂治疗的帕金森病患者中很常见,而在其他类型的痴呆综合征患者中则少见。

有视力减退的眼部疾病患者中,可以引起视幻觉,或视幻觉的发生引起痴呆综合征患者的眼部疾病表现。

(10) 错觉(illusions) 是指对外界视觉刺激的错误解读,是一种扭曲的感知觉,这与自发性异常感知觉为特征的幻觉不同。

错觉通常包括视物过小、过远,或视物过大、视物变形。错觉与幻觉表现一样,见于相同的患者人群中。

(11) 躁狂(mania) 是指一种持续高涨或易激惹的心境障碍。

临床上的典型特征包括自尊性明显膨胀或夸大、睡眠需要明显减少、比平时更健谈、有讲话的冲动、有强烈的表达欲望、意念飘逸、思维混乱、注意分散、活动过多、心理精神运动性激越,以及过度参与有乐趣的活动而产生悲痛的结局。

轻度躁狂患者的临床表现程度较轻、持续时间较短。躁狂与轻度躁狂表现在各种痴呆综合征患者中相对少见,但是在有额叶眶回病变的血管性痴呆患者、额-颞叶变性患者和克-雅病患者中比较常见。

(12) 强迫观念或强迫行为和重复性症状(obsessional, compulsive, and repetitive symptoms) 也可见于各种痴呆综合征患者中。

为了诊断原发性强迫观念症或强迫行为症,临床上需要明确强迫性症状是"自我与环境精神人格完整(ego syntonic)"抑或"自我与环境精神人格不完整(ego dystonic)"引起,但是如果患者存在认知功能损害时就很难区分。

患者通常表现为重复的想法或言语、执行重复的动作或从事重复性无目的行为,典型表现主要见于帕金森综合征患者和额-颞叶变性患者中。

(13) 性行为改变(sexual behavior changes) 也常见于痴呆综合征患者中,且多为性功能减退。

有时痴呆综合征患者表现为阶段性的性行为改变或性活动亢进,如见于 Kluver-Bucy 综合征。

引起 Kluver-Bucy 综合征的各种痴呆病变如表 2-3 所示。

表 2-3 引起 Kluver-Bucy 综合征的各种痴呆病变

脑炎后综合征	双侧颞叶脑卒中
脑外伤	外伤后脑部病变
阿尔茨海默病	副肿瘤性脑病
额-颞叶变性	低血糖
肾上腺白质营养不良	弓形体病
迟发性缺氧后脑白质病变	

临床上，Kluver-Bucy综合征的表现主要包括情绪平和、思维奔逸（强迫探索环境中的高度刺激项目）、强迫贪吃、食欲过盛、性行为改变如同性恋倾向。

引起不同神经精神病学症状的各种痴呆综合征如表2-4所示。

表2-4 引起不同神经精神病学症状的各种痴呆综合征和疾病

神经精神病学症状	痴呆综合征和疾病
抑郁	阿尔茨海默病
	帕金森病
	血管性痴呆
	皮质基底节变性
	路易小体型痴呆
幻觉	路易小体型痴呆
	多巴胺制剂治疗后的帕金森病
	血管性痴呆，梗死累及视觉系统
妄想	路易小体型痴呆
	阿尔茨海默病
	多巴胺制剂治疗后的帕金森病
淡漠	进行性核上性眼肌麻痹
	额-颞叶变性型痴呆
	路易小体型痴呆
	阿尔茨海默病
	血管性痴呆
失抑制	额-颞叶变性型痴呆
激越或侵犯	阿尔茨海默病
	路易小体型痴呆
	额-颞叶变性型痴呆
快动眼相睡眠行为异常	路易小体型痴呆
	帕金森病

* 其他不常见的痴呆综合征患者也有这些神经精神病学症状，上述的痴呆综合征和疾病患者的症状相对比较明显。

2.3 痴呆患者的病史特征

2.3.1 痴呆患者的现病史

各种痴呆综合征的症状发生均有一些时间相关的特征性变化。

神经变性疾病类的患者，包括阿尔茨海默病、路易小体型痴呆和额-颞叶变性型痴呆等都呈现慢性进行性发展。

锥体外系临床综合征如帕金森病的典型表现是以运动功能障碍起病，在病程后期会出现认知功能以及行为学功能障碍，而路易小体型痴呆患者的典型表现正好相反。该型通常是以视幻觉、波动性认知活动变化或认知功能异常起病，病程中逐步出现锥体外系功能障碍等临床症状。

波动性认知活动变化是路易小体型痴呆的典型特征,这在其他类型的痴呆综合征中较为少见。

血管性痴呆主要表现为有突发起病的病史,某一时期突发的认知功能减退或阶段性逐步认知功能下降。

额-颞叶变性则主要是行为学功能改变,如淡漠、失抑制等的临床发作起病,之后逐渐出现认知功能障碍。

克-雅病的临床特征表现是病程进展迅速。一般情况下,临床上克-雅病的患者在起病后12个月内病故。

起病年龄也有助于痴呆综合征的鉴别诊断,额-颞叶变性的患者一般都在60岁左右发病,其发病与年龄的继续增长无明显相关性。而散发性阿尔茨海默病一般在70岁以后发病,且发病与年龄的继续增长密切相关。

各种痴呆综合征患者一般都有可能以行为学功能改变为首发临床症状,而行为学功能障碍也是额-颞叶变性型痴呆的典型临床起病特征,特别是淡漠、失抑制等行为学功能改变一般早于认知功能损害的发生。

2.3.2 痴呆患者的过去史

临床上,既往史的详细询问有助于更加清楚全面地了解不同痴呆综合征的病因。例如,血管性痴呆的患者一般都有脑卒中的各种明确的危险因素,包括高血压、糖尿病、高胆固醇血症、心脏疾病如房颤、吸烟及肥胖等。

阿尔茨海默病的危险因素包括询问患者有无头颅外伤史、高胆固醇血症等。

酗酒、药物成瘾或毒品滥用等也可引起认知功能损害。因此,在神经精神心理学评估过程中必须详细问诊,明确有无这些病史。

2.3.3 痴呆患者的临床用药回顾

详细询问既往的临床处方药物治疗史、非处方药物应用以及各种饮食习惯与中草药保健等信息,对于全面进行神经精神心理学评估也有一定的重要性。

药物中毒可引起抑郁、谵妄,甚至加重认知功能的异常。

临床上多巴胺能药物中毒的表现往往与幻觉、妄想、兴奋及享乐行为等临床表现为特征的自身内环境调节功能障碍综合征(hedonistic homeostatic dysregulation syndrome)有关。

2.3.4 痴呆患者的家族史

家族史的询问尤其是直系第一代亲属的病史,往往也为神经精神心理学评估提供重要的临床信息。

大约40%的额-颞叶变性的患者有常染色体显性遗传的家族史。

已经明确存在少数常染色体显性遗传的阿尔茨海默病的家系，这是家庭成员发生阿尔茨海默病的重要危险因素，而在无遗传性阿尔茨海默病家系的家庭中，如果有成员发生阿尔茨海默病，则其他家庭成员患阿尔茨海默病的风险也较大。

具有家族史的朊蛋白病包括吉斯综合征、克-雅病及致死性家族性失眠症。

2.4 神经精神病学的临床观察

通过直接观察与患者交流过程中发现的神经精神病学现象，特别有助于进一步完善患者的有关病史。

这些神经精神病学检查应从接触到患者时就开始进行，一直持续到与患者交流过程的结束，例如，从一开始检查者与患者见面热情打招呼，在访谈检查结束时给予临床诊断后患者的反应等的每一个行为表现，都有助于深入了解患者的神经精神病学状态与情感功能特点。

在检查交流过程中，患者与检查者及护理人员的每一次互动也能提供有价值的信息。例如，患者的穿着服饰、卫生保健习惯、化妆打扮能力等均与其日常生活能力、对社会重要性的认知水平或了解社会习俗规范等有关。当然，检查者也需了解部分患者的穿着整洁是由于护理人员的精心照料的结果。

在检查过程中，运动系统的功能障碍比较容易发现，包括震颤、偏瘫、肌阵挛以及其他帕金森综合征表现等，有助于与痴呆的鉴别诊断。

而运动能力、姿势、面部表情以及语音、语调等变化能提示一定的心理状态，包括焦虑、抑郁、兴奋、猜忌或幻觉等。

通过言语检查有助于确定有无构语障碍、失语以及有何内心想法。

构语障碍常见于血管性痴呆的患者，而发声过低则多见于帕金森病及帕金森综合征。

失语可见于阿尔茨海默病、额-颞叶变性的有些类型如进行性非流利性失语及语义性痴呆、克-雅病以及累及大脑皮质语言功能区的一些脑血管疾病。

言语检查还可发现妄想、强迫性思维内容或心境的变化。

各种神经精神病学症状有关的试探性提问有助于更全面观察和了解患者的自发性言语功能和行为特征。

患者认知功能损害的程度决定了患者恰如其分地回答各种类型问题的能力。

焦虑状态的评估应包括下列各种提问：例如，有无担忧与神经紧张或肌肉紧张感、是否存在易激惹（irritability）现象、有无窒息感或呼吸困难、有无心悸或胸闷、有无面部或手指的异常刺痛与出汗、有无全身或肢体颤抖、有无口干与吞咽困难、有无皮肤潮红或苍白，以及有无头晕或濒死感等各种临床症状。

抑郁状态的评估则应包括下列各种提问：例如，有无痛苦与悲伤、自信心与期望感的强弱、爱好活动的兴趣大小以及参与分享的快乐程度、良好的性行为活动以及对未来的乐观态度也很重要。良好的社会兴趣交往能力和个人动能的高低，以及睡眠的质量与食欲强弱等各种表现。

幻觉表现的存在是需要确定同一环境中的正常旁人不能证实的患者所具有的异常感觉经历。

妄想症状的评估主要通过提问患者有无偷窃与盗抢行为,有无妖魔鬼怪的化身,有无不忠诚感与自暴自弃,以及有无放纵行为与替代人格等现象加以明确。

临床上,许多患者即使在提问内容范围以外确实存在各种其他内容的妄想症状,这些患者往往也不能记住或回忆这些其他妄想症状的具体内容。

因此,在这种情况下必须依靠护理人员或其他的照顾人员进行有关病史的采集。

有痴呆综合征的患者往往同时并存多种神经精神病学症状。

妄想症状、幻觉表现及激越等常见症状在临床上通常同时出现。另外,心境障碍有关的综合征,包括抑郁症状、焦虑症状和易激惹现象等也往往表现为同时存在的临床共病状态(comorbid)。

2.5 神经认知功能学评估

神经认知功能的综合评估需要包括认知和行为功能的五个主要特征,即注意力(attention)、记忆力(memory)、语言能力(language)、视觉空间技巧能力(visuospatial skill)以及执行功能(executive function)。

这五个方面和情感信息(emotional information)的综合加工处理过程是正常认知功能过程的六项基本内容。

通过大脑进行共同整合和调节处理,从而产生不同的各种行为结果(图2-1)。

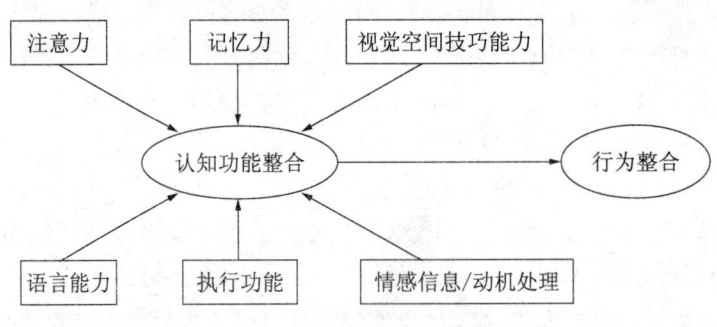

图2-1 认知功能与行为的整合过程

经过整合后的认知功能,如果思路清晰一致和目的明确肯定,才能产生各种正确的行为。

认知和行为功能的五个主要特征如下:

(1) 注意力是聚集和指导认知功能加工过程的能力,能抵御分心行为。

集中能力是聚集注意能力并维持一段时间的能力。

注意力最基本的评估方法是数字范围测试,即检查者以每秒一个数字的速度说出一组数字,要求被检者按正确的顺序复述,正常结果的范围是 7±2 个数字。

集中能力主要通过连续表达测试如"A"字母测试,即检查者说出一系列的排列字母至少持续 30 秒,要求被检者在听到其中有"A"字母时立即举手。

还有一些复杂的注意力测试,如划销测试作业(cancellation task),即要求被检者在一张有各种字母或标识符的纸上找出并标记出某一特定的字母或标识符。

注意力的评估对解释各种神经认知功能检查中的其他内容非常重要,缺乏注意能力的患者可出现记忆力、执行功能以及其他认知功能方面的损害。

路易小体型痴呆患者在动态检查神经认知功能过程中往往表现为注意力的明显波动。

(2) 记忆力损害几乎见于所有痴呆综合征的患者,常分为两大类:遗忘症和记忆恢复功能缺损综合征(图 2-2)。

遗忘症常见于内侧边缘叶与海马区功能障碍,如见于阿尔茨海默病患者,记忆恢复功能缺损综合征则多见于额叶-皮质下神经回路功能障碍的患者。

言语记忆主要通过要求患者重复 3~10 个单词,片刻后令其重复这些单词,并令其从一系列目标单词中指认出未能重复的单词和区别出没有要求重复的其他单词。

遗忘症患者不能学习或储存新的信息,临床上表现为不能回忆与再认。

记忆恢复功能缺损综合征的患者不能回忆信息,但再认功能测试结果往往正常。

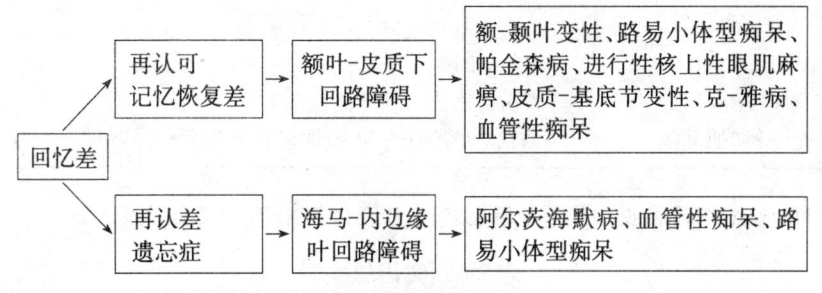

图 2-2 记忆功能障碍综合征的分类

痴呆综合征患者的长时记忆也随着病程呈渐进性减退。

阿尔茨海默病患者特征性的表现为往往能回忆往事,而新学的事物很难记住,但在病程晚期往往远时记忆也丧失。

额叶-皮质下神经回路功能障碍综合征患者不能回忆事情,但给予多个选项时能正确选择。

(3) 言语输出障碍(verbal output disorder) 包括发音改变如构音障碍(dysarthria)、音量减低如发声过低(hypophonia)、语调功能障碍(prosody)如声音的异常变调以及陈述功能障碍如失语(aphsia)等方面的损害。

命名、阅读、书写、唱歌以及主动性言语(计数、复述)等方面的检查有助于各种失语类型的诊断。

流利性失语患者的语调、流畅性及词语的长度相对保留,但缺少实质性的语义内容,多伴有语法错误。

阿尔茨海默病患者的特征性经皮质感觉性失语(transcortical sensory aphsia，TCS)以及额-颞叶变性患者特有的语义性失语均为流利性失语。

非流利性失语指言语输出减少，表现为词语长度缩短、不流畅但语义内容相对保留。

额-颞叶变性患者的进行性非流利性失语及部分克-雅病患者的经皮质运动性失语(transcortical motor aphsia，TCM)均属非流利性失语。

痴呆患者常见言语功能障碍的特征改变如表2-5所示。

表2-5 痴呆患者常见言语功能障碍的特征改变

痴呆	言语功能障碍的特征改变
阿尔茨海默病	失命名进展到经皮质感觉性失语,后期为模仿和重复语言
额-颞叶变性	
额-颞叶变性型痴呆	言语声律障碍,常伴讲话缺乏弹性
语义性失语型痴呆	语义性失命名,进展到感觉性失语,早期有缄默症
进行性非流利性失语	运动性失语或经皮质运动性失语
路易小体型痴呆	失命名进展到经皮质感觉性失语
克-雅病	最常见经皮质运动性失语
血管性痴呆	
皮质下	构语障碍
皮质	与梗死灶部位有关的失语类型
帕金森病	低音,单调
皮质-基底节变性	部分患者进行性非流利性失语
进行性核上性眼肌麻痹	假性球麻痹伴有构语障碍,部分患者有缄默症

根据言语输出的流畅性、理解力与复述能力进行失语的分类如表2-6所示。

表2-6 失语的类型

流利性失语				非流利性失语			
理解力完整		理解力受损		理解力完整		理解力受损	
复述能力完整	复述能力受损	复述能力完整	复述能力受损	复述能力完整	复述能力受损	复述能力完整	复述能力受损
失命名失语	传导性失语	经皮质感觉性失语	感觉性失语	经皮质运动性失语	运动性失语	单一性失语	完全性失语

流利性失语多为左侧大脑半球后部的损害,而非流利性失语则多见于左侧大脑半球前部的损害。

临床上,智能状态检查过程中,语言有关综合征的评估,包括:失算症(acalculia)如加、减、乘、除计算功能丧失,以及失用症(apraxia)如不能完成命令需要的动作。

在额-颞叶变性患者的病程早期可相对保留部分计算能力。

失用症在皮质-基底节变性患者中相对比较严重,而阿尔茨海默病患者一般在病程晚期才出现失用症。

(4) 视觉空间能力的检查　主要是要求患者复制或绘制提供的各种视觉刺激物,通常包括圆形、六边形、重叠的长方形、立方体,或更复杂的图形。

另外,也可画钟面并标明特定的时间或画花卉、房屋或其他物品。

视觉空间能力测试作业的完成需要记忆力、注意力以及认知执行功能,也需要视觉空间能力的整合。

视觉记忆能力的检查是要求被检者回忆一段时间以前复制的图形。

视觉空间能力的损害强烈,提示右侧大脑半球的后半部分损害,也可见于其他脑区。

(5) 大脑执行功能　是在床旁最难评估的认知功能之一。大脑执行功能就是通过整合记忆力、情感和感觉输入后决定某一特定活动,制订计划以及创制能执行这个计划的活动程序,完成这个程序的主要内容,监控活动的结果,适时修正计划,决定是否继续或调整这一活动。

这个复杂整合活动的评估富有挑战性,全面的智能评估需要依靠患者具备产生环境中无法获取的新事物的创意能力,也是临床评估执行功能的基础。

1) 语义流畅性(verbal fluency)　是一种评估创意产生能力的方法,即要求被检者在1分钟内尽可能多的列举出动物名称或尽可能多的以某个字母开头的不同单词。正常人一般可列举出12～25种动物(平均18种)。执行功能损害的患者列举的动物数明显减少且不能系统地列举出有助于列出各类动物的相关分类如灌木丛、海洋、动物园和农场等。

2) 持续症(perseveration)　可通过运动程序作业测试发现,表现为持续重复前一动作而不能适时停止。例如,模仿画圈多或重复画前面的几何图形而不能转入下一个几何图形。

3) 环境依赖和刺激束缚　通过要求被检者用手摆出钟表指针11点10分钟的位置,可发现有无环境依赖和刺激束缚。大脑执行功能损害的患者常将一只手置于钟表指针10点的位置而不是2点的位置,另一只手置于钟表指针11点的位置。

4) 抽象思维　如成语与谚语、计划以及判断等能力的测试主要是由大脑前额叶功能区支配,需要复杂的执行功能活动才能完成。这些功能的整合能力的损害情况主要通过询问患者实际生活中的行为能力及计划能力。

5) 反向扫视性眼球运动的测试(anti-saccade test)　是另一项有用的大脑前额背外侧区执行功能的检查方法,即要求被检者注视检查者活动的手指,然后再要求被检者朝与手指活动方向相反侧注视。大脑执行功能损害的患者会持续注视手指活动的方向。这项检查已有应用微型磁圈检测记录反向扫视性眼球运动的电脑自动定量分析设备。

额-颞叶变性型痴呆、阿尔茨海默病额叶型、路易小体型痴呆、皮质下血管性痴呆、克-雅病等患者均存在明显的大脑执行功能损害(图2-3)。

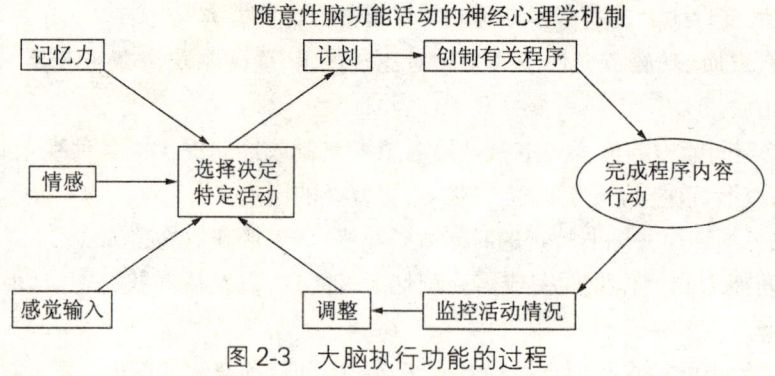

图 2-3　大脑执行功能的过程

2.6　神经病学检查

神经病学体格检查能补充神经精神病学评估的不足部分,其中主要的重点检查包括眼球运动功能紊乱情况的评估、运动系统功能障碍情况以及反射变化与步态的异常情况。

脑神经的检查能发现眼外肌运动功能的异常以及视力、发音等功能的变化。

老年期患者常有不同程度的随意性向上凝视功能的减弱。进行性核上性眼球麻痹的患者具有特征性核上性凝视麻痹表现,这些患者发病初期主要表现为随意性向下凝视困难,继之出现随意性向上凝视困难,最后发展为侧向凝视与追随性眼球运动功能的减弱。血管性痴呆患者的脑卒中病变累及外侧膝状体-距状裂之间的视放射时,临床上可以出现视野缺损。由于唇、舌或喉部运动功能异常的构音功能障碍常常见于血管性痴呆的患者,而音量减低则多见于帕金森综合征的患者。

运动系统功能检查包括肌力如爆发力和持久力、肌张力及共济运动。

临床上,帕金森病患者中常见的运动功能障碍如运动过缓和肌强直,也可见于额-颞叶变性型痴呆、路易小体型痴呆、帕金森综合征以及克-雅病。帕金森病患者常表现为一种特征性的屈曲姿势,伴有步高与步距减少形成的拖步,这种只有下半部分受累的帕金森病患者单一表现,也见于腔隙性脑梗死或弥漫性白质缺血性损伤引起的血管性痴呆患者。小脑损伤往往引起共济运动功能失调,可见于朊蛋白病中的吉斯综合征。痉挛性肌张力增高常见于上运动神经元性损伤,如血管性痴呆、额-颞叶变性时的肌萎缩侧索硬化型。临床上,铅管样肌张力增高见于帕金森综合征患者,齿轮样肌强直则见于帕金森综合征患者伴有震颤时。

临床上,痴呆患者的感觉系统损害较少见,如果存在认知功能损害,感觉功能障碍在检查时更难以发现。

血管性痴呆患者可有一些感觉功能障碍症状,如偏身感觉减退,一般与脑血管病本身有关。以肢体远端感觉功能障碍为表现的周围神经病变多见于代谢性疾病,如甲状腺功能低下、糖尿病与维生素 B_{12} 缺乏、中毒性疾病或其他少见的遗传性代谢性疾病如异染性脑白质营养不良、神经棘红细胞增多症(见于缺乏 β-脂蛋白血症)。

血管性痴呆患者中可发现反射功能异常。例如,伸腱反射异常或出现原始反射,伸腱反射增强或巴彬斯基病理征阳性,见于血管性病变引起的局灶性上运动神经元损伤的对侧肢体。原始反射包括吸吮反射、抓握反射,常见于额叶功能障碍的患者。

神经血管功能的评估,包括颈部动脉与心脏的各种检查,有助于为血管性痴呆患者提供有价值的信息。

2.7 辅助检查

2.7.1 各种精神状态检查量表、问卷

神经精神病学评估包括各种症状等级量表、检查工具、精神状态问卷。

临床上常用的检查包括标准化认知功能测试、日常生活能力评估、神经精神病学症状量表评定。

其中,临床上应用最广泛的是 1975 年 Foistein 等编制,已有中文修订版的简易精神状态检查量表(mini-mental state examination,MMSE,表 2-7)。

表 2-7 简易精神状态评定量表(MMSE,国内修订版)

时间定向:
1. 今年的年份?(正确 1 分)
2. 现在是什么季节?(正确 1 分)
3. 现在是几月份?(正确 1 分)
4. 今天是几号?(正确 1 分)
5. 今天是星期几?(正确 1 分)

地点定向:
6. 你能告诉我现在我们是在哪个省、哪个市?(正确 1 分)
7. 你住在什么区/县?(正确 1 分)
8. 你住在什么街道?(正确 1 分)
9. 我们现在在几楼?(正确 1 分)
10. 这里是什么地方?(正确 1 分)

复述表达:
11. 现在我要说三样东西的名称:"手表"、"钢笔"、"眼镜"。请你重复说一遍,请你好好记住这三样东西,因为等一下我要再问你的。(正确 1+1+1 分)

计算能力:
12. 现在请你从 100 减去 7,然后从所得的数目再减去 7,如此计算下去四次,把每一个答案都告诉我。(正确 1+1+1+1 分)

记忆力:
13. 现在请你告诉我,刚才我要你记住的三样东西是什么?(正确 1+1+1 分)

语言:
14. 请问这是什么(帽子)? 请问这是什么(毛巾)?(正确 1+1 分)
15. 请你清楚地重复一遍这句话:"44 只石狮子"。(正确 1 分)
16. 请照着这卡片所写的去做("闭上眼睛"。(正确 1 分)
17. 请用右手拿这张纸;再用双手把纸对折;然后将纸放在你的左大腿上。(正确 1+1+1 分)
18. 请你说一句完整的、有意义的句子。(正确 1 分)
19. 这是一张图,请你在同一张纸上照样把它画出来(两个五边形交叉形成一四边形)。(正确 1 分)

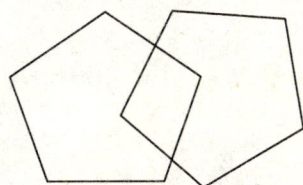

这个共30分的精神状态筛选评定量表问卷包括定向力、重复能力、学习能力、减法计算能力、集中注意能力、回忆与记忆力、命名能力、背诵能力、对口语与文字的理解能力、书写能力以及复制能力等的全面评估，共有17个问答题和2个操作题，答对给1分，答错或拒绝等，则不记分，以各题记分统计总分。

总分分界值需要根据文化水平进行调整（文盲组≤17分；小学组≤20分；中学或以上组≤24分）。分界值以上为正常，分界值以下为认知功能障碍。

功能异常的判断标准包括：13～23分为轻度痴呆，5～12分为中度痴呆，<5分为重度痴呆。少许轻度认知功能减退的患者应用本项检查会有漏诊。

由于患者存在遗忘症、记忆力减退、失语或谵妄表现时，简易精神状态评定量表的评分也可减少，所以在临床上进行简易精神状态评定量表的评分，如果减少也不能明确诊断为痴呆。

简易精神状态评定量表的评定内容中不包括对任何大脑执行功能的评估，所以在临床上不能很好地评估额叶或额叶-皮质下回路损害时的脑功能情况，如再认或回忆能力等。

简易精神状态评定量表在临床上主要用于痴呆综合征中的阿尔茨海默病，尤其是用于对阿尔茨海默病病程的评估。一般诊断为阿尔茨海默病的患者，其简易精神状态评定量表的评分每年大约减少3分。简易精神状态评定量表在痴呆患者中的敏感性为92.5%，特异性为79.1%。

阿尔茨海默病评定量表（Alzheimer's disease assessment scale，ADAS）较简易精神状态评定量表的评估内容更加广泛和全面。

整个测试评定包括言语、阅读、理解、找词、复述、失用、定向、回忆、再认等，总分70分。阿尔茨海默病评定量表既可协助早期诊断，又可评估疾病的进展。

阿尔茨海默病评定量表分认知功能和非认知功能两个方面。其中认知功能分量表（ADAS-cogintiion，ADAS-cog，表2-8）包括12个项目，评定阿尔茨海默病的认知功能缺陷，评分范围为0分（无错误或无损害）至75分（严重损害）。

目前，阿尔茨海默病评定量表多用于纵向的追踪观察以及临床药物试验，特别是阿尔茨海默病评定量表认知功能分量表作为药物评估工具已得到广泛使用。

表2-8 阿尔茨海默病评定量表认知功能分量表（ADAS-cog）

1. 单词回忆测试：该项评分等于三次测试中未能正确回忆的单词数的平均数
   试阅读10个随机不同次序排列单词，每个单词出示2秒，然后，让受试者回忆这些单词，核对每个正确回忆的单词，记录每次测试中未能正确回忆的单词数，共进行3次阅读和回忆测试（每组的10个单词相同，共三组单词为一套）
2. 命名物品或手指：花、沙发、钢笔、面具、剪刀、梳子、钱夹、口琴、手表、杯子、书本、手机、拇指、小指、中指、无名指、示指
   0=0—2件物品命名不准确；1=3—5件物品命名不准确；2=6—8件物品命名不准确；3=9—11件物品命名不准确；4=12—14件物品命名不准确；5=15—17件物品命名不准确
3. 命令：评分=不正确操作的步骤数
   握拳；指天花板，然后指向地面；将铅笔放在卡片的上面，然后将其放回去；把手表放在铅笔的另一边，并且把卡片翻过来；闭眼时用两个手指在每一边肩膀上拍两下

(续表)

4. 结构性练习:四幅图画包括圆形线框、菱形线框、两长方形线框交叉十字形、立方体形投影线框,要求按图画的线框描绘画图
　　0=四幅图画全部正确描绘画图;1=1幅错误;2=2幅错误;3=3幅错误;4=4幅均错误;5=未画图,只有部分图形,用文字替代图形
5. 意象性联系:评分=不正确操作的步骤数
　　叠信;将信放进信封内;将信封封口;在信封上写地址;在贴邮票处作标记
6. 定向力:评分=错误部分的总数
　　人物;期;日期(±1天);月份;年份;季节(季节变换前1周/后2周);一天中的钟点(误差在1小时以内);地点(部分命名也可接受)
7. 单词辨认测试:该项评分等于3次测试中未能正确辨认的单词数的平均数
　　试阅读24个随机不同次序排列单词,每个单词出示2秒,然后,让受试者辨认这些单词,核对每个正确辨认的单词,记录每次测试中未能正确辨认的单词数,共进行3次阅读和辨认测试(每组的24个单词相同,共三组单词为一套)
8. 回忆测试指令:评分结果来自单词辨认测试
　　0=无;1=很轻,忘记一次;2=轻度,必须提醒2次;3=中度,必须提醒3次或4次;4=中、重度,必须提醒5次或6次;5=重度,必须提醒7次或7次以上
9. 口头言语能力:
　　0=无;1=很轻,有一次缺乏言语可理解性的情况;2=轻度,少于1/4的时间内存在言语可理解性困难;3=中度,被试在1/4~1/2的时间内存在言语可理解性困难;4=中重度,被试在1/2以上的时间内存在言语可理解性困难;5=重度,说一两个词即中断,说话虽流利,但内容空洞,缄默
10. 找词困难:
　　0=无;1=很轻,出现一两次,不具临床意义;2=轻度,明显的赘述或同义词代替;3=中度,偶尔缺词,且无替代词;4=中、重度,频繁缺词,且无替代词;5=重度,几乎完全缺乏有内容的单词,言语听起来空洞,说一两个词即中断
11. 口头言语理解能力:
　　0=无,患者能理解;1=很轻,有一次理解错误的情况;2=轻度,3~5次理解错误困难;3=中度,需要多次重复和改述;4=中、重度,仅偶尔正确回答,也就是说,只回答"是"或"否";5=重度,患者极少对问题作出恰当反应,而且并非因言语贫乏所致
12. 注意力:
　　0=无;1=很轻,有一次注意力不集中;2=轻度,有2~3次注意力不集中,出现坐立不安或心不在焉的表现;3=中度,访谈过程中有4~5次注意力不集中;4=中重度,访谈过程中很多时候注意力不集中和(或)经常注意力涣散;5=重度,极其难以集中注意力和注意力极其容易转移,无法完成测试

Blessed痴呆量表(blessed dementia scale,BDS)又称常识、记忆、注意测试(information-memory-concentration test,IMCT,表2-9)。1968年由G. Blessed等编制。自问世以来,国际上已有许多应用实践,也是一种常用的筛查认知功能障碍的短小工具。主要检查近记忆、远记忆和注意力,这些能力在痴呆早期即受累,测验敏感度比较好。

表2-9　Blessed痴呆量表

问　题	总分	(分)
1. 今年你几岁	1	0
2. 现在是上午或下午	1	0
3. 现在是几点钟	1	0

(续表)

问 题	总分					(分)
4. 请记住下列人名和地址,并重复一遍: 李克明　广州市人民路 42 号	5	4	3	2	1	0
5. 今年的年份	1					0
6. 现在是几月份	1					0
7. 今天是几号	1					0
8. 现在是什么季节	1					0
9. 今天是星期几	1					0
10. 你住在什么街道(乡镇)	1					0
11. 我们现在在几楼	1					0
12. 这里的门牌号是什么	1					0
13. 你家里谁是户主	1					0
14. 你的出生年月是什么	1					0
15. 这里是什么路	1					0
16. 我们现在在哪个省、市	1					0
17. 你住在什么区(县)	1					0
18. 我国的现任总理是谁	1					0
19. 以前的总理是谁	1					0
20. 抗日战争胜利是哪一年	1					0
21. 新中国成立于哪一年	1					0
22. 将以下 5 种颜色倒过来讲一遍 红　黄　蓝　白　黑	2			1		0
23. 请你从 1 数到 20	2			1		0
24. 请从 20 倒数到 1	2			1		0

指导语:下面,我要问你一些关于注意、记忆和知识方面的问题,这些问题非常容易,请尽力回答。

总分:31 分,文盲≥19 分;小学≥23 分;中学≥26 分。正确答题数:25 分,文盲≥13 分;小学≥15 分;中学≥17 分。痴呆筛查的敏感性为 91.7%,特异性为 83.7%。

修订后的中译本由 24 个问题组成,每个问题 1 分,答对几个记几分,其中 22、23、24 题答对记 2 分,答错能自行纠正记 1 分,答错不能纠正记 0 分。

评定方法有两种:①按各题答分合计,范围为 0~31 分;②按正确答题数合计,范围为 0~24 分。正常分界值也应按文化程度作调整(总分 19~26 分,正确题数 13~17 题)。

简易痴呆筛查量表(brief screening scale for dementia,BSSD)是上海张明园教授于 1987 年编制,它吸取了简易精神状态评定量表(MMSE)、Blessed 痴呆量表(BDS)和长谷川痴呆量表(HDS)的优点,具有难度分布合理、各项目间内部一致性好的优点,操作方便,容易掌握,10 分钟即能完成测试,信度良好(表 2-10)。

表 2-10 简易痴呆筛查量表

请听清楚再回答	请按照我说的做,请你用右手拿纸,
1. 请问现在是哪一年?	然后将纸对折,再把纸放在桌上
2. 几月份?	18. 取
3. 几日?	19. 折
4. 星期几?	20. 放
5. 这里是什么市/省?	请再想一下,让你看过什么东西
6. 什么区/县?	21. 一元硬币
7. 什么街道/乡镇?	22. 钢笔套
8. 什么路?	23. 钥匙圈
取出以下物品,请被试者说出名称	取出照片,问"这是谁的照片?"
9. 一元硬币	24. 孙中山
10. 钢笔套	25. 毛泽东
11. 钥匙圈	取出照片,请被试者说出图的主题
移去物品,问"刚才你看过哪些东西"	26. 送伞
12. 一元硬币	27. 买油
13. 钢笔套	28. 我国现在的总理是谁?
14. 钥匙圈	29. 一年有多少天?
15. 1 元用去 7 分	30. 新中国哪一年成立?
16. 再用 7 分	
17. 再用 7 分	

每个问题回答准确 1 分,错误为 0 分,总分最高为 30 分。按照总分对认知功能是否损害进行划界,文盲为≤16 分,小学组(受教育年限≤6 年)为≤19 分,初中以上文化(受教育年限＞6 年)为≤22 分,简易痴呆筛查量表主要作为社区和基层使用的筛查痴呆的工具,敏感性为 90%,特异性为 85.1%。

临床痴呆评定量表(clinical dementia rating, CDR)是医生通过与患者和其家属交谈中获得信息,加以提炼,完成对患者认知功能受损程度的评定。

评定的领域包括:①记忆力;②定向力;③判断与解决问题的能力;④工作与社会交往能力;⑤家庭生活与个人业余爱好;⑥独立生活自理能力。

以上 6 项功能的每一个方面从无损害到重度损害分 5 级,即其结果以 0 分为正常、0.5 分为可疑痴呆、1 分为轻度痴呆、2 分为中度痴呆、3 分为重度痴呆 5 级表示。但每项功能的得分不叠加,而是根据总的评分标准将 6 项能力的评定综合成一个总分(表 2-11)。

老年人生活自理能力有逐渐下降的趋势,老年痴呆患者这方面的情形就更严重。

日常生活能力的评估在痴呆患者的评估中也相当重要。

日常生活活动能力包括需要工具设备的活动,如打电话、购物、做家务、使用交通工具等以及基本生活能力如打扮、吃饭及穿衣等。

许多日常生活能力的评估方法也包括日常生活中的一些技能的评估。例如,日常生活能力评估量表(activity of daily living scale, ADL)、功能活动问卷量表(functional activities questionnaire, FAQ)、阿尔茨海默病协作评定(alzheimer's disease cooperative study, ADCS)等。

表2-11 日常生活能力评估量表

检测内容	评 分（分）			
1. 使用公共车辆	1	2	3	4
2. 步行外出	1	2	3	4
3. 做饭	1	2	3	4
4. 做家务	1	2	3	4
5. 吃药	1	2	3	4
6. 吃饭	1	2	3	4
7. 穿衣	1	2	3	4
8. 梳头、刷牙等	1	2	3	4
9. 洗衣	1	2	3	4
10. 室内行走	1	2	3	4
11. 上下楼梯	1	2	3	4
12. 上下床、坐起、站起	1	2	3	4
13. 提水	1	2	3	4
14. 洗澡	1	2	3	4
15. 剪指（趾）甲	1	2	3	4
16. 购物	1	2	3	4
17. 走时上厕所	1	2	3	4
18. 打电话	1	2	3	4
19. 处理自己的钱财	1	2	3	4
20. 独自在家	1	2	3	4

日常生活能力评估量表（ADL）是1969年由美国的学者Lawton和Brody编制，主要用于评定被试者的日常生活能力，后由Elena和Wiliam根据慢性疾病老年患者的日常生活功能情况作了修订。

共20项，包括穿衣、洗澡、进食等自理功能和洗衣、购物、打电话等工具性日常生活活动等内容。

根据上海地区的测查，以26分作为诊断痴呆的分界值，特异性为94.6%，总分≥26分提示有功能障碍，但因影响老年人日常生活能力的因素较多，如躯体疾病、视听功能和情绪等，必须全面考虑。

评分：1分：自己完全可以做；2分：有些困难，自己尚能完成；3分：需要帮助；4分：根本无法做。

测试由受检者本人或受检者的家属或关护者完成。

Pfeffer功能活动调查表（Pfeffer outpatient questionnaire，POQ，表2-12）是1982年由Pfeffer等编制。

Pfeffer功能活动调查表主要用于测定老年人在社区中的社会功能，评定方法包括对受试者的使用票证、自行购物、准备饭菜、技巧性活动、对新鲜事物的了解和独自外出等功能情况，共10个项目。根据其完成困难程度进行评分，无任何困难者评0分，有些困难、需他人指导或帮助者评1分，本人无法完成者评2分，分界值定为总分≥5分者提示为痴呆。Pfeffer功能活动调查表具有良好的敏感性、特异性和有效性，对痴呆的临床诊断有一定参考价值。

表 2-12　Pfeffer 功能活动调查表

1. 使用各种票证
2. 按时支付各种票据(如房租、水、电费等)
3. 自行购物(如购买衣、食和家庭用品)
4. 参加需技巧性的游戏或活动(打牌、绘画、摄影、集邮、书法)
5. 使用炉子(包括生炉子和熄灭炉子)
6. 准备和烧一顿饭菜(有饭、菜或汤)
7. 关心和了解新事物(国家、邻里间)
8. 持续 1 小时以上注意力集中地看电视或看小说或听收音机,并能理解、评论或讨论其内容
9. 记得重要的约定(如领退休金、朋友约会、家庭事务和领送幼儿等)
10. 独自外出活动或走亲访友(指较远距离,如相当于公共车辆三站的距离)

神经精神病学症状的评估还包括单个症状如激越或抑郁,或多个组合症状的量表评定。

Cohen-Mansfield 激越问卷(Cohen-Mansfield agitation inventory,CMAI)是目前痴呆患者中发生激越症状时应用最为广泛的评估工具。

Cohen-Mansfield 激越问卷针对 29 项行为,评定过去 2 周中的平均发生频率(表 2-13)。

频率 1 为无发生,频率 2 为每周少于 1 次,频率 3 为每周 1~2 次,频率 4 为每周数次,频率 5 为每天 1~2 次,频率 6 为每天数次,频率 7 为每小时数次。

表 2-13　Cohen-Mansfield 29 项激越行为

1. 打人、打自己或物	16. 吃或喝不恰当的东西
2. 踢人或物	17. 不恰当地操纵物品
3. 抢东西	18. 藏匿东西
4. 推人	19. 收藏东西
5. 扔东西	20. 重复性做动作
6. 咬人或物	21. 广泛性不安
7. 抓人	22. 尖叫
8. 对人吐痰	23. 提出言语性性要求
9. 自伤或伤人	24. 诅咒或言语性攻击
10. 撕坏东西或毁坏财物	25. 重复诉说或询问
11. 作出躯体性性要求	26. 出怪声、怪笑或怪哭
12. 乱走,无目的游荡	27. 抱怨
13. 不恰当穿衣或脱衣	28. 违拗
14. 试图出走到其他地方	29. 经常提出不正当的要求来寻求注意或帮助
15. 故意摔倒	

康奈尔量表(Cornell scale)与老年抑郁量表(geriatric depression scale,GDS)是目前痴呆患者中发生抑郁症状时最常用的评定量表,其中老年抑郁量表是自评测试量表,在患者存在视力功能障碍或有明显认知功能损害时无临床上的应用价值。

老年抑郁量表是 1982 年由 Brink 等编制,专门用于老年人抑郁的筛查。

老年抑郁量表共有 30 个条目,其中有 10 条用反序记分,回答"否"表示抑郁存在;有 20 条用正序记分,回答"是"表示抑郁存在。

每项表示抑郁的回答得 1 分。检测结果 0～10 分为正常,11～20 分为轻度抑郁,21～30 分为重度抑郁。

设计老年抑郁量表是为了更敏感地检查老年抑郁患者所特有的躯体症状。

老年抑郁量表使用的指导语是选择最切合你最近 1 周来感受的答案(表 2-14)。

表 2-14 老年抑郁量表

1. 你对生活基本上满意吗(否)
2. 你是否已经放弃许多活动和兴趣(是)
3. 你是否觉得生活空虚(是)
4. 你是否常感到厌倦(是)
5. 你觉得未来有希望吗(否)
6. 你是否因为脑子里一些想法摆脱不了而烦恼(是)
7. 你是否大部分时间精力充沛(否)
8. 你是否害怕会有不幸的事落到你头上(是)
9. 你是否大部分时间感到幸福(否)
10. 你是否常感到孤立无援(是)
11. 你是否经常坐立不安,心烦意乱(是)
12. 你是否希望呆在家里而不去做些新鲜的事(是)
13. 你是否常常担心未来(是)
14. 你是否觉得记忆力比以前差(是)
15. 你是否觉得现在很惬意(否)
16. 你是否常觉得心情沉重、郁闷(是)
17. 你是否觉得像现在这样活着毫无意义(是)
18. 你是否总为过去的事忧愁(是)
19. 你觉得生活很令人兴奋吗(否)
20. 你开始一件新的工作很困难吗(是)
21. 你觉得生活充满活力吗(否)
22. 你是否觉得你的处境已毫无希望(是)
23. 你是否觉得大多数人比你强得多(是)
24. 你是否常为一些小事伤心(是)
25. 你是否常常觉得想哭(是)
26. 你集中精力有困难吗(是)
27. 你早上起来很快活吗(否)
28. 你希望避开集会吗(是)
29. 你做决定很容易吗(否)
30. 你的头脑像往常一样清晰吗(否)

多个组合症状的常用量表评定方法包括神经精神病学调查问卷量表(neuropsychiatric inventory,NPI)、痴呆患者中的行为症状评定量表(BEHAVE-AD)以及痴呆患者中的行为等级评定量表(behavior rating scale for dementia,BRSD)。

神经精神病学调查问卷量表(NPI)是提供给关护者面向痴呆综合征患者的书面问卷,内容包括十大常见神经精神病学方面的行为学症状,即妄想、幻觉、激越、焦虑、抑郁、激惹、淡漠、失抑制、欣快及异常运动行为。痴呆综合征患者的关护者对患者过去 1 个月的行为学症状发生的频率以及严重程度进行评估,同时要求这些关护者面对患者的异常行为有何反应进行自评记录。有关痴呆的神经精神病学调查问卷量表的研究结果已有报道。

痴呆患者中的行为症状评定量表(BEHAVE-AD,表 2-15)是 1987 年美国纽约大学老年与痴呆医学中心主任 Reisberg 教授制订的评估工具,用于痴呆患者精神病学症状的量化评定。

表 2-15 痴呆患者中的行为症状评定量表

项 目	评 分 (分)
偏执和妄想观念	
1. 被窃妄想	0　1　2　3
2. 住处非自己家	0　1　2　3
3. 家人是冒名顶替者	0　1　2　3
4. 被遗弃妄想	0　1　2　3
5. 认为家人不忠	0　1　2　3
6. 其他猜疑	0　1　2　3
7. 其他妄想	0　1　2　3
幻觉	
8. 幻视	0　1　2　3
9. 幻听	0　1　2　3
10. 幻嗅	0　1　2　3
11. 幻触	0　1　2　3
12. 其他幻觉	0　1　2　3
行为紊乱	
13. 外跑	0　1　2　3
14. 无目的行为	0　1　2　3
15. 行为不当	0　1　2　3
攻击行为	
16. 谩骂	0　1　2　3
17. 打人或暴力	0　1　2　3
18. 激越	0　1　2　3
日夜节律紊乱	
19. 日夜颠倒	0　1　2　3
情感障碍	
20. 哭泣	0　1　2　3
21. 抑郁心境	0　1　2　3
焦虑和恐惧	
22. 对即将发生事情的焦虑	0　1　2　3
23. 其他焦虑	0　1　2　3
24. 害怕独处	0　1　2　3
25. 其他恐惧	0　1　2　3

痴呆患者中的行为症状评定量表共七大类、25 个不同症状的定量分析,按每个症状 4 个等级记分,分别为 0 分＝无,1 分＝有,2 分＝存在并出现情感反应,3 分＝存在并出现情

感和行为反应。

评分时间间隔为2周,总分进行比较。总评参照给关护者造成的麻烦和给患者带来的危险分为0＝无,1＝轻度,2＝中度,3＝重度。

Mattis痴呆等级量表(Mattis dementia rating scale,MDRS)也是广泛应用在痴呆患者的认知功能的评定,内容包括注意能力、原动力、保持能力、构造能力、概括能力以及记忆力等。Mattis痴呆等级量表优势在于能评估大脑执行功能。

额叶功能评估工具(frontal assessment battery,FAB)与执行功能面试评定(executive interview,EXIT)是相对简短的大脑执行功能评估的标准工具,主要用于痴呆患者的评估。由于痴呆综合征者出现额叶损害时,常常伴有一系列的神经精神病学症状,所以在神经精神病学检查内容中,能进行大脑执行功能的评估显得尤其重要。

神经精神病学症状,尤其是心境情绪的变化,可明显影响患者的生活质量。因此,进行生活质量的评估也是一个很重要的方面。

适当地改善患者的神经精神病学症状可很大程度地提高患者及关护者的生活质量,目前已有多种生存质量评估量表在痴呆的临床研究中得到应用。

另外,对关护者的评估是痴呆患者有关的关护工作中的一个重要组成部分,可在一般交流过程中进行观察,也可进行各种量表的规范评定。

有关负担程度的评定量表(burden scales)能量化测定关护者在相关工作中所承受的负担。

另外,其他用于患者评定的量表中也包括对关护者的评估,如神经精神病学调查问卷量表、修正的记忆和行为检查表(revised memory and behaviors checklist)等均可在临床上应用。

2.7.2 神经心理学评估

神经心理学评估是痴呆患者中进行神经精神病学功能评定的重要组成部分。

在临床上神经心理学评估一般都采用基于年龄与受教育程度的标准化工具来进行评定,与许多简单的床旁检查相比,具有更加可靠明确的诊断和鉴别诊断的价值。同时,也可检测到床旁检查所不能发现的其他神经心理学功能内容。

临床上在评估痴呆时常用的神经心理学评估的具体方法如下(见表2-16):

表2-16 常用的神经心理学评估痴呆的方法

检测功能	测试方法
总体智能	修订版的韦氏成人智力量表 瑞文推理测试
语言功能	波士顿命名测试 波士顿诊断用失语检查 标记测试 美国国家成人阅读测试

(续表)

检测功能	测试方法
记忆功能	Rey 听觉词语学习测试 美国加州词语学习测试 韦氏记忆量表 配对相关学习测试 Fuld 物体记忆测试 Buschke 选择性提示测试 Rey-Osterreith 复杂图形延时回忆测试
视觉空间技巧能力	Rey-Osterreith 复杂图形复制功能测试 Hooper 视觉组织功能测试 嵌入图形测试 线定向方位测试
脑执行功能	言语流畅性 非言语流畅性或图形流畅性测试 连线能力测试(A、B) 威斯康星卡片分类测试 Stroop 字色干扰测试 Porteus 迷宫测试 混合的三图测试 数字-符号测试 字划销测试 Hanoi 塔试验
运动功能	指击测试 侧面刻槽的钉板插洞测试

注:每个功能类别中不是所有测试都要检查。

由于被试痴呆患者比被试患其他疾病的患者更加容易引起某些神经心理学测试项目结果的异常,并且这些测试能在患者脑认知功能减退表现出来之前就检测到一些相关的亚临床状态的功能改变,所以神经心理学检查在临床上还可用于评估发病前的智能状态。

神经心理学功能缺损的不同类别有助于临床上痴呆综合征的鉴别诊断。

神经心理学评估包括了可进行床旁评估的五大项脑认知功能,如注意力、记忆功能、语言功能、视觉空间技巧能力以及大脑执行功能。

另外,神经心理学测试也包括总体智能评估内容与心理运动速率的规范化标准评估方法。

(1) 临床上总体智能的评估　多采用以下测试方法:
1) 修订版的韦氏成人智力量表(Wechsler adult intelligence scale-revised);
2) 瑞文色彩推理测试(Ravens coloured progressive matrices)。

(2) 语言功能的评估　包括:
1) 波士顿命名测试(Boston naming test);
2) 波士顿诊断性失语症测试(Boston diagnostic aphasia examination,BDAE);

3) 标记测试(token test);

4) 美国国家成人阅读测试(national adult reading test, NART)。

波士顿诊断性失语症测试是目前美国较为广泛使用的一种失语症诊断性测试。它由5个大项22个分测试组成。每1个大项针对言语行为的一个主要功能侧面,包括如下:①会话性交谈和阐述性言语,检查综合性的言语交往能力;②听理解,检查口语的表达功能;③口头表达,检查口语的表达功能;④书面语理解,检查书面语言的接收功能;⑤书写,检查书面言语的表达功能。该测试已制定出一套标准化的评分标准,临床使用客观方便。

标记测试是一个失语症的筛选性测试,最先由 DeRenzi 和 Vignolo 推出,后由 Spellacy 和 Spreen 简化。测试方法:向受试者给出一系列难度渐增的指令,要求按指令摆弄一些不同几何形状的塑料块。例如,命令被试者:"摸大的红圈"、"把蓝色圈放在白色三角的下面"。结果分析表明它能有效地鉴别失语症与非失语症,其可靠率达90%。

前面所介绍的多种国外言语测试方法,在我国直接搬用都有一定困难。这是因为:

首先,我国使用的汉语与西方拼音语迥然不同,就语法体系来看,汉语有严格的词序约束,但无严格的词形变化,属于孤立语型。而就文字来说,汉字基本上属表意文字,每一个汉字是一个意符,它像一幅图画。汉字通常是只有一个音节的单音字。一个汉字有时就是一个代表独立意义的语词,它不与拼音语中字母等价。汉字构形,大部分属于嵌进结构,每个汉字都由最基本的笔画组成,如居中结构、偏旁部首等。

国外测试方法是针对西方拼音的认知特点而设计的,因此不能很好地表现汉语特点,以致有些项目无法进行,如拼读测试。

其次,语言作为人的一种信息交流工具,具有很大的社会性,因而受文化、生活习惯、言语习惯等因素的影响和制约。尤其由于我国幅员辽阔、民族众多,人群的文化参差不齐,地域性方言和民族语言种类繁多,生活内容差异较大,对测试内容的编排必须充分考虑这些因素,否则将影响测评结果的真实性。

如语句理解测试,提问语句的内容和提问方式如不符合受试者的文化水平、生活和语言习惯,就谈不上言语理解。

近年来,中国科学院心理研究所神经语言学研究工作者在言语行为的大脑机制的研究实践中,通过对大脑损伤患者反复预试,编制了一套符合汉语认知特点、可供研究和临床使用的临床汉语言语测评方法。这个测评方法设计的条目框架是以言语行为的心理、解剖生理学结构,以及语言学为内涵的分析为其理论依据,而测试中所选用的具体内容,则充分考虑以上所提出的汉语语言特点。

测试内容包括两个部分:其一,基本分测试;其二,延伸性分测试。基本分测试,可以满足一般临床诊断的需要,即判定有无言语障碍、障碍的基本性质和严重程度;延伸性分测试则满足了进一步探讨汉语言语行为的大脑机制的研究。基本分测试包括了针对不同汉语语言层级的认知过程本身以及与言语能力相关的其他心理能力测评。

(3) 痴呆患者的记忆功能评估　方法多种多样,包括:

1) Rey 听觉词语学习测试(Rey auditory verbal learning test);

2) 美国加州词语学习测试(California verbal learning test);
3) 韦氏记忆量表(Wechsler memory scale);
4) 配对相关学习测试(paired associate learning test);
5) Buschke 选择性提示测试(Buschke selective reminding test);
6) Fuld 物体记忆测试(Fuld object memory test)。

Fuld 物体记忆测试是 1974 年由 Fuld 修订完成,是一组包括记忆、实体知觉(触摸辨认)、视物命名、左右定向和学习功能的综合神经心理测试,能检测出痴呆患者以记忆功能障碍为主的广泛认知功能障碍,有助于痴呆的诊断。

主要方法为在一口袋内放 10 种常用物品,嘱患者分别用左右手摸一种,并告诉物品名称,然后取出看是否正确。记录其结果。接着穿插进行快速词汇测试项目后,再令患者回忆口袋中的物品,记录其正确、错误及重复的回忆,反复进行 3 次,将首次回忆与末次储存之和为 Fuld 物体记忆测试的总分。其阳性划分线为≤11 分(表 2-17)。

本测试具有简单易行、有趣味、易于接受、不受文化教育程度的影响以及检测的功能范围较广等优点。

在操作时常与快速词汇测试项目穿插交叉进行。

表 2-17　Fuld 物体记忆测试结果记录单

左右顺序	物品名	实验顺序	触摸命名	视觉命名	第一次回忆(秒)	第二次回忆(秒)	第三次回忆(秒)
1 左							
2 右							
3 右							
4 左							
5 左							
6 右							
7 右							
8 左							
9 左							
10 右							
插入或重复							
呈现(本次回忆正确总数)							
储存(正确回忆物品累计数)							
插入(本次回忆错构总数)							
即刻重复							
延迟重复							

快速词汇测试(rapid verbal retrieve,RVR)又称快速词汇分类测试或言语流畅性测试。用以检验语言能力,特别是言语流畅性能力和神经心理测试,是痴呆诊断的一种辅助工具。

具体方法为要求患者尽可能快、尽可能多地在 60 秒内讲出有关动物、蔬菜和水果的名称。然后记录其符合要求的正确名称数、错误数和重复数。其总数和为测试的总结果。按不同教育程度,其阳性划分线为≤15~25 分(表 2-18)。

本方法简单易行,耗时少,有趣味性,易于接受,与其他测试均呈较好的相关性。

在操作时常与 Fuld 物体记忆测试穿插交叉进行。

表 2-18 快速词汇测试

编号	动物	蔬菜	水果
1			
2			
3			
4			
5			
6			
7			
8			
9			
10			
11			
12			
13			
14			
15			
16			
17			
18			
19			
20			
总 数			
正确数			
错误数			
重复数			

积木测试(block design,BD)亦属韦氏成人智力量表测试中的一部分。主要检查认知功能中的图形识别和构造功能的神经心理测试。具体方法为记录受试者按照不同要求的图案完成积木块拼搭所需时间,并转换成相应的分值。

由于教育程度也可能对本测试产生影响,所以临界划分线也应作适当的调整,为≤10~20分。

数字广度测试(digit span,DS)属韦氏成人智力量表测试中的一部分。

主要检查认知功能中即刻记忆及注意功能的一种神经心理测试。

具体方法为嘱受试者跟着检查所读的数字,照样顺背和倒背出来,按背出最高位数为记分数。

因本测验亦受教育程度的影响,所以临界划分线也应作适当调整,为≤5~7分(表2-19)。

表2-19 数字广度测试背数测试记录单

位数	顺背	倒背
2	5—8	2—4
3	5—8—2	6—2—9
	6—9—4	4—1—5
4	6—4—3—9	3—2—7—9
	7—2—8—6	4—9—6—8
5	4—2—7—3—1	1—5—2—8—6
	7—5—8—3—6	6—1—8—4—3
6	6—1—9—4—7—3	5—3—9—4—1—8
	3—9—2—4—8—7	7—2—4—8—5—6
7	5—9—1—7—4—2—8	8—1—2—9—3—6—5
	4—1—7—9—3—6—8	…………
8	5—8—1—9—2—6—4—7	…………
	3—8—2—9—5—1—7—4	…………
9	2—7—5—8—6—2—5—8—4	…………
	7—1—3—9—5—2—4—6—8	…………

Rey-Osterreith 复杂图形(Rey-Osterreith complex figure)的延时回忆测试可评估非语言性记忆功能。

视觉空间能力的评估常采用 Rey-Osterreith 复杂图形的复制功能测试、线定向方位测试(test of line orientation)、Hooper 视觉组织功能测试(Hooper visual organization test)或嵌入图形测试(embedded figure test)。

大脑执行功能评估包括言语流畅性、非言语流畅性或图形流畅性测试,以及连线能力测试(trail making tests)(A、B)、威斯康星卡片分类测试(Wisconsin card sort test, WCST)、Stroop 字色干扰测试(Stroop color word test)、Porteus 迷宫测试、混合的三图测试(consonant trigrams)、数字-符号测试(digit-symbol test)、字划销测试(letter cancellation)及 Hanoi 塔试验。

评估运动执行功能常常使用指击测试(finger tapping)与侧面刻槽的钉板插洞测试(grooved pegboard)。

在临床上,已经存在脑认知功能明显损害的患者往往不能完成上述这些测试。

当患者的简易精神状态评定量表评分≥15 min 时,神经心理学评估是很有用的方法。

大脑执行功能是对临床上有神经精神病学症状的患者进行评定的过程中特别重要的一个功能评定内容。

额叶功能障碍的患者通常伴有大脑执行功能异常和行为神经病学功能紊乱。

随意性脑功能活动的神经心理学机制中各种组成部分相对应的大脑执行功能的评估

方法及其功能障碍表现如下(表 2-20)：

表 2-20 额叶功能评估方法和障碍表现

额叶功能	评估方法	功能障碍表现
决定活动	WCST，odd-man-out 心境理论，格言，判断	判断能力低下，缺乏移情能力， 洞察力受损
计　划	言语/非言语流畅性 字色干扰测试 复杂图形测试，塔试验	言语/非言语流畅性下降， 缺乏策略，不能适应新事物， 工作记忆功能减退
创制程序	转换活动程序 程序活动的互动	程序活动过程障碍
完成内容	WCST，多环测试， 环境依赖测试， 流畅性(言语/非言语)	创始力减退，有利用行为 有模仿行为，流畅性下降
监控活动	划销测试，迷宫测试 去/不去，字色干扰测试 反向扫视眼动测试	不能抑制反应，易侵入 注意力分散受损
调　整	WCST，判断能力	持续症，对反馈的反应减低

2.7.3 实验室评估

除极少数的常染色体显性遗传的阿尔茨海默病与额-颞叶变性型痴呆的患者可发现存在致病基因突变外，其他的痴呆综合征都没有明确的实验室诊断方法。

通常，痴呆患者的实验室检查主要目的是用于排除常见的共病状态，或是提供一些特异性诊断的依据。

甲状腺功能低下和维生素 B_{12} 缺乏均可引起老年人发生痴呆，也可加重其他疾病引起的痴呆病情。这两项检查应作为对患者进行痴呆评估时的常规筛选项目。

当然，老年人还应检查全血细胞计数、血清电泳、血糖、血尿素氮及肝功能等以除外其他常见的老年性疾病。

在痴呆综合征的患者中怀疑有感染性疾病时，应进行相关检查，如梅毒、艾滋病以及其他感染性疾病的血清学检查。

临床上，给予患者服用的各种药物浓度测定有助于明确是否存在药物过量中毒后引起的脑认知功能减退。

临床上，难以解释的血管性痴呆患者应常规检查红细胞沉降率(血沉)、血胆固醇及血脂的测定，以及镰状红细胞筛查、血纤维蛋白原测定和凝血因子功能检测，还需要检测抗磷脂抗体及抗心脂抗体等。

2.7.4 神经影像学

神经影像学检查对于临床上痴呆综合征的诊断与鉴别诊断的价值显得越来越重要。

神经结构影像学检查如计算机体层摄影(CT)、磁共振成像(MRI)技术是临床上进行痴呆评估时的常规内容。

头颅 CT 检查能发现痴呆综合征时的脑积水、弥漫性脑萎缩与额-颞叶变性时的局灶性脑萎缩，也能发现面积较大的脑卒中病灶以及侧脑室周围多发低密度的皮质下白质疏松的损害表现。

与 CT 检查相比，头颅 MRI 技术检查对脑血管病变更加敏感，能早期发现和显示微小病灶，也能显示其他脑内结构的细微变化。头颅 MRI 技术检查对脑缺血性损伤尤其敏感，如 T_2 加权成像方法可显示脑缺血性损伤病灶的高信号改变，弥散加权成像方法能超早期地显示脑缺血性损伤病灶的信号改变。

神经功能影像学检查，如单光子发射断层扫描(SPECT)、正电子发射断层扫描(PET)技术能够为痴呆综合征提供有价值的鉴别诊断。

SPECT 与 O^{15}-PET 技术检查能检测脑血流情况，氟-脱氧葡萄糖正电子发射断层扫描(FDG PET)技术检查能检测脑内糖代谢率情况。

与正常老年人相比，阿尔茨海默病患者的双侧顶叶脑区的局灶糖代谢率和局部脑血流量均明显减低。额-颞叶变性型痴呆的患者常表现为额叶和前部脑叶区局灶糖代谢和局部脑血流量的减低。与阿尔茨海默病患者相比，路易小体型痴呆患者的枕叶功能损害更明显。

其他神经影像学检查，如功能性磁共振成像(functional MRI，fMRI)技术与磁共振波谱成像(MRS)技术等，一般不作为临床上对痴呆患者进行评估时的常规检查，目前主要用于研究层面，但最终有关的研究成果已经逐步应用于临床上痴呆综合征患者的评估。

脑电图检查一般不作为临床上痴呆患者的常规评估项目，但是在有些特殊临床情况下，脑电图检查有助于少数痴呆综合征的鉴别诊断，例如，克-雅病的患者呈现特征性的周期性多棘波发放。

神经传导速度检查有助于明确罕见痴呆综合征时是否合并周围神经病，如异染性脑白质营养不良、神经棘红细胞增多症等。

2.7.5 脑脊液检查

阿尔茨海默病以及绝大多数其他类型痴呆的患者，临床上进行脑脊液检查的结果一般均无异常，但是克-雅病患者常有特征性的 14-3-3 蛋白测定水平的升高。

阿尔茨海默病患者则有脑脊液 β-淀粉样蛋白测定水平的降低及 Tau 蛋白测定水平的升高，两种测定方法同时应用，则对阿尔茨海默病诊断的敏感度与特异度均可达到 85%。

其他类型痴呆如路易小体型痴呆、额-颞叶变性型痴呆等均无特征性的脑脊液异常改变。

因此，脑脊液常规检查不能作为临床上痴呆疾病的诊疗常规的一部分。

2.8 汇总分析

痴呆的最后诊断常需结合病史、神经精神病学检查、神经认知功能学检查、神经病学体检、实验室测定以及神经影像学检查等各种资料。

　　详细的临床资料有助于绝大多数患者的准确诊断,但是在部分情况下,在进行明确诊断前,应反复检查、长期随访或给予试验性诊断性治疗,并监控治疗的效果。

　　所有患者均应定期随访,需要了解认知功能损害有无加重,也要了解有无新的神经精神病学症状。

　　应常规性进行对关护者的评估,各种问卷有助于发现其受到的压力与负担。

参考文献

[1] 谢瑞满. 实用神经眼科学[M]. 上海:上海科学技术文献出版社,2004,240～303.

[2] 张文利,谢瑞满. 意识的现代理论[J]. 国际中华神经精神医学杂志,2001,2(3):148.

[3] 缪鸿石,朱镛连. 脑卒中的康复评定和治疗[M]. 北京:华夏出版社,1996,22～140.

[4] American Psychiatric Association. Diagnostic and Statistical Manual of Mental Disorders:DSM-Ⅳ,[M]. 4th ed. Washington, DC:American Psychiatric Association,1994.

[5] World Health Organization. for Clinical Assessment in Neuropsychiatry:Version 2 Glossary [R]. Geneva:World Health Organization,1993-1994.

[6] Cummings J L, Trimble M R. Concise Guide to Neuropsychiatry and Behavioral Neurology [M]. Washington, DC:American Psychiatric Association,2002.

[7] Levy M L, Cummings J L, Fairbanks L A, et al. Apathy is not depression. J Neuropsychiatry Cln Neurosci,1998,10:314-319.

[8] Kuzis G, Sabe L, Tiberti C, et al. Neuropsychological correlates of apathy and depression in patients with dementia [M]. Neurology,1999,52:1403-1407.

[9] Strub R L, Black F W. The Mental Status Examination in Neurology [M]. 3rd ed. Philadelphia:FA Davis,1977.

[10] Mattis S. Dementia Rating Scale(DRS). Psychological Assessment Resources:Odessa, F L,1988.

[11] Dubois B, Stachevsky A, Litvan I, et al. A frontal assessment battery at bedside [J]. Neurology,2000,55:1621-1626.

[12] Royall D R, Mahurin R K, Gray K F. Bedside assessment of executive cognitive impairment:the Executive Interview [J]. J Am Geriatr Soc,1992,40:1221-1226.

[13] Hulstaert F, Blennow K, Ivanoiu A, et al. Improved discrimination of AD patients using B-amyloid (1-42) and tau levels in CSF [J]. Neurology,1999,52:1556-1562.

[14] Galasko D, Bennett DA, Sano K, et al. An Inventory to assess activities of daily living for clinical trial in Alzheimer's disease [J]. Alzheimer Dis Assoc Disorders,1997,11:s33-s39.

[15] Alexopoulos G S, Abrams R C, Young R C, et al. Cornell Scale for depression in dementia [J]. Biol Psychiatry,1988,23:271-284.

[16] Cummings J L, Mega M, Gray K, et al. The Neuropsychiatric Inventory:comprehensive assessment of psychopathology in dementia [J]. Neurology,1994,44:2308-2314.

[17] Tarior P N, Mack J L, Patterson M B, et al. The Behavior Rating Scale for dementia of the consortium to establish a registry for Alzheimer's disease[J]. Am J Psychiatry,1995,152:1349-1357.

[18] Logsdon R G, Gibbons L E, McCurry S M, et al. Quality of life in Alzheimer's disease:patient and

caregiver reports. // Albert S M, Logsdon R G(eds) Assessing quality of life in Alzheimer's disease [M]. New York: Springer Publishing Company, 2000, 17-30.

[19] Therapeutics and Technology Assessment Subcommittee of the American Academy of Neurology. Assessment: Neuropsychological testing of adults. Considerations for neurologists[J]. Neurology, 1996, 47:592-599.

[20] Lezak M D. Neuropsychological Assessment [M]. New York: Oxford University Press, 1995.

[21] Knopman D S, DeKosky S T, Cummings J L, et al. Practice parameter: diagnosis of dementia(an evidence-based review). Report of the Quality Standards Subcommittee of the American Academy of Neurology [J]. Neurology, 2001, 56:1143-1153.

[22] Adams H P Jr, del Zoppo G J, von Kummer R. Management of stroke: a practical guide for the prevention, evaluation and treatment of acute stroke [M]. Caddo, OK: Professional Communications, 1998.

[23] Silverman D, Small G W, Chang C Y, et al. Position emission tomography in evaluation of dementia: regional brain metabolism and long-term outcome [J]. JAMA, 2001, 286:2120-2127.

[24] Steinling M, Defebvre L, Duhamel A, et al. Is there a typical pattern of brain SPECT imaging in Alzheimer's disease? [J] Dement Geriatr Cogn Disord, 2001, 12:371-378.

[25] Zerr I, Bodemer M, Gefeller O, et al. Detection of 14-3-3 protein in the cerebrospinal fluid supports the diagnosis of Creutzfeldt-Jacob disease [J]. Am Neurol, 1998, 43:32-40.

第3章 阿尔茨海默病

3.1 概述
3.2 人口统计学特征
3.3 痴呆综合征和临床特征
3.4 神经影像学
3.5 神经病理学和分子生物学
3.6 神经精神病学症状
  3.6.1 情感淡漠
  3.6.2 情绪激越
  3.6.3 抑郁
  3.6.4 精神错乱
  3.6.5 人格改变
  3.6.6 其他行为改变
  3.6.7 轻度认知功能障碍中的神经精神病学症状
  3.6.8 情感信息的处理
3.7 行为遗传学
3.8 阿尔茨海默病的治疗
  3.8.1 病情改善疗法
  3.8.2 胆碱酯酶抑制剂
  3.8.3 抗精神病药
3.9 关爱护理人员
3.10 药物治疗和非药物治疗的整合模式

3.1 概述

阿尔茨海默病是一种伴有认知功能、行为功能和日常生活功能障碍的进展性、神经变性型疾病。阿尔茨海默病的发病率随年龄的增长而增高，临床上出现症状到死亡的病程平均为 10 年。随着世界人口增长和老龄化趋势加剧，阿尔茨海默病患者的人数正在显著增多。

阿尔茨海默病的诊断标准，将阿尔茨海默病分为确诊、很可能诊断及有可能诊断 3 种情况和不可能诊断情况(表 3-1～3-4)。

表 3-1 确诊阿尔茨海默病的诊断标准

1. 患者符合很可能诊断的阿尔茨海默病的诊断标准
2. 患者尸体解剖病理检查证实或脑组织活检有组织病理学证据

另外，若患者符合很可能诊断的阿尔茨海默病的诊断标准，且基因检查发现有相关致病基因的突变，绝大部分患者在临床上能明确诊断

表 3-2 很可能诊断阿尔茨海默病的诊断标准

1. 临床检查确认有痴呆综合征，精神状态量表检查结果支持痴呆
2. 神经心理学测试结果支持痴呆
3. 有 2 个或以上项目的认知功能障碍
4. 进行性记忆功能减退和其他 1 个以上项目的认知功能障碍
5. 无意识功能障碍如谵妄
6. 发病年龄为 40～90 岁
7. 无引起痴呆综合征的其他脑部疾病或全身性疾病

表 3-3 可能诊断阿尔茨海默病的诊断标准

1. 临床上存在可能引起痴呆综合征的其他脑部疾病或全身性疾病，但是这些疾病不足以引起当前的痴呆表现
2. 临床上出现单一智能的进行性减退(如记忆丧失或失语)，无明确的其他原因能解释

该诊断标准国内和国际研究的可靠性为 65%～75%，诊断的准确率为 85%～95%，与社区应用研究的结果相比，该标准在医学院校的专业医学中心进行研究的结果显示，其应用诊断的准确性更高。

2007 年有研究报道，在 1984 年美国国立神经和交流疾病研究所(The national institute of neurological and communicative disorder, NINCD)与阿尔茨海默病及相关疾病协会(The Alzheimer's disease and related disorders association, ADRDA)制定的标准基础上，诊断为很可能阿尔茨海默病的标准修改为更加简单，即主要 1 项加上其他 4 项中的任何 1 项或多项，主要 1 项为早期显著的情景记忆功能障碍达 6 个月以上；其他 4 项包括内颞叶(海马、内嗅皮层、杏仁核)萎缩，经 MRI 测定；脑脊液内 Tau 蛋白、Aβ 改变；PET 检查有双颞叶糖代谢降低；遗传学证据，存在一个阿尔茨海默病相关基因突变。

表 3-4　临床上不可能诊断阿尔茨海默病的情况

1. 突然发病
2. 有局灶性神经系统体征
3. 疾病早期就有抽搐发作、步态异常

3.2　人口统计学特征

临床上,有进行性认知功能障碍的老年人中,阿尔茨海默病患者占 60%～70%。许多研究表明,年龄在 65 岁以上的老年人群中,有 10%～15% 表现有认知功能障碍,而在这些人群中绝大部分是阿尔茨海默病患者。年龄在 60 岁以上的人群中,阿尔茨海默病的患病率大约每 5 年增加 1 倍。例如,在 60～64 岁的人群中,阿尔茨海默病的患病率是 1%,在 65 岁以上的老年人群中,阿尔茨海默病的患病率高达 5%,而在 85 岁或以上人群中,阿尔茨海默病的患病率高达 20%～40%。

考虑到全球人口的老龄化趋势,如果仍然缺乏阿尔茨海默病的有效治疗方法,预计未来 50 年后,阿尔茨海默病患者人数将是现在的 4 倍。目前全世界已有 2 000 万左右阿尔茨海默病患者,其中国内大约有数百万患者。

许多危险因素增加了阿尔茨海默病发病的可能性,年龄是已知危险因素中最重要的部分,女性也是一种危险因素,男性与女性的阿尔茨海默病的患病率之比为 1∶1.2～1∶1.5,头部外伤、低教育水平也是另外的重要危险因素。

晚发型阿尔茨海默病患者的遗传危险因素已被确定,其中最重要的类型是载脂蛋白 $e4$($apoe$-4)等位基因,载脂蛋白 E-4 是一种携带胆固醇的蛋白,是载脂蛋白 E 的 3 种等位基因如 $e2$、$e3$、$e4$ 中的重要一个,携带载脂蛋白 $e4$ 等位基因使阿尔茨海默病的发病风险增加,也使阿尔茨海默病的发病年龄提前。例如,无载脂蛋白 $e4$ 等位基因的个体一生中发生阿尔茨海默病的风险大约是 10%,而携带至少一个载脂蛋白 E 等位基因的个体一生中发生阿尔茨海默病的风险大约是 30%。但是,通过确定载脂蛋白 E 遗传基因类型的实验室检查在临床上并不能用于诊断阿尔茨海默病。例如,有许多发生阿尔茨海默病的患者并无载脂蛋白 $e4$ 等位基因,而携带载脂蛋白 $e4$ 等位基因的个体却未发生阿尔茨海默病。

阿尔茨海默病患者的一些致病突变基因已被确定,它们属于常染色体显性遗传,具有遗传的突变基因的个体在一生中将会出现痴呆症状。淀粉样前体蛋白(amyloid precursor protein,APP)基因位于 21 号染色体,早老素 1(presenilin 1,PS-1)基因位于 14 号染色体,早老素 2(PS-2)基因位于 1 号染色体。这些基因的突变会引起家族性阿尔茨海默病的发生。遗传性阿尔茨海默病在临床上相当罕见,大约不到所有阿尔茨海默病患者人数的 5%,一般在 40～50 岁就出现痴呆综合征。

3.3　痴呆综合征和临床特征

阿尔茨海默病患者的痴呆综合征有典型的临床特点,包括记忆功能障碍、视觉空间感知功能障碍、语言功能障碍和执行功能障碍。

阿尔茨海默病患者存在一些变异类型,包括:

(1) 语言功能障碍或视觉空间感知功能障碍的表现在临床上不成比例。

(2) 大脑后部皮质萎缩表现明显,临床上出现严重失认表现和 Bálint 综合征。Bálint 最早描述有视空间知觉和眼手协调功能障碍的病例,后来描述为视失认、视觉性共济失调和眼性失用三联症,或称为皮质性注视不能综合征。

(3) 额叶变异型表现明显,临床上以明显执行功能障碍和严重的行为改变为特征。

阿尔茨海默病患者典型的记忆功能障碍是记忆储存功能异常,临床上表现为遗忘症。阿尔茨海默病患者很难回忆起新近学习的知识,即使给予提供线索和多项选择答案的情况下,患者仍然无从回忆。近时记忆功能比远时记忆功能更易受损,随着疾病的进展,远时记忆功能也日趋恶化。语义记忆功能如事实的记忆和事件记忆功能如个人的事情均有障碍,而运动技能学习功能一般保留。

阿尔茨海默病患者的语言功能障碍在起初表现为找词困难、语言内容空洞、累赘。例如,总是使用不确切的代字、名字。此阶段检查一般提示患者仅有言语不够流畅,伴有分类项目中计数能力如1分钟内命名能力的下降。随着疾病的进展,阿尔茨海默病患者表现为命名不能。此种命名不能首先表现为词汇选择类型的不能。例如,对于给予的物体,阿尔茨海默病患者不能正确命名,但在多项选择答案的提示下,患者能正确识别。疾病进一步发展后,阿尔茨海默病患者会出现理解功能障碍。命名不能表现进一步发展为语义功能障碍类型,即患者不能正确命名出示的物体名称,并且在多项选择答案中也不能正确识别。在病程的后期,阿尔茨海默病患者表现为不成比例地保留语言重复能力和大声阅读能力,形成经皮质感觉性失语。到了疾病的末期,临床上表现为阿尔茨海默病患者仅能重复自己说的语言(palilalia,重复语言),或医生与旁人说的语言(echolalia,模仿语言)。

阿尔茨海默病患者的视觉空间感知障碍在临床上有特征性表现,即重复描图能力的进行性下降,起初表现为描记立方体等复杂图形能力的功能障碍,后期出现描记圆圈、方框等简单图形能力的功能障碍。其他常见的视觉空间感知功能障碍包括对环境的定向、定位能力减退、寻路困难或迷路和穿衣打扮困难。

精神状态检查量表对于定量检查筛选阿尔茨海默病患者有无认知功能障碍和描述患者认知功能障碍程度非常有用。临床上应用最广泛的是 1975 年 Foistein 等编制、已有中文修订版的简易精神状态检查量表(mini-mental state examination,MMSE)。这个共 30 分的精神状态筛选评定量表问卷包括定向力、重复能力、学习能力、减法计算能力、集中注意能力、回忆与记忆力、命名能力、背诵能力、对口语与文字的理解能力、书写能力以及复制能力等的全面评估,共有 17 个问答题和 2 个操作题,答对给 1 分,答错或拒绝等则不记分,以各题记分统计总分。计分分界值需要根据文化水平进行调整(17/18;20/21;24/25)。但是简明精神状态检查量表一般对阿尔茨海默病患者早期阶段的认知功能障碍不够敏感,在阿尔茨海默病患者的晚期阶段也无临床应用价值。同时,简明精神状态检查量表对痴呆的诊断无特异性,有失语、遗忘、谵妄的患者应用简明精神状态检查量表也有结果异常。当然，简明精神状态检查量表评定结果也与患者的受教育程度有关，对于文化程度低的患者，评定结果需做适当调整。

神经心理学检查，能对注意能力、语言能力、记忆能力、视觉空间感知能力和执行功能进行标准化评估，能对阿尔茨海默病患者的功能障碍进行定量检测，并有助于区分是正常老化性改变或是阿尔茨海默病患者的早期功能障碍。

除了在阿尔茨海默病的终末期，在临床上患者一般无运动功能和感觉功能的障碍。急性起病、有局灶性神经系统功能缺失、病程早期出现抽搐发作或步态异常，可排除阿尔茨海默病的可能。随着疾病的进展，阿尔茨海默病患者可出现肌强直、吞咽困难和大小便失禁。病程晚期，阿尔茨海默病患者丧失运动能力和处于卧床状态，最终往往死于支气管炎、肺炎和尿路感染。

由于阿尔茨海默病不是急性起病，往往经历一个轻度认知功能障碍（mild cognitive impairment，MCI）期，轻度认知功能障碍是指尚未达到阿尔茨海默病的确定诊断标准，但是存在不同于正常脑功能老化的认知功能障碍。许多有关轻度认知功能障碍的临床诊断标准见于报道，最常用的定义认为轻度认知功能障碍是一种临床综合征，其临床表现为轻度认知功能障碍患者或照顾者往往主诉患者存在记忆功能障碍，神经心理学检查结果显示轻度认知功能障碍患者存在近时记忆功能障碍，而无其他项目的认知功能障碍，患者无日常生活能力异常。每年大约有15%的轻度认知功能障碍患者的病情进展变成临床上确定诊断的阿尔茨海默病。因此，轻度认知功能障碍的患者随访3年后，大约一半患者可能进展变成临床上确定诊断的阿尔茨海默病。并不是所有的轻度认知功能障碍患者都进展变成临床上确定诊断的阿尔茨海默病。

3.4 神经影像学

应用神经影像学检查评估痴呆患者已有描述。对于阿尔茨海默病疑似患者，结构性影像检查如CT、MRI通常能显示轻至重度的皮质萎缩，同时也能显示其他异常如脑血管疾病、脑积水等其他原因引起的痴呆。

功能性神经影像检查如应用SPECT、FDG PET常显示阿尔茨海默病患者的全脑区低灌注和低代谢表现，但以双侧顶叶区最显著。研究发现，与无神经精神病学症状的阿尔茨海默病患者相比，有各种行为神经病学功能改变的阿尔茨海默病患者的额叶脑区功能活动呈现明显降低。

3.5 神经病理学和分子生物学

目前临床上诊断阿尔茨海默病的神经病理学依据包括同时存在老年斑（神经炎性斑块）和神经纤维缠结。神经病理学诊断标准是按照CERAD标准（consortium to establish a registry for Alzheimer's disease）评分存在老年斑和Braak'标准（Braak and Braak approach)评分存在神经纤维缠结的分布和数量而定。

老年斑的中央核心是淀粉样蛋白,外围环绕的是星形胶质细胞、小胶质细胞和包含双股螺旋丝的变形轴索,也有载脂蛋白E和炎症反应有关的急性期产物存在。老年斑的密度在颞叶和枕叶最高、顶叶中等、额叶和边缘叶最低。软脑膜、大脑皮质表面血管内也可见老年斑中类似的β-淀粉样蛋白的沉积。这些物质的沉积也可引起淀粉样变的血管病变。

神经纤维缠结是阿尔茨海默病的第二个主要的组织病理学特征,是由Tau蛋白异常磷酸化产生的双股螺旋丝组成(p-tau蛋白),神经纤维缠结干扰细胞内正常的物质转运并导致细胞死亡。神经纤维缠结主要在大锥体细胞形成,疾病早期累及内侧嗅觉皮质,逐渐扩展至其他边缘叶皮质区,最终在阿尔茨海默病典型期累及新皮质区(见表3-5)。

表3-5 临床上可能诊断阿尔茨海默病的神经病理学改变

1. 高度可能:在新皮质区同时存在大量老年斑和神经纤维缠结(例如,按照CERAD标准评分存在许多老年斑和Braak标准评分Ⅴ-Ⅵ级即许多神经纤维缠结)
2. 中等可能:在边缘叶的新皮质区同时存在中等量老年斑和神经纤维缠结(例如,按照CERAD标准评分存在中等数量老年斑和Braak标准评分Ⅲ-Ⅳ级即中等数量神经纤维缠结)
3. 可能性小:在很有限的脑区新皮质处同时存在少量老年斑和神经纤维缠结(例如,按照CERAD标准评分存在少量老年斑和Braak标准评分Ⅰ-Ⅱ级即少量神经纤维缠结)

注:引自美国国立卫生研究院老年和里根研究室工作组有关阿尔茨海默病的神经病理学评估的诊断学分级标准。

除了2种典型的组织病理学特征外,阿尔茨海默病患者也有突触密度的减少、神经元的丧失、海马神经元的颗粒空泡变性。能维持神经递质系统平衡的神经元的丧失会导致一些主要神经递质含量的减少。例如,基底部核区神经细胞的丧失会导致皮质内乙酰胆碱合成的障碍,蓝斑处细胞数目的减少会导致去甲肾上腺素缺乏,中缝核区神经元的丧失会导致5-羟色胺能神经功能障碍。阿尔茨海默病患者乙酰胆碱含量减少的脑区以颞叶、顶叶最明显,额叶次之,额-顶交界和顶-枕交界减少一半,其他脑区无明显减少。

根据老年斑、神经纤维缠结和新皮质中细胞丧失的分布情况,可以说明失语、视觉空间感知功能障碍等脑功能缺陷主要是由老年斑的形成以及相关的细胞功能异常引起,而神经纤维缠结可导致记忆功能障碍和神经精神症状。同时,神经递质的缺陷尤其是乙酰胆碱缺乏在认知功能和行为改变中起到重要作用。

脑血管疾病常与阿尔茨海默病一起存在,临床诊断为阿尔茨海默病的患者经过尸体解剖神经病理学检查,发现大约有25%患者同时伴有脑梗死和脑缺血损害。

神经分子生物学研究为了解阿尔茨海默病潜在的病理生理学机制提供了重要思路。细胞内许多蛋白激酶能降解淀粉样前体蛋白,β-分泌酶能在细胞外的膜上方,作用于淀粉样前体蛋白的位点并将其切开,γ-分泌酶在跨膜区切开淀粉样前体蛋白。通过这些酶切过程可形成β-淀粉样肽,这些肽类分子能形成具有神经毒性的初纤维,β-淀粉样肽在转运出细胞以后可聚集形成弥散的小斑,弥散的小斑成熟后最终形成老年斑,其中可溶性Aβ寡聚体是真正的神经毒性物质。

裴钢在《自然·医学》发表的论文中表示，γ-分泌酶活性的强弱与 β_2 肾上腺素受体相关，而这种细胞膜上的 β_2 肾上腺素受体承担着细胞接受和传递信号的重任，β_2 肾上腺素受体可能是阿尔茨海默病的引线和药物作用靶点之一。日常工作生活中，焦虑、紧张、抑郁等不良情绪都会引起人体内的过激反应，进而激活 β_2 肾上腺素受体，从而导致 β 淀粉样蛋白老年斑数量增多、增速加快，罹患阿尔茨海默病的风险增加，通过开发新药物来抑制 β_2 肾上腺素受体，可能使病变延迟发生，或减慢病程的恶化。

美国梅约医学中心（Mayo Clinic）的研究小组负责人 Todd Golde 在《自然》杂志发表研究报告中表示，一类名为 γ-分泌酶调节剂的制剂可以阻止长 β-淀粉样蛋白质的合成，而这种蛋白质会在大脑中形成斑块，这类制剂还会促进短蛋白质的合成，防止长蛋白质相互黏合在一起。此外，这些制剂会附着大脑中业已存在的 β-淀粉状蛋白质，防止它们的聚合。因为当 β-淀粉状蛋白质积聚在一起时，就可以诱发阿尔茨海默病。这一发现非常重要，可能为相关药物的研制打开一条通途。

载脂蛋白 E-4 有促进 β-淀粉样蛋白聚集的作用。β-淀粉样蛋白可引发一系列导致细胞死亡的事件。

活性氧簇的产生可导致线粒体功能障碍，激活细胞死亡程序，也引起脂质氧化和细胞膜破坏，这种氧化损伤机制为阿尔茨海默病患者中抗氧化剂的应用依据。

β-淀粉样蛋白同时能激活补体和小胶质细胞，加速炎性机制引起的细胞死亡。

胆固醇能促进淀粉样蛋白的产生和聚集，流行病学调查发现他汀类降脂药物能降低阿尔茨海默病的发病风险。

老年斑的形成和神经纤维缠结的产生之间两者的关系至今尚未明了，但普遍认为阿尔茨海默病患者中神经纤维缠结是淀粉样蛋白形成后所引起的代谢性事件的产物。

与阿尔茨海默病有关的基因突变能促进 β-淀粉样蛋白的产生，一些修饰因子如载脂蛋白 E 基因型、他汀类药物、抗炎药物的应用等在淀粉样蛋白形成的级链反应中起到重要作用。

谷氨酸-谷氨酰酸循环在阿尔茨海默病发病机制中的作用也逐步得到认识。正常情况下谷氨酸能神经元细胞突触间隙在低背景噪声下释放谷氨酸作用于 NMDA 受体产生大学习信号，阿尔茨海默病患者谷氨酸储存减少和释放缓慢，NMDA 受体损伤，形成高背景噪声，产生小学习信号，谷氨酸能神经元细胞内钙超载，引起神经元凋亡。

3.6 神经精神病学症状

阿尔茨海默病患者常伴有一系列神经精神病学症状。例如，情感淡漠、烦躁不安、情绪激越等在临床上很常见，而欣快感在临床上较少见。此发现有助于阿尔茨海默病和包括额-颞叶变性在内的其他类型痴呆综合征鉴别诊断。行为功能障碍和神经精神病学症状在额叶受累的阿尔茨海默病患者中更为常见。

神经精神病学调查问卷量表主要用于全面了解阿尔茨海默病患者的各种行为神经病

学改变。按照痴呆的严重程度进行神经精神病学调查问卷量表评估时,认知功能障碍越严重的阿尔茨海默病患者越易出现行为神经病学改变。因此,随着脑部病变的加重,阿尔茨海默病患者的认知功能会逐渐减退,也会出现新的神经精神病学症状。阿尔茨海默病患者在临床上往往同时出现多种症状。例如,情绪激越、精神错乱、抑郁症表现等。纵向长期研究表明临床上这些症状时有波动,但一旦出现,常持续存在。

神经精神病学调查问卷量表的因素分析显示三因素模式能解决 10 个亚组评估项目中的 8 个,以及能解释阿尔茨海默病患者中不同临床表现的 60%。三因素模式是指:①情绪因素如焦虑和抑郁等症状;②精神因素如容易激动、幻觉、妄想和易怒等症状;③神经行为学因素如失抑制和欣快感等额叶病变引起的症状。其中情感淡漠、运动性行为异常不能作为任何一种单一因素。

同样,最新的神经精神病学调查问卷量表的分类研究表明可将阿尔茨海默病患者分为 3 组:①几乎无神经精神病学症状组;②情绪障碍症状组;③精神障碍症状组。精神障碍症状的存在与阿尔茨海默病患者的日常生活能力障碍密切相关,即使阿尔茨海默病患者的认知功能障碍得到明显改善后,这种相关性依然存在。

3.6.1 情感淡漠

研究表明,情感淡漠症状是阿尔茨海默病患者最常见的临床表现之一,其特征包括:①阿尔茨海默病患者对日常生活活动、个人爱好和追求缺乏兴趣;②阿尔茨海默病患者不愿参加会友、与家人团聚等社会活动和人际交往活动;③阿尔茨海默病患者感情反应减少和亲密程度减低等情感活动缺失。

情感淡漠症状与认知功能障碍的严重程度有关,但是认知功能改变并不能完全解释情感淡漠症状的发生。同样,临床上情感淡漠症状与抑郁症状通常同时存在,但是情感淡漠症状在无抑郁症状时也可单独发生,且不一定是抑郁症的一种临床表现。

由于有情感淡漠症状的阿尔茨海默病患者不一定存在运动迟缓,所以情感淡漠症状可与运动性行为异常和容易激动症状共存,这些运动性行为异常包括:踱方步、漫游和翻寻物品等。

情感淡漠症状常与定向转移能力、语言流畅性等认知执行功能的下降有关。与无情感淡漠症状的阿尔茨海默病患者相比,有情感淡漠症状的阿尔茨海默病患者的执行功能、其他脑功能更易受损,以及额叶部位的脑血流及脑代谢能力明显下降,尤其在扣带回前部或内侧额叶处最为显著。

3.6.2 情绪激越

情绪激越是阿尔茨海默病患者的另一个常见行为神经病学症状,临床上见于大约 70% 的阿尔茨海默病患者。

有关情绪激越的准确定义目前尚未达成共识,但是大多数定义中包括诸如威胁、推搡、击打、吼叫、咒骂等带有攻击性、破坏性和抵抗性的异常行为,也有包括一些不是很严重的行为异常,如反复提问、踱方步、重复全身异常运动等表现。

情绪激越与老龄、晚发型痴呆、认知功能严重下降有关。绝大多数研究发现男性阿尔茨海默病患者中较易出现攻击性行为。攻击性行为是与妄想症、误认综合征、活动能力障碍和日常行为功能障碍等显著相关。与无情绪激越症状的阿尔茨海默病患者相比,有情绪激越症状的阿尔茨海默病患者中额叶受累所致的认知执行功能障碍更加严重。在阿尔茨海默病病程中,一旦患者出现情绪激越症状和攻击性行为异常,往往终身持续存在。

神经影像学研究显示,在有情绪激越症状和攻击性行为异常的阿尔茨海默病患者中,额叶和颞叶脑区呈现不成比例的功能降低。

在具有情绪激越症状和攻击性行为异常的阿尔茨海默病患者中,进行尸体解剖病理检查的相关研究很少。Palmer等研究发现,有攻击性行为异常的阿尔茨海默病患者,其额叶内的5-羟色胺及其代谢产物含量下降,而有情绪激越症状的阿尔茨海默病患者中,其额叶内的胆碱能神经缺损明显。有攻击性行为异常的阿尔茨海默病患者中,黑质内多巴胺能神经细胞保存相对完好,而蓝斑部位嘴侧区域的去甲肾上腺素能神经细胞数明显减少。组织病理学研究证实情绪激越与额叶部位的神经纤维缠结有关。与无情绪激越症状的阿尔茨海默病患者相比,在有情绪激越症状的阿尔茨海默病患者中,其额眶回和扣带回前部的神经纤维缠结数目较多,但两组之间的老年斑数量或路易小体的数量无明显差异。

根据有情绪激越症状的阿尔茨海默病患者中额叶功能失调的神经心理学表现及额叶不同程度受累的神经影像学和神经病理学表现来看,这是一种调节功能障碍综合征,即有情绪激越症状的阿尔茨海默病患者,其行为调节能力表现为不能适应挑战性环境的变化,或无法适应由于共病状态如合并抑郁症或精神疾病引起的情感挫折。

3.6.3 抑郁

抑郁症和阿尔茨海默病的关系复杂,研究结果各异。

多项研究表明,晚发型抑郁症往往发生在阿尔茨海默病发病前的数年内,有抑郁症病史的患者在晚年出现阿尔茨海默病的发病风险明显增加。阿尔茨海默病发病时,抑郁是一个常见的症状,并且随着阿尔茨海默病的进展,抑郁症状更加多见。有抑郁症家族史是阿尔茨海默病患者起病后出现抑郁症状的一个高危因素。

门诊病例调查发现,阿尔茨海默病患者中有重症抑郁的病例发生率为1.5%～25%,轻症抑郁的病例发生率为10%～30%。家庭报告常会把许多痴呆症状看成是一种情绪功能障碍,以至于过高估计抑郁症的发生率。在阿尔茨海默病患者人群中,病例收集的方式常会影响最终记录中的抑郁症患者发病率。纵向队列研究表明,阿尔茨海默病患者中,有重症抑郁表现的患者比轻症抑郁患者的临床表现持续时间更长。

美国国立卫生研究院的精神健康研究委员会参照第4版《精神疾病诊断和统计手册》(DSM-Ⅳ)上的相关内容制定了阿尔茨海默病患者中有关抑郁症的暂行诊断标准,具体包括(表3-6):

表 3-6 抑郁症的暂行诊断标准

1. 临床上新近出现情绪心境抑郁,或出现情感反应淡漠,或无愉快感,并且 2 周内至少出现下列症状中的 3 个:
注:不包括其他医学情况引起的这些症状,也不包括非情绪心境相关性痴呆症状如进食困难所致的体重减低。
临床上有意义的情绪抑郁表现。例如,抑郁心境、悲哀、无望、沮丧、含泪
对日常活动和社会交往的反应和愉快感下降
不合群和独处
食欲下降
睡眠功能障碍如失眠或多睡
心理性运动功能改变如情绪激越或反应迟滞
易激惹
易疲劳或无动力
缺乏价值感、绝望、过度有罪感
反复的轻生念头和打算、计划及企图自杀
2. 所有标准符合 DSM-Ⅳ 的阿尔茨海默病的条件
3. 这些症状能引起临床上的悲痛表现和脑功能紊乱
4. 这些症状在阿尔茨海默病患者处于谵妄状态时并不存在
5. 这些症状不是由于某种物质如药物滥用的结果
6. 这些症状不能用其他病因如重症抑郁、双相抑郁、精神分裂症、精神情感障碍、焦虑症等进行解释

特殊形式:
共病状态:与阿尔茨海默病症状同时发生或提前发生
后续发生:阿尔茨海默病症状出现后再发生
特殊状态:
伴有阿尔茨海默病的精神症状
伴有其他神经行为学表现或症状
伴有情绪心境障碍的过去史

以上有关阿尔茨海默病中的抑郁症定义不一定需要严格到完全符合重症抑郁症的诊断标准。与重症抑郁症中的症状发作相比,阿尔茨海默病患者中各种抑郁症状的表现特点是更加多见。

阿尔茨海默病患者中,抑郁症的发生与其他行为症状的存在有关,如攻击性行为异常。而易怒、埋怨、要求多、依赖性强等行为改变可能是阿尔茨海默病患者情绪改变的转化表现形式。与无情绪改变的阿尔茨海默病患者相比,有抑郁症状的阿尔茨海默病患者,其日常生活能力的功能障碍更加严重。随着认知功能障碍的逐渐加重,抑郁症状也更加严重。

量化脑电图(qEEG)研究显示,与无抑郁心境变化的阿尔茨海默病患者相比,有抑郁症状的阿尔茨海默病患者进行脑电图检查提示大脑后部区的慢波明显增多。

神经影像学研究发现,磁共振成像显示脑白质高信号与阿尔茨海默病患者的抑郁症状之间有一定的联系,这种联系在额叶区的改变最为明显。

功能影像学研究结果多种多样,但是与无抑郁症状的阿尔茨海默病患者相比,有抑郁症状的阿尔茨海默病患者的脑血流量和代谢率均有明显降低,额叶、颞叶和顶叶区表现为

低灌注状态。多项研究发现，与无抑郁症状的阿尔茨海默病患者相比，有抑郁症状的阿尔茨海默病患者的蓝斑核内细胞数明显减少，皮质区的去甲肾上腺素含量也会下降，以及皮质区的 5-羟色胺再摄取位点也明显减少。

许多老年抑郁症患者，地塞米松抑制试验（DST）往往异常（外源性地塞米松不能抑制血清可的松水平），而地塞米松抑制试验应用于阿尔茨海默病患者时，无法确定是否存在心境异常，因为临床上不管阿尔茨海默病患者是否存在心境异常，许多患者进行地塞米松抑制试验的结果往往异常。

3.6.4　精神错乱

阿尔茨海默病患者在出现痴呆综合征以后常出现妄想、幻觉等精神症状。这些症状间断或持续存在至少持续 1 个月以上。这些精神症状在阿尔茨海默病患者处于谵妄状态时并不存在，常使患者日常功能活动发生障碍。这些症状不能用其他精神障碍或药物滥用引起加以解释。

横断面的研究发现，40%～65% 的阿尔茨海默病患者，同时存在妄想和幻觉症状，其中妄想症状为 30%～50%，幻觉症状为 10%～20%。

阿尔茨海默病患者常见的妄想内容包括怀疑自己被窃、出现妄想性误认综合征（Capgras 综合征），即这种患者相信某个家庭成员已经被外表一致的陌生人所取代或有同一陌生人在患者人生中扮演不同阶段角色、怀疑配偶不忠、认为所居住房子不属于自己。

罕见的妄想内容包括：与已故的配偶团聚，怀疑自己受到侵犯，怀疑自己正与社会地位很高的人谈恋爱，不知道自己是谁等。

有时很难将阿尔茨海默病患者的这些症状与记忆功能障碍所引起的妄想相鉴别。但在大多数情况下，阿尔茨海默病患者出现妄想、幻觉症状和其他上述症状，并且长期存在使阿尔茨海默病患者感到痛苦不堪，均有助于与记忆功能障碍引起的妄想进行鉴别。

在阿尔茨海默病晚期，患者的痴呆症状日益严重，妄想症状发作也日益频繁。在阿尔茨海默病终末期，患者表现为不能说出自己的偏执和困扰经历，并且丧失言语能力。这些患者中，妄想可能是情绪激越的一个原因。妄想和幻觉症状一般不会缩短阿尔茨海默病的病程，但是会加重患者的认知功能障碍。少数情况下，妄想症状可能是阿尔茨海默病患者的主要临床表现。妄想症状与攻击性行为、焦虑以及无目的行为等有关。特殊认知功能障碍与妄想的发生之间的关系不定。个体研究发现，阿尔茨海默病患者的妄想症状与语言理解能力、命名能力、概括能力、记忆能力以及言语流利程度之间有一定关系。有些认知项目的功能障碍能解释阿尔茨海默病患者中变化不多的一些妄想症状。阿尔茨海默病患者出现失聪常会加重精神症状。

有幻视的阿尔茨海默病患者常易出现幻听、妄想和爆发性攻击性行为。与无幻觉症状的阿尔茨海默病患者相比，有幻视症状的阿尔茨海默病患者，病程往往处于晚期，更加容易出现锥体外系症状。阿尔茨海默病患者出现视力减退时，幻视症状会明显加重或进展更快（见表 3-7）。

表 3-7 阿尔茨海默病患者精神错乱的诊断标准

1. 至少存在下列症状之一:幻视或幻听,妄想
2. 初步诊断:满足阿尔茨海默病痴呆的诊断标准
3. 症状发生的时间:在阿尔茨海默病患者发生痴呆症状之前,妄想和幻觉等精神症状无连续出现
4. 症状发生的间隔和严重性:妄想和幻觉等精神症状间断或持续存在至少持续 1 个月以上,常使患者日常功能活动发生障碍
5. 除外精神分裂症和其他精神疾病:阿尔茨海默病患者的临床表现不符合精神分裂症、情感障碍、妄想症、心境障碍等的诊断标准
6. 与谵妄的关系:这些妄想和幻觉等精神症状在阿尔茨海默病患者处于谵妄状态时并不存在
7. 除外其他引起精神症状的原因:这些妄想和幻觉等精神症状在阿尔茨海默病患者中不能用其他躯体疾病或药物滥用等进行解释

相关特征(特殊形式):
1. 伴有容易激动:不管是否存在身体或语言方面的攻击,根据病史或体检明确存在容易激动表现
2. 伴有阴性症状:包括冷漠、情感平淡、无意志力、运动迟滞等表现存在
3. 伴有抑郁表现:包括抑郁心境、失眠、多睡、无价值感、绝望、过度有罪感,或反复的轻生念头和打算、计划及企图自杀

已有研究应用脑电图或量化脑电图来鉴别阿尔茨海默病患者有无精神症状。绝大多数研究发现,与无妄想、幻视症状的阿尔茨海默病患者相比,有精神症状的阿尔茨海默病患者的脑电图或量化脑电图检查可见大量的慢波表现,即使阿尔茨海默病患者的认知功能障碍获得一定改善后,这种差异依然存在。

多项研究比较有妄想症状的阿尔茨海默病患者与无妄想症状的阿尔茨海默病患者,应用单光子发射断层扫描检查发现存在一定差别。不同研究结果存在一定变化,但是与无精神障碍的阿尔茨海默病患者组相比,有精神障碍的阿尔茨海默病患者组在单光子发射断层扫描检查中都显示在额叶或颞叶部位的低灌注状态。Mega 等发现,阿尔茨海默病患者左、右侧前额叶背外侧部,左扣带回前部,左侧腹侧纹状体区为低灌注状态,左侧丘脑枕和双侧顶叶背外侧区的灌注也有减少。氟-脱氧葡萄糖正电子发射断层扫描的研究结果极大地证实了单光子发射断层扫描检查的研究结果。例如,有无精神症状的阿尔茨海默病患者之间的功能差异,表现为有精神症状的阿尔茨海默病患者的脑代谢活动明显下降。这些脑区与上面的低灌注区呈现一致的改变,其中以额叶和颞叶部位的代谢活动改变最为明显。

阿尔茨海默病患者临床上出现的精神症状与尸体解剖的神经病理学改变之间的关系研究不多。有精神症状的阿尔茨海默病患者,其内侧颞叶前脑下脚区(prosubiculum area)的老年斑数量和额叶中部皮质的神经纤维缠结数目均有明显增多,而内侧颞叶海马旁区的神经元数目明显下降。与无精神症状的阿尔茨海默病患者相比,有精神症状的阿尔茨海默病患者的新皮质内的神经纤维缠结密度明显增高。另外,有精神症状的阿尔茨海默病患者,其黑质区的去甲肾上腺素的浓度增高、前脑下脚区的 5-羟色胺含量下降。

有精神症状的阿尔茨海默病患者,也表现为额叶和颞叶皮质部位的毒蕈碱型乙酰胆碱能 2 型受体数目的增多,这些受体数目的大量增加是对突触前胆碱能神经系统发生变性后出现反应性上调的结果。这些乙酰胆碱能受体密度的变化为临床上应用拟胆碱类药物治疗阿尔茨海默病患者的行为功能紊乱提供了理论基础。

3.6.5 人格改变

人格这一概念包括许多行为的范畴,但是可以认为是一种能反映个人特征的稳定作风表现。涉及个人的外部行为规范和内部感情状态的许多方面。已有很多评估方法用来评估阿尔茨海默病患者的人格特点。

神经精神病学调查问卷量表确定了人格改变的一些类型,如易怒、失抑制等。如前所述,阿尔茨海默病患者中最常见的变化是情感淡漠和日益消极。Blessed 痴呆量表中有关人格评估的项目调查也有类似的发现。护理人员发现日益消极是阿尔茨海默病患者最常见的行为改变。以此量表进行的研究报道,自私行为在这些阿尔茨海默病患者中也较普遍。

用于评估额叶功能障碍明显的颅脑损伤患者的人格改变的评估量表进一步在阿尔茨海默病患者中的应用研究表明,与正常老年人对照组相比,阿尔茨海默病患者更多表现为难以接触、依赖他人、孩子气、无精打采、脾气易变、缺乏理智、毫无生气、冷淡、易怒、吝啬等人格改变。

目前已有许多研究使用 NEO 人格调查量表来评估阿尔茨海默病患者的人格改变,但当初研究者在构思此量表时,并未想到其用于神经系统疾病患者的评估。与正常老年人相比,这些研究显示阿尔茨海默病患者具有更多的神经症表现。例如,焦虑、有敌意、抑郁、自我意识、易冲动、脆弱等,以及性格内向,缺乏道德等表现。同时消极情绪是许多阿尔茨海默病患者的一个常见临床表现。阿尔茨海默病患者神经症的表现变化很大。

少数研究发现,阿尔茨海默病患者在发病前的人格状态与阿尔茨海默病患者发病后的行为改变之间有一定的联系。一项调查发现,阿尔茨海默病患者在发病前的神经症表现与发病后 NEO 人格调查量表评估时的神经症评分之间有一定联系。另一项调查显示,阿尔茨海默病患者发病前的神经症表现与阿尔茨海默病患者发病后出现的焦虑症状有一定联系。

3.6.6 其他行为改变

阿尔茨海默病患者也有许多其他的行为学改变,包括如下:

(1) 躁狂症状在阿尔茨海默病患者中相对比较少见,发生率小于 5%。

(2) 欣快感表现在阿尔茨海默病患者中相对比较多见,发生率为 8%～10%。与无情绪高涨表现的阿尔茨海默病患者相比,有欣快感表现的阿尔茨海默病患者的额叶脑血流灌注明显减少,神经心理学检查显示额叶功能障碍更加严重。

(3) 作为心境障碍的一种形式,灾难样反应发生在阿尔茨海默病患者中偶有报道。灾难样反应包括一系列持续时间较短的情感爆发事件。其特征表现为焦虑、流泪、攻击性行为、咒骂和拒绝合作,大约 16% 的阿尔茨海默病患者中有灾难样反应的发生。在伴有易怒倾向和抑郁症状的阿尔茨海默病患者中,灾难样反应的发生更加普遍。

(4) 焦虑症状在阿尔茨海默病患者中的发生比较普遍,但是焦虑症状不严重,其发生率大约为 50%。随着疾病的进展,焦虑症状在临床上更加常见,使阿尔茨海默病患者的日常生活能力受到明显影响,同时也使痴呆症状更趋严重。在 65 岁以前起病的阿尔茨海默病患者中,焦虑症状更加常见。

(5) 阿尔茨海默病患者中发生性行为改变比较常见,大约见于80%的阿尔茨海默病患者。其中70%的阿尔茨海默病患者表现为性冷淡与性生活次数减少,少数阿尔茨海默病患者有短期内性生活次数增多,往往为Kluver-Bucy综合征的临床表现之一。

(6) 阿尔茨海默病患者也可以出现夜间行为的异常和睡眠节律的紊乱。有10%的阿尔茨海默病患者的认知功能障碍在下午较明显或称为"日落综合征"。而25%的阿尔茨海默病患者的认知功能障碍在晚上较明显。有15%的阿尔茨海默病患者的晚上觉醒次数增加,有时表现为容易激动的行为改变。

(7) 阿尔茨海默病患者可有饮食行为的改变,表现为单次进食大多放在口内,而总体饮食量减少,伴有厌食现象和体重降低。

(8) 在包括阿尔茨海默病在内的多种痴呆综合征中,均发现患者可出现收藏行为,包括喜欢收集食物、垃圾、报纸、杂志、旧物品、塑料袋、旧衣服、烟头和其他多余物品等,这些收藏行为与阿尔茨海默病患者的其他重复性行为现象有关。

3.6.7 轻度认知功能障碍中的神经精神病学症状

轻度认知功能障碍的特征性表现为患者记忆功能的障碍,而智力和日常生活能力不受影响,是人体正常脑老化与阿尔茨海默病之间的过度状态,在轻度认知功能障碍患者中,神经精神病学症状比较常见。应用神经精神病学调查问卷量表评估能比较轻度认知功能障碍患者和早期阿尔茨海默病患者(MMSE评分超过20)中出现神经精神病学症状的差异。轻度认知功能障碍患者出现神经精神病学症状的比率依次为抑郁症状、情感淡漠、焦虑症状、容易激动、有攻击性行为等,一般无幻觉表现,而以抑郁症状和情感淡漠比较常见。

3.6.8 情感信息的处理

研究表明,对阿尔茨海默病患者的心理病理学改变关注较多,而对其正常情感处理能力障碍的关注不多。例如,阿尔茨海默病患者有关能力的进行性减退,包括确定情感状态、辨识面部表情、准确解释图画中所绘的人物情感状况或理解语言表达的情感反应等。

阿尔茨海默病患者的右侧大脑半球受累越大、视感知觉的功能障碍越严重,则患者的情感信息处理能力越减退。例如,要求一位阿尔茨海默病患者在疾病的不同发展阶段,绘画同一个面部图形,患者每次试图画同一幅面部图形,但是绘画结果显示患者对面部图形的识别能力和复制能力逐渐丧失,表明阿尔茨海默病患者的情感世界正逐渐向非人性化方向发展。

轻至中度的阿尔茨海默病患者尚能听懂他人言语中的音调情感变化,但自己语言中的词汇韵律却呈进行性缺失。阿尔茨海默病患者言语韵律的缺失与患者的情绪激越和抑郁症状有关。在阿尔茨海默病患者中进行神经精神病学调查问卷量表测试,显示总的评分显著升高,分项测试中有关情感淡漠、易怒症状的亚组评分也显著升高。

3.7 行为遗传学

有关遗传变异与阿尔茨海默病患者的行为改变之间的关系,已有初步研究。横断面调查结果发现两者关系并不是很确定,需要进一步研究。但是如果阿尔茨海默病患者家族中的先证者有精神症状,则以后家族中发生阿尔茨海默病的患者出现精神症状的风险明显增加。

多巴胺受体基因多态性研究发现,纯合子 $drd1\ b2/b2$ 和纯合子 $drd3\ 1/1$ 或 $2/2$ 与阿尔茨海默病患者的精神症状有关。

同样,5-羟色胺 2A 受体基因多态性研究揭示,有精神症状的阿尔茨海默病患者中 $c102$ 等位基因过度表达。

而视幻觉症状与 $ser23$ 等位基因有关。

攻击性行为、精神错乱症状与 5-羟色胺转运体基因 $1/1$ 的多态性和 $drd1\ b2/b2$ 等位基因,或 $drd3$ 的多态性有关。

摄食过度症状往往与 $cys23\ ser$ 的多态性有关。

有一项研究发现,携带载脂蛋白 $e4$ 等位基因的阿尔茨海默病患者,在疾病晚期表现为精神症状增多,但是多数研究结果表明阿尔茨海默病患者的行为改变与载脂蛋白 $e4$ 的基因型无关。

3.8 阿尔茨海默病的治疗

阿尔茨海默病的治疗包括 4 个主要部分:

(1) 病情改善疗法,旨在延缓阿尔茨海默病的进展;

(2) 使用胆碱酯酶抑制剂,以改善和暂时稳定阿尔茨海默病病情,或减慢阿尔茨海默病患者的认知功能障碍;

(3) 针对阿尔茨海默病患者出现的行为功能改变等神经精神病学症状,选择相关的神经精神类药物;

(4) 与护理人员协作,对阿尔茨海默病患者加强心理支持,与阿尔茨海默病患者和家属建立良好的合作关系,以更好地照料患者。

以上方法对于延缓阿尔茨海默病的进展、改善阿尔茨海默病患者的认知功能和神经精神病学症状都有一定帮助。

3.8.1 病情改善疗法

抗氧化剂 α-生育酚(维生素 E)和单胺氧化酶 B 抑制剂(MAOBI)如司来吉兰(5 mg 1 日 1 次)是目前 2 种在临床上广泛使用的能延缓阿尔茨海默病进展的药物。

一项随机对照研究将患者分为 4 组,分别是单用维生素 E 组、单用司来吉兰组、联合应用维生素 E 和司来吉兰组以及安慰剂组。结果发现,单独用药组和联合用药组均能降低阿尔茨海默病进展中观察终点的不良事件的发生,包括发生死亡、需要住护理院、失去日常生活能力、发生严重痴呆等事件,但是联合用药组的效果并不优于单独用药组;同样,行为变化的结果也显示类似作用。例如,上述研究中应用痴呆行为评估量表检查发现,联合用药组的阿尔茨海默病患者中行为功能障碍的发生率明显降低,但是其他 3 组阿尔茨海默病患者中的行为功能障碍的发生率有增加。这一结果表明,联合运用抗氧化剂和单胺氧化酶 B 抑制剂(司来吉兰)可以减轻阿尔茨海默病患者已有的行为功能障碍,同时也可减少阿尔茨海默病患者出现新的行为功能障碍。

3.8.2 胆碱酯酶抑制剂

胆碱酯酶抑制剂可抑制突触间隙中乙酰胆碱酯酶的活性,延缓乙酰胆碱在突触间隙的灭活,延长乙酰胆碱在突触间隙的停留时间,从而增强乙酰胆碱在胆碱能神经元突触后膜上的信号传递作用,改善阿尔茨海默病患者的胆碱能神经功能。

已有多种胆碱酯酶抑制剂在全球广泛使用,分别是他克林(Tacrine,因肝脏毒性,现已禁用),石杉碱甲(Huperzine-A,商品名双益平,0.05~0.1 mg,1 日 2 次),多奈哌齐(Donepezil,商品名 Aricept,安理申,赛灵斯,5~10 mg,1 日 1 次),卡巴拉汀(Rivastigmine,商品名 Exelon,艾斯能,1.5~3 mg,1 日 2 次),药物的临床疗效相近,国内生产和广泛应用的主要是石杉碱甲。

有关抗痴呆药物的要求,美国学者认为需要与安慰剂相比,新的抗痴呆药物能改善阿尔茨海默病患者的认知功能和全脑功能,欧洲学者认为新的抗痴呆药物要比已有的抗痴呆药物更加有效。应用各种胆碱酯酶抑制剂治疗阿尔茨海默病患者的一系列研究结果显示,与安慰剂相比,这些药物均能改善阿尔茨海默病患者的全脑功能、提高患者的认知功能、延缓阿尔茨海默病患者失去日常生活能力、改善阿尔茨海默病患者已有的行为功能异常、减少新的行为功能异常的出现、减少阿尔茨海默病患者对护理人员的依赖、延缓阿尔茨海默病患者入住护理院的时间。研究结果也显示,不同药物之间的药理作用机制不同,并且同一种药物在不同阿尔茨海默病患者之间也存在一定的个体差异。

多奈哌齐是一种特异性和可逆性的单一乙酰胆碱酯酶抑制剂,生物利用度 100%,血浆蛋白结合率 96%,在肝脏由细胞色素 P450 系统的 CYP 2D6、CYP 3A4 代谢,半衰期为 48 h,每日 1 次给药就可满足临床治疗要求,多奈哌齐的起始治疗剂量是 5 mg 1 日 1 次,1 个月后剂量可增加至 10 mg 1 日 1 次。临床治疗后不仅能改善患者的认知功能和全脑功能,同时也能改善阿尔茨海默病患者的行为功能异常、延缓阿尔茨海默病患者失去日常生活能力;阿尔茨海默病患者的抑郁、焦虑、情感淡漠症状也可有明显改善。一项双盲、安慰剂对照的临床试验研究结果显示,疗养院中的阿尔茨海默病患者经多奈哌齐治疗后,其情绪激越症状的发生率明显减少。临床研究发现,多奈哌齐(安理申)治疗早期阿尔茨海默病具有良好效果和安全性,能明显改善患者的日常认知功能,能显著改善轻、中度阿尔茨海默病患者的神经精神症状,并且长期治疗仍然有肯定疗效,越早开始治疗患者获益更为明显。

另外，多奈哌齐能显著延缓中、重度阿尔茨海默病患者的日常生活能力减退，同时使家庭成员在护理上所花费的时间和精力有所减轻，也能显著延缓阿尔茨海默病患者入住护理院的时间。实验研究显示，多奈哌齐具有潜在增强神经生长因子诱导的 PC12 细胞神经轴突的生长作用，有利于脑功能的康复。另外，多奈哌齐是通过拮抗 $A\beta_{1-42}$ 对胆碱能神经元的损害作用而非通过干扰 NMDA 介导的兴奋毒性过程，发挥其神经保护作用；与美金刚相比，多奈哌齐对改善 $A\beta_{1-42}$ 诱导的胆碱能神经元损害和退化很有帮助。

加兰他敏是一种可逆性胆碱酯酶抑制剂，具有双重作用机制，不仅能抑制乙酰胆碱酯酶的活性，同时也能调节变构的烟碱受体位点。1987 年，美国首先用于阿尔茨海默病患者的治疗，它对神经元中乙酰胆碱酯酶的抑制活性是血浆中丁酰胆碱酯酶抑制活性的 50 倍，血浆中丁酰胆碱酯酶受抑制容易发生外周胆碱样不良反应。生物利用度为 80%，血浆蛋白结合率 0，在肝脏由细胞色素 P450 系统的 CYP 2D6 代谢，半衰期为 6 h。加兰他敏的起始治疗剂量为 4 mg 1 日 2 次，1 个月后剂量可增加至 8 mg 1 日 2 次，对多数阿尔茨海默病患者来说，这是最佳治疗剂量，经每天 16 mg 治疗后仍无效或病情进行性恶化的阿尔茨海默病患者，其剂量可适当增加到 12 mg 1 日 2 次。研究发现，与安慰剂相比，加兰他敏能显著改善阿尔茨海默病患者的全脑功能、认知功能和日常生活能力。有行为功能障碍的阿尔茨海默病患者经加兰他敏治疗后，其行为功能障碍可有明显改善；而无行为功能障碍的阿尔茨海默病患者，加兰他敏治疗能减少新的行为功能障碍的发生。加兰他敏还能改善阿尔茨海默病患者的情感淡漠、失抑制、焦虑和情绪激越等症状，从而明显减轻护理人员的负担。

卡巴拉汀属于氨基甲酸类脑选择性乙酰胆碱酯酶抑制剂，既能抑制乙酰胆碱酯酶的活性，也能抑制丁酰胆碱酯酶的活性。对胆碱酯酶的作用为假性不可逆性，能与胆碱酯酶结合，也能被胆碱酯酶所代谢。生物利用度 40%，血浆蛋白结合率 40%，不经肝代谢，半衰期为 10 h。治疗起始剂量是 1.5 mg 1 日 2 次，1 个月后剂量可增至 3 mg 1 日 2 次，再 1 个月后可增加至 4.5 mg 1 日 2 次。有些阿尔茨海默病患者每天服用 12 mg 仍可受益。阿尔茨海默病患者应根据个人的耐受性选择合适的剂量。与其他种类胆碱酯酶抑制剂相比，卡巴拉汀的不良反应较多，以体重下降较常见，在女性阿尔茨海默病患者中尤为如此。卡巴拉汀能明显改善阿尔茨海默病患者的全脑功能和认知功能以及日常生活能力，同时也能改善阿尔茨海默病患者的行为功能异常。例如，在一项双盲安慰剂对照临床研究后的开放性随访研究中发现，卡巴拉汀能减轻阿尔茨海默病患者的情感功能障碍，并能减少其他行为功能改变的发生。

石杉碱甲是我国研究人员从石杉科石杉属植物蛇足石杉千层塔中提取的一种生物碱，是一种选择性和可逆性的乙酰胆碱酯酶抑制剂，能透过血-脑屏障，具有作用时间长，不良反应少，没有肝毒性。目前，我国在临床上广泛应用的有双益平，是由上海复旦大学红旗制药厂生产。起始治疗剂量是 0.05 mg，1 日 2 次，常用剂量每天 0.2～0.4 mg，用于各种记忆功能障碍和痴呆。与多奈哌齐合用有一定的协同作用。

临床上一旦阿尔茨海默病诊断明确，就应该马上开始使用胆碱酯酶抑制剂。与未用胆碱酯酶抑制剂治疗的阿尔茨海默病患者相比，长期坚持胆碱酯酶抑制剂治疗的阿尔茨海默病患者受益较多。因此,对阿尔茨海默病患者来说,应当长期应用胆碱酯酶抑制剂直至阿尔茨海默病的晚期阶段。如果停用胆碱酯酶抑制剂,需密切检测阿尔茨海默病患者的日常生活能力和行为、认知功能。若阿尔茨海默病患者出现与停药相关的神经精神功能改变,则表明胆碱酯酶抑制剂对阿尔茨海默病患者有效,临床上仍需继续服用。

在路易小体型痴呆、帕金森病伴痴呆、阿尔茨海默病伴脑血管疾病、血管性痴呆等其他类型的痴呆中,也可有胆碱能功能的障碍,因此也可使用胆碱酯酶抑制剂。

胆碱酯酶抑制剂也有神经心理学的治疗特性。多数研究发现有严重行为异常的阿尔茨海默病患者,在胆碱酯酶抑制剂治疗过程中,心理病理学特征均有明显改善。这种作用在中、晚期的阿尔茨海默病患者中效果最明显。临床上,行为异常越明显的阿尔茨海默病患者,往往存在额叶功能障碍。单光子发射断层扫描检查显示,患者眼眶额叶区皮质局部脑血流灌注明显减少,具有这种表现的阿尔茨海默病患者,临床上进行胆碱酯酶抑制剂治疗的效果良好。

3.8.3 抗精神病药

临床上,在应用药物治疗阿尔茨海默病患者的行为功能障碍时,需要遵循老年精神药理学的一般原则。例如,从小剂量开始,缓慢增量,达到有效治疗剂量或最大耐受剂量为止。另外,在使用这些精神类药物时,医生应向阿尔茨海默病患者进行详细解释,提供口头和书面说明,同时也应得到护理人员的理解。在治疗过程中,应经常监测药物的不良发应。若阿尔茨海默病患者的精神症状有明显改善、且持续数月,可考虑逐步减量。阿尔茨海默病患者的行为异常症状一旦出现常持续存在、且停药后这些症状的复发率较高。因此,药物减量时应格外谨慎。非典型抗精神病药物有一定的不良反应,包括体重增长,引起糖尿病,继发性帕金森综合征或迟发性运动障碍,有些可致嗜睡、血压降低、脑血管事件。另外,美国 FDA 对于非典型抗精神病药物治疗阿尔茨海默病患者的神经精神病学症状的建议是属于"适应证外"使用,与安慰剂比较,病死率高 1.6 倍,多数与心脏(心力衰竭、猝死)或感染(肺炎)有关。

情感淡漠是阿尔茨海默病患者最常见的症状,除非症状特别严重,一般无须处理。临床上治疗时,常用胆碱酯酶抑制剂有效,也可选用中枢神经系统兴奋药物如哌醋甲酯(Methylphenidate,商品名利他林,Ritalin,5～10 mg,1 日 2 次口服或针剂肌内注射治疗),右旋苯丙胺(Dextroamphetamine,2.5～5 mg,1 日 2 次口服治疗),莫达非尼(Modafinil,化学名 2-[(二苯基甲基)亚硫酰基]乙酰胺)。

莫达非尼是由法国 Lafon 制药公司研制的一种新型中枢神经系统兴奋药,1994 年首先在法国上市,此后在英国、德国上市。1998 年 12 月获得美国 FDA 批准在美国上市。它是 40 年来第一个用于治疗嗜睡症的药物。莫达非尼在临床剂量下几乎没有周围神经的不良反应。不会对正常睡眠产生影响,没有明显成瘾性。也不会产生躯体依赖性。莫达非尼中枢兴奋作用与脑中抑制性递质 γ-氨基丁酸(GABA)的减少有关,并受 5-羟色胺和去甲肾上腺素的调控。主要是通过增加谷氨酰胺合成酶,从而减少 GABA 的生成,并促进神经细胞的解毒功能和能量代谢活动而起作用。莫达非尼口服后迅速完全吸收,2 h后血浆浓度达到峰值,食物可延缓药物的吸收,在肝脏由细胞色素P450系统的CYP 3A4代谢,肝脏代谢后生成无治疗作用的两个产物莫达非尼酸和莫达非尼砜,药物的清除半衰期为10～15 h,年轻女性的药物清除率高于年轻男性,老年人的清除率明显低于年轻人。临床应用包括发作性睡病的治疗。莫达非尼能有效改善症状,明显减少白天的睡眠时间和次数,而不对夜间睡眠的时间和质量产生影响。还能对抗睡眠剥夺所致的精神运动障碍,改善认知功能,而对夜间睡眠的开始、维持、觉醒及睡眠构成等均无影响,也不影响凌晨的行为和白天的小憩。莫达非尼还可用于治疗酒精性脑病综合征。剂量为每天200～400 mg,于早、中分2次服用。其他药物如卡马西平、伊曲康唑、酮康唑等CYP 3A4的抑制剂或苯巴比妥、利福平等CYP 3A4的诱导剂与莫达非尼同时应用,可能改变莫达非尼的血药浓度。莫达非尼是CYP 3A4的诱导剂,它使环孢素的血药浓度降低50％,也可以降低茶碱的血药浓度,并可能降低口服避孕药的疗效。莫达非尼也可增加三环类抗抑郁药、氯丙嗪、地西泮、奥美拉唑、兰索拉唑、苯妥英、普萘洛尔和华法林等药物的血药浓度。因此,在与上述药物同时应用时,需相应调整剂量。但莫达非尼不会干扰5-羟色胺再摄取抑制剂(SSRI)的代谢。

治疗阿尔茨海默病患者的情绪激越症状常选用抗精神病药或具有情绪稳定作用的抗惊厥药。绝大多数阿尔茨海默病患者常选择非典型抗精神病药。与传统的精神抑制剂相比,在应用非典型抗精神病药的过程中,引起帕金森综合征样不良反应和迟发性运动功能障碍的发生率相对较低,而情绪稳定作用较大。

在一项临床研究中,与服用安慰剂组的阿尔茨海默病患者相比,每天服用1 mg或2 mg的利培酮(Risperidone,商品名维思通)的阿尔茨海默病患者,在行为量表上的总评分有明显改善,并且在攻击性行为的分项量表评分中也有明显差异。另外,阿尔茨海默病患者应用利培酮治疗后,情绪激越症状也有明显缓解。更多研究结果表明,与服用氟哌啶醇相比,服用利培酮的阿尔茨海默病患者,简易精神状态检查量表评定发现其认知功能减退的发生率有明显减少。临床上,利培酮的起效剂量很低。

非典型抗精神病药奥氮平(Olanzapine,商品名再普乐,悉敏)的随机对照研究发现,也能改善阿尔茨海默病患者的情绪激越症状,与安慰剂相比,每天有效剂量是5 mg或10 mg,但不能超过15 mg。另外,神经精神检查量表的分项评定发现,与服用安慰剂相比,每天服用5 mg奥氮平的阿尔茨海默病患者,护理院居住安置能力较强。

研究发现,镇静是非典型抗精神病药的一个主要不良反应,大剂量服用这些药物还可能出现锥体外系不良反应。

氟哌啶醇等一些传统抗精神病药同样也能改善阿尔茨海默病患者的情绪激越症状。循证医学的荟萃分析表明,应用抗精神病药治疗阿尔茨海默病患者的情绪激越症状的研究结果显示,抗精神病药的临床效果超过安慰剂,达到18％以上。例如,与服用安慰剂有25％～35％患者改善相比,每天服用2～3 mg氟哌啶醇的阿尔茨海默病患者,有55％～65％患者的症状明显改善。

有心境稳定作用的抗痉挛药也能改善阿尔茨海默病患者的情绪激越症状。例如,许多临床对照研究结果显示,与安慰剂相比,卡马西平能明显改善阿尔茨海默病患者的情绪激越症状。另外,临床随机研究的结果显示,与安慰剂相比,丙戊酸钠也能明显改善阿尔茨海默病患者的情绪激越症状。其他临床研究资料表明,托吡酯(Topiramate,商品名妥泰,Topamax,50 mg,1日1次开始,100~200 mg,1日2次治疗),加巴喷丁(Gabapentin,商品名维诺定,100~200 mg,1日3次治疗),拉莫三嗪(Lamotrigine,商品名利必通,Lamictal,50 mg,1日1次开始,50~200 mg,1日2次治疗)也能改善阿尔茨海默病患者的情绪激越症状。

与奋乃静或安慰剂相比,西酞普兰(Escitalopram,商品名喜普妙,20 mg,1日1次治疗)能更加有效地改善阿尔茨海默病患者的行为功能异常,包括精神错乱和情绪激越。其他药物如曲唑酮、普萘洛尔、雌激素等研究较少,但似乎也能改善阿尔茨海默病患者的情绪激越症状。

考虑到阿尔茨海默病患者神经精神功能障碍的多样性,治疗患者精神异常的合理方法是选用有针对性的抗精神病药,绝大多数情况下临床上选用非典型抗精神病药。有些情况下,首先应用抗抑郁药和血管活性药物往往有效。若在应用以上药物后效果不明显时,可选用抗痉挛药作为辅助治疗。与尿路感染、压疮、便秘或其他疾病有关的疼痛也可引起阿尔茨海默病患者的情绪激越症状。因此,在开始应用抗精神病药治疗之前,应仔细评估阿尔茨海默病患者的情况。

治疗阿尔茨海默病患者的精神错乱症状常首选非典型抗精神病药,如果不能耐受非典型抗精神病药或治疗无效时,可考虑应用传统的抗精神病药。利培酮和奥氮平都能减轻阿尔茨海默病患者的精神错乱症状如妄想、幻觉等。例如,与应用安慰剂相比,奥氮平治疗阿尔茨海默病患者情绪激越症状时,患者发生精神错乱有明显减少。因此,非典型抗精神病药不仅能缓解阿尔茨海默病患者的急性期症状,同时也能抑制病程中新的精神症状的出现。在阿尔茨海默病患者急性期症状缓解以后,奥氮平的长期治疗能进一步缓解阿尔茨海默病患者的精神错乱和情绪激越症状。氟哌啶醇也是一种有效的抗精神病药。临床开放研究表明,选择性5-羟色胺再摄取抑制剂能有效缓解阿尔茨海默病患者的抑郁症状。同时,不论是否合用抗精神病药,选择性5-羟色胺再摄取抑制剂还能减轻精神错乱症状。在应用这些药物治疗阿尔茨海默病患者的精神错乱和情绪激越症状时,应避免发生抗胆碱能不良反应。

早期随机对照研究结果显示,在治疗阿尔茨海默病患者的抑郁症状时,安慰剂和治疗药物两者之间的疗效无明显差异。与其他疾病等情况引起的抑郁症状相比,阿尔茨海默病患者的抑郁症状常起伏不定,有时可自行缓解,使得其治疗效果难以评估。然而,有些研究发现,选择性5-羟色胺再摄取抑制剂、三环类抗抑郁药和单胺氧化酶B抑制剂都有抗抑郁的作用;另外的研究表明,抗抑郁药不仅能缓解阿尔茨海默病患者的抑郁症状,同时也能改善阿尔茨海默病患者的日常生活能力,但是应避免使用有抗胆碱能不良反应的抗抑郁药。例如,选择性5-羟色胺再摄取抑制剂(SSRI)治疗阿尔茨海默病患者中的抑郁症状,尤其老年患者中应用也无明显不良反应,包括舍曲林(Sertraline,商品名左洛复,50 mg,1日1次治疗)和帕罗西汀(Paroxetine,商品名赛乐特,20 mg,1日1次)的临床应用研究显示它们确实能缓解阿尔茨海默病患者中的抑郁症状和情绪障碍。在选择性5-羟色胺再摄取抑制剂治疗前必须停用单胺氧化酶B抑制剂司来吉兰,否则两者合用可产生中毒性5-羟色胺能综合征。另外,临床上可以应用5-羟色胺和去甲肾上腺素再摄取抑制剂(SNRI)。例如,文拉法新(Venlafaxin,商品名怡诺思,75~150 mg,1日1次),能同时具有去甲肾上腺素和5-羟色胺2种神经递质再摄取抑制作用,阿尔茨海默病患者中的这些递质明显减少。临床上,这类药物能用于治疗阿尔茨海默病患者中的抑郁症状;这类药物的治疗也可以改善阿尔茨海默病患者中的情绪障碍。

有关阿尔茨海默病患者其他行为功能异常的治疗效果,目前尚无临床对照研究资料。奥氮平也能缓解阿尔茨海默病患者的焦虑症状。在治疗焦虑和失眠症状时,应选用在老年人中代谢良好的药物。对于有性攻击症状的男性患者,可考虑使用甲羟孕酮或醋酸亮丙瑞林。

3.9 关爱护理人员

阿尔茨海默病患者的神经精神症状常会加重护理人员的负担,破坏阿尔茨海默病患者和护理人员之间的关系。如果阿尔茨海默病患者的异常行为超出了护理人员的耐受程度时,阿尔茨海默病患者常会被收住入院。正因为阿尔茨海默病患者的这些异常行为,往往会遭到配偶的身体虐待,长期接触这些行为异常的阿尔茨海默病患者,使得护理人员也因此会出现抑郁症状。因此,关爱护理人员成了改善阿尔茨海默病患者行为异常的一个必不可少的部分。

为了能遵守用药规定,与护理人员一起建立起一个治疗联盟显得格外重要。从非药物治疗策略的角度来讲,可对护理人员进行培训,通过护理人员的教育干预,从而减少阿尔茨海默病患者行为异常的发生率和阿尔茨海默病患者的住院率。家庭护理人员可以向阿尔茨海默病协会或国际阿尔茨海默病的当地分支机构寻求帮助,或向当地社区寻求指导。

3.10 药物治疗和非药物治疗的整合模式

一旦明确诊断患者患阿尔茨海默病后,应给予抗氧化剂和胆碱酯酶抑制剂治疗。对于部分终末期阿尔茨海默病患者,家属可以只选择抗氧化剂;对于一些有认知执行功能障碍,并且行为功能异常发病风险较高的阿尔茨海默病患者,可以联合应用司来吉兰和维生素E进行治疗。这些药物同时合用胆碱酯酶抑制剂,在临床上仍然安全有效;如果阿尔茨海默病患者的行为功能障碍不是很严重,可暂时不使用抗精神病药,或者首先进行胆碱酯酶抑制剂的疗效评估;若阿尔茨海默病患者经胆碱酯酶抑制剂治疗一段时间后仍有行为功能异常,可采取非药物治疗措施,包括:①减少阿尔茨海默病患者的环境刺激;②对家庭成员或护理人员进行培训,以帮助阿尔茨海默病患者重新定位、恢复信心;③安排医生、护士与患者见面会，举办特设活动，尽量增加有益的社会接触，进行感官改善活动，重复提问和回答等，目的是延缓神经精神病学症状的出现，缓解症状的强度和频率，减少抗精神病药物的使用。经过这些治疗后阿尔茨海默病患者仍有行为功能异常，则可选用有针对性的抗精神病药。

参考文献

[1] 谢瑞满. 实用神经眼科学[M]. 上海：上海科学技术文献出版社，2004，182-212.

[2] 谢瑞满. 老年期痴呆的研究进展[J]. 现代实用医学杂志，2003，15(6)：334-337.

[3] 罗蔓，谢瑞满. 雌激素对过氧化氢所致 PC12 细胞毒作用的影响. 中国临床医学杂志，2003，10(3)：349-354.

[4] 罗蔓，谢瑞满. 雌激素减轻 β-淀粉样蛋白 25-35 所致的 PC12 细胞毒活性[J]. 解剖学杂志，2003，26(4)：360-363.

[5] 张文利，谢瑞满. 意识的现代理论[J]. 国际中华神经精神医学杂志，2001，2(3)：148.

[6] 缪鸿石，朱镛连. 脑卒中的康复评定和治疗[M]. 北京：华夏出版社，1996，22-140.

[7] McKhann G, Drachman D, Folstein M, et al. Clinical diagnosis of Alzheimer's disease: report of the NINCDS-ADRDA Work Group* under the auspices of Department of Health and Human Service Task Force on Alzheimer's disease[J]. Neurology, 1984, 34:939-974.

[8] Kosunen O, Soininen H, Paljarvi L. et al. Diagnosis accuracy of Alzheimer's disease in a neuropathological study[J]. Acta Neuropathol, 1996, 91:185-193.

[9] Lim A, Tsuang D, Kukull W A, et al. Clinico-neuropathological correlation of Alzheimer's disease in a community-based case series[J]. J Am Geriatr Soc, 1999, 47:564-569.

[10] von Strauss E, Vittanen M, De Ronchi D, et al. Aging and the occurrence of dementia[J]. Arch Neurol, 1999, 56:587-592.

[11] Brookmeyer R, Gray S, Kawas C. Projections of Alzheimer's disease in the United States and the public health impact of delaying disease onset[J]. Am J Public Health, 1998, 88:1337-1342.

[12] Gao S, Hendrie H C, Hall K S, et al. The relationship between age, sex, and the incidence of dementia and Alzheimer's disease-a meta-analysis[J]. Arch Gen Psychiatry, 1998, 55:809-815.

[13] Evans D A, Hebert L E, Beckett L A, et al. Education and other measures of socioeconomic status and risk of incident Alzheimer's disease in a defined population of older persons[J]. Arch Neurol, 1997, 54:1399-1423.

[14] Guo Z, Cupples L A, Kurz A, et al. Head injury and the risk of AD in the MIRAGE study[J]. Neurology, 2000, 54:1316-1323.

[15] Hardy J. Amyloid, the presenilins and Alzheimer's disease[J]. Trends Neurosci, 1997, 20:154-159.

[16] St George-Hysop P H. Molecular genetics of Alzheimer's disease[J]. Biol Psychiatry, 2000, 47:183-199.

[17] Cummings J L. Cognitive and behavioral heterogeneity in Alzheimer's disease: seeking te neurological basis. Response to commentaries[J]. Neurobiol Aging, 2000, 21:845-861.

[18] Peterson R C, Smith G E, Waring S C, et al. Mild cognitive impairment[J]. Arch Neurol, 1999, 56:303-308.

[19] Furstl H, Burns A. Alzheimer's disease. Ames D, Chiu E. Neuroimaging and the psychiatry of late life[M]. Camgridge, UK: Cambridge University Press, 1997, 100-121.

[20] Cummings J L, Back C. The cholinergic hypothesis of neuropsychiatric symptoms in Alzheimer's disease[J]. Am J Geriatr Psychiatry, 1998, 6:s64-s78.

[21] Morris J H. Alzheimer's disease. Esiri M M, Morris J H. The Neuropathology of dementia[M]. Cambridge, UK: Cambridge University Press, 1997, 70-121.

[22] Cummings J L, Vinters H V, Cole G M, et al. Alzheimer's disease: etiologies, pathophysiology, cognitive reserve, and treatment opportunities[J]. Neurology, 1998, 51:s2-s17.

[23] Lantos P, Clairns N. The neuropathology of Alzheimer's disease. O'Brien J, Ames D, Burns A Dementia [M]2nd . London: Arnold, 2000, 443-459.

[24] Selkoe D J. Presenilins, B-amyloid precursor protein and the molecular basis of Alzheimer's disease [J]. Clin Neurolsci Res, 2001, 1:91-103.

[25] Mattson M P, Pederson W A, Culmsee C. Cellular and molecular mechanisms underlying synaptic degeneration and neuronal death in Alzheimer's disease. Mattson M P Pathogenesis of Neurodegenerative Disorder. Totowa[M]. N J: Human Press, 2001, 113-138.

[26] Akiyama H, Barger S, Barnum S, et al. Inflammation and Alzheimer's disease[J]. Neurobiol Aging, 2002, 21:383-421.

[27] Simons M, Keller P, Dichgans J, et al. Cholesterrol and Alzheimer's disease: is there a link? [J] Neurology, 2001, 57:1089-1093.

[28] Mega M S, Cummings JL, Florello T, et al. The spectrum of behavioral changes in Alzheimer's disease[J]. Neurology, 1996, 46:130-135.

[29] Levy M L, Cummings J L, Fairbanks L A, et al. Longitudinal assessment of symptoms of depression, agitation, and psychosis in 181 patients with Alzheimer's disease[J]. Am J Psychiatry, 1996, 153:1438-1443.

[30] Devanand D P, Jacobs D M, Tang M, et al. The course of psychopathologic features in mild to moderate Alzheimer's disease[J]. Arch Gen Psychiatry, 1997, 54:257-263.

[31] Frisoni G B, Rozzini L, Binetti G, et al. Behavioral syndromes in Alzheimer's disease: description and correlates[J]. Dementia, 1999, 10:130-138.

[32] Lyketsos C G, Breitner J C, Rabins P V. An evidence-based proposal for the classification of neuropsychiatric disturbance in Alzheimer's disease[J]. Int J Geriatr Psychiatry, 2001, 16:1037-1042.

[33] Tekin S, Fairbanks L A, O'Connor S, et al. Activities of daily living in Alzheimer's disease: neuropsychiatric, cognitive, and medical illness influences[J]. Am J Geriatr Psychiatry, 2001, 9:81-86.

[34] Landers A M, Sperry S D, Strauss M E, et al. Apathy in Alzheimer's disease[J]. J Am Geriatr Soc, 2001, 49:1700-1707.

[35] Levy M L, Cummings J L, Fairbanks L A, et al. Apathy is not depression[J]. J Neuropsychiatry Clin Neurosci, 1998, 10:314-319.

[36] McPherson S, Fairbanks L, Tiken S, et al. Apathy and executive function in Alzheimer's disease[J]. J Int Neuropsychol Soc, 2002, 8:373-381.

[37] Rappoport M J, van Reekum R, Freedman M, et al. Relationship of psychosis to aggression, apathy and function in dementia[J]. Int J Geriatr Psychiatry, 2001, 16:123-130.

[38] Craig A H, Cummings J L, Fairbanks L, et al. Cerebral blood flow correlates of apathy in Alzheimer's disease. Arch Neurol, 1996, 53:1116-1120.

[39] Migneco O, Benoit M, Koulibaly P M, et al. Perfusion brain SPECT and statistical parametric mapping analysis indicate that apathy is a cingulated syndrome: a study of Alzheimer's disease and non-demented patients[J]. Neuroimage, 2001, 13:896-902.

[40] Galynker I, Dutta E, Vilkas N, et al. Hypofrontality and negative symptoms in patients with dementia of Alzheimer type[J]. Neuropsychiatry Neuropsychol Behav Neurol, 2000, 13:53-59.

[41] Tractenberg R E, Weiner M F, Thal L J. Estimating the prevalence of agitation of community-dwelling persons with Alzheimer's disease[J]. J Neuropsychiatry Clin Neurosci, 2002, 14:11-18.

[42] Eastley R, Wilcock G. Prevalence and correlates of aggressive behaviours occurring in patients with Alzheimer's disease[J]. Int J Geriatr Psychiatry, 1997, 12:484-487.

[43] Eustace A, Kidd N, Greene E, et al. Verbal aggression in Alzheimer's disease: clinical, functional, and neuropsycological correlates[J]. Int J Geriatr Psychiatry, 2001, 16:858-861.

[44] Chen S T, Sultzer D L, Hinkin C H, et al. Executive dysfunction in Alzheimer's disease: association with neuropsychiatric symptoms and functional impairment[J]. J neuropsychiatry Clin Neurosci, 1998, 10:426-432.

[45] Stewart J T, Gonrzalez-Perez E, Zhu Y, et al. Cognitive predictors of resistiveness in dementia patients[J]. Am J Geriatr Psychiatry, 1999, 7:259-263.

[46] Keene J, Hope T, Fairbum C G, et al. Natural history of aggressive behaviour in dementia[J]. Int J Geriatr Psychiatry, 1999, 14:541-548.

[47] Hope T, Keene J, Fairbum C G, et al. Natural history of behavioural changes and psychiatric symptoms in Alzheimer's disease[J]. Br J Psychiatry, 1999, 174:39-44.

[48] Hirono N, Mega M S, Dinov I D, et al. Left frontotemporal hypoperfusion is associated with aggression in patients with dementia[J]. Arch Neurol, 2000, 57:861-866.

[49] Sultzer D L, Mhler Me, Mandelkern M A, et al. The relationship between psychiatric symptoms and regional cortical metabolism in Alzheimer's disease[J]. J Neuropsychiatry Clin Neurosci, 1995, 7:476-484.

[50] Minger S L, Esiri M M, McDonald B, et al. Cholinergic deficits contribute to behavioral disturbance in patients with dementia. Neurology, 2000, 55:1460-1467.

[51] Matthews K L, Chen C P, Esiri M M, et al. Noradrenergic changes, aggressive behavior and cognition in patients wit dementia[J]. Biol Psychiatry, 2002, 51:407-416.

[52] Tekin S, Mega M S, Masterman D L, et al. Orbitofrontal and anterior cingulated cortex: neurofibrillary tangle burden is associated with agitation in Alzheimer's disease[J]. Ann Neurol, 2001, 49:355-361.

[53] Chen P, Ganguli M, Mulsant B H, et al. The temporal relationship between depressive symptoms and dementia. Arch Gen Psychiatry, 1999, 56:261-262.

[54] Harwood D G, Barker W W, Owenby R L, et al. Association between premorbid history of depression and current depression in Alzheimer's disease[J]. J Geriatr Psychiatry Neurol, 1999, 12:72-75.

[55] Lyketsos C G, Steele C, Baker L, et al, Major and minor depression in Alzheimer's disease: prevalence and impact[J]. J Neuropsychiatry Clin Neurosci, 1997, 9:556-561.

[56] Starkstein S E, Chemerinski E, Sabe L, et al. A prospective longitudinal study of depression and anosognosia in Alzheimer's disease[J]. Br J Psychiatry, 1997, 171:47-52.

[57] Lyketsos C G, Steele C, Galik E, et al. Physical aggression in dementia patient and its relationship to depression[J]. Am J Psychiatry, 1999, 156:66-71.

[58] Forsell Y, Winblad B. Major depression in a population of demented and nondemented older people: prevalence and correlates[J]. J Am Geriatr Soc, 1998, 46:27-30.

[59] Hargrave R, Reed B, Mungas D. Depressive syndromes and functional disability in dementia[J]. J Geriatr Psychiatry Neurol, 2000, 13:72-77.

[60] Olin J T, Schneider L S, Katz I R, et al. Provisional diagnosis criteria for depression of Alzheimer's disease[J]. Am J Geriatr Psychiatry, 2002, 10:129-141.

[61] Purandare N, Burns A, Craig S, et al. Depressive symptoms in patients with Alzheimer's disease[J]. Int J Geriatr Psychiatry, 2001, 16:960-964.

[62] Weiner M F, Doody R S, Sairam R, et al. Prevalence and incidence of major depressive disorder in Alzheimer's disease: findings from two databases[J]. Dement Geriatr Cogn Disord, 2002, 13:8-12.

[63] Clark L M, McDonald W M, Welsh-Bohmer K A, et al. Magnetic resonance image correlates of depression in early-and late-onset Alzheimer's disease[J]. Biol Psychiatry, 1998, 44:592-599.

[64] Frisoni G B, Geroldi C. Cerebrovascular disease affects noncognitive symptoms in Alzheimer's disease[J]. Arch Neurol, 2001, 58:1939-1940.

[65] Hirono N, Mori E, Ishii K, et al. Frontal lobe hypometabolism and depression in Alzheimer's disease[J]. Neurology, 1998a, 50:380-383.

[66] Jeste D V, Finkei S I. Psychosis of Alzheimer's disease and related dementias. Am J Geriatr Psychiatry, 2000, 8:29-34.

[67] Gormley N, Rizwan M R. Prevalence and clinical correlates of psychotic symptoms [J]. Int J Geriatr Psychiatry, 1998, 13:410-414.

[68] Hwang J-P, Yang C-H, Tsai S-J, et al. Delusions of theft in dementia of the Alzheimer's type: a preliminary report[J]. Alzheimer Dis Assoc Disord, 1997, 11:110-112.

[69] Venneri A, Shanks M F, Staff R T, et al. Nurturing syndrome: a form of pathological bereavement with delusions in Alzheimer's disease[J]. Neuropsychologia, 2000, 38:213-224.

[70] Hirono N, Mori E, Yasuda M, et al. Factors associated with psychotic symptoms in Alzheimer's disease. J Neurol Neurosurg Psychiatry, 1998, 64:648-652.

[71] Paulsen J S, Salmon D P, Thal L J, et al. Incidence of and risk factors for hallucinations and delusions in patients with probable AD[J]. Neurology, 2000, 54:1965-1971.

[72] Wilson R S, Gilley D W, Bennett D A, et al. Hallucinations, delusions, and cognitive decline in Alzheimer's disease[J]. J Neurol Neurosurg Psychiatry, 2000, 69:172-177.

[73] Webster J, Grossberg G T. Late-life onset of psychotic symptoms[J]. Am J Geriatr Psychiatry, 1998, 6:196-202.

[74] Chemerinski E, Petracca G, Teson A, et al. Prevalence and correlates of aggressive behavior in Alzheimer's disease[J]. J Neuropsychiatry Clin Neurosci, 1998, 10:421-425.

[75] Murgatroyd C, Prettyman R. An investigation of visual hallucionosis and visual sensory status in dementia[J]. Int J Geriatr Psychiatry, 2001, 16:709-713.

[76] Chapman F M, Dickinson J, McKeith I G, et al. Associated among visual hallucinations, visual acuity, and specific eye pathologies in Alzheimer's disease: treatment implications[J]. Am J Pychiatry, 1999, 156:1983-1985.

[77] Edwards-Lee T, Cook I, Fairbanks L, et al. Quantitative electroencephalographic correlates of psychosis in Alzheimer's disease[J]. Neuropsychiatry Neuropsychol Behav Neurol, 2000, 13:163-170.

[78] Mega M S, Lee L, Dinov I D, et al. Cerebral correlates of psychotic symptoms in Alzheimer's disease[J]. J Neurol Neurosurg Psychiatry, 2000, 69:167-171.

[79] Staff R T, Shanks M F, Macintosh L, et al. Delusions in Alzheimer's disease: SPECT evidence of right hemispheric dysfunction[J]. Cortex, 1999, 35:549-560.

[80] Farber N B, Rubin E H, Newcomer J W, et al. Increased neocortical neurofibrillary tangle density in subjects with Alzheimer's disease and psychosis[J]. Arch Gen Psychiatry, 2000, 57:1165-1173.

[81] Lai M K P, Lai O-F, Keene J, et al. Psychosis of Alzheimer's disease is associated with elevated muscarinic M2 binding in the cortex[J]. Neurology, 2001, 57:805-811.

[82] Aitken L, Simpson S, Burns A. Personality change in dementia[J]. Int Psychogeriatr, 1999, 11:263-271.

[83] Strauss M E, Lee M M, Difillippo J M. Premorbid personality and behavioral symptoms in Alzheimer's disease[J]. Arch Neurol, 1997, 54:257-259.

[84] Tiberti C, Sabe L, Kuzis G, et al. Prevalence and correlates of the catastrophic reaction in Alzheimer's disease[J]. Neurology, 1998, 50:546-548.

[85] Hwang J-P, Tsai S-J, Yang C-H, et al. Hoarding behavior in dementia[J]. Am J Geriatr Psychiatry, 1998, 6:285-289.

[86] Berger A-K, Fratiglioni L, Forsell Y, et al. The occurrence of depressive symptoms in the preclinical phase of AD: a population-based study[J]. Neurology, 1999, 53:1998-2002.

[87] Shimokawa A, Yakomi N, Anamizu S, et al. Influence of deteriorating ability of emotional comprehension on interpersonal behavior in Alzheimer-type dementia[J]. Brain Cogn, 2001, 47:423-433.

[88] Cadieux N L, Greve K W. Emotion processing in Alzheimer's disease[J]. J Int Neuropsychol Soc, 1997, 3:411-419.

[89] Ogrocki P K, Hills A C, Strauss M E. Visual exploration of facial emotion by healthy older adults and patients with Alzheimer's disease[J]. Neuropsychiatry Neuropsychol Behav Neurol, 2000, 13:271-278.

[90] Hargrave R, Maddock R J, Stone V. Impaired recognition of facial expressions of emotion in Alzheimer's disease. J Neuropsychiatry Clin Neurosci, 2002, 14:64-71.

[91] Testa A, Beatty W W, Gleason A C, et al. Impaired affective prosody in AD[J]. Neurology, 2001, 57:1474-1481.

[92] Sweet R A, Nimgaonkar V I, Devlin B, et al. Increased familial risk of the psychotic phenotype of Alzheimer's disease[J]. Neurology, 2002, 58:907-911.

[93] Holmes C, Smith H, Ganderton R, et al. Psychosis and aggression in Alzheimer's disease: the effect of dopamine receptor gene variation[J]. J Neurol Neurosurg Psychiatry, 2001, 71:777-779.

[94] Sweet R, Nimgaonkar V L, Kambon M I, et al. Dopamine receptor genetic variation, psychosis, and aggression in Alzheimer's disease[J]. Arch Neurol, 1998, 55:1335-1340.

[95] Holmes C J, Arranz M J, Powell J E, et al. 5-HT2A and 5-HT2C receptor polymorpisms and psychopathology in late onset Alzheimer's disease[J]. Hum Mol Genet, 1998, 7:1507-1509.

[96] Nacmias B, Tedde A, Forleo P, et al. Association between 5-HT2A receptor polymorphism and psychotic symptoms in Alzheimer's disease[J]. Biol Psychiatry, 2001, 50:472-475.

[97] Sukonick D L, Pollock B G, Sweet R, et al. The 5-HTTPR*S/*L polymorphism and aggressive behavior in Alzheimer's disease[J]. Arch Neurol, 2001, 58:1425-1428.

[98] Sweet R A, Pollock B G, Sukonick D L, et al. The 5-HTTPR polymorphism confers liability to a combined phenotype of psychotic and aggressive behavior in Alzheimer's disease[J]. Int Psychogeriatr, 2001, 13:401-409.

[99] Hirono N, Mori E, Yasuda M, et al. Lack of effect of apolipoprotein E E4 allele on neuropsychiatric manifestations in Alzheimer's disease[J]. J Neuropsychiatry Clin Neurosci, 1999, 11:66-70.

[100] Levy M L, Cummings J L, Fairbanks L A, et al. Apolipoprotein E genotype non-cognitive symptoms in Alzheimer's disease[J]. Biol Psychiatry, 1999, 45:422-425.

[101] Weiner M F, Vega G, Risser R C, et al. Apolipoprotein E4, other risk factors, and course of Alzheimer's disease[J]. Biol Psychiatry, 1999, 45:633-638.

[102] Harwood D G, Barker W W, Ownby R L, et al. Apolipoprotein-E(APO-E) genotype and symptoms of psychosis in Alzheimer's disease[J]. Am J Geriatr Psychiatry, 1999, 7:119-123.

[103] Scarmeas N, Brandt J, Albert M, et al. Associated between the APOE genotype and psychopathologic symptoms in Alzheimer's disease. Neurology, 2002, 58:1182-1188.

[104] Sano M, Ernesto C, Thomas R G, et al. A controlled trial of selegiline, alphatocopherol, or both as treatment for Alzheimer's disease[J]. N Engl J Med, 1997, 336:1216-1222.

[105] Doody R S, Stevens J C, Beck C, et al. Practice parameter: management of dementia(an evidence-based review). Report of the Quality Standards Subcommittee of the American Academy of Neurology[J]. Neurology, 2001, 56:1154-1166.

[106] Giacobini E(ed). Cholinesterase inhibitors: from the Calabar bean to Alzheimer therapy. // Cholinesterase and Cholinesterase Inhibitors[M]. London: Martin Dunitz, 2000, 181-226.

[107] Mohs R C, Doody R S, Morris J C, et al. A 1-year, placebo-controlled preservation of function survival study of donepezil in AD patients[J]. Neurology, 2001, 57:481-488.

[108] Feldman H, Gauthier S, Hecker J, et al. A 24-week, randomized, double-blind study of donepezil in moderate to severe Alzheimer's disease[J]. Neurology, 2001, 57:613-620.

[109] Tariot P N, Cummings J L, Katz J, et al. A randomized, double-blind, placebo-controlled study of the efficacy and safety of donepezil in patients with Alzheimer's disease in the nursing home setting [J]. J Am Geriatr Soc, 2001, 49:1590-1599.

[110] Raskind M A, Peskind E R, Wessel T, et al. Galantamine in AD: a 6-month randomized, placebo-controlled trial with a 6-month extension[J]. Neurology, 2000, 54:2261-2268.

[111] Tariot P N, Solomon P R, Morris J C, et al. A 5-month, randomized, placebo-controlled trial of in AD: The Galantamine USA-10 Study Group[J]. Neurology, 2000, 54:2269-2276.

[112] Wilcock G K, Lilienfeld S, Gaens E, et al. Efficacy and safety of galantamine in patients with mild to moderate Alzheimer's disease: multicentre randomized controlled trial[J]. BMJ, 2000, 320:1-7.

[113] Rosler M, Anand R, Cicin-Sain A, et al. Efficacy and safety of rivastigmine in patients with

Alzheimer's disease: international randomized controlled trial[J]. BMJ, 1999, 318:633-640.

[114] Cummings J L. Cholinesterase inhibitors: a new class of psychotropic compounds[J]. Am J Psychiatry, 2000, 157:4-15.

[115] Mega M, Masterman D M, O'Connor S M, et al. The spectrum of behavioral responses in cholinesterase inhibitors therapy in Alzheimer's disease[J]. Arch Neurol, 1999, 56:1388-1393.

[116] Mega M, Dinov I D, Lee L, et al. Orbital and dorsolateral frontal perfusion defect associated with behavioral response to cholinesterase inhibitor therapy in Alzheimer's disease[J]. J Neuropsychiatry Clin Neurosc, 2000, 12:209-218.

[117] Jeste D V, Okamoto A, Napolitano J, et al. Low incidence of persistent tardive dyskinesia in elderly patients with dementia treated with risperidone[J]. Am J Psychiatry, 2000a, 157:1150-1155.

[118] De Deyn P P, Rabheru K, Rasmusen A, et al. A randomized trial of risperidone, placebo, and haloperidol for behavioral symptoms of dementia[J]. Neurology, 1999, 53:946-955.

[119] Street J, Clark W S, Gannon K S, et al. Olanzapine treatment of psychotic and behavioral symptoms in patients with Alzheimer's disease in the nursing care facilities. A randomized, double-blind, placebo-controlled trial[J]. Arch Gen Psychiatry, 2000, 57:968-976.

[120] Wood S, Cummings J L, Hsu M-A, et al. The use of the Neuropsychiatric Inventory in nursing home residents: characterization and measurement[J]. Am J Geriatr Psychiatry, 2000, 8:75-83.

[121] Devanand D P, Marder K, Michaels K S, et al. A randomized, placebo-controlled dose-comparison trial of haloperiodol for psychosis and disruptive behaviors in Alzheimer's disease[J]. Am J Psychiatry, 1998, 155:1512-1520.

[122] Tariot P N, Erb R, Podgorski C A, et al. Efficacy and tolerability of carbamazepine for agitation and aggression in dementia[J]. Am J Psychiatry, 1998, 155:54-61.

[123] Porsteinsson A P, Tariot P N, Erb R, et al. Placebo-controlled study of divalproex sodium for agitation in dementia[J]. Am J Geriatr Psychiatry, 2001, 9:58-66.

[124] Devarajan S, Dursun S M. Aggression in dementia with lamotrigine treatment[J]. Am J Psychiatry, 2000, 157:1178.

[125] Hawkins J W, Tinkleberg J R, Sheikh J I, et al. A retrospective chart review of gabapentin for the treatment of aggressive and agitated behavior in patients with dementias[J]. Am J Geriatr Psychiatry, 2000, 8:221-225.

[126] Roane D M, Feinberg T E, Meckler L, et al. Treatment of dementia-associated agitation with gabapentin[J]. J Neuropsychiatry Clin Neurosci, 2000, 12:40-43.

[127] Pollock B G, Mulsant B H, Rosen J, et al. Comparison of citalopram, perphenazine, and placebo for the acute treatment of psychosis and behavioral disturbances in hospitalized, demented patients[J]. Am J Psychiatry, 2002, 159:460-465.

[128] Sultzer D L, Gray K F, Gunay I, et al. A double-blind comparison of trazodone and haloperidol for treatment of agitation in patients with dementia[J]. Am J Geriatr Psychiatry, 1996, 5:60-69.

[129] Kyomen H H, Satlin A, Hennen J, et al. Estrogen therapy and aggressive behavior in elderly patients with moderate-to-severe dementia: results from a short-term, randomized, double-blind trial [J]. Am J Geriatr Psychiatry, 1999, 7:339-348.

[130] Pollock B G, Mulsant B H, Sweet R, et al. An open pilot study of citalopram for behavioral disturb-

ances of dementia[J]. Am J Geriatr Psychiatry, 1997, 5:70-78.

[131] Clark W S, Street J S, Feldman P D, et al. The effects of olanzapine in reducing the emergence of psychosis among nursing home patients with Alzheimer's disease[J]. J Clin Psychiatry, 2001, 62: 34-40.

[132] Street J S, Clark W S, Kadam D L, et al. Long-term efficacy of olanzapine in the control of psychotic and behavioral symptoms in nursing home patients with Alzheimer's dementia[J]. Int J Geriatr Psychiatry, 2001, 16:s62-70.

[133] Burke W J, Dewan V, Wengel S P, et al. The use of selective serotonin reuptake inhibitors for depression and psychosis complicating dementia[J]. Int J Geriatr Psychiatry, 1997, 12:519-525.

[134] Li Y-S, Meyer J S, Thornby J. Longitudinal follow-up of depressive symptoms among normal versus cognitively impaired elderly[J]. Int J Geriatr Psychiatry, 2001, 16:718-727.

[135] Petracca G, Teson A, Chemerinski E, et al. A double-blind, placebo-controlled study of clomipramine in depressed patients with Alzheimer's disease[J]. J Neuropsychiatry Clin Neurosci, 1996, 8:270-275.

[136] Lyketsos C G, Sheppard J-ME, Steele C D, et al. Randomized, placebo-controlled, double-blind clinical trial of sertraline in the treatment of depression complicating Alzheimer's disease: initial results from the depression in Alzheimer's disease study[J]. Am J Psychiatry, 2000, 157:1686-1689.

[137] Taragano F E, Lyketsos C G, Mangone C A, et al. A double-blind, randomized, fixed-dose trial of fluoxetine vs. amitriptyline in the treatment of major depression complicating Alzheimer's disease [J]. Psychosomatics, 1997, 38:246-252.

[138] Katona CL, Hunter BN, Bray J. A double-blind comparison of the efficacy and safety of paroxetine and imipramine in the treatment of depression with dementia[J]. Int J Geriatr Psychiatry, 1998, 13: 100-108.

[139] Mintzer J, Faison W, Street J, et al. Olanzapine in the treatment of anxiety symptoms due to Alzheimer's disease[J]. Int J Geriatr Psychiatry, 2001, 16:s71-s77.

[140] Levitsky A M, Owens N J. Pharmacologic treatment of hypersexuality and paraphilias in nursing home residents[J]. J Am Geriatr Soc, 1999, 47:231-234.

[141] Ashford J W, Mortimer J A. Non-familial Alzheimer's disease is mainly due to genetic factors[J]. J Alzheimer's Dis, 2002, 4(3):169-177.

[142] Bowirrat A, Friedland RP, Farrer L, et al. Genetic and environmental risk factors for Alzheimer's disease in Israeli Arabs[J]. J Mol Neurosci, 2002, 19(1-2):239-245.

[143] de la Torre J C. Alzheimer disease as a vascular disorder: nosological evidence[J]. Stroke, 2002, 33 (4):1152-1162.

[144] de la Torre J C. Impaired cerebromicrovascular perfusion. Summary of evidence in support of its causality in Alzheimer's disease[J]. Ann NY Acad Sci, 2000, 924:136-152.

[145] Bai D L Tang X C, et al. Huperzine A, a potential therapeutic agent for treatment of Alzheimer's disease. Curr. Med[J]. Chem. 2000, 7(3): 355-374.

[146] Birks J, Evans J G, et al. Rivastigmine for Alzheimer's disease[J]. Cochrane Database Syst, 2000a, 4.

[147] Birks J, Melzer D, et al. Donepezil for mild and moderate Alzheimer's disease[J]. Cochrane Data-

base Syst, 2000b, 4.

[148] Brusco L I, Marquez M, et al. Melatonin treatment stabilizes chronobiologic and cognitive symptoms in Alzheimer's disease[J]. Neuroendocrinol Lett, 2000, 21(1):39-42.

[149] Butterworth R F. Evidence for forebrain cholinergic neuronal loss in congenital ornithine transcarbamylase deficiency. Metab Brain Dis, 2000, 15(1):83-91.

[150] Chapman P F. Alzheimer's disease: model behaviour[J]. Nature, 2000, 408(6815):915-916.

[151] Diamond B J, Shiflett S C, et al. Ginkgo biloba extract: mechanisms and clinical indications[J]. Arch Phys Med Rehab, 2000, 81(5):668-678.

[152] Dringenberg H C, Laporte P P, et al. Increased effectiveness of tacrine by deprenyl co-treatment in rats: EEG and behavioral evidence[J]. Neuroreport, 2000, 11(16):3513-3516.

[153] Eastley R, Wilcock G K, et al. Vitamin B_{12} deficiency in dementia and cognitive impairment: the effects of treatment on neuropsychological function[J]. Int J Geriatr Psychiatry, 2000, 15(3):226-233.

[154] Grundman M. Vitamin E and Alzheimer disease: the basis for additional clinical trials(1)[J]. Am J Clin Nutr, 2000, 71(2, Pt2):630S-636S.

[155] Le Bars P L, Kieser M, et al. A 26-week analysis of a double-blind, placebo-controlled trial of the Ginkgo biloba extract EGb 761 in dementia[J]. Dement Geriatr Cogn Disord, 2000, 11(4):230-237.

[156] Lopez-Arrieta J M, Rodriguez J L, et al. Efficacy and safety of nicotine on Alzheimer's disease patients[J]. Cochrane Database Syst Rev, 2001, 2.

[157] Magri F, Terenzi F, et al. Association between changes in adrenal secretion and cerebral morphometric correlates in normal aging and senile dementia[J]. Dement Geriatr Cogn Disord, 2000, 11(2):90-99.

[158] McCaddon A, Hudson P, et al. Homocysteine and cognitive decline in healthy elderly. Dement[J]. Geriatr Cogn Disord, 2001b, 12(5):309-313.

[159] Murialdo G, Nobili F, et al. Hippocampal perfusion and pituitary-adrenal axis in Alzheimer's disease[J]. Neuropsychobiology, 2000, 42(2):51-57.

[160] Newman P E. Alzheimer's disease revisited[J]. Med Hypotheses, 2000, 54(5):774-776.

[161] Olin J, Schneider L, et al. Hydergine for dementia[J]. Cochrane Database Syst, 2000, 2.

[162] Thal L J, Calvani M, et al. A 1-year controlled trial of acetyl-L-carnitine in early onset AD[J]. Neurology, 2000, 55(6):805-810.

[163] Thal L J, Fuld P A, et al. Oral physostigmine and lecithin improve memory in Alzheimer's disease[J]. Ann Neurol, 1983, 13(5):491-496.

[164] Thomas T. Monoamine oxidase-B inhibitors in the treatment of Alzheimer's disease[J]. Neurobiol Aging, 2000, 21(2):343-348.

[165] Trombley P Q, Horning M S, et al. Interactions between carnosine, zinc and copper: implications for neuromodulation and neuroprotection[J]. Biochemistry, 2000, 65(7):807-816.

[166] van Dongen M C, van Rossum E, et al. The efficacy of ginkgo for elderly people with dementia and age-associated memory impairment: new results of a randomized clinical trial[J]. J Am Geriatr Soc, 2000, 48(10):1183-1194.

[167] Ballard C, O'Brien J, James I, et al. Dementia: Management of behavioural and psychological Symp-

toms[M]. New York: Oxford University Press, 2001.

[168] Howard Feldman, Serge Gauthier, Jane Hecker, et al. Efficacy of donepezil on maintenance of activities of daily living in patients with moderate to severe Alzheimer's disease and the effect on caregiver burden[J]. J Am Geriatr Soc, 2003, 51:737-744.

[169] David S. Geldmacher, George Provenzano, Thomas McRae, et al. Donepezil is associated with delayed nursing home placement in patients with Alzheimer's disease[J]. J Am Geriatr Soc, 2003, 51: 737-744.

[170] Ben Seltzer, Parvaneh Zolnouni, Margarita Nunez, et al. Efficacy of donepezil in early-stage Alzheimer's disease[J]. Arch Neurol, 2004, 61:1852-1856.

[171] Winblad B., Engedal K., Soininen H., et al. A 1-year, randomized, placebo-controlled study of donepezil in patients with mild to moderate Alzheimer's disease[J]. Neurology, 2001, 57:489-495.

[172] Winblad B., Wimo A., Engedal K., et al. 3-year study of donepezil therapy in Alzheimer's disease: effects of early and continuous therapy[J]. Dement Geriatr Cogn Disord, 2006, 21:353-363.

[173] Holmes C., Wilkinson D., Dean C., et al. The efficacy of donepezil in the treatment of neuropsychiatric symptoms in Alzheimer's disease[J]. Neurology, 2004, 63:214-219.

[174] Manami Kimura, Hiroko Komatsu, Hiroo Ogura, et al. Comparison of donepezil and memantine for protective effect against amyloid-beta(1-42) toxicity in rat septal neurons[J]. Neuroscience Letters, 2005, 391:17-21.

[175] Toru Oda, Toshiaki Kume, Hiroshi Katsuki, et al. Donepezil potentiates nerve growth factor-induced neurite outgrowth in PC12 cells[J]. J Parmacol Sci, 2007, 104:349-354.

第4章 路易小体型痴呆

- 4.1 概述
- 4.2 临床特征
- 4.3 痴呆综合征
- 4.4 神经精神病学特征
- 4.5 神经影像学
- 4.6 路易小体性病变
- 4.7 神经病理学
- 4.8 药物治疗学

4.1 概述

路易小体型痴呆(dementia with Lewy bodies，DLB)是一种复杂的神经精神病学临床综合征，包括痴呆、显著的神经精神病学症状和帕金森综合征等表现。

路易小体型痴呆的诊断标准见表4-1。

表4-1 路易小体型痴呆的诊断标准

1. 确诊路易小体型痴呆的诊断标准： 进行性认知功能减退，严重影响社交和工作能力。一般在病程进展后会出现长时记忆功能损害，注意力、额叶皮质下功能以及视觉空间能力的减退往往特别明显 2. 诊断很有可能的路易小体型痴呆，必须具备以下核心条件中的2条；而诊断有可能的路易小体型痴呆，必须具备以下核心条件中的1条： 伴有注意力和警觉功能明显改变的波动性认知功能障碍 反复出现的视幻觉，具有典型的形式和细节 帕金森综合征样的自发性运动功能障碍表现 3. 支持诊断路易小体型痴呆的特征： 反复摔倒 晕厥 一过性意识丧失

(续表)

对精神抑制类药物敏感
系统性的妄想症
其他形式的幻觉
眼球快动相睡眠行为功能障碍
抑郁症
4. 不太可能的路易小体型痴呆的临床表现：
有局灶性神经系统症状和神经影像表现的脑卒中
临床或体格检查有其他身体或脑部疾病,能解释患者现有的临床表现

路易小体型痴呆在临床特征和神经病理学特征表现上与阿尔茨海默病有很多共同之处,在帕金森病伴有痴呆的患者中也有类似路易小体型痴呆的临床表现,路易小体型痴呆的突出病理学表现是在大脑皮质存在路易小体。

绝大多数研究发现,上述诊断路易小体型痴呆的标准有高度的特异性,特异性为80%～100%；敏感性一般,敏感性为35%～80%。

4.2 临床特征

路易小体型痴呆患者具有进行性痴呆表现,包括明显的注意力下降、波动性认知功能障碍、视幻觉和帕金森综合征样表现,其他还有妄想、识别障碍、眼球快动相睡眠功能障碍、抑郁表现以及对精神抑制类药物敏感。

但是目前临床上常规使用精神抑制类药物来控制路易小体型痴呆患者中的神经精神病学症状还有争论。

在临床上存在痴呆疾病的患者中进行尸体解剖检查,神经病理学研究发现路易小体型痴呆占20%～30%。

路易小体型痴呆的起病年龄为50～90岁,患病后生存时间为6～10年,等同或略短于阿尔茨海默病。

路易小体型痴呆患病人数在老年人中随年龄增加而明显增加,多发于男性。

载脂蛋白 $e4$ 基因是路易小体型痴呆发病的危险因素。

路易小体型痴呆患者中的帕金森综合征样表现主要是运动迟缓和强直表现,其中50%的患者表现为静止性震颤,20%的患者存在肌阵挛发作。临床上,75%的路易小体型痴呆患者应用左旋多巴治疗存在短暂疗效。

4.3 痴呆综合征

痴呆是路易小体型痴呆患者的临床常见形式,也是最主要的表现。

帕金森病患者和表现为帕金森综合征的路易小体型痴呆患者,临床上均需经过数年出现痴呆综合征的表现。

路易小体型痴呆的一种罕见形式即存在弥漫性路易小体的患者,临床上多为中年时发病,表现为锥体外系综合征症状,最后进展为伴有痴呆的帕金森综合征。

路易小体型痴呆患者的典型痴呆综合征表现是临床上呈现明显波动性注意力下降,注意力下降可以通过临床病史询问、神经心理学评估或脑电图检查加以判断。

在有些病例中,临床上鉴别诊断路易小体型痴呆患者的痴呆表现与谵妄症状往往非常困难。

路易小体型痴呆患者的关护者能提供患者警觉性和注意力集中受损时的自发性周期性变化,这个周期大约数分钟、一天或更长。临床上表现为对周围环境不了解,时常处于瞌睡状态而自我意识仍然保留,警觉性和复杂反应时间的神经心理学评估也可发现注意力障碍,脑电图检查能显示脑电波频率变化的过度波动。

路易小体型痴呆患者存在明显的视觉空间能力的障碍和视觉感知功能的低下。例如,物体大小的鉴别能力、形状的鉴别能力、重叠图形的鉴定能力以及视觉计数作业测试能力的下降。

与阿尔茨海默病患者相比,应用修订版韦氏成人智力量表进行测试,路易小体型痴呆患者在图形排列、板块设计和物品收集分类测试等方面的能力更差,而在记忆和命名能力方面,路易小体型痴呆患者并不差于阿尔茨海默病患者。

由额叶或额叶-皮质下神经环路介导的认知技巧功能,包括言语流利性、设置转换测试以及反应抑制能力评估等方面的功能障碍,路易小体型痴呆比阿尔茨海默病更为明显。

4.4 神经精神病学特征

路易小体型痴呆患者的神经精神病学症状与其主要临床特征中的内容一致。

临床上的行为功能障碍表现并不是路易小体型痴呆患者中独有的症状,然而路易小体型痴呆患者中的行为功能障碍的发生率明显高于其他痴呆疾病患者中的行为功能障碍发生率。

发生视幻觉症状是路易小体型痴呆患者的重要临床特征之一,有助于路易小体型痴呆的诊断。这些视幻觉特征表现为影像形成完整,常常为动物、人物或场景表现,往往在患者附近呈现。

路易小体型痴呆患者的其他主要神经精神病学症状包括其他类型的幻觉症状如听幻觉、妄想症状、妄想性识别功能障碍症状、心境改变以及眼球快动相睡眠功能障碍等表现。

路易小体型痴呆患者起病时的神经精神病学症状比阿尔茨海默病起病时的神经精神病学症状更为常见,随着两组疾病的进一步发展,这种神经精神病学症状的差别变得不很明显。

妄想性识别障碍症如 Capgras 综合征属于一种特殊类型的妄想症,在路易小体型痴呆患者中的发生率明显高于阿尔茨海默病患者中的发生率。

上述这些发现均是在有神经病理学诊断的患者中进行临床研究而获得的结果。

与接受左旋多巴治疗的帕金森病患者相比,路易小体型痴呆患者的幻觉症状和抑郁症状的发病情况与前者相似,而路易小体型痴呆患者中的妄想症状更为常见。

与额-颞叶变性型痴呆患者相比,路易小体型痴呆患者在临床上表现为更多的幻觉症状和妄想症状,而表现较少的是欣快症状和失抑制症状。

目前有关路易小体型痴呆患者的神经精神病学症状与认知功能障碍的相关性研究很少。

一般来说,认知功能障碍越严重,其行为学功能障碍也越重。

例外的是临床上只有轻微认知功能减退的路易小体型痴呆患者往往出现行为学功能障碍,其认知功能障碍和神经精神病学症状之间无明显相关性。

眼球快动相睡眠功能障碍往往有肢体或躯体的跳动,有时发生与梦境有关的复杂动作或暴力行为。

多种睡眠脑电图描记波形结果与眼球快动相睡眠时肌电图记录的全身强直或肢体肌张力增高相一致,眼球快动相睡眠时脑电图记录未能显示癫痫样脑电活动波形的存在。

临床上有关痴呆综合征的病因分析研究中发现,有痴呆和眼球快动相睡眠行为功能障碍的患者,绝大多数是路易小体型痴呆。

路易小体型痴呆患者还有许多其他类型的睡眠功能障碍,包括白天的过度睡眠、夜间睡眠时的周期性肢体运动、觉醒功能失调以及噩梦等。

神经精神病学调查问卷量表可以用来明确路易小体型痴呆患者的神经精神病学症状中行为功能改变的特征。应用神经精神病学调查问卷量表进行的研究显示路易小体型痴呆患者在临床上发生淡漠、妄想、幻想和行为错乱等症状的比率较高;而抑郁、焦虑、激越、攻击性以及失抑制行为等表现较少见。在所有参加研究的路易小体型痴呆患者中均未发现有欣快症状。

4.5 神经影像学

头颅 MRI 研究发现路易小体型痴呆患者中发生颞叶内侧和海马萎缩的程度大于正常对照组,但没有阿尔茨海默病患者严重。

SPECT、FDG PET 检查显示路易小体型痴呆患者存在除初级躯体运动皮质以外的脑皮质区血流低灌注状态或代谢水平下降。与阿尔茨海默病患者不同,路易小体型痴呆患者的初级枕叶视觉皮质区存在明显的血流低灌注状态或代谢水平下降。

神经影像学研究还发现路易小体型痴呆患者的基底节区多巴胺能神经活性明显下降,PET 研究也显示路易小体型痴呆患者的基底节区多巴胺摄取活动的减少,应用经过标记的多巴胺转运体技术进行 SPECT 检查显示路易小体型痴呆患者的基底节区多巴胺转运体神经活动明显减少。

4.6 路易小体性病变

路易小体可以出现在多个神经系统疾病中。临床上主要存在 2 种类型的路易小体型痴呆：一种见于痴呆合并有帕金森综合征；另一种见于帕金森病和进展到合并痴呆。

路易小体有关的神经系统疾病如下（表4-2）：

表4-2　路易小体有关的神经系统疾病

伴有路易小体的痴呆
　　先于帕金森综合征的痴呆型
　　先于痴呆的帕金森病型
弥散性路易小体病
　　散发型
　　家族型
帕金森病
　　散发型
　　α共和蛋白突变型
　　1-甲基-4-苯基-1，2，3，6-四氢嘧啶（MPTP）致帕金森综合征
其他临床情况
　　单独的吞咽功能障碍综合征
　　进行性核上性眼肌麻痹样疾病
　　肌张力功能障碍型疾病
　　运动神经元病样疾病
　　单纯自主神经功能障碍

帕金森病的特征包括存在路易小体和在脑干部位存在其他神经病理学改变。一种单独的吞咽功能障碍综合征也有类似的脑干部位迷走神经核区域存在路易小体。临床综合征表现包括进行性核上性眼肌麻痹、肌张力功能障碍和运动神经元疾病的患者在尸检时也发现存在路易小体。

路易小体型痴呆患者在典型的神经组织病理学检查中往往伴有神经炎性斑块。也有一种综合征表现包括弥散性或皮质性路易小体病，而无阿尔茨海默病典型的神经病理学特征，这种病见于早老性或青少年性患者。临床表现包括帕金森综合征和进展性痴呆，其精神心理学特征表现为普遍存在的幻觉，已有家族型弥散性路易小体病的报道。

4.7　神经病理学

路易小体型痴呆的特征标志是在脑干和皮质结构中存在路易小体。在基底前脑 Meynert 核（nucleus basilis of Meynert，NBM）区域普遍存在路易小体。脑干部位的路易小体主要存在于黑质和蓝斑区域。

皮质下的路易小体是由细丝晕环绕的非定型致密斑核。典型的路易小体呈圆形，一般单个或数个存在于神经元胞质中。皮质部路易小体比较小，不易确定，且很少有典型的核。路易小体包括神经丝亚单位、泛素（ubiquitin）和α-共和蛋白。

在帕金森病中，路易小体存在于脑干结构中，皮质中少见。而在路易小体型痴呆中，路易小体存在于边缘系统的为路易小体型痴呆的过渡型，路易小体存在于边缘系统和新皮质的为路易小体型痴呆的新皮质型。

发病年龄在60岁以上的典型路易小体型痴呆患者,往往除了皮质部的路易小体,还有β-淀粉样蛋白斑块。大约一半的路易小体型痴呆患者存在神经纤维缠结,但是这种神经纤维缠结现象比阿尔茨海默病患者中的少见。

路易小体型痴呆患者的血管中淀粉样沉积现象较为普遍。

临床与病理学的相关性研究显示,路易小体型痴呆患者的严重度与皮质中路易小体的密度有密切关系。

神经化学研究表明,路易小体型痴呆患者存在基底节多巴胺的减少情况与帕金森病患者相似。

路易小体型痴呆患者中存在胆碱能标记的减少,与阿尔茨海默病患者存在的胆碱能神经功能缺陷相比更加严重。

路易小体型痴呆患者中的胆碱能神经活性,在有视幻觉的患者中比无视幻觉的患者中明显减少。相反,在无视幻觉的路易小体型痴呆患者中,5-羟色胺受体结合能力以及多巴胺能与5-羟色胺能的代谢能力均比有视幻觉的患者明显减少。因此,胆碱能活性减少而5-羟色胺能与多巴胺能活性相对保留是有视幻觉的路易小体型痴呆患者的特征表现。

毒蕈碱受体结合能力增加与多巴胺-3受体密度增加均与路易小体型痴呆患者的精神心理学特征有关。

4.8 药物治疗学

路易小体型痴呆患者的药物治疗包括使用多巴胺能制剂治疗帕金森综合征,胆碱酯酶抑制剂治疗认知功能缺陷,以及联合精神心理类药物控制行为功能紊乱。

多巴胺能制剂的临床应用能改善70%的路易小体型痴呆患者中的部分运动功能障碍,由于在路易小体型痴呆患者治疗之前这些症状就有很高的发生率,因此必须监测可能出现或恶化的视幻觉和妄想症状。

胆碱酯酶抑制剂可以改善路易小体型痴呆患者的认知功能损害和一些行为功能紊乱。路易小体型痴呆患者的胆碱能神经功能显著缺损、明显的注意力减退以及波动的认知功能障碍均说明胆碱能药物治疗能缓解患者的注意力减退和相关的认知功能缺陷。

临床上已经广泛使用的他克林、石杉碱甲、多奈哌齐和卡巴拉汀。有关的研究经验均证实,胆碱酯酶抑制剂能改善路易小体型痴呆患者的认知功能。胆碱酯酶抑制剂的不良反应主要是引起胃肠道胆碱能神经功能亢进,表现为恶心、呕吐、腹泻和厌食。

应用神经精神病学调查问卷量表评定方法的双盲安慰剂对照临床研究证实,酒石酸卡巴拉汀能显著减轻路易小体型痴呆患者的幻觉、妄想、冷漠、抑郁等临床症状。结果显示,上述临床症状的总体评分值至少减少30%,在酒石酸卡巴拉汀组和安慰剂组之间存在显著性差异。酒石酸卡巴拉汀治疗可改善各种症状,包括冷漠、淡漠、焦虑、妄想、幻觉以及运动行为的错乱。卡巴拉汀治疗后,神经精神病学调查问卷量表评定总分也有明显减少。

路易小体型痴呆患者有许多高发的神经精神病学症状,临床医师往往应用精神疾病类药物治疗,而其中的一些常规精神抑制类药物或神经安定类药物很容易使患者发生严重的过敏或有时致命的伤害。

如果胆碱酯酶抑制剂不能改善路易小体型痴呆患者的妄想、幻觉、识别障碍和激越等症状,临床上可以使用非典型抗精神疾病类药物,包括氯氮平、利培酮、奥氮平、喹硫平等均有一定的临床效果。临床上在路易小体型痴呆患者中的治疗研究以及老年性痴呆患者中的双盲安慰剂对照研究均表明奥氮平有显著抗精神症状和减轻激越的效果,而无伴随的认知功能或运动功能的受累。但是,这些非典型抗精神疾病类药物也有一定的不良反应。例如,可能导致易感患者人群出现帕金森综合征表现。因此,临床上对应用非典型抗精神疾病类药物进行治疗的这些患者必须进行仔细的动态监测,以免发生帕金森综合征或出现症状的加重。

有情绪稳定作用的抗惊厥药物如酰胺咪嗪或5-羟色胺能抗抑郁药如曲唑酮能改善路易小体型痴呆患者的激越症状。

抑郁症状是路易小体型痴呆患者常见的临床表现,抗抑郁药物如选择性5-羟色胺再摄取抑制剂是有效的药物。

参考文献

[1] Lopez O L, Litvan I, Catt K E, et al. Accuracy of four clinical diagnostic criteria for the diagnosis of neurodegeneration dementias[J]. Neurology, 1999, 53:1292-1299.

[2] Verghese J, Crystal H A, Dickson D W, et al. Validity of clinical criteria for the diagnosis of dementia with Lewy bodies[J]. Neurology, 1999, 53:1974-1982.

[3] Lopez O L, Becker J T, Kaufer D I, et al. Research evaluation and prospective diagnosis of dementia with Lewy bodies[J]. Arch Neurol, 2002, 59:43-46.

[4] Papka M, Rubio A, Schiffer R B. A review of Lewy body disease, an emerging concept of cortical dementia[J]. J Neuropsychiatry Clin Neurosci, 1998, 10:267-279.

[5] Olichney J M, Galasko D, Salmon D P, et al. Cognitive decline is faster in Lewy body variant than in Alzheimer's disease[J]. Neurology, 1998, 51:351-357.

[6] Louis E D, Klatka L A, Liu Y, et al. Comparison of extrapymidal features in 31 pathologically confirmed cases of diffuse Lewy body disease and 34 pathologically confirmed cases of Parkinson's disease[J]. Neurology, 1997, 48:376-380.

[7] Walker M P, Ayre G A, Cummings J L, et al. Quantifying fluctuation in dementia with Lewy bodies, Alzheimer's disease, and vascular dementia. Neurology, 2000, 54:1616-1624.

[8] Ballard C, O'Brien J, Gray A, et al. Attention and fluctuating attention in patients with dementia with Lewy bodies and Alzheimer's disease[J]. Arch Neurol, 2001, 58:977-982.

[9] Mori E, Shimomura T, Fujimori M, et al. Visuoperceptual impairment in dementia with Lewy bodies[J]. Arch Neurol, 2000, 57:489-493.

[10] Shimomura T, Mori E, Yamashita H, et al. Cognitive loss in dementia with Lewy bodies and Alzheimer's disease[J]. Arch Neurol, 1998, 55:1547-1452.

[11] Heyman A, Fillenbaum G G, Gearing M, et al. Comparison of Lewy body variant of Alzheimer's dis-

ease with pure: Consortium to establish a registry for Alzheimer's disease, part XIX[J]. Neurology, 1999, 52:1839-1844.

[12] Downes J J, Priestley N M, Doran, et al. Intellectual, mnemonic, and frontal functions in dementia with Lewy bodies: a comparison with early and advanced Parkinson's disease[J]. Behav Neurol, 1998/1999, 11:173-183.

[13] Ballard C, Holmes C, Mckeith I, et al. Psychiatric morbidity in dementia with Lewy bodies: a prospective clinical and neuropathological comparative study with Alzheimer's disease[J]. Am J Psychiatry, 1999, 156:1039-1045.

[14] Arsland D, Ballard C, Larsen J P, Mckeith I. A comparative study of psychiatric symptoms in dementia with Lewy bodies and Parkinson's disease with and without dementia[J]. Int J Geriatr Psychiatry, 2001, 16:528-536.

[15] Hirono N, Mori E, Tanimukai S, et al. Distinctive neurobehavioral features among neurodegenerative dementias[J]. J Neuropsychiatry Clin Neurosci, 1999, 11:498-503.

[16] Del Ser T, Mckeith I, Anand R, et al. Dementia with Lewy bodies: findings from an international multicenter study[J]. Int J Geriatr Psychiatry, 2000, 15:1034-1045.

[17] Boeve B F, Silber M H, Ferman T J, et al. REM sleep behavior disorder and degenerative dementia: an association likely reflecting Lewy body disease[J]. Neurology, 1998, 51:363-370.

[18] Ferman T J, Boeve B F, Smith G E, et al. REM sleep behavior disorder and dementia: cognitive differences when compared with AD[J]. Neurology, 1999, 52:951-957.

[19] Grace J B, Walker M P, Mckeith I G, et al. A comparison of sleep profiles in patients with dementia with Lewy bodies and Alzheimer's disease[J]. Int J Geriatr Psychiatry, 2000, 15:1028-1033.

[20] Barber R, Gholkar A, Scheltens P, et al. Medial temporal lobe atrophy in MRI in dementia with Lewy bodies[J]. Neurology, 1999, 52:1153-1158.

[21] Hashimoto M, Kitagaki H, Imamura T, et al. Medial temporal and whole-brain atrophy in dementia with Lewy bodies: a volumetric MRI study[J]. Neurology, 1998, 51:357-362.

[22] Ishii K, Yamaji S, Kitagaki H, et al. Regional cerebral blood flow difference between dementia with Lewy bodies and AD[J]. Neurology, 1999, 53:413-416.

[23] Lobotesis K, Fenwick J D, Phipps A, et al. Occipital hypoperfusion on SPECT in dementia with Lewy bodies but not AD[J]. Neurology, 2001, 56:643-649.

[24] Minoshima S, Foster N L, Sima A A F, et al. Alzheimer's disease versus dementia with Lewy bodies: cerebral metabolic with autopsy confirmation[J]. Ann Neurol, 2001, 50:358-365.

[25] Hu X S, Okamura N, Arai H, et al. ^{18}F-fluorodopa PET study of striatal dopamine uptake in the diagnosis of dementia with Lewy bodies[J]. Neurology, 2000, 55:1575-1576.

[26] Donnemiller E, Heilmann J, Wenning G K, et al. Brain perfusion scintigrapy with ^{99m}Tc-HMPAO or ^{99m}Tc-ECD and 123I-β-CIT singer-photon emission tomography in dementia of the Alzheimer's disease and diffuse Lewy body disease[J]. Eur J Nucl Med, 1997, 24:320-325.

[27] Lowe J, Dickson D W. Pathological diagnostic criteria for dementia associated with cortical Lewy bodies: review and proposal for a descriptive approach[J]. J Neurol Transm, 1997, 51:111-120.

[28] Brett F M, Henson C, Staunton H. Familial diffuse Lewy body disease, eye movement abnormalities, and distribution of pathology[J]. Arch Neurol, 2002, 59:464-467.

[29] Lennox G, Lowe J. Dementia with Lewy bodies. Markesbery W R. Neuropathology of Dementing Disorders[M]. New York: Arnold, 1998, 181-192.

[30] Baba M, Nakajo S, Tu P-H, et al. Aggregation of alpha-synuclein in Lewy bodies of sporadic Parkinson's disease and dementia with Lewy bodies[J]. Am J Pathology, 1998, 152:879.

[31] Haroutunian V, Serby M, Purohit D P, et al. Contribution of Lewy body inclusions to dementia in patients with and without Alzheimer's disease neuropathological conditions[J]. Arch Neurol, 2000, 57:1145-1150.

[32] Tiraboschi P, Hansen L A, Alford M, et al. Cholinergic dysfunction in disease with Lewy bodies[J]. Neurology, 2000, 54:407-411.

[33] Ballard C, Piggott M, Johnson M, et al. Delusions associated with elevated muscarinic binding in dementia with Lewy bodies. Am Neurol, 2000, 48:868-876.

[34] Sweet R A, Hamilton R L, Healy M T, et al. Alterations of striatal dopamine receptor binding in Alzheimer's disease are associated with Lewy body pathology and antemortem psychosis[J]. Arch Neurol, 2001, 58:466-472.

[35] Kaufer D I, Catt R E, Lopez O L, et al. Dementia with Lewy bodies: response of delirium-like features to donepezil[J]. Neurology, 1998, 51:1512.

[36] Grace J, Daniel S, Stevens T, et al. Long-term use of rivastigmine in patients with dementia with Lewy bodies: an open-label trial[J]. Int Psychogeriatr, 2001, 13:199-205.

[37] McKeith I, Del Ser T, Spano P F, et al. Efficacy of rivastigmine in dementia with Lewy bodies: a randomized, double-blind, placebo-controlled international study[J]. Lancet, 2000, 356:2031-2036.

[38] Walker Z, Grace J, Overshot R, et al. Olanzapine in dementia with Lewy bodies: a clinical study[J]. Int J Geriatr Psychiatry, 1999, 14:459-466.

[39] Cummings J L, Street J, Masterman D L, et al. Efficacy of olanzapine in the treatment of psychosis in dementia with Lewy bodies[J]. Dement Geriatr Cgn Disord, 2002, 13:67-73.

[40] Burke W J. Neuroleptic sensitivity to clozapine in dementia with Lewy bodies[J]. J Neuropsychiatry Clin Neurosci, 1998, 10:227-229.

[41] Geroldi C, Frisoni G B, Bianchetti A, et al. Drug treatment in Lewy body dementia[J]. Dement Geriatr Cogn Disord, 1997, 8:188-197.

[42] McKeith I G, Perry E K, Perry R H. Report of the second dementia with Lewy body international workshop: diagnosis and treatment[J]. Neurology, 1999, 53:902-905.

第5章 帕金森病和帕金森综合征

5.1 概述
5.2 人口统计学和遗传学特征
5.3 帕金森病的临床特征
5.4 帕金森病患者中的痴呆综合征
5.5 神经影像学
5.6 神经病理学
5.7 神经精神病学特征
    5.7.1 抑郁
    5.7.2 焦虑
    5.7.3 冷漠
    5.7.4 强迫症
    5.7.5 睡眠障碍
    5.7.6 人格特征
5.8 药物治疗有关的神经精神病学症状
    5.8.1 幻觉
    5.8.2 妄想
    5.8.3 躁狂、轻躁狂和欣快
    5.8.4 性欲过度和性欲倒错
5.9 帕金森病和相关神经精神病学症状的治疗
    5.9.1 运动功能障碍的治疗
    5.9.2 抑郁的治疗
    5.9.3 精神异常的治疗
    5.9.4 其他神经精神病学症状的治疗
    5.9.5 胆碱酯酶抑制剂
5.10 其他帕金森综合征
    5.10.1 进行性核上性眼肌麻痹
    5.10.2 皮质-基底节变性
    5.10.3 多系统萎缩

5.1 概述

帕金森病(Parkinson's disease,PD)的诊断主要依靠临床标准,目前没有肯定的实验室检查进行诊断。其中10%~30%的帕金森病患者最终可以通过尸检明确诊断,而另外一些与帕金森病临床表现相重叠的锥体外系病变,如皮质-基底节变性(cortico-basal degeneration,CBD)、进行性核上性眼肌麻痹(progressive supranuclear palsy,PSP)等也很常见,临床上需要进行鉴别。大约40%的帕金森病患者存在痴呆,还有30%~40%的帕金森病患者存在智能减退,尤其是以认知执行功能受损为主,这种认知功能障碍尚未达到痴呆的临床诊断标准。伴有痴呆的比无痴呆的帕金森病患者更易出现临床神经精神病学症状。

原发性帕金森病(idiopathic PD)的诊断标准和排除标准如表5-1,表5-2所示。

表5-1 原发性帕金森病的诊断标准

1. 左旋多巴临床治疗具有肯定有效的反应,即在一次治疗应用后至少表现为超过33%的临床症状获得改善
2. 具有静止性震颤(static tremor, rest tremor)、运动迟缓(akinesia, bradykinesia)、齿轮样肌强直(cogwheel rigidity, hypertonic)或体位性姿势反射损害(postural reflex impairment, gait abnormal)临床4种表现中的2种,其中静止性震颤和运动迟缓2种表现至少有1种

表5-2 原发性帕金森病的排除标准

1. 由于脑外伤、脑肿瘤、感染、脑血管病和其他已知的神经系统疾病,以及明确的药物、化学物质或毒物等各种因素引起的帕金森综合征
2. 明显的眼球运动麻痹、小脑病变、声带麻痹、直立性低血压(站位时血压降低超过20 mmHg)、锥体束征和肌肉萎缩等往往是其他帕金森综合征的表现
3. MRI表现为纹状体部位低信号时,多为不典型的帕金森综合征而非帕金森病

5.2 人口统计学和遗传学特征

帕金森病是老年人的常见疾病之一,70岁以上人群患病率为1.5%~2.5%。

流行病学调查欧美国家每10万人口中患帕金森病的患者数为100~250人,白种人比黑种人和亚洲人更易受累。

我国60岁以上帕金森病发病率为1%;65岁以上帕金森病发病率男性为1.7%,女性为1.6%。我国大城市60岁以上每10万人口中患帕金森病的患者数为500人左右;上海地区帕金森病发病率为1.14%,目前患者约有5万余名。

临床上,30岁前发病极少,大多数人在50~79岁开始出现症状,男性比女性多见。如不给予左旋多巴治疗,病程一般为9~10年,给予最佳治疗平均寿命可以达到13~14年。

研究表明,农村生活是帕金森病的危险因素,这可能与接触暴露的化学杀虫剂有关。

有资料表明,吸烟是帕金森病的保护因素。

遗传作为帕金森病的致病因素仍有争议。有帕金森病家族史的双胞胎研究表明，一起发生帕金森病的机会很少，提示大多数帕金森病发生中的遗传因素作用有限。仅在少数家族性帕金森病中发现了与某些单基因遗传缺陷有关。越来越多的证据表明，基因的多态性异常可能使神经元获得一种死亡的易感性。目前已证实2种基因编码的蛋白，parkin和UCH-L1可导致家族性帕金森病。

与帕金森病有关的常染色体遗传性改变包括：

(1) 4号染色体编码的α-共和蛋白基因(α-synuclein gene)。α-共和蛋白又称parkin 1基因，于1987年在一个意大利家系中发现与帕金森病相关。α-共和蛋白存在于家族性和散发性帕金森病的路易小体(Lewy body)中以及其他路易小体相关的疾病中。α-共和蛋白正常存在于突触前小泡内与磷脂结合。α-共和蛋白的聚集可触发与铁离子的氧化反应，表达α-共和蛋白的神经元细胞对凋亡和多巴胺诱导的毒性有易感性。

(2) 6号染色体的帕金森2基因(parkin 2 gene)，parkin 2突变导致常染色体隐性的少年发病型帕金森病，临床上表现为对多巴胺有反应，症状有波动性。欧洲的一项研究表明，49%的幼年发病的帕金森病与parkin 2基因突变有关，病理上表现为脑干的色素细胞丢失，无路易小体和α-共和蛋白的病理学证据。

(3) UCH-L1是一种泛素(ubiquitin，遍在蛋白，存在于一切真核生物的一种与组蛋白H_2共价连接的蛋白)C末端水解酶，在神经元内高度表达。这种蛋白是路易小体的组成成分。UCH-L1基因突变在一个常染色体显性遗传的德国家系得到了证实，这是帕金森病的一种少见原因。

5.3 帕金森病的临床特征

正常人群中枢神经系统内黑质神经元死亡达到80%时，人体就会出现帕金森病症状。

帕金森病的临床表现包括静止性震颤、运动迟缓、齿轮样肌强直或体位性姿势反射损害及对左旋多巴临床治疗的有效反应。并非所有的帕金森病患者具有全部临床表现。

典型的帕金森病震颤是一种患者处于警醒休息状态时出现的频率为6 Hz的静止性震颤。睡眠时和患肢运动时消失。手部和上肢受累最多见，舌肌亦可受累。当患者患肢处于被动屈伸时，检查者感觉到肌张力增高的同时有震颤出现，即为齿轮样肌强直，最常见于上肢，下肢可以表现为塑性或铅管样强直。

轻微或早期的肌强直在对侧肢体主动运动时表现为肌张力明显增高，称为Froment征。检查方法是先给患者一侧上肢做被动运动，然后让患者对侧上肢自主作主动运动，如在空中画正方形，可以使被动运动一侧上肢的肌张力明显增高。如果对侧上肢自主作重复的主动运动，往往诱发被动运动一侧上肢的齿轮样肌强直。

帕金森病的运动迟缓是以运动和动作的缓慢为特征。让患者从椅子上站起来或开始一些日常动作时常有启动困难，走路、书写和讲话也显得缓慢。当患者连续活动行走时不能控制速度，常表现为慌张步态。有时患者在突发事件时如看到一个扔过来的球时可作出快速反应,而这种反应在其他日常情况下一般不可能出现。运动迟缓的相关临床表现很多。例如,步态改变表现为步高与步距减少形成拖步;行走时双臂摆动减少;写字逐渐减小和字间距减小以致书写无法辨认(写字过小症,micrographia)。

帕金森病也可出现各种体位性姿势反射损害。例如,行走时的体位性姿势反射障碍,临床上常表现为前冲奔走状的慌张步态(festination)。在神经系统检查时帕金森病患者往往不能迅速背弯或转身;帕金森病患者也会出现进行性加重的屈曲姿势,头向颈屈曲,躯干向骨盆屈曲以及膝部屈曲。而帕金森综合征中的这些主要临床症状一般为左右不对称表现,而且在整个病程中持续存在。

帕金森病患者可以出现一些其他临床表现。例如,检查眼球和眼球运动时,可以发现自主性瞬目减少,而反复叩击两眼之间或上方的眉弓区可诱发持续的异常眨眼(眼睑痉挛),称为 Myerson 征。帕金森病患者的眼球会聚功能和向上凝视功能轻微减退,但是无进行性核上性眼肌麻痹时明显异常的眼球运动特征。帕金森病患者经常表现为语言异常,讲话低沉和言语减少最常见。帕金森病患者在进行计数或其他连续测试活动时,可出现爆发性语音,但是讲话迟缓,使得词语加快连在一起,变得咕哝,称为急语症。言语功能的准确性也随着构语障碍的发生而降低。帕金森病患者通常出现讲话音调变低和单一音调。

5.4 帕金森病患者中的痴呆综合征

帕金森病患者中痴呆的发病率为 18%～40%,流行病学资料往往会低估帕金森病患者中实际的痴呆发生情况。痴呆会增加帕金森病患者的病死率。帕金森病患者中痴呆发生的危险因素包括:词语流利程度减少(例如,1 分钟内以特别字母开始的字汇数量或 1 分钟内特别分类名字的同类个数减少);晚期帕金森病患者;伴随抑郁症状或不同认知功能损害的帕金森病患者。帕金森病病程中发生震颤的患者较少出现临床痴呆综合征,而发生强直性运动迟缓的患者较易出现临床痴呆综合征。起病年龄越大的帕金森病患者和帕金森病病程越长的患者更易出现临床痴呆综合征。

帕金森病患者可以表现出多种类型的临床痴呆表现。有痴呆的帕金森病患者往往有典型的皮质区路易小体。组织病理学发现与临床痴呆的发生密切相关。有些患者的皮质病变与典型的阿尔茨海默病相一致,临床上至少包括两大类痴呆综合征:一类是以认知执行功能障碍为主要表现的皮质下痴呆综合征;另一类是与路易小体型痴呆相似的痴呆。临床上表现为不同程度的各种认知功能障碍,其中语言功能损害和视觉空间能力损害明显,也有执行功能障碍。

5.5 神经影像学

磁共振成像检查在有或无痴呆表现的典型帕金森病患者中显示正常表现。其他类型的帕金森综合征各有其磁共振成像检查的影像学表现。例如:

(1) 纹状体-黑质变性患者中的壳核部位有低及高信号改变。
(2) 橄榄核-桥脑-小脑萎缩(OPCA)患者有桥脑和小脑部位的信号改变。
(3) 中脑萎缩是进行性核上性眼肌麻痹患者的典型表现。
(4) 不对称的皮质萎缩可见于皮质-基底节变性患者。
(5) 腔隙性脑梗死和侧脑室旁、大脑深部白质的高信号改变的患者提示血管性帕金森综合征。

脑功能成像检查也可用于鉴别帕金森病与其他类型的帕金森综合征。帕金森病患者进行 FDG PET 检查显示纹状体部位的糖代谢正常或增高。氟-多巴正电子发射断层扫描(F-Dopa PET)检查和应用 SPECT、正电子发射断层扫描研究多巴胺转运蛋白体(dopamine transporter, DAT)的检查显示纹状体部位多巴胺能神经活动减少,其中壳核部位比尾状核区更明显。相比较,多巴胺受体(dopamine receptors, DR)功能在帕金森病早期阶段呈现上调,而在疾病进展性严重时会逐渐减少。

氟-多巴正电子发射断层扫描检查有助于鉴别帕金森病和进行性核上性眼肌麻痹。例如,帕金森病主要累及壳核区域的后部,而进行性核上性眼肌麻痹均匀累及壳核前部和后部。

SPECT 和 FDGPET 研究发现,与正常老年人相比,无痴呆的帕金森病患者显示大脑弥漫性低代谢和低血流灌注;伴有痴呆的帕金森病患者出现额叶、颞叶、顶叶脑区的低代谢和低血流灌注,而不影响初级运动与感觉皮质脑区。这些脑区代谢和血流灌注改变表现与阿尔茨海默病的扫描结果相似。

帕金森病患者背外侧脑区的低血流灌注表现主要见于表现为持续强直症状和抑郁症状时。大脑眼眶部位额叶皮质的多巴胺转运体活性减少与帕金森病统一评分量表(unified Parkinson's disease rating scale, UPDRS)中的认知评分及抑郁评定量表中的评分改变一致。壳核部位的多巴胺转运蛋白体活性减少与帕金森病统一评分量表中的运动评分相关。

应用功能成像检查放射性标记物 iodobenzovesamicol(IBVM,(+/−)-trans-2-hydroxy-3-[4-(3-iodophenyl) piperidyl]-1, 2, 3, 4-tetrahydrona phthalene)乙酰胆碱转运体(VAChT)配体技术测定各个脑区的突触前胆碱能神经终端密度。结果显示,在无痴呆的帕金森病患者中的顶叶与枕叶皮质区减少,而在有痴呆的帕金森病患者中表现为整个大脑皮质和海马区的明显减少。

磁共振波谱分析(magnetic resonance spectroscopy, MRS)能进行功能神经影像学检查,为帕金森病患者的神经递质代谢改变和认知功能研究的开展提供了良好的载体。Camicioli 等发现,和阿尔茨海默病研究一样,无痴呆的帕金森病患者进行磁共振波谱分析,研究显示后扣带回也出现 NAA/Cr 比值的降低,其代谢改变与记忆评分成正相关。

5.6 神经病理学

经中脑上部横断面切片检查显示帕金森病患者的黑质部位存在神经细胞缺失和脱色。

帕金森病的2种主要组织病理学改变是神经细胞缺失和在残存神经元细胞内、缺失细胞区的神经纤维网中出现路易小体。路易小体是位于细胞质内的包涵体,由致密透明蛋白核和清晰环状结构组成。这些球状包涵体含有各种成分,包括神经丝。

帕金森病患者中容易发生病理性损伤的神经细胞核团,包括黑质(substantia nigra)、蓝斑(locus ceruleus)、缝际核(raphe nuclei)、基底前脑 Meynert 核(nucleus basilis of Meynert,NBM)、下丘脑神经元细胞以及小的皮质神经元细胞,尤其是扣带回区和内侧嗅觉皮质神经元细胞。

帕金森病的痴呆与基底核萎缩以及皮质胆碱能神经支配缺失有关。帕金森病患者,在黑质部位的致密区外侧部受累较内侧部明显,而发生认知功能障碍则与内侧部受累有关。在帕金森病患者中,受累的脑区都会发生神经元变性和路易小体的神经炎性改变。这些改变与帕金森病患者的痴呆发生有关。其中皮质中存在路易小体具有较高的特异性和敏感性。在路易小体型痴呆中,神经炎性斑块与路易小体的相关性比神经纤维缠结更明显(图5-1)。

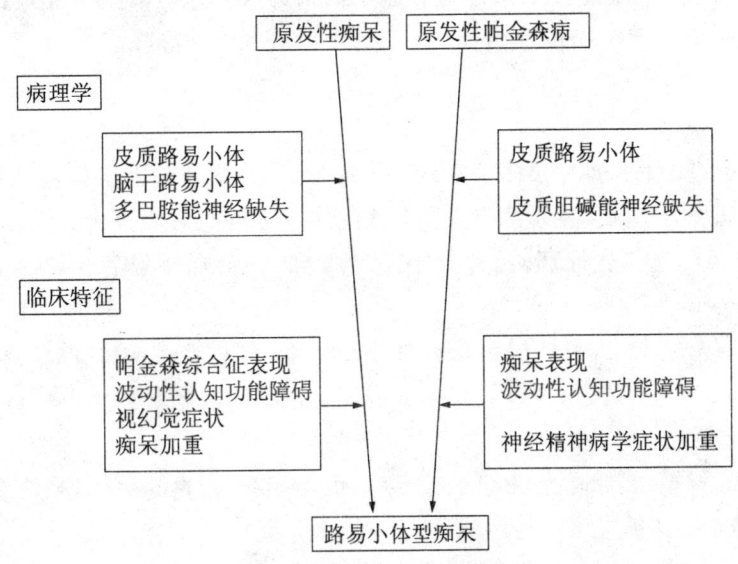

图 5-1　引起路易小体型痴呆的两种情况

因此,这些研究认为,具有明显痴呆综合征表现的帕金森病患者实际上是路易小体型痴呆的一种亚型。即有2种情况可引起路易小体型痴呆。一种是临床上以痴呆起病,而病理学改变表现为神经炎性斑块、皮质区路易小体、胆碱能神经缺失和多巴胺能神经缺失。患者具有帕金森综合征表现,波动性认知功能障碍和视幻觉症状。另一种是临床上以帕金森病起病,而病理学改变表现为皮质区出现大量的路易小体,伴随明显的胆碱能神经缺失。患者表现以痴呆、波动性认知功能障碍和进行性加重的神经精神病学症状为特征。

阿尔茨海默病和伴有痴呆的帕金森病患者的比较研究表明,在痴呆严重度一致时,两者的临床特征仍然明显不同。例如,阿尔茨海默病患者的词语记忆和逻辑记忆功能障碍、失语型语言功能障碍更为严重,而执行功能障碍、认知功能减退相对较轻。

5.7 神经精神病学特征

神经精神病学症状在帕金森病患者中很常见。

在社区帕金森病患者调查中发现,用神经精神病学调查问卷量表检查显示61%的患者至少有一种行为异常,以焦虑(38%)和幻觉(27%)的发生最为常见。

在护理院居住的帕金森病患者更易发生精神症状,且与帕金森病的严重性和认知功能障碍的程度密切相关。

大约25%的帕金森病患者在临床上往往同时具有3种或3种以上的神经精神病学症状,最常见的症状主要表现为焦虑、冷漠表现、抑郁、激越和易怒。

伴有痴呆的帕金森病患者比无认知功能障碍的帕金森病患者在临床上表现为更多的神经精神病学症状。

帕金森病患者中出现的神经精神病学症状概括为抑郁症、焦虑症、强迫症、人格障碍、睡眠障碍以及药物治疗有关的症状,如幻觉、妄想、躁狂和性功能障碍等。

5.7.1 抑郁

帕金森病患者中的抑郁症发病率大约为每年2%。许多危险因素如存在明显认知功能障碍与帕金森病患者的抑郁症发病有关。简易精神状态检查量表评分大于20分的帕金森病患者中,大约5%为重症抑郁,而评分小于20分的帕金森病患者中,大约25%伴有抑郁症。

在临床上,有30%~50%的帕金森病患者表现为一定程度的抑郁症状。横断面研究中发现,大约10%的帕金森病患者为重症抑郁表现。纵向随访研究显示,重症抑郁表现的患者占帕金森病患者的1/3。

在帕金森病早期,临床上出现幻觉或妄想、运动不能-强直综合征(相对于震颤为主综合征而言)也是重症抑郁发病的危险因素。

有研究发现,右侧型帕金森综合征(即左侧脑部受累为主)更容易出现抑郁症。

另外的研究显示,抑郁表现评估的分数能预测帕金森病的致残程度。

帕金森病有关的抑郁与原发性抑郁症晚发型的临床表现有所不同。帕金森病患者往往表现为悲观、无助、动力和活力减退,并且过多关心健康状态,有轻度内疚、自责和无用感。随着帕金森病的发展,抑郁症状亦逐渐进展。例如,帕金森病最早期在临床上表现为自责,此后表现为更多的躯体症状以及帕金森病后期主要以自主神经症状为主。自主神经系统症状在抑郁症患者和帕金森病患者中均很常见。

纵向随访研究显示,伴有重症抑郁的帕金森病患者与轻微抑郁症或无情感障碍的帕金森病患者相比,认知功能障碍更严重,帕金森病病情进展更快,日常生活能力减退更明显。

与无抑郁症的帕金森病患者和正常老年人相比,伴有抑郁症的帕金森病患者的抑郁症状与认知功能障碍的程度有关。有严重情感改变的这些患者在临床上进行执行功能和记忆功能测试，结果显示为更明显的功能障碍。

在临床上出现"开-关"现象的帕金森病患者中，情绪波动现象常有发生。"开-关"现象是一种运动能力的突然波动。在"关"期患者几乎不能活动，在"开"期患者能正常走动，并且运动能力基本正常。"开-关"现象一般出现在"剂末现象"的阶段，也可以不规则发生或无法预料。

在经历过"开-关"现象的帕金森病患者中，抑郁和焦虑症状往往更加明显。大约70%的帕金森病患者出现一定程度的情绪变化，接近40%的帕金森病患者在"关"期出现中度至重度的抑郁症状。临床上注射左旋多巴可以减轻有运动波动的帕金森病患者的抑郁和不安，提示情绪和焦虑改变与左旋多巴缺乏有一定关系。

帕金森病患者的抑郁与一些生物学改变有关。研究发现，有重症抑郁的帕金森病患者与无抑郁的帕金森病患者或正常老年人进行比较，前者的脑脊液中5-羟基吲哚乙酸(5-羟色胺的主要代谢产物)浓度明显降低。

氟-脱氧葡萄糖正电子发射断层扫描研究显示在帕金森病患者和抑郁症患者中，尾状核、下额叶和内侧额叶脑区的代谢活动降低，注射哌甲酯通常能引起欣快反应，而伴有抑郁的帕金森病患者给予注射哌甲酯往往无情绪改变，提示多巴胺能神经元在边缘系统的神经末梢反应能力降低。

大多数尸体解剖检查发现，伴有抑郁的帕金森病患者与无情绪变化的帕金森病患者相比，显示蓝斑区的神经元丧失更加明显。

神经内分泌测试如地塞米松抑制试验证实帕金森病患者的功能有限，无情绪变化的帕金森病患者中无抑制反应的比率相对较高。

5.7.2 焦虑

焦虑障碍在帕金森病患者中很常见，通常与抑郁症共病。

绝大多数研究发现，到医院就诊的帕金森病患者中，有30%～40%的患者符合焦虑障碍的诊断标准。

在社区中使用神经精神病学调查问卷量表研究帕金森病患者的神经精神病学症状表现，大约20%的帕金森病患者确定伴有焦虑症，有神经精神病学症状的患者往往有严重的焦虑症。

焦虑症通常合并有抑郁症。在一项社区问答调查中发现，7%的帕金森病患者为有焦虑症而无抑郁表现，38%的帕金森病患者为焦虑症和抑郁症共病，23%的帕金森病患者为有抑郁症而无焦虑表现。

焦虑症与帕金森病患者的症状严重性、左旋多巴的治疗以及其他疾病变化等无关。

大约70%的帕金森病患者在疾病的"关"期经历过焦虑症状。轻度、中度、重度焦虑症状的表现在帕金森病患者中的发生比例相似。

5.7.3 冷漠

冷漠表现在帕金森病患者中是一个常见临床表现。社区调查发现，冷漠表现见于大约

15％的帕金森病患者。

临床研究中，无抑郁的帕金森病患者中冷漠表现大约为12％，而30％的帕金森病患者存在冷漠表现和抑郁症共病。

临床上存在冷漠表现是帕金森病患者病情严重的一种表现。

5.7.4 强迫症

强迫症在帕金森病患者中不多见，但是临床上强迫症状经常发生。

应用量表调查帕金森病患者的强迫症表现，发现帕金森病患者的反复检查、疑心、清洗和整理的动作有明显增多。这些症状多见于临床上左侧身体患病为主的帕金森综合征患者，提示与右侧基底节功能障碍有关。

5.7.5 睡眠障碍

睡眠障碍在帕金森病患者中是一个常见症状，临床上往往不引起重视。

睡眠调查问卷的研究统一了睡眠功能紊乱的诊断标准。结果显示，帕金森病患者中大约有一半存在符合诊断标准的睡眠功能障碍。

研究发现，与正常对照组相比，帕金森病患者的睡眠质量较差、睡眠潜伏期延长即开始上床睡眠至完全入睡的时间、夜间苏醒时间增多，白天嗜睡时间增多，夜间多发的下肢痉挛或小腿抽筋以及出现不安腿综合征。睡眠周期监测研究显示夜间运动、唤醒较多，苏醒时间延长，睡眠梭形波密度明显减少。

有15％～40％的帕金森病患者会出现发作性嗜睡状睡眠现象。睡眠发作与认知功能损害或治疗方法无关。

抑郁症和焦虑症可由严重睡眠功能障碍引起，但与绝大多数帕金森病患者中发生的轻度睡眠功能紊乱无关。

存在药物治疗所致幻觉的帕金森病患者与无幻觉的帕金森病患者相比，研究发现快速眼动相睡眠时间的总和减少、快速眼动相睡眠时间占总睡眠时间的比例减少。

临床上几乎所有出现药物治疗所致神经精神病学症状的帕金森病患者都存在睡眠障碍。

反复睡眠发作和白天嗜睡与多巴胺能神经功能调节治疗有关，特别是与临床上使用多巴胺受体激动剂治疗密切相关。

快速眼动相睡眠时的行为功能障碍在临床上表现为一种明显的梦中出现意外的运动动作。有15％～40％的帕金森病患者明确存在这种临床表现，其中至少1/3的帕金森病患者会引起本身或照顾者的意外受伤。

5.7.6 人格特征

帕金森病患者发病前是否有特征性的人格改变目前存在争议。临床上使用多种人格评定量表检查方法进行研究，发现帕金森病患者在发病前存在的主要行为风格特征包括害羞、喜静、谨慎、性格内向、进取和好奇心差、对新鲜事物不感兴趣等。

也有研究认为，这些人格类型与抑郁和焦虑的发生有关。

在正常人群中，对新鲜事物兴趣程度的评分增高与尾状核区的氟-多巴的摄取量减少有关，提示帕金森病患者对新鲜事物兴趣减少可能与纹状体区多巴胺的减少有关，并且这种现象在帕金森病的各种症状在临床上明显出现以前早已存在多年。

5.8 药物治疗有关的神经精神病学症状

在临床上帕金森病患者的许多症状与帕金森病的各种药物治疗相关，包括睡眠功能紊乱、幻觉、妄想、躁狂、欣快、性欲过度或性欲倒错等。

帕金森病患者在临床上进行药物治疗后，一旦出现上述这些综合症状，无论有或无明显精神症状，临床上多巴胺能神经调节治疗的药物剂量大小与这些症状并无必然的关系。

帕金森病患者在治疗后出现明显精神症状与其自身的个体因素有关，其中认知功能损害是最重要的影响因素。临床上，伴有痴呆的帕金森病患者比无痴呆的帕金森病患者更容易出现精神症状。

因此，由于帕金森病患者自身因素和治疗之间的相互作用引起临床上的神经精神病学症状这些行为表现，临床上将其称为治疗有关的神经精神病学症状比治疗诱发的神经精神病学症状更合适。

5.8.1 幻觉

幻觉在进行多巴胺能神经调节治疗的帕金森病患者中的发生率为25%~40%。

临床上，最多见的幻觉是一个静止、彩色和边缘清楚的完整形状的视觉影像，也有表现为影像可以运动，如在行走或摆姿势。有些帕金森病患者能认识到这些视觉影像是假象，或正常视觉现实影像转为妄想幻觉影像后成为精神症状的组成部分。

帕金森病患者的幻觉症状一般表现为非侵略性，不威胁患者，也不涉及其他暴力事件，而患偏执狂或迫害妄想的帕金森病患者可有侵略性或威胁性事件发生。

临床上一旦幻觉出现往往会持续存在。

帕金森病患者发生视幻觉的危险因素包括帕金森病患者伴有痴呆和快速眼动相睡眠的减少。

在有视幻觉的帕金森病患者中更易发生色觉和对比度辨别觉功能缺陷。这些视觉功能改变也使得帕金森病患者产生更多幻觉症状。幻觉症状是在护理院的帕金森病患者的一种危险因素。

遗传学研究发现载脂蛋白E基因型的e4等位基因增加药物引起的幻觉发生。在有视幻觉的帕金森病患者中，多巴胺D3基因型的2号等位基因显示过度表达。

进行多巴胺能神经调节治疗后出现视幻觉的帕金森病患者，往往更易进展成路易小体型痴呆的一种特殊帕金森病亚型。其认知功能障碍更加严重、更加需要在护理院治疗以及病死率更高,并且与治疗很久才出现视幻觉的帕金森病患者相比,更易出现非视觉性的幻觉表现。

长期左旋多巴治疗后出现视幻觉的帕金森病患者与其认知功能障碍的发生和进行性姿势不稳表现的发展存在一定关系。

5.8.2 妄想

妄想症状在帕金森病患者中的发生比幻觉症状少见,为6%～10%。

妄想症状通常表现为妄想狂或迫害妄想,往往伴有视觉性幻觉或其他类型幻觉。这种患者会有异常感受,认为邻居在威胁他们、受到监视或成为某个阴谋的牺牲品,所以这种患者会武装自己或想办法得到保护以免可能受到的伤害。

伴有妄想症状的帕金森病患者中也可存在妄想性误认综合征,如Capgras综合征,即这种患者相信某个家庭成员已经被外表一致的陌生人所取代或有同一陌生人在患者人生中扮演不同阶段角色。

与无妄想症状的帕金森病患者相比,有神经症的帕金森病患者的认知功能障碍更严重、抑郁更明显以及帕金森病的临床症状进展更快。

与无妄想症状的帕金森病患者相比,有妄想症状的帕金森病患者的睡眠功能障碍更明显。帕金森病患者中的妄想和幻觉症状往往与快速眼动相睡眠障碍有关,可能由于帕金森病患者存在长期夜间快速眼动相睡眠质量不高引起。

5.8.3 躁狂、轻躁狂和欣快

帕金森病患者进行多巴胺能药物治疗,有些病例在临床上会出现情绪提高表现。例如,感觉越来越好、出现欣快感、轻躁狂表现,或偶然出现重度躁狂症状发作,如自以为是、强迫性讲话、思维奔逸以及活动过度。

欣快和轻躁狂症状大约只见于2%的帕金森病患者中。有"开-关"现象的帕金森病患者在临床上存在兴奋感,25%的帕金森病患者表现为轻微的兴奋感,12%的帕金森病患者在"开"期有中等的兴奋感。

5.8.4 性欲过度和性欲倒错

帕金森病患者中最常见的性行为变化是性接触的频率减少。有80%的帕金森病男性和女性患者出现性生活减少,大约60%的男性帕金森病患者存在阳痿,而1/3的女性帕金森病患者存在阴道痉挛或无性高潮。临床上给予左旋多巴药物治疗可使帕金森病患者的性生活能力恢复,偶尔可引起性欲过度和性功能异常。

临床上,帕金森病患者的性欲过度表现往往单独出现,与其他症状如轻躁狂或躁狂症状的出现无关,也与帕金森病患者的疾病前期或疾病类型无关。在男性帕金森病患者中的发生比女性帕金森病患者中的发生更多见。性欲过度通常包括性欲提高、性活动能力提高、寻找其他能替代的性伴侣。

临床上减少用药的剂量可以缓解性欲倒错症状。

左旋多巴药物治疗或多巴胺能药物治疗时增加剂量后的帕金森病患者中在临床上可以出现裸露癖、受虐狂、嗜动物癖等表现。

性行为增加在临床上可以是轻躁狂或躁狂症状发作的部分表现,也可以表现为享乐行为的自身内环境调节功能障碍综合征(hedonistic homeostatic dysregulation syndrome)。

部分帕金森病患者在临床上会出现对左旋多巴成瘾的表现。例如,过量应用多巴胺替代治疗,药物剂量往往超过临床上允许减轻运动障碍症状的规定范围。

临床上,左旋多巴的滥用往往损害帕金森病患者的社会和职业工作能力。当左旋多巴的临床上应用产生药物耐受时,用药剂量会随着时间延长而增大;当左旋多巴替代治疗在临床上无效而不用时,会出现撤药反应,如烦躁不安、易激惹和易焦虑。

有药物滥用的帕金森病患者往往表现为囤积药物但否认该行为,有自身内环境调节功能障碍综合征的帕金森病患者的临床常见表现为重复而无目的的运动性动作、性欲过度、期望行走、病态的赌博和购物以及厌食症状。

这些综合征表现在有药物诱发性运动障碍的早发型帕金森病男性患者中最为多见。

5.9 帕金森病和相关神经精神病学症状的治疗

帕金森病患者的临床治疗首先针对帕金森病的运动功能障碍,同时也需要处理伴随的神经精神病学症状。另外,还需要使用胆碱酯酶抑制剂治疗帕金森病患者中的痴呆综合征。

临床上,会经常发生治疗帕金森病和神经精神功能异常的药物之间的相互作用。

5.9.1 运动功能障碍的治疗

(1) 抗胆碱能药物应避免用于伴有痴呆的帕金森病患者,以免引起意识混乱、妄想或幻觉症状。

(2) 单胺氧化酶 B 抑制剂如司来吉兰的使用是否有益帕金森病患者的治疗仍有争议。研究认为,司来吉兰具有抗氧化作用,可以减少帕金森病患者的神经细胞丢失速度,延迟多巴胺能药物开始治疗的时间。

(3) 帕金森病患者的运动功能障碍影响其职业工作、社会交往或个人生活时,临床上应考虑首先使用多巴胺能药物左旋多巴复合制剂治疗。

左旋多巴复合制剂包括临床上经常应用的左旋多巴合并使用卡比多巴(一种外周左旋多巴脱羧酶抑制剂)即临床上的复合制剂信尼麦(Sinemet)、息宁控释片(Sinemet-CR)和左旋多巴合并使用羟苄丝肼(也能选择性抑制外周对左旋多巴的脱羧作用,还能防止左旋多巴被其代谢物三羟苯甲丝肼脱羧基)即临床上的复合制剂美多巴(Madopar)、美多巴控释片(Madopar-HBS)开始治疗。临床上均从小剂量如 125 mg,1 日 2 次开始治疗,根据病情逐步增加剂量,最大剂量一般为 250 mg,1 日 4 次。餐前 1 小时或餐后 2 h 服药疗效较好。因为进食后蛋白质分解的高分子中性氨基酸明显增多,会影响左旋多巴在小肠的吸收,并阻碍左旋多巴通过血-脑屏障影响药物疗效。

另外,弥散型美多巴(dispersible Madopar, DM)的特点是易溶于水,便于口服,吸收快,起效迅速。口服后可快速改善"关闭"状态,适用于吞咽障碍、清晨剂末现象、肌张力障碍、"开"期延迟的患者。

这些药物平均治疗6~8年后往往需要各种联合用药治疗。如先用左旋多巴复合制剂,后加用多巴胺受体激动剂,或先用多巴胺受体激动剂,再加用左旋多巴复合制剂。

(4)如果临床上开始就应用多巴胺受体激动剂,往往能减少远期并发症,如运动功能障碍和"开-关"现象的发生。

目前临床上常用的麦角类衍生物多巴胺受体激动剂,包括:

① 溴隐停(Bromocriptine,多巴胺受体以DR_2为主兼DR_1、DR_3,1.25 mg,每日2次开始治疗);

② 培高利特(Pergolide,商品名协良行,多巴胺受体为DR_1与DR_2,因为诱发瓣膜病的不良反应已经停用,上市19年后黯然退市)。

临床上开始应用的非麦角类衍生物多巴胺受体激动剂,包括:

① 罗匹尼罗(Ropinerole, Requip,化学名4-[2-二正丙基胺乙基]-1,3-二氢-2H-吲哚-2-酮盐酸盐,多巴胺受体以DR_2为主兼DR_3,0.25 mg,1日3次)。

② 普拉克索(Pramipexole,商品名森福罗,化学名——水合二盐酸(S)-2-氨基-4,5,6,7-四氢-6-丙胺-苯并噻唑=盐酸普拉克索——水合物,多巴胺受体以DR_2为主兼DR_3、DR_4,0.125 mg,1日3次开始治疗,一般情况下,多数中国患者的剂量大概在每天0.75 mg就差不多了,可以用的最大剂量是1天4.5 mg,该药有每片0.25 mg和1 mg 2种规格)。德国勃林格殷格翰公司的森福罗于2006年初获得国家食品药品监督管理局(SFDA)的注册批准,可避免因长期使用左旋多巴造成的神经损害,延缓需要左旋多巴治疗的时间,减少左旋多巴的剂量,还可选择性地作用于D2/D3受体,从而能控制震颤等运动相关症状,同时缓解精神心理症状如抑郁等。普拉克索的不良反应可引起病理性赌博、性欲增强或亢进。

(5)儿茶酚-氧位-甲基转移酶(COMT)抑制剂在每次给药后能减少外周左旋多巴的代谢率,提高其脑内浓度。如托卡朋(Tolcapone,商品名答是美,Tasmar),因有肝功能衰竭而死亡,欧洲已停止用药,美国仍然在用;恩他卡朋(Entacapone,商品名珂丹,Comtan,化学名(E)-2-氰基-3-(3,4二羟基-5-硝基苯)-N,N二乙基丙烯胺,为Orion研制,目前由诺华公司生产的一类新药,美国食品药品监督管理局(FDA)于1999年10月批准该药上市,用于帕金森病的辅助治疗)。珂丹临床上常与左旋多巴复合制剂合用治疗帕金森病。珂丹每次服用1片(200 mg),1日2次起,一般使用剂量是每次服用200 mg,1日5次,最大推荐剂量是200 mg,1日10次,即最大安全剂量为每天2 g。如患者的多巴胺能不良反应增加,如运动功能障碍和直立性低血压,则左旋多巴或珂丹的剂量需要减少。如果需要中止珂丹,应避免突然停药。对患有心血管病、精神病、肝脏疾病及接受儿茶酚胺类药物治疗的患者,应慎用珂丹。

联合用药能提高左旋多巴治疗的临床疗效。其中帕金森病患者产生对一种药物不敏感时,可以改用另一种药物仍然有效。

(6) 在上述药物治疗无效时,临床上可以使用多巴胺释放促进和再摄取阻断剂如金刚烷胺(Amantadine, Symmetrel, 100 mg, 1 日 1 次)作为补充治疗往往有效。

(7) 临床上,帕金森病患者的药物治疗在病程晚期阶段往往失去其效果,这时可以采取外科手术治疗。丘脑切开术对震颤的治疗有效,特别是在震颤表现以一侧为主时。一侧丘脑切开术可以减轻对侧的震颤表现,并且治疗效果稳定。深部脑刺激治疗(DBS)或苍白球切开术能明显减轻左旋多巴诱导的运动障碍和运动波动的"开-关"现象。

(8) 纹状体区的脑黑质细胞移植已有成功的临床研究报道,但是又有发现移植后的帕金森病患者出现多动症。如果帕金森病患者同时存在痴呆,则有手术治疗的禁忌。

5.9.2 抑郁的治疗

多种药物可以用于治疗帕金森病患者的抑郁症状,但在帕金森病患者中仅有数个临床随机安慰剂对照研究。因此临床上对帕金森病患者中的抑郁症状进行治疗主要依靠开放试验的经验和无帕金森病的老年人群中的有关研究结果。

(1) 多巴胺能药物还具有抗抑郁的临床治疗作用。

(2) 单胺氧化酶 B 抑制剂如司来吉兰,在帕金森病治疗中也具有抗抑郁治疗作用。本药在临床上与许多老年性疾病的用药存在一定的禁忌,影响其在老年患者中的临床应用。

(3) 麦角类衍生物类多巴胺受体激动剂溴隐停也有抗抑郁作用。非麦角类衍生物类多巴胺受体(DR_2、DR_3)激动剂也可以减少帕金森病患者的抑郁发生和减轻伴有情绪障碍的帕金森病患者的抑郁症状。

(4) 临床上,可以首先应用选择性 5-羟色胺再摄取抑制剂(SSRI)治疗帕金森病患者中的抑郁症状,治疗中很少引起帕金森病患者症状的加重,在老年患者中应用也无明显不良反应,所以通常不需要停用此类药物。例如,舍曲林(Sertraline,商品名左洛复,50 mg, 1 日 1 次)和帕罗西汀(Paroxetine,商品名赛乐特,20 mg, 1 日 1 次)的临床应用研究显示确实能缓解帕金森病患者中的抑郁症状和情绪障碍。在选择性 5-羟色胺再摄取抑制剂治疗前必须停用单胺氧化酶 B 抑制剂司来吉兰,否则两者合用可产生中毒性 5-羟色胺能综合征。

(5) 选择性去甲肾上腺素再摄取抑制剂(NRI)如瑞波西汀(Reboxetine,化学名(±)-(2RS)-2-[(RS)-(2-乙氧基苯氧基)苯甲基]、吗啉甲磺酸盐,商品名叶洛抒,2~4 mg, 1 日 2 次或 1 日 3 次)。瑞波西汀是由 Pharmacia & Upjohn 公司开发,于 1997 年在英国首次上市,疗效与 TCA 和 SSRI 相同,尤其是对重症抑郁相当有效,同时耐受性良好,不良反应极少,几无性功能障碍,无体重增加和镇静作用,CYP450 相互作用较少,也能缓解帕金森病患者中的情绪障碍。

(6) 临床上经过这些首选药物足够剂量和疗程的正规治疗仍然无效者,则可改用三环类抗抑郁药物(TCA)治疗,应选择抗胆碱能不良反应不明显的药物,如地昔帕明(去甲丙咪嗪,Desipramine, 75 mg, 1 日 1 次)或去甲替林(Nortriptyline, 10~25 mg, 1 日 2 次或 1 日 3 次)。

（7）如果这类药物也无临床效果，可以应用5-羟色胺和去甲肾上腺素再摄取抑制剂（SNRI）如文拉法新（Venlafaxin，商品名怡诺思，75～150 mg，1日1次），能同时具有去甲肾上腺素和5-羟色胺两种神经递质再摄取抑制作用，帕金森病患者中的这些递质明显减少。临床上，这类药物的治疗可以改善帕金森病患者中的情绪障碍，这类药物也能作为帕金森病患者中的抑郁症状的治疗。

（8）所有这些药物治疗仍无明显临床效果时，可以进行电抽搐治疗（electroconvulsive therapy，ECT）。电抽搐治疗在临床上改善帕金森病患者中的运动症状和抑郁症状时的情绪障碍方面均有效。帕金森病患者中伴有抑郁症状的患者和那些单纯抑郁症的患者对电抽搐治疗的临床疗效相似。帕金森病患者经过电抽搐治疗后，临床上可能会出现一段时间的谵妄性精神错乱表现，应告知帕金森病患者的家属发生这种不良反应的可能性，大多数帕金森病患者中的这种谵妄性精神错乱表现发生在电抽搐治疗后1周内，偶尔意识障碍会持续到3周。临床上，电抽搐治疗后也可能出现运动障碍。

帕金森病患者的临床运动症状会在两三次电抽搐治疗疗程后缓解。但是如果停止电抽搐治疗后，临床表现会在数周后出现运动症状复发，运动症状回到治疗前的程度。临床上，情绪障碍的治疗效果一般需要六七次电抽搐治疗后才能出现，治疗效果可以维持数月至数年。

5.9.3 精神异常的治疗

帕金森病患者中的妄想症状在临床上很难治疗，主要是因为应用多巴胺阻滞剂治疗帕金森病患者中的精神异常时，往往加重帕金森病的症状；相反，临床上减少多巴胺能药物的应用以减轻精神症状时，也常常加重帕金森病的症状。

随着非经典类抗精神病药物的临床广泛使用，这个矛盾有所缓解。氯氮平（Clozapine）是其中有效和不良反应较小的药物，小剂量氯氮平如6.25～75 mg，1日1次就可控制帕金森病患者中的精神症状，治疗数天后即有临床效果。除了改善精神症状，氯氮平治疗还能减轻帕金森病患者中的焦虑、抑郁症状和睡眠功能障碍。另外，对临床上出现的震颤、斜颈、肢体肌张力障碍和静坐不能等症状也有改善效果。

临床上，联合应用氯氮平治疗并不加重帕金森病的症状，但在临床上有可能出现1%～2%使用氯氮平治疗的帕金森病患者中发生潜在致命性的粒细胞缺乏症，长期治疗可引起糖尿病。因此，美国FDA要求氯氮平治疗的帕金森病患者应定期检查血细胞计数和血糖检测。

临床上，可以替换使用的其他抗精神病药物也能用于治疗帕金森病患者中的精神症状，包括利培酮（Risperidone，商品名维思通，2～6 mg，1日1次）、奥氮平（Olanzapine，商品名再普乐，5～20 mg，1日1次）和喹硫平（Quetiapine，商品名思瑞康，50～200 mg，1日2次）。利培酮和奥氮平都能够有效减轻部分帕金森病患者中的妄想症状，但也有可能加重某些帕金森病患者的临床症状。研究显示，喹硫平能改善帕金森病患者中的精神症状而不加重帕金森病的临床症状。

奥丹司琼（Ondansetron）是一种5-羟色胺3（5-HT$_3$）受体的拮抗剂，临床开放试验结果表明能减轻帕金森病患者中的幻觉和妄想症状。

电抽搐治疗对帕金森病患者中的精神症状有效,临床上主要用于不能耐受抗精神病药物治疗或非经典抗精神病药物联合治疗的帕金森病患者。

5.9.4 其他神经精神病学症状的治疗

其他神经精神症状的治疗目前仍无明确的研究结果。

躁狂、轻躁狂症状可以通过减少左旋多巴的剂量得到改善,也可以应用酰胺咪嗪(Carbamazepine,商品名卡马西平,得理多,100 mg,1日3次)或丙戊酸钠(Valproate,商品名德巴金,200 mg,1日1次～1日3次)作为替换治疗,锂剂(Lithium,250 mg,1日3次)和氯氮平也能改善帕金森病患者中的躁狂症状。

焦虑症状可以使用对老年人有良好耐受性的抗焦虑药物如劳拉西泮(氯羟安定,Lorazepam,Lorax,1 mg,1日3次)或奥沙西泮(去甲羟安定,Oxazepam,10～30 mg,1日3次)等。

性欲过度和性欲倒错行为可以通过减少左旋多巴的剂量得到改善,临床上使用氯氮平治疗也有效。

有享乐行为的自身内环境调节功能障碍综合征在临床上进行治疗比较困难,可以参考药物滥用有关功能障碍患者的治疗方式。

5.9.5 胆碱酯酶抑制剂

帕金森病患者中的痴呆和神经精神病学症状在临床上应用胆碱酯酶抑制剂往往有效。

在帕金森病患者伴有痴呆的有关临床开放研究结果提示他克林(Tacrine,因肝脏毒性,现已禁用)、石杉碱甲(0.05 mg,1日2次),多奈哌齐(5～10 mg,1日1次)能改善患者的认知功能、减少幻觉症状,但不加重帕金森病的症状;类似临床开放研究显示卡巴拉汀(1.5～3 mg,1日2次)能明显改善伴有幻觉的帕金森病患者的认知功能、缓解幻觉症状和睡眠障碍,应激能力有明显提高。

有痴呆的帕金森病患者和路易小体型痴呆患者存在许多相似之处。例如,存在胆碱能神经功能障碍,这也是伴有痴呆和神经精神病学症状的帕金森病患者在临床上应用胆碱酯酶抑制剂有效的主要原因。

5.10 其他帕金森综合征

脑的基底节区对人类的认知和情绪功能的稳定很重要。基底节功能障碍时除了发生运动系统神经功能紊乱外,往往出现各种形式的认知和神经精神功能异常。

舞蹈样病变,例如 Huntington 舞蹈病和 Sydenham 舞蹈病见于青少年或中年患者,在这里讨论帕金森病患者中有神经精神症状的晚发型痴呆病变时,不进一步展开舞蹈样病变的有关内容。

帕金森病的主要原因如表 5-3 所示。

表 5-3　帕金森病的主要原因

1. 原发性帕金森病
2. 家族性帕金森病
3. 其他变性型疾病中的帕金森综合征
   3.1　进行性核上性眼肌麻痹(PSP)
   3.2　路易小体型痴呆(DLB)
   3.3　克-雅病(CJD)
   3.4　皮质-基底节变性(CBD)
   3.5　额-颞叶变性(FTLD)
   3.6　多系统萎缩(MSA)
   　　　橄榄核-脑桥-小脑变性(OPCA)
   　　　Shy-Drager 综合征
   　　　纹状体-黑质变性
   3.7　基底节钙化(原发性和有症状)
   3.8　Hallervorden-Spatz 病
4. 伴有帕金森综合征的血管性痴呆
5. 脑炎后帕金森综合征
   5.1　脑炎后睡眠过多症
   5.2　其他类型脑炎后,包括梅毒性脑炎
6. 其他继发性帕金森综合征
   6.1　药物引起,特别是镇静类和其他多巴胺阻断药物
   6.2　毒物引起,如一氧化碳中毒、氰化物中毒、二硫化物中毒、甲醇和乙醇中毒
   6.3　缺氧后帕金森综合征
   6.4　拳击运动员脑病综合征(punch drunk)
   6.5　正常颅压脑积水
   6.6　颅脑占位性病变如肿瘤等

5.10.1　进行性核上性眼肌麻痹

由美国国立卫生研究院的神经系统疾病和脑卒中协会(NINDS-SPSP)制订的进行性核上性眼肌麻痹的诊断标准具体内容如表 5-4 所示：

表 5-4　进行性核上性眼肌麻痹的诊断标准

(1) 临床上确定诊断
临床上很可能或有可能的进行性核上性眼肌麻痹
具有典型的进行性核上性眼肌麻痹的组织病理学证据
(2) 临床上很可能诊断
病情呈现逐步进展性
发病年龄在 40 岁或以上
表现为向上或向下凝视的垂直性核上性眼肌麻痹以及发病的第一年中有显著的体位性姿势不稳表现,往往伴有跌倒发作
无其他任何疾病的证据能解释以上特征性表现,也要符合排除标准
(3) 临床上有可能诊断
病情呈现逐步进展性
发病年龄在 40 岁或以上
仅表现为向上或向下凝视的垂直性核上性眼肌麻痹

(续表)

或表现为垂直性扫视性快速眼球运动减慢以及发病的第一年中有显著的体位性姿势不稳表现,往往伴有跌倒发作 无其他任何疾病的证据能解释以上特征性表现,也要符合排除标准 (4) 临床上支持诊断 对称性的运动不能或强直,近端重于远端 异常的颈位姿势,特别是颈后倾 进行左旋多巴治疗,临床上无或很少有帕金森综合征样效果 早期发生的吞咽困难或构语困难(讷吃) 早期发生的认知功能障碍,包括以下表现中的至少2项:冷漠,抽象思维功能障碍,词语流利性减慢,利用或模仿行为,或额叶释放症状 (5) 临床上排除标准 近期发生过脑炎 幻肢综合征,皮质感觉功能缺损,局灶性额叶或颞-顶叶萎缩表现 幻觉或妄想表现,与多巴胺能药物治疗无关 皮质型阿尔茨海默病的痴呆表现,按照美国 NINCDS-ADRDA 标准表现为有严重的遗忘症和失语症或失认症 明显的早期小脑症状或早期难以解释的自主神经系统功能障碍(明显的低血压或泌尿功能障碍) 严重的不对称帕金森综合征表现(如动作缓慢) 有关结构异常的神经放射学证据(如基底节或脑干梗死,脑叶萎缩) Whipple 病,需要经过聚合酶链反应(PCR)测定证实

进行性核上性眼肌麻痹又称作 Steele-Richardson-Olszewski 综合征,是一种变性型疾病,最容易与帕金森病相混淆。

进行性核上性眼肌麻痹的最重要临床症状是向上或向下凝视的垂直性核上性眼肌麻痹,有显著的伸展性体位姿势和躯干轴性肌强直表现,出现明显的构语困难(讷吃)引起患者讲话的言语难以辨认,往往具有皮质下痴呆特征。进行性核上性眼肌麻痹患者的典型眼球运动功能障碍表现为首先以随意性垂直性向下凝视功能受限开始,随后出现随意性垂直性向上凝视功能减退,其次再出现垂直性追随性眼球运动和侧向眼球运动功能障碍。整个病程中眼—头反射往往正常。

进行性核上性眼肌麻痹的认知功能障碍主要表现之一是执行功能的障碍。卡片分类试验结果显示分类整理功能异常和词语流利性减慢是其典型表现。进行性核上性眼肌麻痹的记忆功能障碍类型也与额叶-皮质下环路受累引起的执行功能障碍相一致。新信息的学习和已学信息的获取往往受损,而保存联合信息的识别功能。与帕金森病和正常老年人对照,进行性核上性眼肌麻痹患者的认知功能障碍如反应时间测定更严重。

进行性核上性眼肌麻痹患者的神经精神症状也与额叶功能障碍有关。患者的突出表现为冷漠,见于91%患者;缺乏抑制能力,见于1/3患者;表现为抑郁和焦虑的患者较少;其他神经精神症状更少见。与帕金森病患者相比,进行性核上性眼肌麻痹患者表现为更多的冷漠和缺乏抑制能力,而帕金森病患者表现为更多的妄想、幻觉和抑郁症状。进行性核上性眼肌麻痹患者的睡眠障碍表现严重,睡眠时间明显减少,快速眼动相睡眠时间占总睡眠时间的比例显著减少,睡眠时往往处于觉醒状态。

脑电图检查可以发现进行性核上性眼肌麻痹患者的额叶部位 θ 波减慢。在进行性核上性眼肌麻痹的中期和进展期，磁共振成像检查能发现中脑和被盖部的萎缩。氟-脱氧葡萄糖正电子发射断层扫描检查往往显示整个皮质代谢降低，以额叶部位更加明显，尤其是运动区和运动前区；皮质下区域如尾状核、壳核、丘脑、桥脑也出现低代谢状态。应用氟-多巴正电子发射断层扫描、单光子发射断层扫描和正电子发射断层扫描研究多巴胺转运蛋白体、多巴胺受体功能研究突触前多巴胺能系统，均显示进行性核上性眼肌麻痹患者存在多巴胺能功能的异常。

进行尸体解剖可以发现进行性核上性眼肌麻痹患者有明显的中脑萎缩。显微镜下检查显示在基底节或脑干存在大量的神经纤维缠结和（或）神经纤维网细丝，以苍白球、丘脑下核团、黑质和桥脑部位最多，纹状体、眼球运动核团、延髓、小脑齿状核也有这些异常发现。Tau 蛋白阳性的星形胶质细胞在这些病变部位很常见。进行性核上性眼肌麻痹也属于一种 Tau 蛋白病（依据分子生物学技术的发展，通过特异抗体的免疫反应发现的异常蛋白沉积类型进行疾病分类）。进行性核上性眼肌麻痹时的多巴胺能神经在皮质下区减少，而胆碱能神经系统在额叶皮质和皮质下区均有减少。

临床上进行性核上性眼肌麻痹的治疗很困难。有些患者甚至没有表现出明显的情绪功能异常，给予使用三环类抗抑郁药物治疗也有一定的功能改善。有帕金森综合征表现的患者在临床上应用多巴胺能药物治疗有效，特别是多巴胺受体激动剂。患者往往不能耐受抗胆碱能药物，应避免使用。局部注射肉毒杆菌毒素可以减轻眼睑痉挛和肢体痛性痉挛的发作。

5.10.2 皮质-基底节变性

皮质-基底节变性的诊断标准如表 5-5 所示。

表 5-5　皮质-基底节变性的诊断标准

1. 入选标准
肌强直表现，加上一个皮质症状（失用症，皮质性感觉缺失，或精神错乱性幻觉肢体现象）；或不对称性肌强直，肌张力障碍，和局灶性反射性肌阵挛
2. 入选因素的限定
肌强直：无须增强试验就可检出
失用症：超过一个肢体的失用，认知功能障碍或运动功能缺损难以解释
皮质性感觉缺失：保留的初级感觉，表现为不对称性
精神错乱性幻觉肢体现象：超过一个肢体的漂浮感
肌张力障碍：见于肢体局灶部位，静止时容易发生
肌阵挛：为反射性肌阵挛，扩散超过受刺激的脚趾或手指
3. 排除标准
早期痴呆（这样会排除部分皮质-基底节变性患者，但是这些病例在临床上很难与其他原发性痴呆疾病进行鉴别）
早期垂直性眼肌凝视麻痹
静止性震颤
严重的自主神经系统功能紊乱
左旋多巴药物治疗有效
影像研究发现病损是另一种病理反应过程

皮质-基底节变性的临床特征表现与帕金森综合征类似，以伴有肌张力障碍的不对称性肌强直和局灶性反射性肌阵挛为主要特征。

皮质-基底节变性的临床诊断敏感性比较低，但特异性高。大多数该疾病的临床诊断最终与尸体解剖病理学检查结果相符合。而尸体解剖病理学检查结果符合皮质-基底节变性诊断标准的很多病例在生前并未被临床上诊断。最常见的误诊病例是将皮质-基底节变性误诊为进行性核上性眼肌麻痹。

临床上，大多数皮质-基底节变性患者往往同时以运动功能障碍和认知功能障碍为特征表现，但在有些皮质-基底节变性患者中，最早的临床表现症状是痴呆综合征。

皮质-基底节变性患者发生的肌阵挛典型表现为局灶性发作，通常局限于单肢，一般为上肢，以随意运动时最为明显。

皮质-基底节变性患者的认知功能障碍特征包括失用症、皮质性感觉缺失、或精神错乱性幻觉肢体现象。失用症是一种意念运动性的行为异常，皮质-基底节变性患者不能按命令执行运动功能，并且不能用运动和感觉神经系统异常加以解释。这种意念运动性失用症一般影响肢体的运动功能，极少影响双颊面部结构的运动功能。肢体的失用症在肌张力障碍或肌阵挛发作时表现得最为严重。精神错乱性幻觉肢体现象（alien limb phenomenon），是一种特殊表现形式的失用症，不限于单一无意的抓握反射，而且包括皮质-基底节变性患者不是有意识打算进行的一系列累及肢体的各种动作。

皮质-基底节变性的认知功能缺陷包括特殊的皮质性和额叶-皮质下认知功能紊乱的复合类型。执行功能障碍表现最突出，包括卡片分类整理和词语流利性功能障碍。视觉空间感知功能障碍也很明显。记忆功能障碍表现为一种回忆功能障碍而非阿尔茨海默病的遗忘型。半数皮质-基底节变性患者有失语综合征，包括命名性失语、运动性失语或经皮质运动性失语。偶尔患者可以出现 Bálint 综合征，Bálint 最早描述有视空间知觉和眼手协调功能障碍的病例，后来描述为视失认、视觉性共济失调和眼性失用三联症，或称为皮质性注视不能综合征，也可以出现随意性眼球运动减少。

皮质-基底节变性患者的临床神经精神症状表现很特殊，抑郁症状很常见，并且在临床上往往表现为重症抑郁。冷漠表现症状也比较突出，其他的神经精神症状表现则很少见。

磁共振成像检查显示皮质-基底节变性患者的额-顶叶脑部呈现不对称性萎缩。

单光子发射断层扫描结果显示额叶、顶叶皮质以及纹状体和丘脑部位的血流灌注减少。同样，氟-脱氧葡萄糖正电子发射断层扫描检查显示额叶背外侧和内侧、顶叶、颞叶外侧、纹状体和丘脑部位的代谢降低，以患者受累肢体的对侧脑部改变最为明显。

氟-多巴正电子发射断层扫描检查发现尾状核、壳核、额叶内侧皮质区的多巴胺摄取减少，也呈现为不对称性，这与皮质-基底节变性患者临床症状表现的不对称性相符合。

尸体解剖检查发现皮质-基底节变性的病理改变主要累及额叶和顶叶脑区，非对称性累及额极和额叶矢状旁区。在受累皮质和皮质下区均可发现泡沫囊状无色（ballooned achromatic）细胞。典型表现为黑质有严重变性，有神经细胞缺失；而苍白球、纹状体和丘脑下核团均被受累，差异变化较大。皮质-基底节变性是一种 Tau 蛋白病。皮质、皮质下核团和脑干部位均可发现 Tau 蛋白阳性神经纤维缠结。Tau 蛋白免疫组织化学检查显示在变性的皮质、皮质下白质、基底节和桥脑部位存在含有神经胶质和神经元细胞包涵体的神经纤维网细丝和颗粒。在皮质-基底节变性和额-颞叶变性综合征之间存在大量的重叠表现，特别是在临床表现和病理学发现方面存在相同点。

5.10.3 多系统萎缩

多系统萎缩包括纹状体-黑质变性，以帕金森病样症状为主要表现；散发性橄榄核-桥脑-小脑萎缩，以小脑共济失调症状为主要表现；Shy-Drager 综合征，以自主神经功能障碍为主要表现。

多系统萎缩临床诊断的特异性很高，但敏感性低，许多患者会被漏诊。多系统萎缩是一种散发性、进展性、成人发病的一组疾病，特征表现包括：自主神经功能障碍、帕金森病样症状、小脑共济失调症状，临床上 3 种表现可以任何组合表达。

多系统萎缩的诊断特征如表 5-6 所示。

表 5-6 多系统萎缩的诊断特征

1. 诊断标准
帕金森病样症状，伴有强直和（或）震颤的运动迟缓，通常进行长期左旋多巴治疗效果不明显或疗效不稳定
小脑体征或皮质脊髓束体征
体位性低血压、阳痿、尿失禁或尿潴留，通常发病先于运动症状或在运动症状发生后 2 年内
2. 排除标准
这些特征不能用药物或其他疾病引起来解释

注：帕金森病样症状明显时，往往使用纹状体-黑质变性名称；小脑共济失调症状明显时，临床上诊断散发性橄榄核-桥脑-小脑萎缩；自主神经功能障碍明显时，多称为 Shy-Drager 综合征。

临床上，具有以下 8 项特征中的 6 项时，基本上可以确诊多系统萎缩：散发性、成年起病、自主神经功能障碍、帕金森病样症状、锥体束症或小脑共济失调症状、临床上进行左旋多巴治疗无效、认知功能正常、无核上性向下凝视眼肌麻痹。

多系统萎缩在临床上常被诊断为帕金森病或进行性核上性眼肌麻痹。多系统萎缩与帕金森病的鉴别主要是前者的病程进展快速和存在自主神经功能障碍。多系统萎缩患者的起病年龄比帕金森病患者早，多见于 50~55 岁，病情进展比帕金森病快，表现为 40% 的多系统萎缩患者在发病 5 年内致残或靠轮椅生活。

多系统萎缩的认知功能损害一般轻微，但是许多患者可以出现执行功能如词语流利性降低、回忆能力减退以及线索跟踪试验异常。

多系统萎缩患者可有抑郁表现。抑郁评分量表的评定结果与帕金森病患者相似。

多系统萎缩患者也可以出现快速眼动相睡眠功能障碍。

磁共振成像检查显示，大多数多系统萎缩患者表现为豆状核外侧面高信号环，T_2 加权成像表现为豆状核背外侧区减弱的低信号区。

氟-脱氧葡萄糖正电子发射断层扫描检查发现多系统萎缩患者的壳核和小脑部位代谢

降低,有些患者的运动区、前运动区、前额叶区也有明显的低代谢表现。氟-多巴正电子发射断层扫描显示尾状核和壳核部位均有多巴胺摄取能力降低。

神经病理学检查发现壳核、尾状核、苍白球、黑质、蓝斑、下橄榄核、桥脑、小脑、脊髓等处的神经胶质细胞增多和神经元细胞缺失。组织学检查发现多系统萎缩的各种亚型中的大脑白质处少突神经胶质细胞中均存在胞质内包涵体,这些包涵体含有α-共和蛋白。多系统萎缩属于α-共和蛋白病(synucleinopathy)。神经元细胞质内的包涵体与神经胶质细胞内的包涵体相似,见于累及的组织结构内,只是含量较少。

治疗主要是对症治疗。氟氢可的松或直接 α_1 受体激动剂米多君(Midodrine)可以用于直立性低血压的治疗。

参考文献

[1] 王新德. 略论帕金森病的药物治疗问题[J]. 中华神经科杂志,1997,30(4):197-198.

[2] 王新德. 原发性帕金森病治疗的建议[J]. 中华老年病学杂志,1999,18(3):133.

[3] 王新德,张文记,陈生弟. 托卡朋治疗帕金森病运动功能波动的临床观察[J]. 中华老年医学杂志,1999,15(2):12.

[4] 刘焯霖,陈生弟. 第12届国际帕金森病会议纪要[J]. 中华神经科杂志,1997,30(4):254.

[5] 陈生弟,陈先文. 帕金森病神经保护治疗研究现状及存在问题[J]. 中华神经科杂志,2000,33(4):197-199.

[6] 孙斌,罗毅. 丙炔苯丙胺治疗帕金森病30例临床观察[J]. 卒中与神经疾病,1977,4(2):60.

[7] 孙斌. 帕金森病的药物治疗现状[J]. 中国综合临床,1999,15(4):295-296.

[8] 孙斌. DA受体激动剂治疗帕金森病的新进展[J]. 医药导报,2001,20(2):77-79.

[9] 孙斌. 抗帕金森病新药-托卡朋与恩他卡朋[J]. 医药导报,2003,22(2):71-74.

[10] 刘道宽. 帕金森病新疗法的研究动态[J]. 中华神经科杂志,1997,30(4):242.

[11] 刘道宽. 帕金森病的药物治疗[J]. 实用老年医学杂志,2001,15(6):289-292.

[12] 镡旭明. 治疗帕金森病的新药恩他卡朋[J]. 国外医学·药学分册,1999,26(2):127.

[13] 庄柏翔. 帕金森病的药物治疗方案[J]. 医师进修杂志,2000,23(12):5-7.

[14] 黄云旗. 帕金森病的药物治疗近况[J]. 医学文选,2002,21(4):554-556.

[15] 唐跃年. 抗帕金森病新药-恩他卡朋[J]. 中国药学杂志,2001,36(4):282-283.

[16] 乔善义. 多巴胺激动剂用于治疗帕金森病[J]. 国外医学·药学分册,2000,27(2):116.

[17] 张城. 抗帕金森病药多巴胺前体依替左旋多巴[J]. 国外医学·药学分册,2001,28(6):372.

[18] 尹伟华,刘春风. 帕金森病的药物治疗[J]. 世界临床药物杂志,2003,24(3):148-151.

[19] 邱东鹰,张建,谢瑞满. 进行性核上性麻痹1例[J]. 中国临床医学,2004,11(6):91-92.

[20] 陈伟,谢瑞满. 神经干细胞移植联合基因治疗帕金森病[J]. 中国临床医学杂志,2005,12(6s):94.

[21] 陈伟,谢瑞满. 雌激素与帕金森病[J]. 国际中华应用心理学杂志,2006,3(1):67.

[22] 谢瑞满. 帕金森病研究进展[J]. 现代实用医学杂志,2003,15(7):401-404.

[23] 谢瑞满. 老年医学. 第8章:老年人帕金森病研究进展. 见:临床内科学(续集)[M]. 上海:复旦大学出版社,2008,336-346.

[24] Langston, J W, Widner H, Goetz C G, et al. Core assessment program for intracerebral transplantations(CAPIT)[J]. Mov Disorder, 1992, 7:2-13.

[25] Tanner CM, Ottman R, Goldman SM, et al. Parkinson's disease in twins: an etiologic study[J]. JAMA, 1999, 281:341-346.

[26] Farrer M, Chan P, Chen R, et al. Lewy bodies and parkinsonism in families with Parkin mutations [J]. Ann Neurol, 2001, 50:293-300.

[27] Aarsland D, Livtvan I, Larsen JP. Neuropsychiatric symptoms of patients with progressive supranuclear palsy and Parkinson's disease[J]. J Neuropschiatry Clin Neurosci, 2001, 13:42-49.

[28] Hurting H, Trojanowski J Q, Galvin J, et al. Alpha-synuclein cortical Lewy bodies correlate with dementia in Parkinson's disease[J]. Neurology, 2000, 54:1916-1921.

[29] Mattila PM, Rinne JO, Helenius H, et al. Alpha-synuclein-immunoreactive cortical Lewy bodies are associated with cognitive impairment in Parkinson's disease[J]. Acta Neuropathol, 2000, 100:285-290.

[30] Gabrieli J D E, Singh J, Stebbins G T, et al. Reduced working memory span in Parkinson's disease: evidence for the role of frontostriatal system in working and strategic memory[J]. Neuropschology, 1996, 1022-1032.

[31] Lang A E, Vontobel A M. Parkinson's disease[J]. N Engl J Med, 1998, 339:1044-1053.

[32] Starkstein S E, Chemerinski E, Sabe L, et al. A prospective longitudinall study of depression and anosognosia in Alzheimer's disease[J]. Br J Psychiatry, 1997, 171:47-52.

[33] Ouchi Y, Yoshikawa E, Okada H, et al. Alterations in binding site density of dopamine transporter in the striatum, orbitofrontal cortex, and amygdale in early Parkinson's disease: compartment analysis for β-CFT binding with positron emission tomography[J]. Ann Neurol, 1999, 45:601-610.

[34] Kuhl D E, Minoshima S, Fessier J A, et al. In vivo mapping of cholinergic terminals in normal aging, Alzheimer's disease and Parkinson's disease[J]. Ann Neurol, 1996, 40:399-410.

[35] Churchyard A, Lees A J. The relationship between dementia and direct involvement of the hippocampus and amygdale in Parkinson's disease[J]. Neurology, 1997, 49:1570-1576.

[36] Apaydin H, Ahiskog E, Parisl J, et al. Parkinson's disease neuropathology[J]. Arch Neurol, 2002, 59:102-112.

[37] Aarsland D, Larsen J P, Lim N H, et al. Range of neuropsychiatric disturbance in patients with Parkinson's disease[J]. J Neurol Neurosurg Psychiatry, 1999, 67:492-496.

[38] Aarsland D, Ballard C, Larsen J P, et al. A comparative study of psychiatric symptoms in dementia with Lewy bodies and Parkinson's disease with and without dementia[J]. Int J Geriatr Psychiatry, 2001, 16:528-536.

[39] Holroyd S, Currie L, Wooten G F. Prospective study of hallucinations and delusions in Parkinson's disease[J]. J Neurol Neurosurg Psychiatry, 2001, 70:734-738.

[40] Starkstein S E, Petracca G, Chemerinski E, et al. Depression in classic versus akinetic-rigid Parkinson's disease[J]. Mov Disord, 1998, 13:29-33.

[41] Tandberg E, Larsen J P, Aarsland D, et al. Risk factors for depression in Parkinson's disease[J]. Arch Neurol, 1997, 54:625-630.

[42] Kuzis G, Sabe L, Tiberti C, et al. Cognitive functions in major depression and Parkinson's disease [J]. Arch Neurol, 1997, 54:982-986.

[43] Norman S, Troster A I, Field J A, et al. Effects of depression and on cognitive functioning[J]. J

Neuropsychiatry Clin Neurosci, 2002, 14:31-36.

[44] Richard I H, Justus A W, Kurlan R. Relationship between mood and motor fluctuations in Parkinson's disease[J]. J Neuropsychiatry Clin Neurosci, 2001, 13:35-41.

[45] Richard I H, Schiffer R B, Kurlan R. Anxiety and Parkinson's disease[J]. J Neuropsychiatry Clin Neurosci, 1996, 8:383-392.

[46] Alegret M, Junquue C, Valldeoriola F, et al. Obsessive-compulsive symptoms in Parkinson's disease [J]. J Neurol Neurosurg Psychiatry, 2001, 70:394-396.

[47] Muller N, Putz A, Kathmann N, et al. Characteristics of obsessive-compulsive symptoms in Tourette's syndrome, obsessive-compulsive disorder, and Parkinson's disease[J]. Psychiatry, Res, 1997, 70:105-114.

[48] Ondo W G, Vuong K D, Khan H, et al. Daytime sleepiness and other sleep disorders in Parkinson's disease[J]. Neurology, 2001, 57:1392-1396.

[49] Hobson D E, Lang A E, Martin W R, et al. Exercise daytime sleepiness and sudden-onset sleep in Parkinson's disease[J]. JAMA, 2002, 287:455-463.

[50] Tan E K, Lum R N, Fook-Chong S M, et al. Evaluation of somnolence in Parkinson disease: comparison with age- and sex-matched controls[J]. Neurology, 2002, 58:465-468.

[51] Arnulf I, Konofal E, Merino-Andreu M, et al. Parkinson's disease and sleepiness: an integral part of PD[J]. Neurology, 2002, 58:1019-1024.

[52] Comella C, Nardine T, Diedrich N, et al. Sleep-related violence, injury, and REM sleep behavior disorder in Parkinson's disease[J]. Neurology, 1998, 51:526-529.

[53] Aarsland D, Larsen J P, Tandberg E, et al. Predictors of nursing home placement in Parkinson's disease: a population-baesed, prospective study[J]. J Am Geriatr Soc, 2000, 48:938-942.

[54] Goetz C G, Leurgans S, Pappert E J, et al. Prospective longitudinal assessment of hallucinations in Parkinson's disease[J]. Neurology, 2001, 57:2078-2082.

[55] Diederich N J, Goetz C G, Raman R, et al. Poor visual discrimination and visual hallucinations in Parkinson's disease[J]. Clin Neuropharmacol, 1998, 21:289-295.

[56] Goetz C G, Vogel C, Tanner C M, et al. Early dopaminergic drug-induced hallucinations in parkinsonian patients[J]. Neurology, 1998, 51:811-814.

[57] Graham J M, Grunewald R A, Sagar H J. Hallucinosis in idiopathic Parkinson's disease[J]. J Neurol Neurosurg Psychiatry, 1997, 63:434-440.

[58] Barnes J, David A S. Visual hallucinations in Parkinson's disease: a review and phenomenological survey[J]. J Neurol Neurosurg Psychiatry, 2001, 70:727-733.

[59] Edelstyn N M J, Oyebode F, Barrett K. Delusional misidentification: a neuropsychological case study in dementia associated with Parkinson's disease[J]. Neurocase, 1998, 4:181-188.

[60] Roane D M, Rogers J, Robinson J H, et al. Delusional misidentification in association with parkinsonism[J]. J Neuropsychiatry Clin Neurosci, 1998, 10:194-198.

[61] Arnulf I, Bonnet A-M, Damier P, et al. Hallucinations, REM sleep, and Parkinson's disease[J]. Neurology, 2000, 55:281-288.

[62] Fernandez H H, Durso R. Clozapine for dopaminergic-induced paraphilias in Parkinson's disease[J]. Mov Disord, 1998, 13:597-621.

[63] Giovannoni G, O'Sullivan J D, Tunner K, et al. Hedonistic homeostatic dysregulation in patients with Parkinson's disease on dopamine replacement therapies[J]. J Neurol Neurosurg Psychiatry, 2000, 68: 423-428.

[64] Palhagen S, Heinonen E H, Hagglund J, et al. Selegiline delays the onset of disability in de novo parkinsonian patients[J]. Neurology, 1998, 51: 520-525.

[65] Miyasaki J M, Martin W, Suchowersky O, et al. Practice parameter: initiation of treatment for Parkinson's disease: an evidence-based review[J]. Neurology, 2002, 58: 11-17.

[66] Olanow C W, Watts R L, Koller W C. An algorithem (decision tree) for the management of Parkinson's disease(2001): treatment guidelines[J]. Neurology, 2001, 56: s1-s88.

[67] Tom T, Cummings J L. Depression in Parkinson's disease: pharmacological characteristics and treatment[J]. Drugs Aging, 1998, 12: 55-74.

[68] Cummings J L. D-3 receptor agonists: combined action neurologic and neuropsychiatric agants[J]. J Neurol Sci, 1999, 163: 2-3.

[69] Pogarell O, kunig G, Oertel W H. A non-ergot dopamine agonist, pramipexole, in the therapy of advanced Parkinson's disease: improvement of parkinsonian symptoms and treatment-associated complications: a review of three studies[J]. Clin Neuropharmacol, 1997, 20: s28-s35.

[70] Richard I H, Kurlan R, Parkinson Study Group. A survey of antidepressant drug use in Parkinson's disease[J]. Neurology, 1997, 49: 1168-1170.

[71] Ceravolo R, Nuti A, Piccinni A, et al. Paroxetine in Parkinson's disease: effects on motor and depressive symptoms[J]. Neurology, 2000, 55: 1216-1218.

[72] Hause R, Zesiewicz T A. Sertraline for the treatment of depression in Parkinson's disease[J]. Mov Disord, 1997, 12: 756-759.

[73] Lemke M R. Effect of reboxetine on depression in Parkinson's disease patient[J]. J Clin Psychiatry, 2002, 63: 300-304.

[74] Moellentine C, Rummans T, Ahlskog J E, et al. Effectiveness of ECT in patients with parkinsonism[J]. J Neuropsychiatry Clin Neurosci, 1998, 10: 187-193.

[75] Trosch R M, Friedman J H, Lannon M C, et al. Clozapine use in Parkinson's disease: a retrospective analysis of a large multicentered clinical experience[J]. Mov Disord, 1998, 13: 377-382.

[76] Ruggieri S, De Pandis M F, Bonamartini A, et al. Low dose of clozapine in the treatment of dopaminergic psychosis in Parkinson's disease[J]. Clin Neuropharmacol, 1997, 20: 204-209.

[77] Aarsland D, Larsen J P, Lim N G, et al. Olanzapine for psychosis in patients with Parkinson's disease with and without dementia[J]. J Neuropsychiatry Clin Neurosci, 1999, 11: 392-394.

[78] Goetz C G, Blasucci L M, Leurgans S, et al. Olanzapine and clozapine: comparative effects on motor function in hallucinating PD patients[J]. Neurology, 2000, 55: 789.

[79] Workman R H Jr, Orengo C A, Bakey A A, et al. The use of risperidone for psychosis and agitation in demented patients with Parkinson's disease[J]. J Neuropsychiatry Clin Neurosci, 1997, 9: 594-597.

[80] Fernandez H H, Friedman J H, Jacques C, et al. Quetiapine for the treatment of drug-induced psychosis in Parkinson's disease[J]. Mov Disord, 1999, 14: 484-487.

[81] Targum S D, Abbott J L. Efficacy of quetiapine in Parkinson's disease[J]. J Clin psychopharmacol, 2000, 20: 54-60.

[82] Brandstadter D, Oertel W H. Treatment of drug-induced psychosis with quetiapine and clozapine in Parkinson's disease[J]. Neurology, 2000, 58:158-162.

[83] Reading P J, Luce A K, McKeith I G. Rivastigmine in the treatment of parkinsonian psychosis and cognitive impairment: preliminary findings from an open trial[J]. Mov Disord, 2001, 16:1171-1195.

[84] Litvan I, Agid Y, Calne D, et al. Clinical research criteria for the diagnosis of progressive supranuclear palsy(Steele-Richardson-Olszewski syndrom): report of the NINDS-SPSP international workshop [J]. Neurology, 1996, 47:1-9.

[85] Santacruz P, Uttl B, Litvan I, et al. Progressive supranuclear palsy[J]. Neurology, 1998, 50:1637-1647.

[86] Bak T H, Hodges J R. The neuropsychology of progressive supranuclear palsy[J]. Neurocase, 1998, 4:89-94.

[87] Montplaisir J, Petit D, Decary A, et al. Sleep and quantitative EEG in patients with progressive supranuclear palsy[J]. Neurology, 1997, 49:999-1003.

[88] Higin N, Zubieta J, Reich S G, et al. PET imaging of the dopamine transporter in progressive supranuclear palsy and Parkinson's disease[J]. Neurology, 1999, 52:1221-1226.

[89] Kompoliti K, Goetz C G, Litvan I, et al. Pharmacological therapy in progressive supranuclear palsy [J]. Arch Neurol, 1998, 55:1099-1102.

[90] Riley D E, Lang A E. Clinical diagnosis criteria. Litvan I, Goetz C G, Lang A E Corticobasal Degeneration and Related disorders[M]. Philadelphia: Lippincott & Williams, 2000, 29-34.

[91] Litvan I, Agid Y, Goetz C G, et al. Accuracy of the clinical diagnosis of corticobasal degeneration: a clinicopathologic study[J]. Neurology, 1997, 48:119-125.

[92] Grimers D A, Lang A E, Bergeron C. Dementia as the most common presentation of cortico-basal ganglionic degeneration[J]. Neurology, 1999, 53:1969-1976.

[93] Mimura M, White R F, Albert M L. Corticobasal degeneration: neuropsychological and clinical correlates[J]. J Neuropsychiatry Clin Neurosci, 1997, 9:94-98.

[94] Frattali C M, Grafman J, Patronas N, et al. Language disturbances in corticobasal degeneration[J]. Neurology, 2000, 54:990-992.

[95] Mendez M F, Corticobasal ganglionic degeneration with Ballint's syndrome[J]. J Neuropsychiatry Clin Neurosci, 2000, 12:273-275.

[96] Litvan I, Cummings J L, Mega M. Neuropsychiatric features of corticobasal degeneration[J]. J Neurol Neurosurg Psychiatry, 1998, 65:717-721.

[97] Soliveri P, Monza D, Paridi D, et al. Cognitive and magnetic resonance imaging aspects of corticobasal degeneration and progressive supranuclear palsy[J]. Neurology, 1999, 53:502-507.

[98] Hirono N, Ishii K, Sasaki M, et al. Features of regional cerebral glucose metabolism abnormality in corticobasal degeneration[J]. Dement Geriatr Cogn Disord, 2000, 11:139-146.

[99] Nagahama Y, Fukuyama H, Turjanski N, et al. Cerebral glucose metabolism in cortibasal degeneration: comparison with progressive supranuclear palsy and normal controls[J]. Mov Disord, 1997, 12:691-696.

[100] Schneider J A, Watts R L, Gearing M, et al. Corticobasal degeneration: neuropathologic and clinical heterogeneity[J]. Neurology, 1997, 48:959-969.

[101] Kertesz A, Martinez-Lage P, Davidson W, et al. The cortibasal degeneration syndrome overlaps progressive aphasia and frontotemporal dementia[J]. Neurology, 2000, 55:1368-1375.

[102] Litvan I, Goetz C G, Jankovic J, et al. What is the accuracy of the clinical diagnosis of multiple system atrophy? A clinicopathologic study[J]. Arch Neurol, 1997, 54:937-944.

[103] Litvan I, Booth V, Wenning GK, et al. Retrospective application of a set of clinical diagnostic criteria for the diagnosis of multiple system atrophy[J]. J Neural Transm, 1998, 105:217-227.

[104] Kraft E, Schwarz J, Trenkwalder C, et al. The combination of hypointense and hyperintense signal changes on T2-weighted magnetic resonance imaging sequences[J]. Arch Neurol, 1999, 56:225-228.

[105] Wenning G K, Tison F, Shlomo B, et al. Multiple system atrophy: a review of 203 pathologically proven cases[J]. Mov Disord, 1997, 12:133-147.

[106] Sorbera L A, Martin L. Etilevodopa. Antiparkinsonian dopamine precursor[J]. Drugs Future, 2001, 26(3):219.

[107] Olanow C W. The role of dopamine agonists in the treatment of early Parkinson's disease[J]. Neurology, 2002, 58(1):33.

[108] Jankovic J. Levodopa strengths and weaknesses[J]. Neurology, 2002, 58(4):s19.

[109] Jenner P. Pharmacology of dopamine agonists in the treatment of Parkinson's disease[J]. Neurology, 2002, 58(4, Suppl):S1.

[110] Negrotti A, Bizzarri G, Calzetti S. Long-term persistence of symptomatic effect of selegiline in Parkinson's disease. A two-months placebo controlled withdrawal study[J]. J Neural Transm, 2001, 108(2):215.

[111] Rabey J M, Sagi I, Huberman M, et al. Rasagiline mesylate, a new MAO-B inhibitor for the treatment of Parkinson's disease: a double-blind study as adjunctive therapy to levodopa[J]. Clin Neuropharmacology, 2000, 23(6):324.

[112] Chazot P. Safinamide(Newron Pharmaceuticals)[J]. Curr Opin Invest Drugs, 2001, (6):809.

[113] Dingemanse J. Issues important for rational COMT inhibition[J]. Neurology, 2000, 55(11, Supp4):S24.

[114] Jonkers N, Sarre S, Ebinger G, et al. MK801 influences l-DOPA-induced dopamine release in intact and hemi-parkinson rats[J]. Eur J Pharmacal, 2000, 407(3):281.

[115] Kanda T, Jackson M J, Smith L, et al. Combined use of the adenosine A2a antagonist KW-6002 with l-DOPA or with selective D1 or D2 dopamine agonists increases antiparkinsonian activity but not Dyskinesia in MPTP-treated monkeys[J]. Exp Neural, 2000, 162(2):321.

[116] Chauhan N B, Siegel G J, Lee J M. Depletion of glial cell line-derived neurotrophic factor in substantia nigra neurons of Parkinson's disease[J]. J Chem Neuroanat, 2001, 21(4):277.

[117] Bohn M C. Parkinson's disease, a neurodegenerative disease particularly amenabale to gene therapy [J]. Mol Therapy, 2000, 1(6):494.

[118] Bjorklund A, Lindvall O. Parkinson disease gene therapy moves toward the clinic[J]. Nat Med, 2000, 6(11):1207-1208.

[119] Hutton J T, Verhagen M L, Chase T N, et al. Transdermal dopaminergic D2 receptor against therapy in Parkinson's disease with N-0923 TDS, a double-blind, placebo-controlled study[J]. Movement Disord, 2001, 16:459.

第6章 血管性痴呆

> 6.1 概述
> 6.2 血管性痴呆的临床特征和分类
> 6.3 血管性痴呆的认知功能障碍
> 6.4 血管性痴呆的神经精神病学特征
> 6.5 神经影像学
> 6.6 鉴别诊断
> 6.7 神经病理学
> 6.8 预防、治疗与康复学
>   6.8.1 脑卒中的预防
>   6.8.2 精神心理类药物
>   6.8.3 胆碱酯酶抑制剂
>   6.8.4 NMDA 受体拮抗剂
>   6.8.5 脑卒中后躯体功能障碍的康复治疗
>   6.8.6 脑卒中危险因素的治疗

6.1 概述

血管性痴呆(vascular dementia，VaD)是由脑血管疾病如多发性脑梗死、脑缺血性损伤或少数颅内出血引起的脑部损伤所致的一组获得性神经精神病学功能障碍性疾病,临床上表现为认知功能和行为能力障碍。血管性痴呆的特点是起病突然,病情呈阶梯性加重或波动性进展,早期功能缺陷呈散发分布,有局灶性神经症状和体征。

随着社会日益老龄化,老年血管性痴呆疾病的绝对及相对发病率均明显增加。我国血管性痴呆的发病率为 0.17%,随着人口老龄化的发展,患者有明显增加的趋势。在我国 65

岁以上的老年人群中,血管性痴呆的患病率达1.1%。

研究发现,血管性病变是造成痴呆的第二大类原因,仅次于阿尔茨海默病。血管性痴呆的发病率和人种有关。据统计,在亚洲国家的痴呆患者中,40%～60%为血管性痴呆;而在欧美的痴呆患者中,20%～30%为血管性痴呆,50%～60%是因阿尔茨海默病所致,15%为阿尔茨海默病合并血管性痴呆。

临床上,神经系统检查发现局灶性神经系统损伤定位阳性体征,而神经影像学检查显示脑部结构改变有助于血管性痴呆的诊断。

老年人中发生脑血管病很常见。这些脑缺血性损伤后综合征往往合并有其他脑部退行性病变,包括阿尔茨海默病(老年性痴呆)、额-颞叶变性、路易小体型痴呆、帕金森病等。

临床上血管性痴呆的诊断常用NINDS-AIREN(National Institute of Neurological Disorders & Stroke and the Association Internationale pour la Recherche et l'Enseignement en Neurosciences)欧美联合制定的标准(表6-1)。

表6-1 血管性痴呆的诊断标准

1. 临床上确定诊断血管性痴呆
   临床上符合很可能诊断血管性痴呆的标准
   组织病理学有脑缺血性或出血性损伤的证据而无任何其他痴呆病因的表现
2. 临床上很可能诊断血管性痴呆
   2.1 痴呆
       认知功能呈现从原来的良好状态逐步下降
       二项或多项的认知功能损害
       功能缺损明显影响患者日常生活能力而非脑卒中引起
       无谵妄、精神错乱、失语或感觉运动功能障碍,也无其他引起痴呆综合征的疾病
   2.2 脑血管病
       与卒中相符的局灶性神经系统损伤定位体征
       神经影像学检查发现广泛脑部血管性损害的结构改变
   2.3 痴呆和脑血管病的关系符合如下1项或2项
       痴呆的发生时间是在脑血管病诊断的3个月内
       认知功能障碍的病程进展呈现突然恶化、阶梯式加重或波动性进展
3. 临床上支持诊断的表现
   认知功能障碍的发生和病程变化不很明显
   早期发生步态异常
   走路不稳、经常发生无诱因的跌倒
   早期非泌尿系统疾病引起的尿频、尿急和其他尿路症状
   假性球麻痹
   人格和情绪改变、意志缺失、抑郁、情感障碍和皮质下功能障碍包括精神运动性迟滞和认知执行功能异常
4. 临床上有可能诊断血管性痴呆
   有神经系统局灶性定位体征的痴呆,但是无神经影像学检查确定的脑血管病证据
   有神经系统局灶性定位体征的痴呆,痴呆发生和脑血管病发病之间无明确时间关系
   有神经系统局灶性定位体征和痴呆,但是认知功能障碍的发生和病程变化不很明显
5. 临床上合并脑血管病的阿尔茨海默病
   临床上有可能诊断阿尔茨海默病
   临床上和影像学检查均有脑血管病的证据

上述诊断标准的敏感性为 58%，特异性为 80%。

应用此诊断标准能完全排除 90%的阿尔茨海默病，大约 25%的阿尔茨海默病合并脑血管病变的患者能诊断为血管性痴呆。

上述诊断标准有一个恰当的内部可信度区间，但其精确度不如目前应用的阿尔茨海默病的诊断标准。

6.2 血管性痴呆的临床特征和分类

血管性痴呆表现有多种临床类型，主要与脑组织损伤的部位有关。临床上，血管性痴呆可以有日常生活能力、认知功能下降以及行为功能障碍症状。由于血管损害的部位不同，血管性痴呆患者的症状可能与典型的阿尔茨海默病不完全相同。

痴呆合并血管病变可能造成比较突出的相应脑区功能缺损（如额叶受损表现为执行功能障碍），而记忆功能障碍早期不明显。

行为功能障碍症状可以是血管性痴呆的早期表现，特别是人格改变、抑郁和淡漠，而这些症状一般见于阿尔茨海默病晚期患者。

大多数学者将血管性痴呆分为以下几种病理类型：

（1）多发性梗死性痴呆（multi-infarction dementia，MID） 是指合并有皮质和皮质下血管源性的多发性缺血梗死性损伤。

（2）单发性梗死性痴呆 例如，左侧大脑半球角回区的脑梗死会造成多条重要的正常认知功能有关的共同通路中断，引起首发性脑单个关键部位（起决策功能）脑梗死性痴呆，见于左侧大脑中动脉的上支闭塞。

（3）小血管疾病引起的关键部位梗死性痴呆如下：

以往认为脑组织损伤达到一定体积阈值可导致痴呆的观点目前不再被广泛接受，而关键部位的小梗死，例如深部中央灰质，可能在痴呆发病中有重要作用。前瞻性随访研究显示，尽管早期非常严重，但关键部位相关的认知功能障碍症状在脑卒中后 1 年内常为可逆，不是持续痴呆的常见原因。

腔隙状态（lacunar state）是指基底节、丘脑、皮质下白质部位的多发性缺血性脑损伤，见于颅底动脉环和大脑前、中、后动脉发出的穿支动脉闭塞，有时与广泛的认知功能障碍相关。

丘脑性痴呆主要见于中线旁丘脑核团双侧同时损伤，为大脑后动脉的穿支动脉闭塞，丘脑背内侧和前部的梗死可能导致显著的执行功能障碍和记忆障碍，在某些患者中呈持续性。

（4）皮质下动脉硬化性痴呆（Binswanger's disease） 是指痴呆患者的皮质下白质部位存在弥漫性缺血性损伤，见于皮质动脉向白质的穿支动脉闭塞。尽管有些磁共振成像上显示的白质高信号和腔隙性梗死与血管周围间隙扩大有关，但一般认为这些病灶是小血管病或者缺血性微血管病的证据。磁共振成像上的白质高信号也常见于正常的社区人群中。

这种磁共振成像上的白质高信号随着年龄的增长以及其他如高血压、糖尿病和遗传因素等迅速增加；在心血管病患者中，例如冠状动脉搭桥手术患者中发生率达50%。磁共振成像上的白质高信号在病理检查上主要是皮质下和脑室周围白质局限性或者弥漫的病灶，以及中央灰质的腔隙性梗死和微梗死。因为白质异常在无症状的患者中很常见，因此通常被认为是良性的，然而越来越多的证据显示磁共振成像上的白质异常与痴呆危险因素增加有关。在断面研究中有严重白质病变的患者发生痴呆的危险性增加2倍。在前瞻性研究中，基线脑室旁白质病变可增加痴呆危险约2倍。研究显示白质病变的进展伴随着认知功能下降，支持白质病变是认知功能下降的病因之一。

(5) 低灌注性痴呆　例如，边缘区综合征是指主要大脑前、中动脉之间或中、后动脉之间的大脑周边部位或分水岭处的低血流灌注后的缺血性梗死，导致不同程度的痴呆。

(6) 出血性痴呆　例如，高血压动脉粥样硬化性脑出血、脑外伤性脑出血后引起的痴呆。

(7) 其他机制引起的痴呆　例如，皮质性痴呆见于左、右两侧大脑半球的多发性皮质梗死，往往是由于心脏和颈动脉源性栓子引起的脑栓塞。

引起血管性痴呆的最常见脑损伤部位是皮质下缺血性梗死或皮质下白质部位的缺血性损伤。

大部分血管性痴呆患者是累及基底节和白质部位的皮质下腔隙性脑梗死。

血管性痴呆是老年人常见的一种认知功能障碍的病因，占临床病理学诊断痴呆病例的15%～30%。

此外，尚有大量合并血管性病变基础的认知功能障碍的患者，但未达到血管性痴呆的诊断标准。

因此，由Schdev等人提出了有关血管性认知功能障碍(vascular cognition impairment，VCI)的定义，其定义是血管性认知功能障碍程度严重到可以诊断的水平，具有临床治疗价值的疾病综合征，包括缺血性脑损伤后出现的轻度血管性认知功能障碍(mild vascular cognition impairment，MVCI)到血管性痴呆(VaD)的一系列疾病类型。

在过去20年中，血管性痴呆的诊断标准不断发展，但准确的血管性认知功能障碍的定义长期以来一直受到争议，经历了从脑动脉硬化及慢性脑局部缺血发展阶段、多发脑梗死性痴呆、血管性痴呆到血管性认知功能障碍的漫长过程。

长期以来，脑卒中后痴呆(post-stroke dementia，PSD)被认为是血管性痴呆的原型。流行病学研究提示，脑血管病相关危险因素在阿尔茨海默病中也很常见，而被诊断为脑卒中后痴呆的患者在脑卒中前已经存在认知功能障碍。脑卒中后痴呆的最重要人口学预测因素是年龄，而与脑卒中危险因素的相关性没有那么充分。已经存在的皮质下白质病变的程度、梗死的体积、全脑和内侧颞叶的萎缩是脑卒中后痴呆的主要影像学特征，皮质低灌注可能也有重要作用。载脂蛋白e4等位基因既是阿尔茨海默病的危险因素之一，也与脑卒中后痴呆易感性有关。总之，证据显示老年人发生的脑卒中也增加了发生痴呆的危险。脑卒中后痴呆的危险因素似乎与已经存在的白质异常、萎缩和血流动力学因素相关性更强，而不是脑卒中本身的特征如病变的体积和部位。脑卒中后痴呆只是血管性认知功能障碍的小部分。

为了研究和描述血管性认知功能障碍,美国国立神经疾病和卒中研究所(The national institute for neurological disorders and stroke,NINDS)及加拿大卒中网(the Canadian stroke network,CSN)联合召集临床诊断、流行病学、神经心理学、神经影像学、神经病理学、实验模型、生物标记、遗传学及临床试验方法学等方面的专家,就血管性认知功能障碍统一标准达成共识,明确定义血管性认知功能障碍是指血管或血管相关因素引起的认知功能障碍非痴呆(vascular cognitive impairment with no dementia,VCIND)、血管性痴呆和混合型痴呆等各种程度及类型的认知功能障碍,可以单独存在或与阿尔茨海默病并存。血管性认知功能障碍可累及所有认知功能领域,但更易发生执行功能障碍,以及掌握与处理信息的能力(如工作记忆)缺陷。

与心理功能相联系的大脑中的特定神经认知结构的破坏可引起认知功能障碍,包括:

① Papez 回路即海马及其周围的联络区形成一个记忆的环路结构,即海马→穹隆→乳头体→乳头丘脑束→丘脑前核→扣带回→海马,海马是中心环节。近几年又发现一个记忆回路,称为三突触回路即海马齿状回、内嗅区与海马之间的联系,具有特殊的记忆功能。这些主要构成,尤其是前组丘脑核损伤时表现记忆功能障碍。

② 前额皮质(prefrontal cortex,PFC)和纹状体环路 额叶损害时工作记忆力下降,纹状体与前额皮质联系广泛,在此部位合成多巴胺,并通过其依赖环路影响认知过程。应用神经病理学检查技术,40%血管性痴呆患者皮质、海马、纹状体及脑脊液等部位乙酰胆碱活性降低,因为缺血容易损坏胆碱能结构。

③ 白质异常 脑室周围和弥散的白质脱髓鞘时,认知功能缺失。表现为对指令加工速度的减慢,执行功能和即刻延迟记忆能力下降,但总体智能不受影响;白质关键部位高信号可破坏胆碱能纤维联系而引起认知功能下降。如果白质的完整性遭到破坏,很可能影响到前额皮质与其结构如海马、纹状体之间的相互作用。

④ 海马与内侧颞叶(medial temporal lobes,MTL)结构的重要性在于揭示记忆功能障碍。病变时主要表现为近事记忆功能障碍,严重损伤时可累及远时记忆功能,也可出现计算能力的减退。

⑤ 幕下异常如小脑严重病变可导致小脑认知情感障碍综合征,表现为执行功能、空间认知、语言及情感调控行为失调等。

⑥ 灰质病变如腔隙性梗死是老年人血管性认知功能损害的独立预测因子,但是必须排除其他原因的痴呆。

神经网络损伤的协同作用为解释血管性认知功能障碍的发病机制提供一定的线索。如果一套环路的连接遭受损害,意味着其他环路的启动,病损的临床症状较轻。但是,当其他部位也发生损害,可出现明显的临床症状。这是因为损害不仅破坏了其正常的环路,而且还破坏了已经重新建立的环路。多部位病灶时,最先出现的认知功能障碍是神经网络依赖程度最明显的功能。一个世纪以前已经认识到神经功能联系不能(diaschisis)现象在认知功能障碍中具有重要的作用。随着神经影像技术的发展,功能性磁共振成像(functional

MRI，fMRI 能有效地进行量化分析，评估由传入路径破坏引起的皮质功能联系不能。

神经心理学评估必须既对各种认知功能敏感，又特别注意到对执行功能的评估。目前推荐3种神经心理学测试方案：60 min 方案、30 min 方案及 5 min 方案。

60 min 方案适用于评定认知功能的下降，包括执行功能/能动性、语言、视觉空间能力和记忆4个方面的测试。此外，还选择了检查神经精神行为改变和情绪的测试。

执行/能动性测试包括语义（semantic）流畅性和语音（phonemic）流畅性测试，是阿尔茨海默病联合调查登记的研究（consortium to establish a registry for Alzheimer's disease，CERAD）中神经心理学成套测试的一部分，能了解额叶功能。韦氏成人智力量表第3版——数字符号编码（WAIS-Ⅲ digit symbol coding）测试信息处理速度和启动过程，还可测试随机自由回忆和线索性回忆功能。连线测试（trail making test）作为检查信息处理速度和模式转换的补充测试。Hopkins 词表学习测试（verbal list learning test）修订版（HVLT-R），除了检查情节记忆功能外，能检测决策学习能力（strategic learning），反映额叶背外侧区功能。视觉空间能力测试选择 Rey-Osterreith 复杂图形临摹测试基本项目。语言/语句再认能力测试选择波士顿命名测试（Boston naming test，BNT）第2版中的简化版，词语流畅性测试用于鉴别正常老化、血管性认知功能障碍和阿尔茨海默病。记忆/学习测试选择加利福尼亚词表学习测试第2版（California verbal learning test，second edition，CVLT-2）作为 HVLT-R 的替换测试，可收集额外的信息（如线索性回忆）。神经精神/抑郁症状可使用神经精神病学调查问卷量表。调查抑郁症状可使用国立精神卫生研究所制定的抑郁量表（CES-D），含20个项目，需10分钟，可自评或用做调查问卷，16分以上高度提示抑郁（敏感度86%，特异度90%，阳性预测值80%）。

30 min 方案中的测试选自 60 min 方案。作为可疑血管性认知功能障碍患者的临床筛查工具，建议应用 60 min 方案中的一个子集，以及简易精神状态检查量表（MMSE）作为补充。

5 min 方案适用于初级保健医生、护士和联盟中的其他医疗人员做快速筛查，还可用于超大规模流行病学研究或临床研究；也是为了在证实有效后可通过电话实施。5 min 方案由蒙特利尔认知功能评定量表（Montreal cognitive assessment，MoCA）中的子项目组成，包括5个单词的即刻回忆和延迟回忆测试、6个项目的定向力测试以及1个字母的语音流畅性测试（字母 F）。补充测试需要 5 min，包括画立方体和画钟任务、一项3个图像的图片命名试验、一个简易的连线测试 B 以及其他简易的注意力、语言和抽象任务，简易精神状态检查量表（MMSE）作为补充测试时不要与 5 min 方案在同日完成。测试结果有助于鉴别血管性认知功能障碍和阿尔茨海默病。

血管性痴呆的危险因素包括冠心病、低密度脂蛋白升高、高血压、糖尿病、肥胖、高胆固醇血症和吸烟等。

能减少血管性痴呆发生的保护因素包括经常有规律性运动如步行与慢跑，以及补充维生素 E 和维生素 C 等。

对于已经发生脑卒中的患者需要进行评估以预测痴呆的发生，很多研究表明发生脑卒中时的年龄越大、脑卒中之前已有认知功能减退、脑卒中时的神经功能缺损程度严重、原有糖尿病、神经影像学检查显示"静默性"亚临床梗死病灶、受教育水平低以及大面积脑卒中病灶等均与脑卒中后痴呆的发生密切相关。

另外，大脑半球梗死后出现痴呆的概率要高于脑干梗死和小脑梗死后，左侧大脑半球梗死后痴呆的发生多于右侧大脑半球梗死后。

血管性痴呆的临床特征根据病因学的不同而有变化，但在各种血管性痴呆类型中存在共同点。

大多数有脑血管病临床表现特征的患者在评分中的分值较高（如突发起病、病程波动、脑卒中病史、局灶性神经症状和定位体征），而脑血管病所表现的临床特征不明显的患者在评分中的分值较低（如病情逐步恶化、昼夜节律紊乱、人格保留、抑郁表现、躯体不适、情绪不稳、高血压病史及动脉粥样硬化病史）。

哈金斯基缺血评分（Hachinski ischemic score，HIS）由 Hachinski 于 1976 年编制，是临床上评估主要症状和体征以区别血管性痴呆和脑变性痴呆综合征的常用方法（见表 6-2）。

表 6-2　哈金斯基缺血评分项目

1. 突然发病计 2 分	8. 情绪不稳计 1 分
2. 病情逐渐恶化计 1 分	9. 高血压病史计 1 分
3. 病程波动计 2 分	10. 脑卒中病史计 2 分
4. 昼夜节律紊乱计 1 分	11. 动脉粥样硬化病史计 1 分
5. 人格保留计 1 分	12. 局灶性神经症状计 2 分
6. 抑郁表现计 1 分	13. 局灶性神经定位体征计 2 分
7. 躯体不适计 1 分	

满分为 18 分。如果哈金斯基缺血评分的分值总分小于或等于 4 分常提示为脑变性疾病，如阿尔茨海默病，而哈金斯基缺血评分的分值总分大于或等于 7 分则提示为血管性痴呆，处两者之间者为混合型。

研究显示，临床病理学证实的血管性痴呆患者，哈金斯基缺血评分的分值标准的敏感性和特异性均为 89%。哈金斯基缺血评分的方法在临床上难以鉴别血管性痴呆与阿尔茨海默病、脑血管病相并存的患者。与阿尔茨海默病相鉴别，有利于血管性痴呆诊断的明显特征是病情逐步恶化、波动的病程、有脑卒中病史、局灶性神经症状。而与脑变性疾病合并血管性痴呆相鉴别，有利于血管性痴呆诊断的主要临床特征是病情逐步恶化和情绪不稳。

步态不稳是皮质下白质受损的一种常见症状。这种步态改变的特征类似帕金森综合征的下肢步态表现，如犹豫、步距减小、步高减低，而面部和上肢的运动受累较小。

有些血管性痴呆的患者可以出现类似进行性核上性眼肌麻痹综合征的症状特征。

有些累及上运动神经元投射的损伤会产生对侧的锥体束症状，如偏瘫、肌张力增高、牵张腱反射增强以及出现伸性跖反射如巴彬斯基病理症阳性。

双侧下行锥体束同时损伤的患者常表现为假性球麻痹，即情感状态和情感反应之间的不协调和不稳定，出现构音困难、吞咽困难、面部和下颌肌肉的伸性反射增强以及呕吐反射增强。

一侧视放射部位的局灶性损伤可引起对侧的同向性视野缺损。

一侧上升性感觉传导束的局灶性损伤可造成对侧偏身性感觉功能障碍。

尿失禁是早期血管性痴呆的常见症状。痴呆、尿失禁和步态不稳的三联症表现多见于血管性痴呆患者,而阻塞性脑积水患者中不太常见。

6.3 血管性痴呆的认知功能障碍

血管性痴呆患者的认知功能障碍类型和受累血管的大小、脑梗死的范围、脑损伤区的面积,以及脑损伤发生与临床功能评估时所间隔的时间长短有关。

因此,诊断血管性痴呆过程中,功能评估时应紧密结合临床表现选择不同的功能量表。

(1) 临床上较为常用的认知功能量表如下:

1) 韦氏成人智力量表(Wechsler adult intelligence scale,WAIS):是目前国际精神行为心理学界公认的比较好的智力测试工具。

在我国,由湖南医科大学龚耀先教授主持修订,称为修订韦氏成人智力量表(WAIS-RC)。修订韦氏成人智力量表包括11个分测试,包括知识、领悟、算术、相似性、数字广度及词汇6个分测试;非文字部分称为操作测试,包括数字符号、图画填充、摆木块图、图片排列、图形拼凑5个分测试。整套量表操作时间较长。此量表适宜在科研工作中使用,其中有些分测试,如摆积木、数字广度等,可以在临床单独使用。

2) 简易精神状况检查量表(mini-mental state examination,MMSE):是1975年Foistein等编制,已有中文修改版的简易精神状态检查量表。临床上,简单易行,在国内外应用最为广泛,是痴呆筛查的首选量表。

该量表包括7个方面的测试:时间定向力、地点定向力、即刻记忆、注意力及计算力、延迟记忆、语言和视觉空间能力。共30项题目,每项回答正确得1分,回答错误或答"不知道"为0分。量表总分范围为0~30分。测试成绩与文化水平密切相关,正常界值划分标准为:文盲>17分,小学>20分,初中及以上>24分。简易精神状况检查量表信度良好,与修订韦氏成人智力量表的平行效度也良好,操作简便,对主试者的要求不高,经合适训练后便可操作,适用于社会和基层,其主要用途是筛查出需进一步诊断的对象。

但此量表的缺点亦不容忽视。例如,项目内容容易受到受试者的教育程度影响,即忽视了轻度认知损害患者,而对文化程度较低者则可能出现假阳性;量表强调语言功能,而语言项目偏少,对右半球功能失调和额叶功能障碍不够敏感;记忆检查缺乏再认项目,命名项目过于简单;不能用于痴呆的鉴别诊断。

3) 阿尔茨海默病评定量表(Alzheimer's disease assessment scale,ADAS):较简易精神状态评定量表的评估内容更加广泛全面。整个测试评定包括言语、阅读、理解、找词、复述、失用、定向、回忆、再认等,总分70分。阿尔茨海默病评定量表既可协助早期诊断,又可评估疾病的进展。

阿尔茨海默病评定量表分认知和非认知两个方面。其中认知功能分量表(ADAS-cogintiion，ADAS-cog)包括12个项目,评定阿尔茨海默病的认知功能缺陷,评分范围为0(无错误或无损害)至75分(严重损害)。目前,阿尔茨海默病评定量表多用于纵向的追踪观察以及临床药物试验,特别是阿尔茨海默病评定量表认知功能分量表作为药物评估工具已得到广泛使用。

4) 严重功能障碍量表:是针对已无法完成标准神经心理学量表测试的认知功能障碍患者而设计,弥补了其他认知功能检查量表所不能兼顾的认知功能障碍群体,采用一系列的低水平作业来检查这些患者的行为和认知功能缺陷。该量表以严重痴呆为主要测试对象,测试内容相当简短。该量表在中国的使用权已由丹麦灵北药业公司购买。

(2) 临床上日常生活能力的评估量表(activity of daily living scale, ADL)评估多采用国内中文修改版的检查量表。

日常生活能力是评定躯体功能状况的常用指标,在老年医学中应用尤其广泛。痴呆的日常生活能力评定有实际意义与可行性。首先,大脑功能障碍造成生活能力下降是痴呆诊断标准之一;其次,痴呆的进展多以生活能力的逐步下降为特征,而生活能力的恢复与改善可以作为治疗与干预手段的效果观察指标;最后,极重度的痴呆患者任何认知测试均不能完成,日常生活能力可以反映病变的严重程度。日常生活能力可分为基本生活能力(basic ADL,简称为ADL)和操作性生活能力(instrumental ADL, IADL)。ADL的评定简单易行,无须受测者的配合,可由亲属、照料者等知情人提供信息,特别适用于被检者因躯体健康的原因难于配合测试的情况。

(3) 临床上常用的痴呆程度分级量表如下:

1) 临床痴呆评定量表(clinical dementia rating, CDR):该量表是医生通过与患者和其家属交谈中获得信息,加以提炼,完成对患者认知功能受损程度的评定。评定的领域包括记忆力、定向力、判断与解决问题的能力、工作与社会交往能力、家庭生活与个人业余爱好、独立生活自理能力。以上6项功能的每一个方面从无损害到重度损害分5级,但每项功能的得分不叠加,而是根据总的评分标准将6项能力的评定综合成一个总分,其结果以0、0.5、1、2、3分表示,分别判定为正常、可疑、轻、中、重度损害等5级。

2) 总体衰退量表(global deterioration scale, GDS):这是由Reisberg等人创立发展起来的一组分级方法,总体衰退量表是3个量表中最基本的量表,也最为常用(见表6-3)。

表6-3 总体衰退量表的分级

第一级:无认知功能减退
无主观叙述记忆不好,临床检查无记忆缺陷的证据
第二级:很轻微的认知功能减退
自己抱怨记忆不好,通常表现为以下几个方面:①忘记熟悉的东西放在什么地方;②忘记熟人的名字,但临床检查无记忆缺陷的客观证据。就业和社交场合无客观的功能缺陷,对症状的关心恰当
第三级:轻度认知功能减退
最早而明确的认知功能缺陷。至少有下列两项表现:①患者到不熟悉的地方会迷路;②同事注意到患者的工作能力相对减退;③家人发现患者回忆词汇困难;④阅读一篇文章或一本书后记住的东西甚少;⑤记住新认识的人名能力减退;⑥可能遗失贵重物品或放错地方;⑦临床检查有注意力减退的证据。只有深入检查,才有可能获得记忆减退的客观证据。可有所从事的工作和社交能力的减退。患者开始

(续表)

出现否认,伴有轻、中度焦虑

第四级:中度认知功能减退

明显的认知功能缺陷表现在以下几个方面:①对目前和最近的事件知识减少;②对个人经历的记忆缺陷;③作连续减法时有注意力不集中;④旅行、管理钱财等的能力减退。但常无以下三方面损害:①时间和人物定向;②识别熟人和熟悉的面孔;③到熟悉的地方旅行的能力。不能完成复杂工作;心理防御机制中的否认显得突出,情感平淡,回避竞争

第五级:重度认知功能减退

患者的生活需要照顾,检查时半天不能回忆与以前生活密切相关的事情。例如,地址、使用了多年的电话号码、亲属的名字(如孙子的名字)、本人毕业的高中或大学的名称、或地点定向障碍。受过教育的人,做40连续减4或20连续减2也有困难。在此阶段,患者尚保留一些与自己或他人有关的重要事件的知识。知道自己的名字,通常也知道配偶和独生子女的名字。进食及大小便无须帮助,但不少患者无法挑选合适的衣服穿

第六级:严重认知功能减退

忘记配偶的名字、最近的经历和事件大部分忘记。保留一些过去经历的知识,但为数甚少。通常不能认识周围环境、不知道年份、季节等。做10以内的减法可能有困难。日常生活需要照顾,可有大小便失禁,外出需要帮助,偶尔能到熟悉的地方去。日夜节律紊乱。几乎总能记起自己的名字。常常能区分周围的熟人与生人。出现人格和情绪改变,这些变化颇不稳定,包括:①妄想性行为,如责备自己配偶是骗子,与想象中的人物谈话,与镜子中的自我谈话;②强迫症状。如,可能不断重复简单的清洗动作;③焦虑,激越,甚至出现以往从未有过的暴力行为;④认知性意志减退,如不能长久保持一种想法以决定该有的行为,致使意志能力丧失

第七级:非常严重认知功能减退

丧失言语功能。常常不能说话,只有咕哝声。小便失禁,饮食及大、小便需要帮助料理。丧失基本的精神性运动技能,如不能走路,大脑似乎再也不能指挥躯体。常出现广泛的皮质性神经系统症状和体征

从正常(无认知功能下降)到非常严重的认知功能下降分为7级,内容涉及以下几个方面:记忆(即刻记忆、近期记忆和远期记忆)(1~7级)、操作性日常生活能力(IADL)(3、4级)、人格和情绪化(3、6级)、日常生活能力(ADL)(5~7级)、定向力(4~6级)。该量表通过对患者和护理者进行访谈,进行评分分级,为非客观量表。

3) 神经精神病学调查问卷量表:该量表是一个较新的用于脑功能障碍患者神经精神心理学评定的工具,可用于评定痴呆患者出现的各种行为功能障碍。是临床上常用的神经精神行为评定量表。

神经精神病学调查问卷量表是提供给关护者面向痴呆综合征患者的书面问卷,内容包括常见的神经精神病学方面的行为学症状,即妄想、幻觉、激越、焦虑、抑郁、激惹、淡漠、失抑制、欣快及异常运动行为以及睡眠夜间行为、食欲和进食障碍。痴呆综合征患者的关护者对患者过去1个月的行为学症状发生的频率及严重程度进行评估,同时要求这些关护者面对患者的异常行为有何反应进行自评记录。与关护者访谈时患者最好不在场,以便可以公开讨论患者在场时难以描述的行为。神经精神病学调查问卷量表评分的依据主要是与患者在一起生活的知情关护者的回答,如果没有知情关护观察者,这个工具就不能用,或者必须修改。有关痴呆的神经精神病学调查问卷量表的研究结果已有报道。该量表国内具体使用方法由北京大学第六附属医院提供。

(4) 临床上常用的痴呆鉴别诊断量表

1) 哈金斯基缺血评分量表(Hachinski ischemic score，HIS)由 Hachinski 于 1976 年编制，由 13 个项目组成，满分 18 分，总分≥7 分为血管性痴呆，总分≤4 分为阿尔茨海默病，两者之间为混合型。

以后，Rosen 等对量表的计分法作了修改，主要包括哈金斯基缺血评分量表 13 个项目中的第 1、2、5、7、8、9、10、12、13 等 9 个项目，称为哈金斯基缺血指数。Rosen 法评定的满分为 13 分，≥4 分为血管性痴呆。

临床上有 CT 检查后，哈金斯基缺血评分量表的修改版定为 5 个项目组成，包括急性起病计 2 分，有脑卒中病史计 1 分，局灶性神经症状计 2 分，局灶性神经定位体征计 2 分，以及 CT 检查有低密度灶，其中单个低密度灶计 2 分，多个低密度灶计 3 分。满分 12 分，总分≤2 分不是血管性痴呆，总分 3～4 分为疑似血管性痴呆，总分≥5 分为血管性痴呆。

2) 抑郁自评量表(self-rating depression scale，SDS)：该量表为患者自评量表，可衡量抑郁症状的轻重程度和变化，也可作为观察者使用的量表。

评估患者的抑郁程度，目的在于区分痴呆与抑郁症。

抑郁自评量表有 20 题，适用于具有抑郁症状的成年人，简单实用，一次评定通常需要 10 分钟，也适用于老年人。

评分方法是 1，2，3，4 分的 4 级评分，无或很少时间有症状为 1 分，少部分时间有症状为 2 分，大部分时间有症状为 3 分，绝大部分时间有症状为 4 分。其中 2、5、6、11、12、14、16、17、18 和 20 题为反序记分(见表 6-4)。

表 6-4 抑郁自评量表

1. 我觉得闷闷不乐，情绪低沉	11. 我的头脑像平时一样清楚
2. 我觉得一天中早晨心情最好	12. 我觉得经常做的事情没有困难
3. 我一阵阵哭出来或觉得想哭	13. 我坐卧不安，难以保持平静
4. 我晚上睡觉不好	14. 我对未来抱有希望
5. 我吃饭像平时一样多	15. 我比平常容易生气激动
6. 我的性功能正常	16. 我觉得做出决定是容易的
7. 我感到体重减轻	17. 我感到自己有用，有人需要我
8. 我为便秘烦恼	18. 我的生活很有意义
9. 我心跳比平时快	19. 假如我死了别人会过得更好
10. 我无缘无故感到疲乏	20. 我仍喜欢自己平时喜爱的东西

(5) 临床上常用的单项认知功能测试评定

1) 词表学习测试：主要反映患者即刻回忆和延迟回忆。在不同的研究中所采用的词组内容、个数不同，但大多是选用 10 个常用双字词。测试时，将 10 个词每次呈现一个词，要求患者朗读，全部呈现完毕后要求患者说出记住的词组内容，以记住的词组正确数计分，共重复 3 次，3 次平均成绩即为即刻回忆的得分。延迟回忆与即刻回忆得分比值为延迟回忆保持率。

2) 词语流畅性测试：测试反映执行功能，也反映语义记忆，在临床及科研工作中均常用。测试时要求被试者在 1 分钟内尽可能多地说出动物名称，如牛、马、羊……，以正确说出动物名称的个数计分。继续要求被试者分别在1分钟内列举水果和蔬菜名称。3次得分之和为本测试总分。阳性划分线按不同教育程度分别为:文盲组≤15分;小学组≤20分,中学或以上组≤25分。

3) 摆积木测试:为韦氏成人智力量表中的一个分测试,测试视觉空间能力的分析和综合能力,对于老年痴呆的诊断有相当好的参考价值,在痴呆的筛查和诊断中经常单独使用。具体操作方法、评分标准参考韦氏成人智力量表手册。痴呆的临界划分线:文盲组<15分,中学或以上组<20分。

4) 画钟表测试:该测试于20世纪初即作为结构性失用的一项敏感检查方法在临床应用。由于结构性失用是痴呆的常见表现之一,所以它在痴呆的评定中得到了应用。近年来的研究表明,画钟测试不仅可以评定失用,对认知功能的一般状况也能进行较好的评估,尤其适用于鉴别正常老年人和有认知功能障碍的老年人。该测试操作简便,受文化程度、种族、社会经济状况等干扰因素的影响小,近年来在临床与科研工作中应用得越来越多。评分标准有多种,但临床常用4分法,即总分为4分:完成一个闭合的圆圈1分,时间数字位置正确1分,12个数字完全正确1分,指针位置正确1分,正常值>2分。

5) 连线测试:该测试检查注意能力和运动速度,因简便易行,故广泛应用。它包括2种类型:A型——一张纸上印有25个小圆圈,并标上数字1~25,要求被试者尽快按数字顺序用直线连接25个圆圈。B型:一张纸上印有25个圆圈,其中13个标上1~13数字,另外12个标上A~L诸字母,要求被试者顺序连接诸数字和字母,即1-A-2-B-3-C…12-L-13等,以完成时间评分。一般认为,A型主要反映右大脑半球的功能,是反映较为原始的知觉运动速率,而B型反映左半球的功能,除了包含知觉运动速率外,还包含有概念和注意转换的效应。本测试对弥漫性和一侧性脑损害较敏感,对额叶功能障碍的筛选也有价值(见表6-5)。

表6-5 大脑半球血管受累区与临床症状群的对应关系

血 管	临 床 综 合 征
左侧大脑半球	
大脑前动脉	一过性运动不能、经皮质性运动性失语
	执行功能障碍、失抑制功能障碍、经胼胝体失用症
大脑中动脉	运动性失语、感觉性失语、经皮质感觉性失语
	同情性失用、顶叶性失用
	传导性失语、失命名性失语、完全性失语
	Gerstmann综合征(失写、左右定向障碍、失算、手指失认)
	角回综合征(Gerstmann综合征加失读、失命名、结构性失认)
大脑后动脉	无失写的失读、半侧性色盲、同向性偏盲
右侧大脑半球	
大脑前动脉	经胼胝体失用症
大脑中动脉	执行性言语韵律缺失、接受性言语韵律缺失
	音乐盲、左侧忽略症、疾病失认症、
	穿衣困难、结构性失认
大脑后动脉	面部失认、环境失认、半侧性色盲

血管性痴呆患者的大脑半球损伤脑区与相应的认知功能障碍临床综合征之间存在一定的对应关系。例如,左侧大脑半球区域损伤往往导致失语、失用症,以及失读、失写和失算症等,右侧大脑半球区域损伤常表现为言语韵律缺失、音乐盲、忽略症、疾病失认症、穿衣困难、结构性失认、面部失认和环境失认等。

散发性认知功能缺损的概念用于一类多发性脑内梗死后或多发性脑皮质梗死后综合征。与皮质下血管性痴呆或阿尔茨海默病类的进行性脑变性疾病性痴呆比较,这类患者存在的各种认知功能缺损的相关程度无明显对应规律关系。

容易引起血管性痴呆的皮质下缺血性血管损害和腔隙性脑梗死的部位主要涉及额叶皮质下白质和基底节区的前段部分如尾状核和苍白球,相应可产生额叶皮质下环路介导的脑执行功能的不同程度障碍。

与相匹配的正常对照组比较,临床研究发现,皮质下血管性痴呆的患者存在一些神经精神功能障碍,如不同的精神量表测试、反应抑制测试(如 Stroop 颜色词汇干扰测试)、词汇列表的产生测试、运动程序测试(如次序转换测试和多个环圈测试)。通过临床研究中的数字-符号替代测试、数字跨距测试和跟踪线索测试能发现皮质下血管性痴呆患者中的注意力功能障碍和心理运动速度的功能障碍。皮质下血管性痴呆患者往往存在命名不能和言语发音功能障碍。与阿尔茨海默病患者比较,皮质下血管性痴呆患者出现严重的执行功能障碍较多,而记忆力障碍较少(特别是识别性记忆功能)。

皮质下腔隙性脑梗死患者常见于临床上诊断皮质下动脉硬化性痴呆的患者中,皮质下动脉硬化性痴呆和腔隙性脑梗死之间有时很难鉴别。

有些血管性痴呆患者存在显著的脑白质缺血性损害。其临床综合征的病情进展表现倾向于逐步渐进性的病程,临床诊断往往称之为皮质下动脉粥样硬化性痴呆,而这与急性发作期后停顿的临床类型不同。皮质下动脉粥样硬化性痴呆患者在临床上可表现为假性球麻痹、共济失调和尿失禁,也可有局灶性的神经功能缺损表现。神经影像学检查包括头颅 CT 显示为双侧的白质疏松,头颅磁共振成像的 T_2 加权相显示为双侧白质多发或弥散的高信号区(神经影像学诊断为白质疏松)。在认知功能和行为功能方面,皮质下动脉粥样硬化性痴呆患者表现为明显的额叶执行功能障碍伴有脑动力功能减退、洞察力缺失、情感冷漠和意志丧失。皮质下动脉粥样硬化性痴呆患者有时可出现可逆性的记忆功能丧失,在语言功能和视觉空间能力方面也可有一定变化。精神活动加工速度和注意力的测试是脑白质病变时的一个特别敏感的指标。

临床上皮质下动脉硬化性痴呆的具体诊断标准如表 6-6 所示。

表 6-6 皮质下动脉硬化性痴呆的诊断标准

1. 临床检查符合痴呆和神经心理学测试符合痴呆标准
2. 下列 3 组情况中存在任何二种:
   血管性危险因素或全身性血管性疾病(高血压、糖尿病、心肌梗死、心律失常或充血性心力衰竭)
   局灶性脑血管病(脑卒中、锥体束征或感觉传导束征)
   皮质下脑功能障碍(帕金森综合征样或老年样步态、帕金森综合征样强直或继发于痉挛性膀胱后的尿失禁)

(续表)

3. 头颅 CT 显示为双侧的白质疏松，或头颅 MRI 的 T_2 加权像显示为双侧多发或弥散的皮质下高信号区(单个应大于 2 mm×2 mm)
4. 存在下列情况时，上述标准不予采纳
头颅 CT 或头颅 MRI 显示为双侧或多发的皮质损害
已经存在严重的痴呆

6.4 血管性痴呆的神经精神病学特征

临床上，血管性痴呆患者中的神经精神功能障碍很常见，在皮质性血管性痴呆和皮质下血管性痴呆的患者中均有神经精神功能障碍的表现，但主要的临床特征各有其不同的特点。

应用神经精神量表的临床研究表明，与阿尔茨海默病患者的临床特征相比，皮质下血管性痴呆的患者表现为更多的激越、抑郁、焦虑及冷漠等症状。多个研究也发现血管性痴呆患者的抑郁症状在临床上比阿尔茨海默病患者更为多见，也更为严重，而妄想症状较为少见。

妄想症状常见于有双侧皮质下血管病变的血管性痴呆患者。临床上，这种皮质下血管性痴呆患者可以表现为单独的妄想症状，或表现为迟发性的妄想痴呆复合综合征。有妄想症状的皮质下血管性痴呆患者比无妄想症状患者具有更强的进攻冒犯性和更多的日常生活活动异常。大约 1/4 的伴有妄想症状的血管性痴呆患者存在辨别错误综合征。血管性痴呆患者中其他常见的妄想症状包括嫉妒感、迫害感、躯体妄想症状以及偷窃妄想等表现。

丘脑前区梗死在临床上可以表现为一种特殊的思想行为活动障碍，即正常情况下按次序进行或处理中的精神心理活动时出现保存和重叠的现象。例如，患者在进行计算测试的同时又有人物传记信息的出现，有学者称之为重复心灵现象(palipsychism)。

血管性痴呆的患者常常会出现人格功能障碍。有关研究表明，与无血管性痴呆的正常同龄老年人相比，血管性痴呆的患者具有更多的人格功能障碍表现，包括孤独不愿接触，有孩子气、自闭感、冷漠感、不愉快感、不稳定感以及更为迟钝等症状。与阿尔茨海默病患者相比，血管性痴呆患者则更为冷漠。

在皮质性血管性痴呆和皮质下血管性痴呆患者中均有失抑制综合征的表现，包括患者容易发生冲动、失抑制现象或下流行为，从前一丝不苟的患者可出现极不讲卫生的现象。另外，有失抑制综合征的血管性痴呆患者也可出现偷窃行为和一些违法活动。

累及外侧膝状体-枕叶纹状区视放射通路的偏侧枕-颞叶皮质损伤的患者，在临床上可出现持续或反复的视觉影像幻觉，或称为视觉影像保留(palinopsia)，即在凝视别处前患者有视觉后像(afterimage)隐现，常有物体认定能力的缺陷，如视觉失认症、面容失认症、多种并存失认症以及大脑性色盲，特别是在右后半球大脑皮质受损的患者中较为常见。

脑卒中患者急性期在临床上出现的抑郁表现往往与大脑左侧额叶区受损有关，而在脑卒中后患者的慢性期发生的抑郁症状则与右侧大脑后部受损相关。局灶性脑损伤引起的躁狂发作主要与患者的右侧大脑半球受损有关,尤其是额叶的病变更易产生。尾状核或苍白球受损的患者则可表现为强迫症状。

神经精神病学症状与病灶位置的关系见表 6-7。

表 6-7 神经精神病学症状与病灶位置的关系

神经精神病学症状	病灶位置
情感淡漠/意志缺失	额叶内侧/扣带回前部
	伏隔核、苍白球、丘脑内侧核
失抑制	额叶眶回
	尾状核腹部
视幻觉	外侧膝状体-枕叶纹状区视放射通路(可伴视野缺损)
	脑干(大脑脚幻觉症)
视觉影像保留	大脑半球后部,通常是右侧
听幻觉	脑干
妄想	双侧皮质下(白质或基底节);
	右侧颞-顶叶皮质
抑郁	左侧额叶(脑卒中后急性期)
	右侧后半球(脑卒中后慢性期)
焦虑	左侧额叶
强迫	尾状核,苍白球(一般为双侧)
重复心灵现象	丘脑前区
疾病失认	右侧顶叶(偶为左侧顶叶,不严重和短暂出现)

6.5 神经影像学

神经影像学检查在血管性痴呆的临床诊断中非常重要,并且需要根据 NINDS-AIREND 的诊断标准进行诊断。

头颅磁共振成像检查在诊断脑卒中和皮质下缺血损伤中是最有用的神经影像学检查方法。

头颅 CT 检查的清晰度不如磁共振成像检查,但是在绝大多数痴呆患者评估中,作为有无脑血管病病理学结构改变的检查方法仍然有效。在脑卒中病灶部位或白质脑缺血区头颅 CT 检查的结果显示为低密度表现。

脑功能性成像如脑 PET 检查或脑 SPECT 检查也能显示脑卒中病灶的部位,并且能显示脑功能变化相关区域的血流灌注减少。这些代表脑功能障碍的缺损区范围一般大于结构性成像检查如头颅磁共振成像或 CT 结果中显示的解剖学损伤的脑区范围。

痴呆表现与头颅磁共振成像检查显示的脑梗死的总范围有关,而且与左侧大脑半球的脑梗死更加相关。

认知功能障碍的程度则与脑白质缺血损伤的总范围以及单独的左侧或右侧大脑半球的脑白质缺血损伤的范围有关。

头颅 CT 检查显示的病变严重程度包括脑梗死和（或）脑白质低密度与血管性痴呆的发生、发展有关。

能显示新发脑梗死的一种头颅磁共振成像弥散加权成像技术，能在血管性痴呆患者尚未出现任何临床症状时就能显示出新的脑梗死灶。

血管性痴呆的不同类型各有相应的神经影像学检查的异常表现。

多发性脑梗死性痴呆患者在头颅 CT 检查或头颅磁共振成像检查中显示为皮质和皮质下的多发脑梗死灶。

腔隙性脑梗死状态、皮质下动脉硬化性痴呆或两者的混合型在头颅磁共振成像检查中显示为基底节、丘脑及皮质下白质的小梗死灶，还存在脑白质部位的广泛高信号区异常，而在头颅 CT 检查中表现为脑室周围和深部白质区的明显低密度改变。

左侧大脑顶叶下区的损伤如左侧角回的梗死会引起策略功能障碍性痴呆。

突发的急性低血压患者在临床上会出现各个主要大脑血管如大脑前动脉、大脑中动脉和大脑后动脉的支配区之间的边缘区或分水岭区的脑梗死，产生各种有不同程度痴呆的边缘区综合征。

脑室周围白质的改变在无认知功能障碍的正常老年人中很常见。因此，在头颅磁共振成像检查中发现的高信号区是否确实与患者的认知功能障碍有关需要统一认识。

无痴呆的抑郁症状、步态紊乱和认知功能障碍的患者也存在轻微的白质异常改变。

神经精神病学研究认为，白质损伤区的范围必须超过认知功能障碍发生之前的白质损伤区的范围才有临床价值。一般临床上测定白质损伤范围超过 10 cm^2 的患者存在一定的认知功能障碍，反之不易产生认知功能障碍。

临床上，神经精神功能障碍和日常活动能力障碍均与皮质下白质损伤的程度密切有关。

研究显示，在脑 PET 检查中脑代谢异常的程度与血管性痴呆患者的认知功能障碍的程度相关，发现均有双侧额叶部位代谢的降低，偶尔包括其他皮质的代谢降低。

脑室周围的高信号改变以及基底节或丘脑的腔隙性脑梗死也与皮质区的脑代谢降低存在一定的相关性。

对认知功能障碍，目前磁共振成像是最理想的影像学检查手段，必须包括 3DT_1 加权成像（T_1WI）、T_2 加权成像（T_2WI）、液体衰减反转恢复（FLAIR）和梯度回波序列。前 3 个序列提供解剖学是否存在梗死和其他病变等信息，而梯度回波序列用于检测急性和慢性、大量和小量出血。

此外，鼓励应用弥散加权成像（DWI）和表观弥散系数（ADC），以提供急性脑卒中和白质纤维完整性的信息。

推荐应用容积测定对脑萎缩和白质高信号病灶进行定量分析。容积测定时应进行标准化，并同时考虑性别因素对头颅大小标准化的影响。

必须制订并验证脑室大小的定性和定量量表。应描述分散的低密度病灶的数目、体积和部位。

因 CT 仅可检测严重病变且难于定量而应用受限。

血管性认知功能障碍前瞻性研究中推荐使用和可接受的磁共振成像评估指标。

在心血管健康研究(CHS)中使用的鉴别血管周围间隙和梗死的信号特征见表 6-8、表 6-9。

表 6-8　磁共振成像的 CHS 损害评分

	T_1	FLAIR/质子密度	T_2
血管周围间隙	白质低信号 灰质低信号	白质等信号 灰质等信号	白质高信号 灰质高信号
缺血性改变	白质等信号 灰质不适用	白质高信号 灰质不适用	白质高信号 灰质不适用
梗死	白质低信号 灰质低或等信号	白质高信号 灰质高信号	白质高信号 灰质高信号

FLAIR:液体衰减反转恢复。

表 6-9　影像学的磁共振成像评估指标*

特点	推荐的磁共振成像评估指标	可接受的磁共振成像评估指标
脑萎缩	脑体积定量测量(以头颅大小进行标准化)	应用 CGS 评估方法评估脑萎缩和脑室大小 应用 Scheltens 评估方法评估内颞叶萎缩
白质高信号(WMH)	定量测量 WMH 体积(以头颅大小进行标准化)鼓励进行解剖学定位	首选年龄相关性白质改变评估方法,也可使用 CHS 的 WMH 评估方法
梗死	应用标准化方法对所有的梗死进行定位,并定量测量梗死体积。最好将所有确定的脑梗死病灶绘制在通用的脑功能立体定位图上 用 CHS 标准对所有梗死与血管周围间隙鉴别	特定部位的梗死数目和梗死灶的大小(最大直径):大:>1 cm;小:3~10 mm 解剖部位*:幕上、半球、皮质(可包括皮质下)、皮质下白质、皮质下灰质、幕下
出血	应用标准化方法对所有病变定位,定量测量病变体积。最好将所有确定的脑出血病灶绘制在通用的脑功能立体定位图上	每个部位的脑出血数目和病灶大小(最大直径):大出血:>1 cm;微出血:<1 cm。梯度回波敏感,必须报告体积的下限和场强,进展的判定标准和进一步检查部位:同梗死部分
其他	占位病变,AVM,硬膜外积液,畸形,发育不良或其他可使脑血管病评估复杂化的病变	

*鼓励应用 Talairach 图谱做精确的解剖定位。

6.6　鉴别诊断

血管性痴呆患者的常见血管病理学改变包括大血管的动脉粥样硬化和小血管的动脉粥样硬化。

动脉粥样硬化的过程包括脂质条纹的发生和发展,逐步转化成纤维斑块,最后形成复合性动脉粥样硬化斑块,从而阻塞大血管,或掉下动脉粥样硬化斑块的碎片形成微栓子进入颅内小血管网。

血管性痴呆患者的小血管病变的主要类型是节段性纤维蛋白样动脉血管的退行性变伴有脂质透明样变性,包括累及深穿支动脉和从大脑表面穿入脑白质区的类似大小的动脉血管。这类动脉粥样硬化的主要危险因素包括年龄、高血压性动脉血管改变和糖尿病。

血管性痴呆患者中的60%病例患有高血压病史。

来源于心脏的栓子脱落引起的多发性脑栓塞在血管性痴呆患者中比较少见。

出血性脑血管疾病和遗传性脑血管疾病在血管性痴呆患者中非常罕见。

皮质下动脉硬化性痴呆中的广泛脑白质病变必须与其他疾病引起的脑白质高信号改变(头颅磁共振成像检查发现)或脑白质低密度改变(头颅CT检查发现)相鉴别。

这些白质改变的患者中有些可发生痴呆综合征,有些可表现为明显的神经精神病学症状。

弥漫性白质病变的患者在中老年期可出现认知功能障碍和行为神经病学症状。

与白质病变有关的一些主要病变如表6-10所示。

表6-10 与白质病变有关的病变

血管性痴呆
  皮质下动脉硬化性痴呆
  常染色体显性遗传脑动脉病伴有皮质下脑梗死及脑白质病
  脑血管淀粉样变
多发性硬化
脑白质营养不良
  异染性脑白质营养不良
  肾上腺脑白质营养不良
  脑黄瘤病
  脑膜脂肪营养不良
感染性疾病
  人类免疫缺陷病毒感染叠加痴呆综合征
  进行性多灶性脑白质病
  莱姆(Lyme)病性脑病(蜱媒螺旋体感染后多系统疾病)
炎症性疾病
  系统性红斑狼疮
  巨细胞动脉炎
  结节病
理化中毒性脑白质病变
  颅脑放疗
  抗肿瘤治疗
  黏合性溶剂吸入中毒
  一氧化碳中毒
代谢障碍性疾病
  维生素 B_{12} 缺乏
  高血压性脑病
  胼胝体进行性变性(Marchiafava-Bignami disease)
致弥漫性轴突损伤的颅脑外伤
脑肿瘤
  脑神经胶质瘤病
  原发性脑部淋巴瘤
  弥漫性浸润性脑胶质瘤
脑积水有关的脑室周围白质病变

临床上主要的鉴别诊断包括多种类型的血管性痴呆。例如，皮质下动脉硬化性痴呆、常染色体显性遗传脑动脉病伴有皮质下脑内梗死及脑白质病和脑血管淀粉样变，也包括成人发作型脑白质营养不良、感染性疾病如人类免疫缺陷病毒感染叠加痴呆综合征、进行性多灶性脑白质病、炎症性疾病、各种理化中毒性脑白质病变如颅脑放疗、抗肿瘤治疗、黏合性溶剂吸入中毒与一氧化碳中毒、代谢障碍性疾病如维生素 B_{12} 缺乏、引起弥漫性轴突损伤的颅脑外伤综合征、脑部淋巴瘤与胶质瘤，以及与脑积水有关的脑室周围白质病变。

血管性痴呆的主要病因见表 6-11。

表 6-11 血管性痴呆的主要病因

大血管的动脉粥样硬化
小血管的动脉粥样硬化
心源性疾病
　　房颤
　　伴有腔壁血栓形成的心肌梗死
　　心脏手术
　　感染性心内膜炎
　　心肌病
遗传性脑血管疾病
　　常染色体显性遗传脑动脉病伴有皮质下脑梗死及脑白质病(CADASIL)
　　脑血管淀粉样变性
　　血管肌肉纤维发育不良
　　弥漫性体血管性角质病(Fabry's disease, 酰基鞘氨醇己三糖苷脂沉积症)
　　线粒体肌病、线粒体脑病、乳酸性酸中毒和脑卒中样发作(MELAS)
炎症性血管疾病
　　系统性红斑狼疮
　　抗磷脂抗体综合征
　　巨细胞动脉炎
　　结节病
化学和物理因素引起的血管病
　　安非他明(苯丙胺)
　　可卡因
　　脑放射性损伤
血液性疾病
　　白血病
　　镰形细胞性贫血
　　原发性红细胞增多症
脑脊膜血管感染
　　梅毒
　　结核
　　真菌性脑膜炎

6.7 神经病理学

无其他大脑损伤的单纯性血管性痴呆在临床上非常少见，临床上诊断为血管性痴呆的患者通过尸体解剖检查发现往往伴有阿尔茨海默病的病理学改变。同样，临床上诊断为阿尔茨海默病的患者中有多达25%的病例存在各种不同程度脑血管病的病理学改变。

然而，血管性痴呆患者如果无或很少伴有脑退行性改变时，临床上能通过NINDS-AIREN的诊断标准给予准确的诊断。

当血管性痴呆作为一个临床和病理学的诊断来说，典型的病例需要存在广泛和多灶性的脑血管损伤。

脑梗死组织的体积大小与认知功能障碍以及神经精神病学表现是否存在及其严重度之间有一定的相关性。研究显示，脑组织的损伤体积大小能解释患者大约60%的临床症状学的表现。

神经病理学的改变能反映相应的血管性痴呆的不同临床类型。多发性脑内梗死性痴呆、多发性脑皮质梗死性痴呆、分水岭边缘区脑梗死性痴呆以及首发脑皮质（额叶多见）下单个关键部位（起决策功能，为联络多条重要正常认知功能有关通路的共同枢纽）脑梗死性痴呆的患者，具有典型的脑皮质及皮质下白质的脑梗死。多发性腔隙性脑梗死的患者，具有累及丘脑、基底节区的多发皮质下腔隙性脑梗死灶。皮质下动脉硬化性痴呆的患者表现为大脑白质的广泛缺血性损伤。

完全性脑梗死在病理学上表现为胶质增生、神经元缺失和少突神经胶质细胞构成的典型特征。

不完全性缺血缺氧性损伤引起新皮质的层样坏死、海马区脑组织的退行性改变和脑深部白质的脱髓鞘样改变。

血管性痴呆患者缺血性脑实质病变的大小不同。在尸检时分类为囊性梗死（最大直径大于1 cm）、腔隙性梗死（在脑切面上大体可见，但是直径小于1 cm）以及微梗死（在大体切面上看不到，但是可以在显微镜下确定）。CD68抗体、其他巨噬细胞/小胶质细胞标记物和胶质纤维酸性蛋白（GFAP）抗体等的免疫组化染色特别有助于显示微梗死。这些抗体可以显示不可逆缺血性损伤后继发的局灶性细胞增生。囊性梗死通常是动脉粥样硬化导致大的脑膜血管闭塞的结果，有时是动脉栓塞的结果。这些栓子可能来源于严重动脉粥样硬化的颈动脉或者椎动脉。小的关键部位的梗死在组织学上归因于脑实质动脉的动脉硬化性微血管病，在病因学方面与长期高血压有关。近期这种联系受到置疑。根据神经病理成分可将腔隙性梗死分为若干亚型：①小囊腔含有小血管和一些巨噬细胞；②合并血管周围疏松和斑片状星形胶质细胞增生的不完全坏死；③有大量巨噬细胞（含铁血黄素沉积）的陈旧性微出血。腔隙性梗死类似于顽固性颞叶癫痫的颞叶内侧海马硬化的海马损伤，在老年痴呆患者中是常见的神经病理改变，应被认为是血管性痴呆的一个病理表现。

脑实质不可逆损害导致华勒变性等退行性改变。皮质下轴索损伤和缺失可能是血管性痴呆发生和进展的关键因素。白质疏松的神经病理底物尚有争议，但可能包括少突胶质细胞的凋亡。

对头颅磁共振成像检查显示的高信号区进行相关病理学改变分析发现，对应的脑区病理学改变主要表现为病变灶的边缘呈现苍白样改变和保留皮质下的 U 形纤维,还包括髓鞘与轴束的缺失、弥散的小空泡样改变和神经胶质细胞密度的明显减少,也有相应的大脑动脉和微小脑动脉的病理学改变。

与阿尔茨海默病相比,血管性痴呆的患者往往存在更多的脑白质空泡样改变和髓鞘的缺失。由于 U 形纤维正好在皮质层下方,一般不易受累,而脑室周围白质区受到的血管性病变的影响最大。

脑血管病与阿尔茨海默病的并存也加重每个疾病已有的认知功能障碍。

脑血管病与阿尔茨海默病的病理学改变并存的现象在患者死亡后的尸体解剖检查中可以经常发现,这种情况提示脑血管病患者中有 25%～35% 的病例发生了晚发型痴呆(见表 6-12)。

表 6-12　血管性认知功能障碍神经病理学特征的数据收集

1. 脑血管损伤:缺血性或出血性?以出血性损伤为主吗?
2. 动脉粥样硬化(基底、外周、脑膜动脉):基底动脉粥样硬化的严重度;Willis 环前后对比;左右对比;延长扩张症如梭形动脉瘤或其严重程度;主要动脉狭窄的情况(0～25%,26%～50%等);有无远端如脑膜动脉的粥样硬化。选择有代表性的大动脉组织学切片
3. 小血管病变:半定量确定严重度;炎症如淋巴、巨噬细胞或非梗死相关性炎症;有无血管周围含铁血黄素如陈旧性出血;纤维素样坏死或微动脉瘤。对动脉的评估比静脉更重要。采样用 CERAD 方法,另加前部和后部白质。脑切片取自双侧脑室周围、深部、大脑前/中动脉分水岭区。这也适用于 CAA 筛查
4. 微血管病变(CAA):是否局部/广泛、脑膜/皮质、小动脉/毛细血管病变;定量测定单支血管病变的严重度如每张切片中受累动脉的数目;血管周围出血的迹象如陈旧性出血含铁血黄素;CAA 相关的炎症和其他 CAA 相关性微动脉病变如微动脉瘤的形成或纤维样坏死。HE 染色如用刚果红/硫磺素染色。用 Aβ 免疫组化分析描述其特征如血管周围神经炎
5. 其他微血管病变:是否存在非 CAA 相关的血管炎、血管内淋巴瘤、血栓性血小板减少性紫癜(TTP)等?是否存在家族性小血管病变,如 CADASIL、脑视网膜血管病变(CRV)、遗传性内皮细胞病伴随视网膜病、肾病和脑卒中(HERNS)
6. 脑实质病变(梗死):梗死的数目、部位、病变的新旧;大灶或小灶囊性损害;分水岭梗死(尚需评估微梗死);腔隙性梗死(深部灰质、脑干、白质);显微镜下梗死;层状坏死;海马损害(局部、多节段、弥漫性);筛状改变和部位(深部白质、皮质下)
7. 较多的出血成分:已吸收的大灶脑实质出血;大灶或小灶出血(例如,伴有 CAA);伴有明显出血的大灶梗死
8. 白质脑病:脑室周围与深部白质病变;前部与后部深部白质病变。使用内部对照的髓鞘染色切片(LFB、K-B),如小脑中脚。还要应用半定量评分方法确定病变程度(0～3+),以及病变为弥漫性或多灶性
9. 海马病变:局部微梗死/瘢痕,弥漫性或节段性(CA$_1$、海马后脚)病变;神经元丢失和神经胶质细胞增生程度,从而与严重 AD 相鉴别;血管性/退行性病变的解剖特征。前部和后部海马以及杏仁体。抗泛素免疫组化切片可显示更多病变
10. 亚梗死性或不完全性缺血损伤:疏松的程度;星形胶质细胞和小胶质细胞增生的程度;皮质和小脑(浦肯野细胞)神经元异常(固缩)。应用一抗进行免疫组化以反映组织损伤。例如,小胶质子细胞、星形胶质细胞、轴突和树突标志物
11. 混后型血管-脑实质(变性)病变:与 AD、路易小体型痴呆及其他痴呆有关的病理改变。应用 NACC、CERAD 和其他指南确定血管病变的类型
12. 最后诊断:脑实质和血管病理学改变的总结;最终诊断的目录

血管性认知功能障碍的病理学诊断需要系统评估所有可能的相关特征,尸检时最佳的脑标本处理方式必须保持某种程度的一致性。

大多数根据美国阿尔茨海默病研究中心(ADRC)的操作指南,即将一侧(通常左侧)半球固定,另一侧半球冷冻。推荐对每侧半球行冠状位切块,两侧交互使用固定和冷冻技术保存标本。

与神经影像学检查进行相关性研究,则可采用固定大部分脑组织。

另外,至少快速冷冻部分脑组织,以便获得高质量的 mRNA。需要逐例评定所获得的 mRNA 质量和活性产量。

固定脑组织的取样应遵循 CERAD 方案,应包括前部白质块(半卵圆中心)和后部白质块。

对血管性认知功能障碍的神经病理资料的评估涉及脑实质病变(包括脑梗死和出血)和可能引起脑实质病变的血管异常。

与轻度血管性认知功能障碍相比,痴呆患者的血管病变常更严重。

尸检报告可提供最后的诊断。评估中枢神经系统不同类型结构异常的相对重要性以及这些结构异常与神经变性病的相互作用;无偏倚地概括特定病例脑实质和脑血管病变,便于以后其他人对这些发现进行解释。

伴皮质下梗死和白质脑病的常染色体显性遗传性脑动脉病(CADASIL)是一种遗传性非淀粉样蛋白类型的小血管病,常与认知功能障碍或痴呆有关。这可能与 *Nothc*3 基因突变有关。深部脑动脉壁中层的平滑肌细胞层的缓慢破坏,伴有进行性血管壁增厚、管腔变窄。临床表现为 40~60 岁出现的复发性皮质下卒中、认知功能障碍和精神症状。该病的诊断有赖于特征性的磁共振成像表现和基因检测。

脑淀粉样血管病(CAA)主要累及脑膜和皮质的小动脉、小静脉和毛细血管,正常血管壁被纤维丝状的淀粉样蛋白所替代。脑淀粉样血管病最常见的类型是局限于脑部的年龄相关的血管病。脑淀粉样血管病与阿尔茨海默病密切相关。几乎所有的阿尔茨海默病患者均有一定程度的脑淀粉样血管病。显著的脑淀粉样血管病也常合并阿尔茨海默病的神经病理特征,并表现为痴呆。严重的脑淀粉样血管病其多数皮质小动脉的内层几乎完全被淀粉样蛋白所替代,纤维丝状的淀粉样蛋白替代了小动脉中层的平滑肌细胞层,导致血管在血管内压力轻度增加或者注射溶栓药物时有自发性破裂的倾向。这可以导致非创伤性脑叶出血,但是其在大量的有一定程度的脑淀粉样血管病患者中不常见。在活检或者尸检标本中,Aβ 蛋白抗体可有效标记小动脉和毛细血管的血管壁,提示脑淀粉样血管病的血管淀粉样蛋白与老年斑中的淀粉样蛋白类似。

少数散发性或年龄相关的脑淀粉样血管病患者叠加了血管炎。这种有显著巨细胞成分的肉芽肿性血管炎,似乎是淀粉样蛋白在小动脉壁沉积的结果,而不是淀粉样蛋白沉积的病因。研究提示,脑淀粉样血管病合并的血管炎可能表现为快速的认知功能下降和癫痫的临床综合征,而不是脑出血。严重脑淀粉样血管病也可能表现为血管性痴呆的亚型。美国在对加州有血管性痴呆高度危险性的患者纵向研究中,通过尸检发现 8%~10% 的患者有严重的脑淀粉样血管病,常合并皮质微栓塞、严重的皮质下白质脑病,因此可以预测这些患者将发展成痴呆。

一个常染色体显性遗传的痴呆和脑卒中(脑出血)综合征有广泛显著的脑膜皮质脑淀粉样血管病改变,是 *APP* 基因的 693 号密码子点突变的结果,被命名为荷兰型淀粉样变遗传性脑出血。这种患者的痴呆与脑淀粉样血管病的程度有关,而与老年斑和神经原纤维结无关,提示散发的、年龄相关的脑淀粉样血管病或者阿尔茨海默病相关的脑淀粉样血管病可能是这些疾病认知功能下降的重要或决定性的因素。其他 Aβ 免疫组化阳性的脑淀粉样血管病的遗传性综合征是由于 *APP* 基因的 692~694 号密码子突变的神经病理结果。

6.8 预防、治疗与康复学

药物治疗血管性痴呆患者应采取多方面措施,包括预防脑卒中的复发、治疗神经精神病学的异常、改善认知功能障碍的措施,脑卒中后有关躯体功能障碍如帕金森综合征表现、尿失禁等的康复治疗,以及控制脑血管病的危险因素,包括高血压、高胆固醇血症、糖尿病和心脏病等。

6.8.1 脑卒中的预防

血管性痴呆是脑卒中复发的重要危险因子。血管性痴呆患者进行弥散加权成像技术的头颅 MRI 检查能显示与新发缺血性病灶相一致的异常信号脑区。这种早期显示病灶的技术甚至在患者还无任何新近发生的临床症状时就有异常发现。

预防脑卒中的发生是防治血管性痴呆患者临床表现进一步恶化的重要措施。

抗凝剂如华法林的临床适应证是仅用于伴有房颤的反复发作型脑栓塞的患者。

抗血小板凝集药物主要用于有脑血管病变如脑梗死和皮质下脑缺血损伤的患者。

每天 50~325 mg 剂量治疗的阿司匹林是应用最广泛的药物,特别适合无消化道出血史的患者。

每天 50~325 mg 治疗的阿司匹林加上每天 200~400 mg 的双嘧达莫(潘生丁)缓释片治疗的联合应用具有减少脑卒中发生的协同作用。

临床上无法耐受阿司匹林和(或)双嘧达莫的患者可改用氯吡格雷(英文名 Clopidogrel,商品名波立维,75 mg,1 日 1 次;国产商品名泰嘉 50 mg,1 日 1 次),或噻氯匹定(英文名 Ticlopidine, Ticlid,商品名抵克立得,250~500 mg,1 日 1 次),但是在抵克立得治疗的头 4 个月中,每隔 2 周应进行血常规检查,以防治中性粒细胞以及血小板减少症的发生。另外,中国患者使用噻氯匹定(抵克立得)治疗比较容易发生出血不良反应。

许多研究结果表明,抗血小板凝集药物的治疗有助于稳定和改善血管性痴呆患者的认知功能障碍。

血管性认知功能障碍的预防包括脑血管病的一级预防和脑血管病后血管性认知功能障碍的二级预防。控制血管性危险因素是最重要的措施。

当前，只有少数试验观察了降压治疗与血管性认知功能障碍的关系，特别缺乏控制高血压、糖尿病、血脂异常或使用他汀类药物与血管性认知功能障碍发生和发展关系的临床试验，值得重视和尽早开展。

同样使用钙离子阻断剂、他汀类药物及严格控制血压与认知功能损害有关的流行病学和临床疗效等问题值得进一步研究。

6.8.2 精神心理类药物

血管性痴呆患者在临床上往往有明显的神经精神病学症状，但是有关血管性痴呆患者应用精神心理方面药物的临床随机对照研究不多。

由于在其他临床疾病中的症状以及上述神经精神病学症状引起的功能障碍往往混合存在，对药物治疗的反应不易区分，故在血管性痴呆患者中应用精神类药物治疗需要格外小心。

(1) 淡漠 是血管性痴呆患者的常见临床表现，在弥散性脑白质缺血损伤、皮质下动脉粥样硬化性痴呆或额叶脑梗死的患者中特别多见，在这种情况下可以应用精神兴奋类药物，包括哌醋甲酯(商品名利他林)、氯酯醒、右旋安非他命(苯丙胺)或莫达非尼(Modafinil，化学名 2-[[二苯基甲基]亚硫酰基]乙酰胺)。

莫达非尼是由法国 Lafon 制药公司研制的一种新型中枢神经系统兴奋药，1994 年首先在法国上市，此后在英国、德国上市。1998 年 12 月获得美国 FDA 批准在美国上市。莫达非尼无周围神经不良反应，对正常睡眠无影响，无成瘾性，无躯体依赖性。莫达非尼中枢兴奋作用与脑中抑制性神经递质 γ-氨基丁酸(GABA)的减少有关，并受 5-羟色胺和去甲肾上腺素的调控。莫达非尼口服后迅速完全吸收，2 h 后血浆浓度达到峰值，在肝脏由细胞色素 P450 系统的 CYP 3A4 代谢，药物的清除半衰期为 10～15 h。莫达非尼剂量为每日 200～400 mg，于早、中分 2 次服用。其他药物如卡马西平、伊曲康唑、酮康唑等 CYP 3A4 的抑制剂或苯巴比妥、利福平等 CYP 3A4 的诱导剂与莫达非尼同时应用，可能改变莫达非尼的血药浓度。莫达非尼是 CYP 3A4 的诱导剂，它使环孢素的血药浓度降低 50%，也可以降低茶碱的血药浓度，并可能降低口服避孕药的疗效。莫达非尼也可增加三环类抗抑郁药、氯丙嗪、地西泮、奥美拉唑、兰索拉唑、苯妥英、普萘洛尔和华法林等药物的血药浓度。因此，在与上述药物同时应用时，需相应调整剂量。但莫达非尼不会干扰 5-羟色胺再摄取抑制剂(SSRI)的代谢。

在有些淡漠表现的患者中，麦角类衍生物多巴胺受体激动剂包括溴隐停(Bromocriptine，多巴胺受体以 DR_2 为主兼 DR_1、DR_3，1.25 mg，1 日 2 次开始治疗)，培高利特(Pergolide，商品名协良行，多巴胺受体为 DR_1 与 DR_2，因为不良反应已经停用)。非麦角类衍生物多巴胺受体激动剂包括罗匹尼罗(Ropinerole，Requip，化学名 4-[2-二正丙基胺乙基]-1,3-二氢-2H-吲哚-2-酮盐酸盐，多巴胺受体以 DR_2 为主兼 DR_3，0.25 mg，每日 3 次)；普拉克索(Pramipexole，商品名森福罗，化学名一水合二盐酸(S)-2-氨基-4,5,6,7-四氢-6-丙胺-苯并噻唑=盐酸普拉克索一水合物，多巴胺受体以 DR_2 为主兼 DR_3、DR_4，0.125 mg，1 日

3次开始治疗)可能在恢复正常动机方面有用。

有些淡漠表现的患者,使用多巴胺释放促进和再摄取阻断剂如金刚烷胺(Amantadine, Symmetrel,100 mg,1日1次)可能有一定疗效。

而其他一些淡漠表现的患者可能对具有心理动力激活作用的抗抑郁药物治疗有临床效果,包括反苯环丙胺(Tranylcypramine,5~10 mg,1日3次),丁胺苯丙酮(氨非它酮,Buprorione,商品名布普品,化学名间氯-α-特丁氨基乙基苯基甲酮,缓释片剂 Wellbutrin SR,100~450 mg,1日1次),地昔帕明(去甲丙米嗪、Desipramine,25~100 mg,1日3次)和氟西汀(Fluoxetine,商品名百忧解,20 mg,1日1次)等。

(2) 抑郁 是血管性痴呆患者常见的一种临床表现,特征为逐步加重的工作和生活能力丧失和神经精神功能康复能力的降低。

血管性痴呆患者抑郁症状的治疗方法与其他老年期抑郁患者的治疗原则一样。为了降低药物治疗中可能发生的各种不良反应的风险,临床上选择性5-羟色胺再摄取抑制剂明显优于三环类抗抑郁药物和单胺氧化酶抑制剂的治疗。

大多数临床研究结果显示,选择性5-羟色胺再摄取抑制剂用于脑卒中后抑制患者的治疗有明显疗效。例如,舍曲林(Sertraline,商品名左洛复,50 mg,1日1次)和帕罗西汀(Paroxetine,商品名赛乐特,20 mg,1日1次)的临床应用研究显示它确实能够缓解血管性痴呆患者中的抑郁症状和情绪障碍。

三环类抗抑郁类药物特别是去甲替林(Nortriptyline,10~25 mg,1日3次)治疗脑卒中后抑郁症也有明显效果。

精神兴奋类药物和丁螺环酮(Buspirone,5~10 mg,1日3次)对一些脑卒中后抑郁症患者也有一定疗效。

如果上述药物无明显临床效果,可以应用5-羟色胺和去甲肾上腺素再摄取抑制剂(SNRI)如文拉法新(Venlafaxin,商品名怡诺思,75~150 mg,1日1次),能同时具有去甲肾上腺素和5-羟色胺2种神经递质再摄取抑制作用,脑卒中后抑郁症患者中的这些递质明显减少。临床上这类药物的治疗可以改善脑卒中后抑郁症患者中的情绪障碍;这类药物也能作为脑卒中后抑郁症的治疗。另外,这类药物的治疗同时可以改善脑卒中患者的许多躯体症状如头痛、失眠等。

但是皮质下血管性损伤和额叶综合征的患者对抗抑郁药物的治疗效果往往不如原发性老年期抑郁患者的治疗效果。

不愿接受抗抑郁药物治疗的脑卒中后抑郁症患者可以采用电抽搐治疗(Electroconvulsive Therapy,ECT),但血管性痴呆患者进行电休克治疗则治疗后发生意识障碍的表现更为严重。

(3) 精神病样症状和激越症状 也是血管性痴呆患者的一种常见临床表现,可以应用抗精神病类药物作为首选的一线治疗。一般非典型抗精神病类药物临床应用的不良反应发生率较低,其治疗价值优于传统的抗精神病类药物。

例如,利培酮(Risperidone,商品名维思通,2~6 mg,1日1次)可减少血管性痴呆患者的精神病样症状及激越症状;奥氮平(Olanzapine,商品名再普乐,5~20 mg,1日1次)和喹硫平(Quetiapine,商品名思瑞康,50~300 mg,1日2次)也是非典型抗精神病类药物,可用来减轻各种痴呆疾病包括阿尔茨海默病患者的精神病样症状及激越症状;精神抑制类药物如氟哌啶醇(Haloperidol)在缺乏或不能耐受非典型抗精神病类药物治疗的患者中也有一定疗效,每天服用2~3 mg,有55%~65%患者的症状明显改善,但是治疗期间必须监测患者是否出现帕金森综合征样症状和迟发性运动功能障碍的症状。

如果抗精神病类药物对激越症状的控制无明显作用或部分有效,在这些患者中,情绪稳定类药物可作为抗精神病类药物的一种替代或辅助性治疗。这种情况下临床上最常用的经验性治疗是应用酰胺咪嗪(100 mg,1日3次)或丙戊酸钠(Valproate,商品名德巴金,200 mg,1日1次至1日3次)。其他抗惊厥药物如加巴喷丁(Gabapentin,商品名为维诺定,100~200 mg,1日3次),拉莫三嗪(Lamotrigine,商品名为利必通,Lamictal,50 mg,1日1次开始,50~200 mg,1日2次)以及噻加宾(Tiagabine,商品名替加平,Gabitril,化学名为(3R)-1-[4,4-二(3-甲基-2-噻吩基)-3-丁烯基]-3-哌啶羧酸盐酸盐,4~8 mg,1日1次,不超过20 mg,1日1次)均具有稳定情绪的作用,也可用于治疗激越症状。这些药物也用于脑卒中后伴有躁狂症状的患者。

噻加宾是由丹麦Novo Nordisk公司开发,1996年首先在丹麦和法国上市。是一种神经元和神经胶质细胞γ-氨基丁酸(GABA)再摄取的选择性和可逆性抑制剂,可抑制中枢神经系统的介质传递,增加突触中GABA浓度,降低神经兴奋敏感性。临床上用于其他药物未能控制症状的伴有或无继发性全身性癫痫的部分癫痫患者的添加治疗。也能有效地用于治疗焦虑症、抑郁症,以及原发性失眠患者。但是在非癫痫状况下使用本品可能引起癫痫发作,甚至导致癫痫持续状态的严重不良反应。

(4) 焦虑 是血管性痴呆患者的一种临床表现,往往不引起重视。焦虑的控制临床上可应用苯二氮䓬类抗焦虑药物。例如,劳拉西泮(Lorazepam,1 mg,1日3次)或奥沙西泮(去甲羟基安定,Oxazepam,10~30 mg,1日3次)等药物治疗。这些药物在老年人中也能很好代谢。

非苯二氮䓬类药物抗焦虑药物如丁螺环酮(Buspirone,5~10 mg,1日3次)也有一定临床效果。

(5) 睡眠功能紊乱 也是血管性痴呆患者的一种临床表现,严重时才上医院就诊。临床上对睡眠功能紊乱患者进行治疗,可以选择有效的镇静催眠类药物,包括曲唑酮(Trazodone,50~100 mg,1日3次)、短效苯二氮䓬类药物如奥沙西泮(去甲羟基安定),以及非苯二氮䓬类药物如佐匹克隆(Zopiclone,青尔奇,Imovane,7.5 mg,每晚1次)、唑吡坦(Zolpidem,商品名思诺思,Stilmox,10~20 mg,每晚1次)等。

6.8.3 胆碱酯酶抑制剂

临床上对诊断血管性痴呆的患者进行尸体解剖检查,神经病理学研究往往发现伴有脑神经系统退行性病变。

在尸体解剖检查中获得神经病理学意义上的单一诊断为血管性痴呆的病例不太常见,很多血管性痴呆患者主要依靠生前临床上的诊断。

已有很多研究发现,有些血管性痴呆患者存在胆碱能神经功能方面的缺陷。

临床上胆碱酯酶抑制剂对于阿尔茨海默病合并相关脑血管病患者,或血管性痴呆患者均有应用指征。

目前临床上使用广泛的胆碱酯酶抑制剂,包括石杉碱甲(0.05~0.1 mg,1日2次),多奈哌齐(5~10 mg,1日1次),卡巴拉汀(1.5~3 mg,1日2次)均能改善血管性痴呆患者的认知功能和日常生活能力、减少幻觉等症状。

加兰他敏是一种可逆性胆碱脂酶抑制剂,具有双重作用机制,不仅能抑制乙酰胆碱酯酶活性,同时也能调节变构的烟碱受体位点。1987年,美国首先用于阿尔茨海默病患者的治疗。它对神经元中乙酰胆碱酯酶的抑制活性是血浆中丁酰胆碱酯酶抑制活性的50倍。血浆中丁酰胆碱酯酶受抑制容易发生外周胆碱样不良反应。生物利用度为80%,血浆蛋白结合率0,在肝脏由细胞色素P450系统的CYP 2D6代谢,半衰期为6 h。加兰他敏的起始治疗剂量为4 mg,1日2次,1个月后可增加至8 mg,1日2次。

临床上进行的加兰他敏治疗的一个双盲安慰剂对照研究试验,结果表明,与安慰剂组相比,加兰他敏能明显提高血管性痴呆患者的认知功能、行为能力和全身功能指数。

加兰他敏治疗有关的研究也发现它对阿尔茨海默病合并脑血管病患者,以及对血管性痴呆患者均有效。

应用神经精神调查量表研究分析发现,加兰他敏治疗的患者中焦虑、冷漠等的症状评估的总分也有明显改善。安慰剂组患者中的妄想症状变得更为明显,并且给予加兰他敏治疗也无改善。

许多临床研究表明,其他类型的胆碱酯酶抑制剂也对血管性痴呆患者有效。

6.8.4 NMDA受体拮抗剂

谷氨酸是皮质和海马神经元中重要的兴奋性神经递质。有证据提示,皮质神经元的脱失与钙内流增加有关,而钙内流增加可能与谷氨酸敏感性高和(或)谷氨酸水平高有关。

因此,用N-甲基-D-天冬氨酸(NMDA)受体拮抗剂盐酸美金刚胺(Memantine Hydrochloride,商品名易倍申)治疗血管性认知功能障碍可能有效。

盐酸美金刚胺作用于大脑中的谷酰胺系统,为具有中等亲和力的非竞争性的NMDA拮抗剂。

美金刚胺是第一个在阿尔茨海默病和血管性痴呆方面有显著疗效的NMDA拮抗剂。当谷氨酸以病理量释放时,美金刚胺可减少谷氨酸的神经毒性作用;当谷氨酸释放过少时,美金刚胺可以改善记忆过程所需谷氨酸的传递。临床研究表明,美金刚胺用于老年痴呆症患者具有较好的耐受性,在精神病理学和行为测定中产生温和的有统计学意义的显著改善。

盐酸美金刚片是由丹麦灵北制药公司生产。

已进行的 2 项临床研究试验,均为美金刚 20 mg 每日 1 次治疗与安慰药对照治疗 28 周的疗效观察,各入选患者 288 例和 548 例。治疗组在阿尔茨海默病评定量表认知功能分量表(ADAS-cog)评分和激越症状改善方面显著优于对照组,但在临床全面性印象(CIBIC)量表和日常生活能力方面无显著差别;治疗的安全性好。对该 2 项试验的亚组分析提示美金刚治疗可能更适于皮质下缺血性型痴呆(SIVD)患者。

6.8.5 脑卒中后躯体功能障碍的康复治疗

(1) 尿失禁的康复治疗　尿失禁是血管性痴呆患者的常见和需要急诊处理的症状,是由于脑卒中后膀胱逼尿肌兴奋过度所致。

过去用来治疗老年人和痴呆患者中尿失禁的抗胆碱能药物包括奥昔布丁(Oxybutynin,商品名尿多灵,5 mg,每日 3 次)、双环维林(商品名双环胺 Dicyclomine,10～20 mg,餐前 1 h 和睡前服)能减低膀胱收缩,但是有加重认知功能障碍的不良反应。

钙离子通道阻断剂可以作为尿失禁治疗的替代方法有一定疗效。

另外,神经康复药物如巴氯芬(Baclofen,氯苯氨丁酸,商品名枢芬,5～10 mg,每日 3 次)有一定疗效,巴氯芬也能用于脊髓损伤后的排尿功能障碍。

(2) 肢体痉挛状态的康复治疗　临床上,肢体痉挛状态的康复治疗可以选择使用多种药物。例如,神经康复药物巴氯芬。巴氯芬是 γ-氨基丁酸的衍生物,通过激动 γ-氨基丁酸(GABA)的 β 受体而使兴奋性氨基酸如谷氨酸、门冬氨酸的释放受到抑制,从而抑制单突触和多突触反射在中枢神经系统脑和脊髓的传递而起到解痉作用。巴氯芬还能明显减少食管返流和改善症状,能有效缓解儿童肌张力障碍的症状,能治疗中枢性顽固性呃逆,能缓解腰椎间盘突出症急性发作期的症状,有助戒除酒瘾,以及降低古柯碱(可卡因)的成瘾性。

而中枢性骨骼肌松弛药替扎尼定(Tizanidine,商品名松得乐、痉痛停、凯莱通,2～4 mg,1 日 3 次,单次不超过 8 mg,单日不超过 24 mg)。替扎尼定为中枢性 α_2 肾上腺素受体激动剂,可能是通过增强运动神经元的突触前抑制作用而降低强直性痉挛状态。替扎尼定对多突触通路的作用最强,这些作用被认为与脊髓运动神经元的易化性降低有关。临床上替扎尼定禁止与氟伏沙明或环丙沙星同用。

另外,Ca^{2+} 释放阻断剂硝苯呋海因(Dantrolene,商品名丹曲林,dantrium,25～50 mg,1 日 1 次或 1 日 2 次,单日不超过 400 mg)等治疗。

如果上述这些药物无效时也可使用苯二氮䓬类药物如氯硝西泮(Clonazepam,0.5～1 mg,1 日 3 次)。

(3) 血管性痴呆有关的帕金森综合征　这些患者对多巴胺类药物治疗偶尔有效。

(4) 假性球麻痹患者及其关护人员的神经症　临床上合并情感失控的假性球麻痹患者及其关护人员往往都会处于紧张状态中,这些综合征的临床表现的治疗类似神经症的治疗,可以应用选择性 5-羟色胺再摄取抑制剂、三环类抗抑郁药物等进行治疗,一般均有一定疗效。

6.8.6 脑卒中危险因素的治疗

长期针对脑血管病有关危险因素的治疗对于防治血管性痴呆患者再次发生脑卒中非常重要。

控制高血压的治疗、降低血胆固醇的治疗、糖尿病的血糖控制治疗,以及其他方面的治疗包括慢性心力衰竭和心律失常的治疗,均可减少脑卒中复发的风险和脑卒中有关认知功能障碍的发生。

血管性痴呆的各种药物防治如表6-13所示。

表6-13 药物防治血管性痴呆

脑卒中的预防
  华法林(仅用于伴有房颤的反复发作型脑栓死患者)治疗
  抗血小板凝集治疗
    阿司匹林(50~325 mg,1日1次)
    阿司匹林(50~325 mg,1日1次)加双嘧达莫(200~400 mg,1日1次)
    氯吡格雷(75 mg,1日1次)
    噻氯匹定(250~500 mg,1日1次)
精神心理类药物治疗
  精神兴奋类
  抗抑郁类
  抗精神病类
  情绪稳定类
  抗焦虑类
  镇静催眠类
胆碱酯酶抑制剂治疗
NMDA受体拮抗剂
脑卒中后有关躯体功能障碍的康复治疗
  抗痉挛药物治疗
  尿失禁(挛缩性膀胱)药物治疗
  帕金森综合征表现的药物治疗
  假性球麻痹的药物治疗
脑血管病的危险因素的治疗
  降低高血压的药物治疗
  降低胆固醇血症的药物治疗
  控制糖尿病的药物治疗
  心脏病如心律失常、心功能不全的药物治疗

参考文献

[1] 李焰生.认知功能障碍领域的相关概念[J].上海医学,2005,44(7):551-553.

[2] 施小珍,白芝兰.血管性痴呆影像学研究进展[J].实用放射学杂志,2004,20(12):1139-1141.

[3] 吴杰,杨文,林哲,等.老年血管性痴呆的临床与MRI对照研究[J].中国老年学杂志,2005,25(6):642-643.

[4] 王亮,李坤成.血管性痴呆的定量研究[J].中华放射学杂志,2000,11(34):738-741.

[5] 何国军,陈俊抛,温志波,等.阿尔茨海默病与血管性痴呆患者白质疏松的定量研究[J].中国临床康

复,2004,28(8):6066-6067.

[6] 白芝兰,张秋娟,薛冠英,等.血管性痴呆与皮质下缺血性脑梗死CT表现的相关研究[J].中国临床康复,2004,8(10):1964-1966.

[7] 刘剑英,谢瑞满.脑皮质下小血管梗死后认知功能损害的恢复及其影响因素[J].中国脑血管病杂志,2008,5(8):341-345.

[8] 罗蔓,谢瑞满,全洪波,等.非瓣膜病性心房颤动伴缺血性卒中的复发分析[J].中华内科杂志,2007,46(8):637-640.

[9] 谢瑞满,编写.第8章:老年病学,脑卒中后神经康复治疗研究的进展.临床内科学[M],上海:复旦大学出版社,2003,285-293.

[10] 刘剑英,谢瑞满.脑卒中后抑郁的治疗进展[J].中国处方药杂志,2005,34:58-61.

[11] 谢瑞满,全洪波,王东生.老年脑卒中后认知功能损伤的临床研究[J].国际中华神经精神医学杂志,2005,6(1):6-9.

[12] 谢瑞满.老年期脑卒中后抑郁的药物治疗进展[J].世界临床药物杂志,2005,26(9):533-536.

[13] 邱东鹰,谢瑞满.老年人脂肪肝与冠心病危险因素的相关性[J].中华老年医学杂志,2005,24(1):21-23.

[14] 全洪波,谢瑞满.脑卒中后认知功能研究[J].中国临床医学杂志,2004,11(s):97-100.

[15] 王东生,谢瑞满.脑卒中神经康复治疗的进展[J].神经病学与神经康复学杂志,2004,1(3):158-161.

[16] 谢瑞满,全洪波,王东生.百优解治疗中风后抑郁的临床研究[J].国际中华神经精神医学杂志,2004,5(3):161-169.

[17] 方珉,谢瑞满.缺血性卒中钙超载分子机制的研究进展[J].老年医学与保健杂志,2008,14(3):245-247.

[18] 谢瑞满.脑卒中的神经康复治疗研究进展[J].现代实用医学杂志,2007,19(3):173-175.

[19] 刘剑英,谢瑞满.脑皮质下小血管梗死早期认知功能损害的临床对照研究[J].中国临床医学杂志,2008,15(s):38-41.

[20] 杨月嫦,谢瑞满.轻度认知功能障碍的研究进展[J].中国临床医学杂志,2008,15(s):29-31.

[21] 缪鸿石,朱镛连.脑卒中康复评定和治疗[M].北京:华夏出版社,1996:22-140.

[22] 胡军,朱文炳,谢瑞满,等.急性脑梗死后失语症的MRI研究[J].中国临床医学杂志,2002,9(2):135-137.

[23] 张通,谢瑞满,等.急性脑血管病三级康复治疗的前瞻性多中心随机对照研究[J].中华医学杂志,2004,84:1948-1954.

[24] 方珉,谢瑞满.磁共振扩散张量成像在MCI研究中的应用[J].国际医学放射学杂志,2008,31(6):444-448.

[25] 杨月嫦,谢瑞满.老年2型糖尿病与痴呆相关性的研究进展[J].老年医学与保健杂志,2008,14(5):210-212.

[26] Roman G C, Tatemichi T K, Erkinjuntti T, et al. Vascular dementia: diagnostic criteria for research studies: report of the NINCDS-AIREN international workshop[J]. Neurology, 1993, 43:250-260.

[27] White K E, Cummings J L. Neuropsychiatric aspects of Alzheimer's disease and other dementing illness. //Yudofsky S, Hales R E. The American Psyciatric Press Textbook of Neuropsychiatry[M]. Washington, DC:, American Psyciatric Press, 1997:823-854.

[28] Gold G, Giannakopoulos P, Montes-Paixao C, et al. Sensitiyity and specificity of newly proposed clin-

ical criteria for possible vascular dementia[J]. Neurology, 1997, 49:690-694.

[29] Gold G, Bouras C, Canuto A, et al. Clinicopathological validation study of four sets of clinical criteria for vascular dementia[J]. Am J Psychiatry, 2002, 159:82-87.

[30] Chui H, Mack W J, Jackson J A, et al. Clinical criteria for the diagnosis of vascular dementia[J]. Arch Neurol, 2000, 57:191-196.

[31] Ross G W, Petrovitch H, White L R, et al. Characterization of risk factors for vascular dementia: the Honolulu-Asia Aging Study[J]. Neurology, 1999, 53:337-343.

[32] Bowler J, Hachinski V. History of the concept of vascular dementia: two opposing views on current definitions and criteria for vascular dementia.//Proovnik I, Wade J, Knezevic S, et al. Vascular Dementia: Current Concepts[M]. New York: John Wiley & Sons, 1996:1-28.

[33] Moroney J T, Tang M-X, Berglund L, et al. Low-density lipoprotein cholesterol and the risk of dementia with stroke[J]. JAMA, 1999, 282:254-260.

[34] Desmond D W, Moroney J T, Paik M C, et al. Frequency and clinical determinants of dementia after ischemic stroke[J]. Neurology, 2000, 54:1124-1131.

[35] Henon H, Durieu I, Guerouaou D, et al. Poststroke dementia incidence and relationship to prestroke cognitive decline[J]. Neurology, 2001, 57:1216-1222.

[36] Moroney J T, Bagiella E, Desmond D W, et al. Meta-analysis of the Hachinski Ischemic Score in pathologically verified dementias[J]. Neurology, 1997, 49:1096-1105.

[37] Briley D P, Wasay M, Sergent S, et al. Cerebral white matter changes(leokoaraiosis), stroke, and gait disturbance[J]. J Am Geriatr Soc, 1997, 45:1434-1438.

[38] Cummings J T, Trimble M R. Concise Guide to Neuropsychiatry and Behavioural Neurology[M]. Washington, DC: American Psychiatric Association, 2001.

[39] Paul R, Cohen R, Moser D, et al. Performance on the hooper visual organizational test in patients diagnosed with subcortical vascular dementia: relation to naming performance[J]. Neuropsychiatry Neuropsychol Behav Neurol, 2001, 14:93-97.

[40] Moser D, Cohen R, Paul R, et al. Executive function and magnetic resonance imaging subcortical hyperintensities in vascular dementia[J]. Neuropsychiatry Neuropsychol Behav Neurol, 2001, 14:89-92.

[41] Doody R S, Massman P J, Mawad M, et al. Cognitive consequences of subcortical magnetic resonance imaging changes in Alzheimer's disease: comparison to small vessel ischemic vascular dementia[J]. Neuropsychiatry Neuropsychol Behav Neurol, 1998, 11:191-199.

[42] Looi J C L, Sachdev P S. Differentiation of vascular dementia from AD on neuropsychological tests[J]. Neurology, 1999, 53:670-678.

[43] Tierney M C, Black S E, Szalai J P, et al. Recognition memory and verbal fluency differentiate probable Alzheimer's disease from subcortical ischemic vascular dementia[J]. Arch Neurol, 2001, 58:1654-1659.

[44] Cannata A P, Albertoni M, Franceschi M, et al. Frontal impairment in subcortical ischemic vascular dementia in comparison to Alzheimer's disease[J]. Dement Geriatr Cogn Disord, 2002, 13:101-111.

[45] Aharon-Peretz J, Kliot D, Tomer R. Behavioral differences between white matter lacunar dementia and Alzheimer's disease: a comparison on the Neuropsychiatric Inventory[J]. Dement Geriatr Cogn Disord, 2001, 11:294-298.

[46] Lyketsos C G, Steinberg M, Tschanz J T, et al. Mental and behavioral disturbances in dementia: findings from the Cache Country Study on Memory in Aging[J]. Am J Psychiatry, 2000, 157: 708-714.

[47] Ghika-Schmid F, Bogousslavsky J. The acute behavioral syndrome of anterior thalamic infarction: a prospective study of 12 cases[J]. Ann Neurol, 2000, 48:220-227.

[48] Shimoda K, Robinson R G. The relationship between poststroke depression and lesion location in long-term follow-up[J]. Biol Psychiatry, 1999, 45:187-192.

[49] Chacko RC, Corbin MA, Harper RG. Acquired obsessive-compulsive disorder associated with basal ganglia lesions[J]. J Neuropsychiatry Clin Neurosci, 2000, 12:269-272.

[50] Choi S H, Na D L, Chung C S, et al. Diffusion-weighted MRI in vascular dementia[J]. Neurology, 2000, 54:83-89.

[51] de Groot JC, de Leeuw F-E, Oudkerk M, et al. Cerebral white matter lesions and cognitive function: the Rotterman Scan study[J]. Ann Neurol, 2000, 47:145-151.

[52] Kwan L T, Reed B, Eberling J L, et al. Effects of subcortical cerebral infarction on cortical glucose metabolism and cognitive function[J]. Arch Neurol, 1999, 56:809-814.

[53] Reed B, Eberling J L, Mungas D, et al. Frontal lobe hypometabolism predicts cognitive decline in patients with lacunar infarts[J]. Arch Neurol, 2001, 58:493-497.

[54] Filley C M. The behavioral Neurology of White Matter[M]. New York: University Press, 2001.

[55] Nolan K A, Lino M M, Seligmann A W, et al. Absence of vascular dementia in an autopsy series from a dementia clinic[J]. J Am Geriatr Soc, 1998, 46:597-604.

[56] Hulette C, Nochlin D, McKeel D, et al. Clinical-neuropathologic findings in multi-infarct dementia: a report of six autopsied cases[J]. Neurology, 1997, 48:668-672.

[57] Markesbery WR. Vascular dementia. Markesbery W R. Neuropathology of dementing disorders[M]. New York: Arnold, 1998:293-311.

[58] Pantoni L. Garcia J H. Pathogenesis of Leukoaraiosis[J]. Stroke, 1997, 28:652-659.

[59] Arvanitakis Z, Hachinski V. Vascular cognitive impairment: what else do we need to learn? Terry R D, Katzman R, Bisk K L, et al. Alzheimer's Disease,[M]. 2nd. Philadelphia: Lippincott Williams and Wilkins, 1999:147-160.

[60] Snowdon D A, Greiner L H, Mortimer J A, et al. Brain infarction and the clinical expression of Alzheimer's Disease: the Nun Study[J]. JAMA, 1997, 277:813-817.

[61] Moroney J T, Bagiella E, Tatemichi T K, et al. Dementia after stroke increases the risk of long-term stroke recurrence[J]. Neurology, 1997, 48:317-325.

[62] Adams H P Jr, del Zoppo G J, von Kummer R. Management of Stroke: A Practical Guide for the Prevention, Evaluation and Treatment of Acute Stroke[M]. Caddo, OK: Professional Communication, 1998.

[63] Starkstein S E, Manes F. Apathy and depression following stroke[J]. CNS Spectrums, 2000, 5: 43-50.

[64] Wiart L, Petit H, Joseph P A, et al. Fluoxetine in early poststroke depression: a double-blind placebo-controlled study[J]. Stroke, 2000, 31:1829-1832.

[65] Robinson R G, Schultz S K, Castillo C, et al. Nortriptyline versus fluoxetine in the treatment of de-

pression and in short-term recovery after stroke: a placebo-controlled double-blind study[J]. Am J Psychiatry, 2000, 157:351-359.

[66] Martensson B, Murray V, von Arbin M, et al. Alternative treatment for poststroke depression[J]. Am J Psychiatry, 1997, 154:583-584.

[67] Simpson S, Baldwin R C, Jackson A, et al. Is subcortical disease associated with a poor response to antidepressants? Neurological, neuropsychological and neuroradiological findings in late-life depression [J]. Psychol Med, 1998, 28:1015-1026.

[68] De Deyn P P, Rabheru K, Rasmussen A, et al. A randomized trial of risperidone, placebo, and haloperidol for behavioral symptoms of dementia[J]. Neurology, 1999, 53:946-955.

[69] Katz I R, Jeste D V, Mintzer J E, et al. Comparison of risperidone and placebo for psychosis and behavioral disturbances associated with dementia: a randomized, double-blind trial: Risperidone Study Group[J]. J Clin Psychiatry, 1999, 60:107-115.

[70] Erkinjuntti T, Kutz A, Gauthier S, et al. Efficacy of galantamine in probable vascular dementia and Alzheimer's Disease combined with cerebrovascular disease: a randomized trial[J]. Lancet, 2002, 359:1283-1290.

[71] Mendez M F, Younesi F L, Perryman K M. Use of donepezil for vascular dementia: preliminary clinical experience[J]. J Neuropsychiatry Clin Neurosci, 1999, 11:268-270.

[72] Brandeis G H, Resnick N M. Urinary incontinence. Duthie E H J, Katz P R. Practice of Geriatrics [M]. Philadelphia: WB Saunders, 1998:189-198.

[73] Standaert D G, Young A B. Treatment of central nervous system degenerative disorders. //Hardman J G, Limbird L. Goodman & Gilman's The Pharmacological Basis of Therapeutics[M]. New York: McGraw-Hill Medical Publishing Division, 2001:549-568.

[74] Nahas Z, Arlinghaus K A, Kotrla K J, et al. Rapid response of emotional incontinence to selective serotonin reuptake inhibitors[J]. J Neuropsychiatry Clin Neurosci, 1998, 10:453-455.

[75] Barba R, Martinez-Espinosa S, Rodriguez-Garcia E, et al. Poststroke dementia: clinical features and risk factors[J]. Stroke, 2000, 31:1494-1501.

[76] Desmond D W, Moroney J T, Bagiella E, et al. Dementia as a predictor of adverse outcomes following stroke: an evaluation of diagnostic methods[J]. Stroke, 1998, 29:69-74.

[77] Barba R, Castro M D, Morin M M, et al. Prestroke dementia[J]. Cerebrovasc Dis, 2001, 11: 216-224.

[78] Tham W, Auchus A P, Thong M, et al. Progression of cognitive impairment after stroke: one year results from a longitudinal study of Singaporean stroke patients[J]. J Neurol Sci, 2002, 203-204: 49-52.

[79] Ballard C, Rowan E, Stephens S, et al. Prospective follow-up study between 3 and 15 months after stroke: improvements and decline in cognitive function among dementia-free stroke survivors>75 years of age[J]. Stroke, 2003, 34:2440-2444.

[80] Krolak-Salmon P, Croisile B, Houzard C, et al. Total recovery after bilateral paramedian thalamic infarct[J]. Eur Neurol, 2000, 44:216-218.

[81] Narushima K, Chan K L, Kosier J T, et al. Does cognitive recovery after treatment of poststroke depression last A 2-year follow-up of cognitive function associated with poststroke depression[J]. Am J

Psychiatry, 2003, 160:1157-1162.

[82] Cordoliani-Mackowiak M A, Henon H, Pruvo J P, et al. Poststroke dementia: influence of hippocampal atrophy[J]. Arch Neurol, 2003, 60:585-590.

[83] Pratt R D. Patient populations in clinical trials of the efficacy and tolerability of donepezil in patients with vascular dementia[J]. J Neurol Sci, 2002, 203-204:57-65.

[84] Lindenauer P K, Mathew M C, Ntuli T S, et al. Use of antihypertensive agents in the management of patients with acute ischemic stroke[J]. Neurology, 2004, 63:318-323.

[85] Birns J, Markus H, Kaira L. Blood pressure reduction for vascular risk: is there a price to be paid[J]. Stroke, 2005, 36:1308-1313.

[86] Karp A, Kareholt I, Qiu C, et al. Relation of education and occupation-based socioeconomic status to incident Alzheimer's disease[J]. Am J Epidemiol, 2004, 159:175-183.

[87] Backman L, Jones S, Berger A K, et al. Multiple cognitive deficits during the transition to Alzheimer's disease[J]. J Intern Med, 2004, 256:195-204.

[88] Inouye S K. Prevention of delirium in hospitalized older patients: risk factors and targeted intervention strategies[J]. Ann Med, 2000, 32:257-263.

[89] Roman G C. Brain hypoperfusion: a critical factor in vascular dementia[J]. Neurol Res, 2004, 26:454-458.

[90] Pandav R, Dodge H H, DeKosky S T, et al. Blood pressure and cognitive impairment in India and the United States: a cross-national epidemiological study[J]. Arch Neurol, 2003, 60:1123-1128.

[91] Qiu C, von Strauss E, Winblad B, et al. Decline in blood pressure over time and risk of dementia: a longitudinal study from the Kungsholmen project[J]. Stroke, 2004, 35:1810-1815.

[92] de la Torre JC. Alzheimer's disease is a vasocognopathy: a new term to describe its nature[J]. Neurol Res, 2004, 26:517-524.

[93] Kenny R A, Kalaria R, Ballard C. Neurocardiovascular instability in cognitive impairment and dementia[J]. Ann N Y Acad Sci, 2002, 977:183-195.

[94] Henon H, Vroylandt P, Durieu I, et al. Leukoaraiosis more than dementia is a predictor of stroke recurrence[J]. Stroke, 2003, 34:2935-2940.

[95] Altieri M, Di Piero V, Pasquini M, et al. Delayed poststroke dementia: a 4-year follow-up study[J]. Neurology, 2004, 62:2193-2197.

[96] Kneebone II, Dunmore E. Psychological management of post-stroke depression[J]. Br J Clin Psychol, 2000, 39:53-66.

[97] Gorelick P B. Prevention. Bowler J V, Hachinski V. Vascular Cognitive Impairment. Preventable Dementia[M]. New York, NY: Oxford University Press. 2003, 308-320.

[98] Vagnucci A H, Li W W. Alzheimer's disease and angiogenesis[J]. Lancet, 2003, 361:605-608.

[99] Casserly I, Topol EJ. Convergence of atherosclerosis and Alzheimer's disease: inflammation, cholesterol and misfolded proteins[J]. Lancet, 2004, 363:1139-1146.

[100] Snowden D A. Healthy aging and dementia: findings from the Nun Study[J]. Ann Intern Med, 2003, 139:450-454.

[101] Schneider J A, Wilson R S, Bienias J L, et al. Cerebral infarctions and the likelihood of dementia from Alzheimer disease pathology[J]. Neurology, 2004, 62:1148-1155.

[102] Iadecola C, Gorelick P B. Converging pathogenic mechanisms in vascular and neuron-degenerative dementia[J]. Stroke, 2003, 34:335-337.

[103] Elias MF, Sullivan L M, D'Agostino R B, et al. Framingham Stroke Risk Profile and lowered cognitive performance[J]. Stroke, 2004, 35:404-409.

[104] Fillit H M, Butler R N, O'Connell A W, et al. Achieving and maintaining cognitive vitality with aging[J]. Mayo Clin Proc, 2002, 77:681-696.

[105] The PROGRESS Collaborative Group. Effects of blood pressure lowering with perindopril and indapamide therapy on dementia and cognitive decline in patients with cerebrovascular disease[J]. Arch Int Med, 2003, 163:1069-1075.

[106] Strachan M W J. Insulin and cognitive function[J]. Lancet, 2003, 362:1253.

[107] Hachinski V, Roman G, Gauthier S, et al. Emerging therapies for vascular dementia and vascular cognitive impairment[J]. Stroke, 2004,35:1010-1017.

[108] Hackinski V, Iadecola C, Petersen R C, et al. NINDS-standard[J]. Stroke, 2006, 37:2220-2241.

[109] Farlow MR. Use of antidementia agents in vascular dementia: beyond Alzheimer disease[J]. Mayo Clin Proc, 2006, 81:1350-1358.

[110] Demaerschalk B M, Wingerchuk D M. Treatment of vascular dementia and vascular cognitive impairment[J]. Neurologist, 2007, 13:37-41.

[111] Chui H C, Nielsen-Brown N. Vascular cognitive impairment. Continue Lifelong Learning[J]. Neurol, 2007, 13:109-143.

[112] Schneider L S. Increased mortality associated with cholinesterase inhibitors in VCI. International Alzheimer Association Conference[C]. Madrid, Spain. June 2006.

[113] Moretti R, Torre P, Antonello R M, et al. Rivastigmine insubcortial vascular dementia: a randomized, controlled, open 12-month study in 208 patients[J]. Am J Alzheimer's Dis Other Demen, 2003, 18:265-272.

[114] Bowler J V. Vascular cognitive impairment[J]. J Neurol Neursurg Psychiatry, 2005, 76:35-44.

[115] Erkinjunti T. Cognitive decline and treatment options for patients with vascular dementia[J]. Acta Neurol Scand, 2002, 106:15-18.

[116] Hachinski V, Iadecola C, Petersen R C, et al. National institute of neurological disorders and stroke-canadian stroke network vascular cognitive impairment harmonization standards[J]. Stroke, 2006, 37:2220-2241.

[117] Gabrielle G, James F, Donald T, et al. Genetics of vascular cognitive impairment the opportunity and the challenges[J]. Stroke, 2006, 37:248-255.

[118] Bowler J V. Vascular cognitive impairment[J]. Stroke, 2004, 35:386-388.

[119] Wiesje M, van der Flier W M, van Straaten E C W, et al. Small vessel disease and general cognitive function in nondisabled elderly the LADIS study[J]. Stroke, 2007, 38:1197.

[120] Saito K, Kimural K, Minematsu K, et al. Transient global amnesia associated with an acute infarction in the retrosplenium of the corpus callosum[J]. J Neurol Sci, 2003, 210:95-97.

[121] Floor C B, Catharina J M, Aagje J S, et al. Cognitive impairment is related to cerebral lactate in patients with carotid artery occlusion and ipsilateral transient ischemic attacks[J]. Stroke, 2003, 34:1419-1424.

[122] Court J A, Perry E K, Kalaria R N. Neurotransmitter control of the cerebral vasculature and abnormalities in vascular dementia. //Erkinjuntti T Gauthier S, eds. Vascular Cognitive Impairment. [M] London, UK: Martin Duniz ltd, 2002, 67-185.

[123] Gold G, Kovari E, Hof P R, et al. Cognitive consequences of thalamic, basal ganglia, and deep white matter lacunes in brain aging and dementia[J]. Stroke, 2005, 36:1184-1188.

[124] Gabrielle G, James F, Donald T, et al. Genetics of vascular cognitive impairment the opportunity and the challenges[J]. Stroke, 2003, 34:1419-1424.

[125] Gold G, Kovari E, Hof P R, et al. Sorting out the clinical consequences of ischemic lesions brain aging: A clinico-pathological approach[J]. J Neurol Sci, 2007, 257:17-22.

[126] Bowler J V. Vascular cognitive impairment[J]. Journal of Neurology, Neurosurgery, and Psychiatry, 2005, 76(supple 5):35-44.

[127] Jonathan M L, Davide S J. Epidenetic mdechanisms in memory formation[J]. Nat Rev Neurosci, 2005, 6:108-118.

[128] Bakker F C, Klijn C J, Jennekens S A, et al. Cognitive disorders in patients with occlusive disease of the carotid artery: a systematic review of the literature[J]. J Neurol, 2000, 247:669-676.

[129] Caroline D, Pierre L, Valerie D, et al. Impaired vascular mechanotransduction in a transgenic mouse model of CADAIL arteriopathy[J]. Stroke, 2005, 36:113-117.

[130] Chabriat H, Pappata S, Ostergaard L, et al. Cerebral hemodynamics in CADASIL before and after acetazolamide challenge assessed with MRI bolus tracking[J]. Stroke, 2000, 31:1904-1912.

[131] Tuominen S, Miao Q, Kurki T, et al. Positron emission tomography examination of cerebral blood flow and glucose metabolism in young CADASIL patients[J]. Stroke, 2004, 35:1063-1274.

[132] Kalimo H, Ruchoux M M, Viitanen M, et al. CADASIL: a common form of hereditary arteriopathy causing brain infarcts and dementia[J]. Brain Pathol, 2002, 12:371-384.

[133] Bowler J V. The concept of vascular cognitive impairment[J]. J Neurol Sci, 2002, 203-204:11-15.

[134] Leys D, Henon H, Mackowiak-Cordoliani M A, et al. Poststroke dementia[J]. Lancet Neurol, 2005, 4:752-759.

[135] Longstreth W T Jr. Brain vascular disease overt and covert[J]. Stroke, 2005, 36:2062-2063.

[136] Chui H. Neuropathology lessons in vascular dementia[J]. Alzheimer Dis Assoc Disord, 2005, 19:45-52.

[137] Langa K M, Foster N L, Larson E B. Mixed dementia: emerging concepts and therapeutic implications[J]. JAMA, 2004, 292:2901-2908.

[138] Jelliner K A. The pathology of ischemic vascular dementia: an update[J]. J Neurol Sci, 2002, 203-204:153-157.

[139] Schmidthe K, Hull M. Cerebral small vessel disease: how does it progress? [J]. J Neurol Sci, 2005, 229-230:13-20.

[140] Prins N D, van Dijk E J, den Heijer T, et al. Cerebral small-vessel disease and decline in information processing speed, executive function and memory[J]. Brain, 2005, 128:2034-2041.

[141] Duning T, Kuqel H, Kencht S. Excellent cognitive performance despite massive cerebral white matter change[J]. Neuroradiology, 2005, 47:749-752.

[142] de Leeuw F E, Banrkhof F, Scheltens P, et al. Alzheimer's disease-one clinical syndrome, two ra-

diological expressions: a study on blood pressure[J]. J Neurol Nrurosurg Psychiatry, 2004, 75: 1270-1274.

[143] Kovari E, Gold G, Herrmann F R, et al. Cortical microinfarcts and demyelination significantly affect cognition in brain aging[J]. Stroke, 2004,35:410-414.

[144] Chabriat H, Bousser M G. CADASH. Cerebral autosomal dominant arteriopathy with subcortical infarcts and leukoencephalopathy[J]. Adv Neurol, 2003, 92:147-150.

[145] Revesz T, Holthon J L, Lashley T, et al. Sporadic and familial cerebral amyloid angiopathies[J]. Brain Pathol, 2002, 12:343-357.

[146] Eng J A, Frosch M P, Choi K, et al. Clinical manifestations of cerebral amyloid angiopathy-related inflammation[J]. Ann Neruol, 2004, 55:250-256.

[147] Cadavid D, Mena H, Koeller K, et al. Cerebral beta amyloid angiopathy is a risk factor for cerebral ischemic infarction: a case control study in human brain biopsies[J]. J Neuropathol Exp Neurol, 2000, 59:768-773.

[148] Natte R, Maat-Schieman M L, Haan J, et al. Dementia in hereditary cerebral hemorrhage with amyloidosis-dutch type is associated with cerebral amyloid angiopathy but is idependent of plaques and neurofibrillary tangles[J]. Ann Neurol, 2001, 50:767-772.

[149] Laukka E J, Jones S, Small B J, et al. Similar patterns of cognitive deficits in the preclinical phases of vascular dementia and Alzheimer's disease[J]. J Int Neuropsychol Soc, 2004, 10:382-391.

[150] Graham N L, Emery T, Hodges J R. Distinctive cognitive profiles in Alzheimer's disease and subcortical vascular dementia[J]. J Neurol Neurosurg Psychiatry, 2004, 75:61-71.

[151] Garrett K D, Browndyke J N, Whelihan W, et al. The neuropsychological profile of vascular cognitive impairment-no dementia: comparisons to patients at risk for cerebrovascular disease and vascular dementia[J]. Arch Clin Neuropsychol, 2004, 19:745-757.

[152] Peters N, Opherk C, Danek A, et al. The pattern of cognitive performance in CADASIL: a monogenic condition leading to subcortical ischemic vascular dementia[J]. Am J Psychiatry, 2005, 162: 2078-2085.

[153] O'Brien J T, Erkinjuntti T, Reisberg B, et al. Vascular cognitive impairment[J]. Lancet Neurol, 2003, 2:89-98.

[154] Vinters H V, Ellis W G, Zarow C, et al. Neuropathologic substrates of ischemic vascular dementia [J]. J Neuropatho Exp Neurol, 2000, 59:931-945.

[155] Lammie G A. Hypertensive cerebral small vessel disease and stroke[J]. Brain Pathol, 2002, 12: 358-370.

[156] Selnes O A, Vinters H V. Vascular cognitive impairment[J]. Nat Clin Pract Neurol, 2006, 2: 538-547.

[157] Hachinski V, Roman G, Gauthier S, et al. Emerging therapies for vascular dementia and vascular cognitive impairment[J]. Stroke, 2004, 35:1010-1017.

[158] Farlow M R. Use of antidementia agents in vascular dementia: beyond Alzheimer disease[J]. Mayo Clin Proc, 2006, 81:1350-1358.

[159] Demaerschalk B M, Wingerchuk D M. Treatment of vascular dementia and vascular cognitive impairment[J]. Neurologist, 2007, 13:37-41.

[160] Chui H C, Nielsen-Brown N. Vascular congnitive impairment[J]. Continuum Lifelong Learning Neurol, 2007, 13:109-143.

[161] Schneider L S. Increased mortality associated with cholinesterase inhibitors in VCI. International Alzheimer Association Conference[J]. Madrid, Spain. June 2006.

[162] Moretti R, Torre P, Antonello R M, et al. Rivastigmine in subcortial vascular dementia: a randomized, controlled, open 12-month study in 208 patients[J]. Am J Alzheimers Dis Other Demen, 2003, 18:265-272.

[163] Rainer M, Mucke H A, Kruger-Rainer C, et al. cognitive relapse after disecontinuation of drug therapy in Alzheimer's disease: cholinesterase inhibitors versus nootropics[J]. J Neural Transm, 2001, 108:1327.

[164] Erkinjunti T. Cognitive decline and treatment options for patients with vascular dementia[J]. Acta Neurol Scand, 2002, 106:15-18.

第7章 额-颞叶变性

```
7.1   概述
7.2   额-颞叶变性临床特征
7.3   额-颞叶痴呆
7.4   进行性非流利性失语
7.5   语义性痴呆
7.6   额-颞叶变性综合征
7.7   神经影像学
7.8   遗传学
7.9   神经病理学
7.10  药物治疗
```

7.1 概述

额-颞叶变性(fronto-temporal lobar degeneration，FTLD)是一类进行性发展的神经系统变性疾病，以痴呆综合征为主要表现，伴有明显的失语表现或神经精神病学症状，或两者兼有，多于50～55岁发病，一般起病后10年死亡。

多数患者具有家族史，部分患者能发现其17号常染色体上的基因存在突变。异常的Tau蛋白代谢可能是额-颞叶变性患者临床散发型的神经病理学特征性表现的基础。

额-颞叶变性按照主要临床表现的不同分为3种综合征：

(1) 额-颞叶痴呆(fronto-temporal dementia，FTD)，临床特征表现为行为失抑制、人际关系不良、易冲动、执行功能损害，渐进发展为痴呆。

(2) 进行性非流利性失语(progressive nonfluent aphasia，PNA)，临床上主要表现为进行性加重的伴有语法错误(例如，冠词与介词等语法词汇的用错或省略)的非流利性自发性言语，伴有发音错误的言语错乱，以及命名不能。

(3) 语义性痴呆(semantic dementia, SD)，临床上往往表现为自发性的言语流利、发音清晰、语序正确，个人自传及逐日情景记忆保留；但是存在命名不能和言语内容贫乏，表现为对词汇语义学意义缺失基础上的单词理解能力的明显障碍；以及合并视觉失认。

这3种临床综合征之间可以存在大量的交叉重叠，同样与其他类似临床综合征之间也可存在交叉重叠，包括皮质-基底节变性和进行性核上性眼肌麻痹等。这些临床综合征均可进展恶化，最终发展为痴呆综合征。

由于很多患者在临床上主要表现为进行性神经系统功能障碍，需要经历相当长一段时间后才能发展成痴呆综合征。因此，额-颞叶变性从疾病的性质来说，超过了痴呆这个单一的疾病诊断。

大部分额-颞叶变性患者的临床症状多呈不对称性脑功能障碍，如左侧大脑病损主要表现为语言功能障碍，而右侧大脑病损更多地表现为神经精神功能紊乱。

在临床上，左侧额叶病损引起进行性非流利性失语综合征易与左侧颞叶病损引起语义性痴呆综合征互相鉴别；同样右侧额叶病损综合征也易与右侧颞叶病损综合征进行鉴别诊断。

7.2 额-颞叶变性临床特征

所有的额-颞叶变性综合征都有一些共同的人口统计学特点与临床特征，如起病年龄多为45～70岁，几乎所有病例在65岁前发病，只有极少数病例更大年龄发病，同样也有极少数病例在20岁左右就发病。

额-颞叶变性综合征的病程相差很大，长短不一，为2～20年，平均8年左右。由于临床上额-颞叶变性综合征在起病时可伴有轻度的行为学改变如淡漠，实际上通常很难明确发病的确切时间，而有基因突变的额-颞叶变性综合征患者可终身存在一定程度的额叶功能损害表现。

痴呆这一家族史可存在于大约半数的第一代直系亲属中。遗传型额-颞叶变性患者为常染色体显性遗传方式。这些患者中有30%存在已知的基因突变，而散发型额-颞叶变性患者的基因突变则非常少见。

临床上，额-颞叶变性患者常表现为三大类型的异常神经系统症状和体征：

(1) 运动神经元病：表现为肌肉颤动或肌无力，可见于所有临床常见的额-颞叶变性各种类型中，其中以额-颞叶痴呆、进行性非流利性失语2种亚型中尤为多见。

(2) 帕金森综合征表现：表现为运动过少、肌强直、震颤，见于额-颞叶变性患者，特别是在额-颞叶变性综合征的晚期中更明显。

(3) 与其他痴呆综合征如老年性痴呆患者相比，额-颞叶变性患者的原始反射出现较早。临床上原始反射主要是由于原始生存运动行为的核上性控制障碍引起，表现为强握、噘嘴、吸吮等反应增强。

7.3 额-颞叶痴呆

额-颞叶痴呆是额-颞叶变性综合征中神经精神病学症状表现最严重的一种亚型，临床上表现为早期自我意识丧失、个人卫生习惯缺乏、装扮邋遢、不修边幅、外表散乱。失抑制现象是其中的特征性表现,包括性生活过度、放纵无节制、沉溺于不适当的行为、拿别人开玩笑或不合适的幽默行为作为消遣(见表7-1)。

表7-1　额-颞叶痴呆的临床诊断特征

核心诊断特征
　　隐匿性发作和进行性加重
　　早期社会人际交往关系的减退
　　早期个人行为调节能力的减退
　　早期情感能力的迟钝
　　早期洞察能力的缺失
支持诊断的特征
　　行为障碍
　　　　个人卫生习惯缺乏、装扮邋遢
　　　　精神活动迟钝、固执
　　　　注意力不集中、容易分心
　　　　暴食和饮食习惯改变
　　　　刻板和固执行为
　　　　利用行为
　　言语和语言
　　　　言语输出改变:无自发言语行为和言语减少或言语显著增多
　　　　刻板语言
　　　　模仿语言
　　　　持续语言
　　　　缄默状态
　　体征表现
　　　　原始反射
　　　　二便失禁
　　　　动作减少、强直和震颤
　　　　低血压和血压波动
　　各种检测
　　　　神经心理学:无遗忘、失语或空间知觉能力障碍时,额叶功能测试显著损害
　　　　脑电图:即使临床上存在痴呆,常规脑电图检查为正常表现
　　　　脑结构/功能影像学检查:额叶和(或)前颞叶显著异常
　　临床特征
　　　　65岁以前发作:一级亲属发生类似疾病的阳性家族史
　　　　球麻痹、肌无力和肌萎缩、肌颤(少数患者有运动神经元病)

个性改变和社会行为障碍是额-颞叶痴呆患者早期的临床特征,并且始终存在于整个病程中。知觉功能、空间能力、实践行为能力以及记忆功能测试正常或相对保留。

额-颞叶痴呆的患者往往缺乏同情心、不能适宜地体会别人的感受,常常很容易出现冲动,表现为言行或举止不经思考与判断,前后无序。

额-颞叶痴呆患者的行为学改变主要是注意力不集中、容易分心以及缺乏足够的耐心,而在病程的早期就出现洞察能力的缺失,表现为自己不能检测出已经发生的行为改变。

额-颞叶痴呆患者的情绪改变也很常见,主要表现为不关心、淡漠和疏远他人。与额-颞

叶变性的其他类型相比，额-颞叶痴呆的患者更容易出现情绪退缩改变和社交回避现象。患者常出现奇异和令人惊讶、与社会环境分离脱节的各种现象。

临床上，有些患者也可出现抑郁症、焦虑症、疑病症等表现，因此患者常被误诊为原发性精神疾病。这部分患者的行为活动表现往往刻板、固执，且有饮食习惯的改变，如喜欢暴食、贪食或挑食高热量食品。

另外，重复性或持续性的行为如宗教活动、强迫症等特殊表现在额-颞叶痴呆的患者中也较常见。

病程晚期可出现不恰当使用物品和过度模仿他人动作的行为功能障碍。

在无失语症的患者中，通常表现为进行性言语减少，最终发展至缄默状态。在不能进行语言表达的患者中，患者仍然能书写、姿势表达、维持稳定的认知功能。而在言语功能存在的患者中，往往表现为刻板的重复字汇、重复短句或重复话题。例如，患者每天一遍又一遍讲同一笑话或反复多次叙述同一故事。无缄默状态的晚期患者还可出现模仿言语。

临床上，重复刻板行为很多。例如，重复言语，摇滚摆动、鼓掌等刻板动作，强迫计数甚至自伤自残等行为。部分患者的冲动行为、漠视公民意识及背弃社会道德等表现往往引起反社会性质的各种行为。例如，攻击他人、露阴癖、商场行窃、鲁莽驾驶等。这些为社会所不容的行为多见于右侧大脑半球损伤的患者。

有研究报道，部分额-颞叶痴呆患者可有 Kluver-Bucy 综合征（又称颞叶切除后行为变态综合征）的表现。例如，性欲过度伴随饮食习惯改变，过度变态伴随利用行为，视觉失认与听觉失认等各种症状可以不同形式混合存在。

额-颞叶痴呆患者的行为学症状与右侧大脑半球的变性程度不成比例。失抑制综合征多见于右侧大脑半球前额部损伤，大脑病变累及包括右侧额、颞叶在内的更多脑区时，在进行性失语症的患者中更易出现上述这些行为学症状。

通常，额-颞叶痴呆综合征的行为学症状在临床上分为三大类：

（1）失抑制型：特征表现为戏谑行为、淡漠、社会人际交往关系破裂，与大脑额叶眶回变性有关。

（2）冷淡型：特征表现为懒惰、无自发行为、意志缺乏、淡漠、精神活动迟钝、固执，与大脑额叶背外侧及内侧部分损伤有关。

（3）刻板型：特征表现为行为上明显刻板、出现强迫或仪式化行为，主要与额、颞叶皮质受累以及对应的纹状体部分损伤有关。

额-颞叶痴呆与老年性痴呆的行为学特征鉴别要点见表 7-2。

其中，自我意识丧失、暴食、刻板固执行为、言语减少、自我忽视以及欣快感等症状多见于额-颞叶痴呆的患者，而精神症状则更多见于老年性痴呆的患者。结合额-颞叶痴呆患者的发病年龄较早以及认知功能损害前往往先出现行为学改变等特点，能很好地与老年性痴呆患者加以鉴别。

目前已有数种定性、定量评估额-颞叶痴呆特征性症状的量表工具。

表 7-2　额-颞叶痴呆与老年性痴呆的行为学特征鉴别

临床特征	额-颞叶痴呆	老年性痴呆
自我意识丧失	常见，较早发生	常见，较晚发生
饮食习惯改变	暴食、贪食或喜高热量食品	厌食或体重减轻多见
刻板行为	常见	很少
言语减少	常见	多在后期发生
失抑制	常见	可发生，不严重
欣快感	常见	很少
冷淡	常见，严重	常见，不严重
自我忽视	常见	很少，后期发生
记忆障碍	病情后期延迟发生	早期发生，严重
执行功能障碍	早期发生，进展性	多数发生在后期
视觉空间技能	相对保留	早期受损
计算能力	相对保留	早期受损

临床上神经精神病学调查问卷量表已广泛用于评估额-颞叶痴呆患者特殊的神经精神病学症状。与老年性痴呆患者相比，额-颞叶痴呆患者的淡漠、行为异常、失抑制以及欣快感等表现较多见，而抑郁症状相对少见。

额叶行为调查问卷量表（frontal behavioral inventory）专门用于评估额-颞叶痴呆患者特殊的行为症状表现，并且在临床上的应用能很好地与老年性痴呆患者及重症抑郁症患者相鉴别。

同样，额-颞叶行为调查评估量表（frontal temporal behavioral Scale）的研究发现额-颞叶痴呆患者比老年性痴呆患者更易出现自控能力丧失、自我忽视、自我为中心行为增多，以及情绪和情感功能障碍等。

7.4　进行性非流利性失语

进行性非流利性失语是一类与左额叶皮质变性有关的额-颞叶变性综合征，患者表现为进行性加重的伴有语法错误（例如，冠词与介词等语法词汇的用错或省略）的非流利性自发性言语，伴有发音错误的言语错乱，以及命名不能（见表 7-3）。

表 7-3　进行性非流利性失语的临床诊断特征

核心诊断特征
隐匿性发作和进行性加重
非流利性自发性言语，至少伴有以下功能障碍之一
语法错误、发音错误的言语错乱或命名不能
支持诊断的特征
言语和语言
结巴或张口失用
用字或用短句的重复能力损害

(续表)

失读与失写
　　早期对词义的理解能力保留
　　后期出现缄默
行为
　　早期社会人际交往能力保留
　　后期出现类似额-颞叶痴呆患者的行为学症状
体征表现
　　后期出现对侧的原始反射、动作减少、强直和震颤
各种检测
　　神经心理学：无明显遗忘或空间知觉能力障碍时有非流利性失语
　　脑电图：正常或轻微不对称性异常,主要影响优势大脑半球(通常是左侧)
临床特征
　　65岁以前发作：一级亲属发生类似疾病的阳性家族史
　　球麻痹、肌无力和肌萎缩、肌颤(少数患者有运动神经元病)

　　语言表达功能障碍是患者早期的显著临床特征,并且始终存在于整个病程中,其他方面的认知功能正常或相对保留。

　　这种额-颞叶变性综合征也常伴有结巴与张口失用。

　　用字或用短句的重复可受言语错乱表现的影响,阅读与书写表现均为非流利的、费力和出现语法错误。

　　这种额-颞叶变性综合征的早期,对词义的理解力保留正常,但联合起来进行规则的造句能力存在障碍。

　　虽然这种额-颞叶变性综合征患者在发生进行性言语功能障碍多年后往往在临床上会出现痴呆特征,但是非语言性认知功能和行为举止在大部分患者中仍然正常。

　　老年性痴呆患者中如果其神经病理学改变不成比例,主要累及左侧半球时,临床上主要表现为失语综合征,这种失语型的老年性痴呆患者起病时往往表现为命名障碍,逐步发展为经皮质的感觉性失语。

　　因此,这种失语型的老年性痴呆患者比较容易与进行性非流利性失语相鉴别,但是与表现为进行性流利性失语的语义性痴呆患者则较难区别。

7.5　语义性痴呆

　　与表现为进行性非流利性失语综合征一样,额-颞叶变性患者也可表现为进行性流利性失语。临床上,进行性流利性失语合并视觉失认时,则称为语义性痴呆。

　　语义性痴呆的患者往往表现为自发性的言语流利、发音清晰、语序正确,个人自传及逐日情景记忆保留；但是存在命名不能和言语内容贫乏,表现为对词汇语义学意义缺失基础上的单词理解能力的明显障碍。

　　与额-颞叶痴呆患者相比,语义性痴呆患者临床上更易出现抑郁症。

　　语义性功能障碍(词意的理解和(或)物品认定能力的损害)是患者早期的显著临床特征,

并且始终存在于整个病程中,其他方面的认知功能如个人自传记忆等仍然正常或相对保留。

由于语义性痴呆患者和老年性痴呆患者在临床上均表现为进行性流利性失语,两者很难进行鉴别。但是几乎所有的老年性痴呆患者还存在有记忆功能障碍或遗忘表现,以及伴有相应的视觉空间能力损害。临床上,进行详细的神经行为学功能评估有助于这两大综合征的鉴别诊断。

应用神经精神病学调查问卷量表评估的研究显示,临床上与额-颞叶痴呆患者相比,语义性痴呆患者的淡漠、运动行为功能异常较少见,但是更加容易发生焦虑。

相当一部分原发性进行性流利性失语患者或语义性痴呆患者具有一定的艺术天赋如绘画,这说明这些患者的右侧大脑半球完整使得视觉空间能力保留,以及额-颞叶变性综合征患者常有右侧大脑半球活动失抑制后发生进行性失语和具有专注和强迫性重复行为等表现(见表7-4)。

表7-4 语义性痴呆的临床诊断特征

核心诊断特征
  隐匿性发作和进行性加重
  语言功能障碍表现:进行性、流利性、内容贫乏的自发性言语
                词意理解能力缺失,表现为命名和理解能力损害
                语义性言语错乱;
  知觉功能障碍表现:面部失认症:熟悉面孔的认定和鉴别能力损害;和(或)
                相关的失认:物品认定和鉴别能力损害
  知觉功能如匹配和绘画复制能力保留
  单字重复能力保留
  大声阅读和听写有规律的口述字汇能力保留
支持诊断的特征
  言语和语言
    言语显著增多
    特应性词的使用
    无发音错误的言语错乱
    轻微的诵读困难和书写困难
    计算能力保留
  行为
    同情心和移情心的丧失
    狭隘的偏见
    过度节俭,吝啬
  体征表现
    缺乏或后期有原始反射
    动作减少、强直和震颤
  各种检测
    神经心理学:明显语义缺失,如词理解、命名;和(或)面部与物品的认定能力障碍
          保留语音学和句法、初级知觉加工、空间能力
          和逐日情景记忆功能
    脑电图:正常表现
    脑(结构和(或)功能)成像:显著的前颞区异常(对称或不对称)
    临床特征:65岁以前发作;一级亲属发生类似疾病的阳性家族史
          球麻痹、肌无力和肌萎缩、肌颤(少数患者有运动神经元病)

7.6 额-颞叶变性综合征

额-颞叶痴呆患者的早、中期,以及与进行性非流利性失语、语义性痴呆患者的晚期有关的痴呆综合征,临床上具有明显的神经心理学特征表现,同时这些患者的执行功能存在不同程度的损害。

额-颞叶痴呆患者在临床上表现为对词语流畅性测试(例如,计数动物个数或1分钟内物品分类命名的个数)及威斯康星卡片分类测试(Wisconsin card sort test)特别敏感。在复制复杂图形的细节方面与计划能力减退的情况下仍然保留有不同程度的视觉空间能力。患者在进行记忆功能测试时,常可发现存在重新获得记忆的能力发生障碍。患者对于早先学习过事物的再认能力比自发性的回忆功能强。

执行功能主要与前额背外侧皮质有关。额叶眶回皮质的变性则出现行为举止异常,而执行功能表现相对正常。

左侧半球损害为主的额-颞叶变性(进行性非流利性失语或语义性痴呆)患者与右侧半球损害为主的额-颞叶变性患者的表现在临床上呈现不同的综合征。

例如,韦氏成人智力量表测试表现较差的右侧半球损害为主的额-颞叶变性患者。其设计能力的流畅性比词语的流畅性更差,而图形组合排列比词汇的排序更难。

左侧半球损害为主的额-颞叶变性(进行性非流利性失语或语义性痴呆)患者的临床表现与此相反。词语能力、组词能力及词汇排序能力等更差,往往伴有命名障碍。

右侧半球损害为主的额-颞叶变性患者主要是命名容易出错,在威斯康星卡片分类测试时更易出现持续言语表现。

左、右侧半球损害的额-颞叶变性患者之间的比较显示在记忆力、精神运动速度、视觉能力、知觉能力以及结构性作业测试等方面的功能无明显区别。

神经心理学测试有助于临床上区别额-颞叶变性与老年性痴呆。额-颞叶变性患者的执行功能的损害比老年性痴呆患者的执行功能损害严重,特别是在威斯康星卡片分类测试中表现有很大差别,在额-颞叶变性与老年性痴呆的鉴别诊断中很重要。额-颞叶变性患者的词语流畅性有不同程度的减退,且比老年性痴呆患者更易出现持续言语表现。

有关一些"社会问题"的测试检查(例如,患者必须承认选出2种期待解决方法中更符合社会伦理道德的一种)对于额-颞叶变性患者的早期脑功能改变的检出可能特别敏感。

额-颞叶变性患者在单词列表的回忆、结构能力以及计算能力等测试方面的表现比老年性痴呆患者更好。

临床上没有任何一个单独特征能鉴别额-颞叶变性与老年性痴呆。

大多数情况下,老年性痴呆患者的记忆功能损害较重、执行功能相对较好,而额-颞叶变性患者正好与此相反,执行功能损害较重、记忆功能相对较好。

额叶变异型老年性痴呆患者,临床上除了存在执行功能障碍,往往还有遗忘型记忆功能障碍以及视觉空间能力的损害,即使在这种情况下,起病年龄更小和行为学功能异常比认知功能障碍的发生更早等特征,有助于临床上对额-颞叶变性的诊断(表 7-5)。

表 7-5 额-颞叶变性与老年性痴呆的鉴别诊断

临床特征	额-颞叶变性	老年性痴呆
注意力	更加分散,不持续	不太分散
记忆力	重获记忆功能障碍综合征 (回忆功能差,认识功能可) SD 自传记忆比长时记忆好	遗忘型记忆功能障碍 (回忆功能和认识功能差) 长时记忆比短时记忆好
语言	FTD 自发性语言减少进展到缄默 PNA 非流利性失语 SD 语义学理解力缺失的流利性失语	流利性失命名性失语 进展到经皮质感觉性失语
视觉空间能力	相对保留 常规检测正常	临床病程早期损害 常规检测损害
执行功能	FTD 早期损害,PNA/SD 后期损害 词汇流利性减低	临床病程后期损害 词汇流利性减低,持续言语少
计算能力	相对保留	病程早期损害
认知/行为损害	行为>执行>记忆功能	记忆>执行>行为能力

7.7 神经影像学

结构影像学检查与功能影像学检查均有助于额-颞叶变性的临床诊断及其亚型的鉴别。

额-颞叶痴呆患者进行头颅 CT/MRI 扫描检查能显示明显的额叶和(或)颞叶的两侧对称或不对称性萎缩,而语义性痴呆患者进行头颅 CT/MRI 扫描检查能显示明显的左颞叶为主的脑萎缩。

语义性痴呆患者的左侧前颞叶萎缩程度比老年性痴呆患者的更为明显,并且语义性痴呆患者的左侧前颞叶萎缩程度与其语义性记忆功能损害的程度呈正相关。而额-颞叶痴呆患者的脑皮质萎缩则以右侧前额叶背外侧为主,并且额-颞叶痴呆患者的额叶脑萎缩进展速度比颞叶萎缩为主患者的进展速度为快。

额-颞叶变性患者进行头颅 MRI 扫描检查,T_2 加权成像与质子加权方法成像结果显示,额叶和颞叶脑区白质的高信号改变,矢状位 MRI 扫描成像结果显示额-颞叶变性患者的胼胝体前部萎缩比老年性痴呆患者以及正常老年人更为显著。

部分患者的脑萎缩范围比临床综合征中发生的脑萎缩更大,进行性非流利性失语患者在临床上往往为双侧颞叶萎缩。

结构影像学检查未发现明确的脑萎缩时,功能影像学检查即可有阳性发现。

SPECT 脑血流灌注成像研究显示前颞叶和额叶脑区的脑血流灌注呈现大面积减少,其减少程度与临床综合征的表现呈正相关。

进行性非流利性失语患者和语义性痴呆患者的脑血流灌注表现呈不对称性,其中以左侧额叶或左侧颞叶的减少最为明显,而额-颞叶痴呆综合征患者多表现为双侧性或右侧为主的脑血流低灌注。

以失抑制表现为主的额-颞叶痴呆以额叶眶回腹侧的脑血流低灌注为主,而以淡漠综合征表现为主的额-颞叶痴呆则以背内侧前额皮质的脑血流低灌注为主。

FDG-PET 检查发现也证实 SPECT 检查显示的类似异常表现。

7.8 遗传学

大约 40% 的额-颞叶变性患者有直系亲属患病的阳性家族史,其中家族史阳性患者中的 10% 以及散发性额-颞叶变性患者中的 3% 存在特异性的基因突变。

基因突变主要发生于 17 号染色体上的 Tau 蛋白基因,但是极少数额-颞叶变性伴有家族性运动神经元病的患者是位于 9 号染色体上的基因突变,另外极少数家族性的额-颞叶变性患者是位于 3 号染色体上的基因突变。

17 号染色体上的基因突变的额-颞叶变性患者之间存在大量显性表现的异质性。所有已经明确的基因突变均可引起数种 Tau 蛋白的异常改变,干扰微管相关蛋白的集合和微管功能的稳定。

17 号染色体上的基因突变也有不同的病理表现的异质性,部分患者产生匹克小体,为额-颞叶变性患者的匹克病型,而其他患者则无此小体。匹克小体存在于约 25% 的额-颞叶变性患者(见表 7-6)。

表 7-6 与 17 号染色体的基因突变有关的临床综合征

匹克病
额-颞叶痴呆,无匹克小体
额-颞叶痴呆,有帕金森综合征
苍白球-黑质-下丘脑变性
苍白球-桥脑-黑质变性
额-颞叶痴呆,有帕金森综合征和抽搐
失抑制-痴呆-帕金森综合征-肌萎缩综合征
遗传性焦虑性失抑制性痴呆
家族性不典型进行性核上性眼肌麻痹
多系统 Tau 蛋白病,有早老性痴呆
无确切病理学改变的痴呆(Tau 蛋白缺乏病)
进行性皮质下胶质增生
进行性非流利性失语

其他存在异常 Tau 蛋白代谢改变的疾病包括皮质-基底节变性、进行性核上性眼肌麻痹、神经纤维缠结性痴呆以及伴有运动神经元病的额-颞叶痴呆。

7.9 神经病理学

额-颞叶变性患者的脑组织活检显示,额叶和颞叶的明显萎缩而后部脑回相对保留。

额-颞叶变性患者的病理学改变基本上可分为三大类。

（1）Tau 蛋白阳性包涵体，见于 17 号染色体相关的匹克病和伴帕金森综合征的额-颞叶变性患者，同时伴有额、颞叶脑区神经元丢失及胶质增生，多不对称。

（2）既无 Tau 蛋白也无泛素阳性包涵体，可见于缺乏明确神经组织病理学特征的额-颞叶变性患者，但是伴有微小空泡改变及轻、中度星形胶质细胞增生，主要位于皮质上层，在黑质存在轻、中度色素神经元的丢失。这类疾病由于 Tau 蛋白功能丧失，故又称 Tau 蛋白缺乏病。其功能上可能与额-颞叶变性患者其他类型的异常 Tau 蛋白堆积有关。

（3）Tau 蛋白阴性而泛素阳性包涵体，额-颞叶变性患者的特征性病理改变是神经元丢失及胶质增生，见于伴有运动神经元病的额-颞叶变性患者、部分语义性痴呆患者以及有明显纹状体变性的额-颞叶变性患者。

Tau 蛋白阳性包涵体也见于皮质-基底节变性、进行性核上性眼肌麻痹以及神经纤维缠结性痴呆。

神经生化学研究显示额-颞叶变性患者的新皮质胆碱能神经功能保留而 5-羟色胺能神经功能下降。

7.10 药物治疗

额-颞叶变性患者的 5-羟色胺能神经功能减退提示至少有一部分症状与 5-羟色胺能神经功能或代谢机制有关。

一项选择性 5-羟色胺再摄取抑制剂的开放性临床研究显示，约半数以上的治疗组患者的失抑制、抑郁、嗜高热量饮食及强迫行为等症状明显好转，且不良反应轻微。

有报道显示咪唑克生（Idazoxan，亚达唑散，化学名 2-(1,4-苯并二噁烷-2-基)-4,5-二氢-1H-咪唑，非特异性 α_2 肾上腺素受体和非肾上腺能咪唑啉受体阻滞剂），能明显增高患者计划、注意、流畅性及情景记忆等测试的评分。

参考文献

［1］缪鸿石，朱镛连. 脑卒中的康复评定和治疗[M]. 北京：华夏出版社，1996，22-140.

［2］胡军，朱文炳，谢瑞满，等. 急性脑梗死后失语症的 MRI 研究[J]. 中国临床医学杂志，2002，9(2)：135-137.

［3］谢瑞满. 实用神经眼科学[M]. 上海：上海科学技术文献出版社，2004，240-303.

［4］张文利，谢瑞满. 意识的现代理论[J]. 国际中华神经精神医学杂志，2001，2(3)：148.

［5］Neary D, Snowden J S, Gustafson L, et al. Frontotemporal lobar degeneration: a consensus on clinical diagnostic criteria[J]. Neurology, 1998, 51:1546-1554.

［6］Snowden J S, Neary D, Mann DMA. Fronto-Temporal Lobar Degeneration. Fronto-Temporal Dementia, Progressive Aphasia, Semantic Dementia[J]. New York: Churchill Livingstone, 1996.

［7］Geschwind D H, Robidoux J, Alarcon M, et al. Dementia and neurodevelopmental predisposition: Cognitive dysfunction in presymptomatic subjects precedes dementia by decades in frontotemporal dementia[J]. Ann Neurol, 2001, 50:741-746.

[8] Chow T W, Miller B L, Hayashi V N, et al. Inheritance of frontotemporal dementia[J]. Arch Neurol, 1999, 56:817-822.

[9] Stevens M, van Duijn C M, Kamphorst W, et al. Familial aggregation in frontotemporal dementia[J]. Neurology, 1998, 50:1541-1545.

[10] Houlden H, Baker M, Adamson J, et al. Frequency of tau mutation in three series of non-Alzheimer's degenerative dementia[J]. Ann Neurol, 1999, 46:243-248.

[11] Poorkaj P, Grossman M, Steinbart E, et al. Frequence of tau gene mutations in familial and sporadic cases of non-Alzheimer's dementia[J]. Arch Neurol, 2001, 58:383-387.

[12] Snowden J, Bathgate D, Varma A, et al. Distinct behavioural profiles in frontotemporal dementia and semantic dementia[J]. J Neurol Neurosurg Psychiatry, 2001, 70:323-332.

[13] Bathgate D, Snowden J S, Varma A, et al. Behaviour in frontotemporal dementia, Alzheimer's disease and vascular dementia[J]. Acta Neurol Scand, 2001, 103:367-378.

[14] Mendez M F, Bagert B A, Edwards-Lee T. Self-injurious behavior in frontotemporal dementia[J]. Neurocase, 1997, 3:231-236.

[15] Miller B L, Darby A, Benson D F, et al. Aggressive, socially disruptive and antisocial behaviour associated with fronto-temporal dementia[J]. Br J Psychiatry, 1997, 170:150-155.

[16] Mychack P, Kramer J H, Boone K, et al. The influence of right frontotemporal dysfunction on social behavior in frontotemporal dementia[J]. Neurology, 2001, 56:s11-s15.

[17] Edwards-Lee T, Miller B L, Benson D F, et al. The temporal variant of frontotemporal dementia[J]. Brain, 1997, 120:1027-1040.

[18] Bozeat S, Gregory C A, Ralph MAL, et al. Which neuropsychiatric and behavioural features distinguish frontal and temporal variants of frontotemporal dementia from Alzheimer's disease[J]? J Neurol Neurosurg Psychiatry, 2000, 69:178-186.

[19] Lebert F, Pasquier F, Souliez L, et al. Frontotemporal behavioral scale[J]. Alzheimer Dis Assoc Disord, 1998, 12:335-339.

[20] Mendez MF, Perryman K M, Behavioral differences between frontotemporal dementia and Alzheimer's disease: A comparison on the BEHAVE-AD rating scale[J]. Int Psychogeriatr, 1998, 10:155-162.

[21] Swartz, J R, Miller B L, Lesser I M, et al. Behavioral phenomenology in Alzheimer's disease, frontotemporal dementia, and late-life depression: a retrospective analysis[J]. J Geriatr Psychiatry Neurol, 1997, 10:67-74.

[22] Kertesz A, Davidson W, Fox H. Frontal behavioral inventory: diagnostic criteria for frontal lobe dementia[J]. Can J Neurol Sci, 1997, 24:29-36.

[23] Mesulam M M. Primary progressive aphasia. Ann Neurol, 2001, 49:425-432.

[24] Kertesz A, Davidson W, McCabe P. Primary progressive semantic aphasia: a case study[J]. J Int Neuropsychol Soc, 1998, 4:388-398.

[25] Rossor M N, Resesz T, Lantos P L, et al. Semantic dementia with ubiquitin-positive tau-negative inclusion bodies[J]. Brain, 2000, 123:267-276.

[26] Hokoishi K, Ikeda M, Maki N, et al. Frontotemporal lobar degeneration: a study in Japan[J]. Dement Geriatr Cogn Disord, 2001, 12:393-399.

[27] Miller B L, Cummings J L, Mishkin F, et al. Emergence of artistic talent in frontotemporal dementia

[J]. Neurology, 1998, 51:978-982.

[28] Miller B L, Boone K, Cummings J L, et al. Functional correlates of musical and visual ability in frontotemporal dementia[J]. Br J Psychiatry, 2000, 176:458-463.

[29] Zakzanis K K. Neurocognitive deficit in fronto-temporal dementia[J]. Neuropsychiatry Neuropsychol Behav Neurol, 1998, 11:127-135.

[30] Gregory C A, Serra-Restres J, Hodges J R. Early diagnosis of the frontal variant of frontotemporal dementia: how sensitive are standard neuroimaging and neuropsychologic tests? [J]. Neuropsychiatry Neuropsychol Behav Neurol, 1999, 12:128-135.

[31] Boone K, Miller B L, Lee A, et al. Neuropsychological patterns in right versus left frontotemporal dementia[J]. J Int Neuropsychol Soc, 1999, 5:616-622.

[32] Perry R J. Differentiating frontal and temporal variant frontotemporal dementia from Alzheimer's disease[J]. Neurology, 2000, 54:2277-2284.

[33] Gregory C A, Orrell M, Sahakian B, et al. Can frontotemporal dementia and Alzheimer's disease be differentiated using a brief battery of tests? [J]. Int J Geriatr Psychiatry, 1997, 12:375-383.

[34] Lindau M, Almkvist O, Johansson S-E, et al. Cognitive and behavioral differentiation of dementia of the non-Alzheimer type and Alzheimer's disease[J]. Dement Geriatr Cogn Disord, 1998, 9:205-213.

[35] Binetti G, Locascio J J, Corkin S, et al. Differences between Pick disease and Alzheimer disease in clinical appearance and rate of cognitive decline[J]. Arch Neurol, 2000, 57:225-232.

[36] Chan D, Fox N C, Scahill R I, et al. Patterns of temporal lobe atrophy in semantic dementia and Alzheimer's disease[J]. Ann Neurol, 2001, 49:433-442.

[37] Mummery C J, Patterson K, Price C J, et al. A voxel-based porphometry study of semantic dementia: relationship between temporal lobe atrophy and semantic memory[J]. Ann Neurol, 2000, 47:36-45.

[38] Rosen H J, Gorno-Tempini M L, Goldman W P, et al. Patterns of brain atrophy in frontotemporal dementia and semantic dementia[J]. Neurology, 2002, 58:198-208.

[39] Chan D, Fox N C, Jenkins R, et al. Rates of global and regional cerebral atrophy in AD and frontotemporal dementia[J]. Neurology, 2001, 57:1756-1763.

[40] Kitagaki H, Mori E, Hirono N et al. Alteration of white matter MR signal intensity in frontotemporal dementia[J]. Am J Neuroradiol, 1997, 18:367-378.

[41] Kaufer D I, Miller B L, Itti L, et al. Midline cerebral morphometry distinguishes frontotemporal dementia and Alzheimer's disease[J]. Neurology, 1997, 48:978-985.

[42] Grossman M, Payer F, Onishi K, et al. Language comprehension and regional cerebral defects in frontotemporal degeneration and Alzheimer's disease[J]. Neurology, 1998, 50:157-163.

[43] Didic M, Giusiano B, de Laforte C, et al. Identification of clinical subtypes of fronto-temporal dementia and cerebral blood flow on SPECT: preliminary results. Alzheimer's reports, 1998, 1:179-185.

[44] Foster N L, Wilhemsen K, Sima AFS, et al. Frontotemporal dementia and parkinsonism linked to chromosome 17: a consensus conference[J]. Ann Neurol, 1997, 41:706-715.

[45] Reed L A, Wszolek Z K. Phenotypic correlations in FTDP-17[J]. Neurobiol Aging, 2001, 22:89-107.

[46] Hosler B A, Siddique T, Sapp P C, et al. Linkage of familial amyotrophic lateral sclerosis with frontotemporal dementia to chromosome 9q21-q22[J]. JAMA, 2000, 284:1664-1669.

[47] Clark L N, Wilhelmsen K C. The genetics of Pick complex and adult-onset dementia. Kertesz A, Munoz DG. Pick's Disease and Pick Complex[M]. New York: Wiley-Liss, 1998, 269-280.

[48] Pickering-Brown S, Baker M, Yen S-H, et al. Pick's disease is assoiated with mutations in the tau gene[J]. Ann Neurol, 2000, 48:859-867.

[49] Rosso S M, van Herpen E, Deelen W, et al. A novel tau mutation, S320F, causes a tauopathy with inclusions similar to those in Pick's disease[J]. Ann Neurol, 2002, 51:373-376.

[50] McKhann G M, Albert M S, Grossman M, et al. Clinical and pathological diagnosis of frontotemporal dementia. Report of the Work Group on Frontotemporal Dementia and Pick's Disease[J]. Arch Neurol, 2001, 58:1803-1809.

[51] Zhukareva V, Vogelsberg-Ragaglia V, van Deerlin V M D, et al. Loss of Brain dementia[J]. Ann Neurol, 2001, 49:165-175.

第8章 克-雅病和其他朊蛋白病

> 8.1 概述
> 8.2 克-雅病
>   8.2.1 人口统计学特征
>   8.2.2 临床特征
>   8.2.3 辅助检查
> 8.3 家族型克-雅病
> 8.4 新变异型克-雅病
> 8.5 其他类型克-雅病
> 8.6 其他朊蛋白病
> 8.7 朊蛋白病的治疗

8.1 概述

朊蛋白病(prion diseases)是一组特殊类型的临床疾病,同时具有传染性和遗传性双重发病机制。

朊病毒(prion)是一种缺乏功能核酸,对理化作用抵抗力极强,并具有传染性的蛋白质颗粒(proteinaceous infectious particle),可引起人类的库鲁病(Kuru病)、克-雅病(Creutzfeldt-Jacob病,CJD)、吉斯综合征(Gerstmann-Straussler-Scheinker病,GSS)、致死性家族性失眠症(fatal familial insomnia,FFI),以及动物的羊瘙痒病、疯牛病(mad cow disease,bovine spongiform encephalopathy,BSE,牛海绵状脑病)、鹿慢性消耗性疾病和猫、水貂等的海绵状脑病。由于朊病毒可在实验室中传染给动物,可引起受体动物脑内神经元空泡状变性(即海绵样变性),故此类疾病又被称为传染性海绵状脑病。朊病毒的检测对朊病毒的研究、疾病的诊断和控制有着重要的意义。

朊蛋白(prion protein,PrP)的编码基因位于20号染色体的短臂。朊蛋白基因的突变使正常内源性朊蛋白转化为致病性朊蛋白,可引起家族性遗传型朊蛋白病;而可传染致病性朊蛋白与正常内源性朊蛋白整合后产生新的致病性朊蛋白,可引起传染性散发型朊蛋白病。

朊蛋白的 2 种异构体是存在于正常细胞的 PrP^c 和能引起动物和人类朊蛋白病的 PrP^{sc}。

临床上,已经认识的人类 4 种朊蛋白病包括克-雅病、库鲁病、吉斯综合征和致死性家族性失眠症。

另外,临床上也有一些克-雅病的少见变异型。人类克-雅病患者中,临床上较常见的表现为神经精神病学症状,这类神经精神病学症状在疯牛病传染引起的人类新变异型克-雅病(new variant CJD, nvCJD)患者中表现得特别明显和严重。

8.2 克-雅病

8.2.1 人口统计学特征

流行病学调查发现,散发型克-雅病的发病率为 1/100 万,在 60~74 岁的人群中的发病率是 5/100 万,小至 17 岁的青年人、大至 83 岁的老年人均可发病。临床上诊断的散发型克-雅病占所有人类朊蛋白病的 85%。

8.2.2 临床特征

见表 8-1、表 8-2 和表 8-3。

表 8-1 诊断散发型克-雅病的临床标准

1. 临床表现为进行性痴呆
2. 神经病理检查明确有海绵状脑病
3. 至少伴有很可能诊断克-雅病的临床特征之一

表 8-2 很可能诊断克-雅病的临床特征

1. 肌阵挛发作表现
2. 锥体束阳性体征表现
3. 脑电图检查有特征性异常表现
4. 小脑功能障碍表现
5. 锥体外系功能障碍表现
6. 神经病理学检查无明确发现

表 8-3 有可能诊断克-雅病的临床特征

无医学记录的有进行性痴呆表现的疾病史,伴有:
1. 病程在 3 年内,有肌阵挛发作表现;或
2. 家族成员中患有明确诊断或很可能诊断克-雅病;或
3. 至少有 2 个表现十分突出的很可能诊断克-雅病的临床特征,并且有下运动神经元受累表现(肌萎缩型克-雅病)

克-雅病的平均发病年龄为60岁,病程一般持续8个月,大约10%的患者病程较长,可持续2~10年。

克-雅病临床可分为3期:前驱期、快速恶化期和终末期。终末期患者常出现无动性缄默症。神经精神病学症状在前驱期较常见。

病程中所有克-雅病患者有记忆力减退或丧失,大约60%的患者发生行为功能异常,70%的患者出现高级皮质功能障碍,71%的患者有小脑功能受累表现,42%的患者有眼球运动障碍,78%的患者出现肌阵挛发作,62%的患者出现锥体束阳性体征,56%的患者有锥体外系功能障碍表现,12%的患者有下运动神经元病表现,70%的患者可有痫性发作,60%的患者进行脑电图检查有典型的周期性三相波,或为爆发-抑制波型改变。

失语症是克-雅病的一个常见临床表现,患者往往有经皮质性失语和言语模仿症。常见的神经精神病学症状包括情感淡漠、抑郁、焦虑、易怒、谵妄以及其他多种行为异常。

8.2.3 辅助检查

实验室检查对克-雅病的诊断有一定的帮助。

周期性尖波发放是克-雅病患者的特征性脑电图表现,但并不是所有患者都有此种改变,其特异性约为85%,敏感性为70%。

临床特征表现与脑电图改变相结合是当前诊断克-雅病的金标准。

磁共振成像检查发现70%的患者T_2加权成像显示为双侧基底节的高信号改变,在其他类型痴呆疾病中,很少有类似异常表现;灌注加权成像显示受累皮质及皮质下区呈高信号改变。

氟-脱氧葡萄糖正电子发射断层扫描检查显示不规则皮质区域代谢活动减低。

研究表明,脑脊液中14-3-3蛋白的检测对克-雅病的诊断具有一定的特异性和敏感性。而另外的研究结果显示,在一些非克-雅病引起的痴呆疾病中也可有14-3-3蛋白的异常。

克-雅病的典型神经病理学表现是患者受累脑组织特别是皮质神经纤维网内海绵样变性(空泡形成)和星形胶质细胞增生。

大约10%的克-雅病患者局部脑组织可见朊蛋白抗体染色阳性斑块。

8.3 家族型克-雅病

家族型克-雅病、吉斯综合征、致死性家族型失眠症,三者都属于显性遗传型朊蛋白病,是由朊蛋白基因突变引起。朊蛋白基因位于20号染色体的短臂上。该病理基因的2种突变类型可引起家族型克-雅病:一种是在编码程序内的点突变引起朊蛋白的氨基酸替换;另一种是插入编码的加入使正常蛋白的八肽重复序列的复制构成一体。

点突变引起的遗传型克-雅病患者的临床表现与散发型克-雅病典型患者的临床表现相似。而插入突变引起的克-雅病患者的临床表现多种多样。例如,发病年龄可在21~82岁,病程可在2个月~18年,患者的临床表现与插入序列的类型有关。

一些遗传基因因素能影响散发型克-雅病的发病率。例如,朊蛋白基因129位点甲硫氨酸纯合子或缬氨酸纯合子的人群,有较高的发病率。

8.4 新变异型克-雅病

新变异型克-雅病最先出现在英国的一个牛海绵状脑病(疯牛病)流行区域的有关接触人群中,患者的临床表现和神经病理学所见均异,与典型的克-雅病的表现也不一致。

临床上的主要特征包括起病年龄偏小,病程较长,精神症状明显且较早出现,患者死亡时的年龄不大。

新变异型克-雅病的发病年龄在 18~53 岁,平均为 29 岁,病程可持续 8~38 个月,平均为 14 个月。

新变异型克-雅病患者的神经精神病学症状多种多样,包括避世、焦虑、抑郁、谵妄、情绪不稳、有攻击行为、情感淡漠、情感激动等临床表现。

许多患者在疾病早期常被误诊为重度抑郁症、焦虑症、精神分裂症、癔症等。

患者还可出现感觉功能障碍,如感觉过敏、感觉减退。神经功能缺失症状出现较晚,常在发病后的 6 个月才出现,而共济失调、进行性认知功能障碍、不自主运动症状等较早出现。

新变异型克-雅病患者病情发展迅速,从起病到卧床不起一般不超过 6 个月。

几乎所有患者都有肌阵挛表现,有些患者症状出现较晚。

新变异型克-雅病患者脑电图上慢波较常见,而特异性的周期性尖波罕见。

新变异型克-雅病患者的神经病理学表现为局部脑组织弥漫性的海绵样变性,其间可见大量的朊蛋白斑块(表 8-4)。

表 8-4 新变异型克-雅病的诊断标准

确诊标准:必需条件 A 和神经病理学证实(大、小脑组织弥漫性的海绵样变性,其间可见大量的朊蛋白斑块)。

很可能诊断标准:必需条件 A~D;临床支持条件 A~E 中的四项;实验支持条件 A 和 B。

有可能诊断标准:必需条件 A~D;临床支持条件 A~E 中的四项;实验支持条件 A。

必需条件:
  A. 进行性神经精神功能障碍;
  B. 疾病病程超过 6 个月;
  C. 常规检测不支持其他疾病的诊断;
  D. 无潜在的医源性接触暴露病史。
临床支持条件:
  A. 疾病早期出现精神症状(避世、焦虑、抑郁、谵妄、情感淡漠等);
  B. 持续痛性感觉功能障碍(包括单纯的疼痛和不愉快的感觉异常等);
  C. 共济失调表现;
  D. 肌痉挛或舞蹈病或肌张力功能障碍;
  E. 痴呆。
实验支持条件:
  A. 脑电图无散发型克-雅病的典型表现(弥漫性 1 次/秒周期性三相波);
  B. 磁共振成像检查有双侧丘脑枕高信号表现。

8.5 其他类型克-雅病

除了遗传型、散发型、新变异型克-雅病,临床上已有一种医源型克-雅病的报道,主要发生于接受感染者的角膜或硬膜移植、埋藏未经充分消毒的脑深部电极和使用死者脑垂体提取的人类生长激素或促性腺激素进行治疗的一些病例。

总之,克-雅病患者的临床表现多种多样,除了典型表现外,其他常见的临床类型包括:

(1) 伴有广泛白质受累的全脑病型。

(2) 伴有痴呆的痉挛性下肢瘫型,但无肌阵挛和小脑受累体征。

(3) Heidenhain 变异型:表现为视知觉功能障碍,可有皮质盲。

(4) 肌萎缩型:表现为下运动神经元损伤,发生在出现痴呆和小脑受累体征后的疾病晚期。

(5) 共济失调型:类似库鲁病,以小脑功能障碍为主。

8.6 其他朊蛋白病

除了克-雅病以外,其他人类朊蛋白病包括库鲁病、吉斯综合征、致死性家族性失眠症。

库鲁病发生于新几内亚的讲福德(Fore)语的土著居民中,食人肉是主要传播途径。起初患者表现为小脑性共济失调,晚期可出现痴呆症状,严重者可引起死亡。自从废除食人肉的风俗以后,此病发病率显著下降。

吉斯综合征是一种罕见的遗传型传染性海绵状脑病,患者起病年龄较早,病程较长,小脑受累体征特别明显。患者发病年龄常在 35~65 岁,病程一般持续 2~2.5 年。尸检发现患者大、小脑内存在广泛分布有朊蛋白的淀粉样蛋白斑块,在脑皮质及海马内可见神经纤维缠结。大部分家族都有朊蛋白基因编码 102 位点的突变,也有其他位点的突变。

致死性家族性失眠症是一种快速进展性遗传型疾病,临床上以顽固性失眠、自主神经功能障碍和运动功能异常为特征。神经病理学改变主要表现为丘脑腹前核和背内侧核的显著神经元丧失和星形胶质细胞增生。此种疾病与朊蛋白基因编码 178 位点的突变有关。此位点突变的家族中,患者的临床表现多种多样,常见的包括致死性家族性失眠症、常染色体显性遗传性小脑性共济失调或克-雅病的特征表现。氟-脱氧葡萄糖正电子发射断层扫描检查发现,此类患者丘脑部位代谢活动明显减少伴有不同程度的皮质受累。

8.7 朊蛋白病的治疗

迄今为止,临床上朊蛋白病尚无有效疗法。

实验室研究发现,有 2 种药物具有抗朊蛋白的活性,分别是抗疟疾药喹纳克林和抗精神病药盐酸氯丙嗪,前者比后者更有效。为了能更好地治疗朊蛋白病,有必要开发这 2 种药物的衍生物。

参考文献

[1] 刘卓宝,洪琪,何华松,等. Prion 蛋白分子生物学机制研究进展[J]. 上海预防医学,2004,16(6):295-299.

[2] 刘伟,刘辉. 朊病毒的检测方法[J]. 口岸卫生控制,2002,4:45-49.

[3] 李学涛,王洪海,孟祥兵. 朊病毒和朊病毒病研究进展[J]. 生命科学研究,2002,S1:82-85.

[4] 何冬兰. 朊病毒和朊病毒疾病治疗的研究进展[J]. 中南民族大学学报(自然科学版),2003,3:28-32.

[5] 侯佩强,田承业,李克利. 朊病毒及朊病毒病[J]. 上海预防医学杂志,2003,1:27-29.

[6] 张磊,王启贵,李宁. 朊病毒研究的现状[J]. 生物技术通报,2001,1:13-17.

[7] 许于飞,贾小明. 朊病毒分子生物学研究进展[J]. 中国人兽共患病杂志,2002,4:110-112.

[8] 张瑾,赵洪新. 朊病毒增殖机制的研究现状[J]. 沈阳农业大学学报,2002,2:75-78.

[9] 黄平. 朊病毒分子特征与致病性[J]. 中国公共卫生,2002,10:109-111.

[10] 孟祥兵,章静波,汪敏,等. 朊病毒病研究进展[J]. 自然杂志,2002,3:25-29+66。

[11] 王学,田波. 朊病毒的研究进展[J]. 中国病毒学,1997,4:302-308.

[12] 韩生成,田波. 朊病毒的基因及其蛋白质结构生物学的研究[J]. 科学通报,1998,19:2-10.

[13] 管泽强,顾鸣敏. 朊病毒——一种全新的生物感染机制[J]. 国外医学·遗传学分册,1998,5:30-34.

[14] 程阳,阮迪云. 朊病毒对中枢神经系统的影响及其作用机制[J]. 生理科学进展,1998,1:13-18.

[15] 朱国萍,徐冲. 朊病毒蛋白的分子生物学研究进展[J]. 生命的化学,1998,4:8-10。

[16] 宝福凯. 朊病毒与人类疾病[J]. 广东科技,1998,12:23-24。

[17] 许彩民,潘华珍. 朊蛋白研究进展[J]. 国外医学·分子生物学分册,2001,3:3-5.

[18] 洪涛. 朊病毒(Prion)-传染性蛋白质颗粒[J]. 国外医学·病毒学分册,1998,2:33-41。

[19] 朱健次. 传染性蛋白质——普利子[J]. 当代医学,1996,6:5-6.

[20] 方元. 对 Prion 译名的几点意见[J]. 病毒学报,2000,2:102.

[21] 方元. 朊病毒研究进展[J]. 病毒学报,2000,4:94-98。

[22] 方元. 牛海绵状脑病须重新认识的几个问题[J]. 中国动物保健,2001,2:23。

[23] 林海. 朊病毒的扩散和复制过程及治疗对策[J]. 国外医学·病毒学分册,2002,2:18-21.

[24] 董昕,王晓民,韩济生. Prion:1997诺贝尔生理学或医学奖. 生理科学进展[J],1998,2:97-98.

[25] 李华玲. 朊病毒假说及酵母菌朊病毒假说[J]. 医学综述,2001,3:2-4.

[26] 周慧敏,范晓磊,张卓然. 转变医学思维模式看朊病毒之谜[J]. 医学与哲学,2005,1:55-59。

[27] 江萍. 不含核酸的病毒——朊病毒[J]. 甘肃科技,1998,3:42。

[28] 杨正,武建国. 朊病毒的检验方法[J]. 医学研究生学报,2001,14:60-65。

[29] Prusiner S B. Shattuck lecture—neurodegenerative disease and prions[J]. N Engl J Med, 2001, 344:1516-1526.

[30] Brandel J P, Delasnerie-Laupretre N, Laplanche J L, et al. Diagnosis of Creutzfeldt-Jacob disease: effect of clinical criteria on incidence estimates[J]. Neurology, 2000, 54:1095-1099.

[31] Schroter A, Zerr I, Henkel K, et al. Magnetic resonance imaging in the clinical diagnosis of Creutzfeldt-Jacob disease[J]. Arch Neurol, 2000, 57:1751-1757.

[32] Mittal S, Farmer P, Kalina P, et al. Correlation of diffusion-weighted magnetic resonance imaging with neuropathology in Creutzfeldt-Jacob disease[J]. Arch Neurol, 2002, 59:128-134.

[33] Demaerel P, Heiner L, Robberecht W, et al. Diffusion-weighted MRI in sporadic Creutzfeldt-Jacob disease[J]. Neurology, 1999, 52:205-208.

[34] Na D L, Suh C K, Choi S H, et al. Diffusion-weighted magnetic resonance imaging in probable Creutzfeldt-Jacob disease[J]. Arch Neurol, 1999, 56:951-957.

[35] Lemstra A, Meegen M T, Vreyling J P, et al. 14-3-3 testing disgnosing Creutzfeldt-Jacob disease: a prospective study in 112 patients[J]. Neurology, 2000, 55:514-516.

[36] Zerr I, Pocchiari M, Collins S, et al. Analysis of EEG and CSF 14-3-3 proteins as aids to the diagnosis of Creutzfeldt-Jacob disease[J]. Neurology, 2000, 55:811-815.

[37] Burkhard P R, Sanchez J-C, Landis T, et al. CSF detection of the 14-3-3 protein in unselected patients with dementia[J]. Neurology, 2001, 56:1528-1533.

[38] Collinge J, Palmer M S, Human prion diseases. //Collinge J, Palmer. Prion Diseases[M]. New York: Oxford University Press, 1997, 18-56.

[39] Gambetti P, Petersen R B, Parchi P, et al. Inherited prion diseases[M]. Prusiner Harbor Laboratory Press, 1999, 509-583.

[40] Prusiner S B. Prion diseases and the BSE crisis[J]. Science, 1997, 389:389-423.

[41] Will R G, Zeidler M, Stewart G E, et al. Diagnosis of new variant Creutzfeldt-Jacob disease[J]. Ann Neurol, 2000, 47:575-582.

[42] Zeidler M, Johnstone E C, Bamber RWK, et al. New variant Creutzfeldt-Jacob disease: psychiatric features[J]. Lancet, 1997, 350:908-910.

[43] Kropp S, Schulz-Schaeffer W J, Finkenstaedt M, et al. The Heidenhain variant of Creutzfeldt-Jacob disease[J]. Arch Neurol, 1999, 56:55-61.

[44] Majtenyi C, Brown P, Cervenakova L, et al. A three-sister sibship of Gerstmann-Straussler-Scheinker disease with a CJD phenotype[J]. Neurology, 2000, 54:2133-2137.

[45] Rossi G, Macchi G, Porro M, et al. Fatal familial insomnia: genetic, neuropathologic, and biochemical study of a patient from a new Italian kindred[J]. Neurology, 1998, 50:688-692.

[46] McLean C A, Storey E, Gardner R J M, et al. The D178N (cis-129M) 'fatal familial insomnia' mutation associated with diverse clinicopathologic phenotypes in an Australian kindred[J]. Neurology, 1997, 49:552-533.

[47] Cortelli P, Perani D, Parchi P, et al. Cerebral metabolism in fatal familial insomnia: relation to duration, neuropathology, and distribution of protease-resistant prion protein[J]. Neurology, 1997, 49:126-133.

[48] Korth C, May B C H, Cohen F E, et al. Acridine and phenothiazine derivatives as pharmaco-therapeutics for prion disease[J]. Proc Natl Acad Sci USA, 2001, 98:9836-9841.

[49] Prusiner S B. Prions[J]. Proc Natl Acad Sci USA, 1998, 95:13363-13383.

[50] Cohen F E. Protein misfolding and Prion disease[J]. J Mol Biol, 1999, 293(2):313-320.

[51] Painter M J. Variant Creutzfeldt Jakob disease[J]. J Infect, 2000, 41(2):117-124.

[52] Chabry J, Caughey B, Chesebro B. Specific inhibition of in vitro formation of protease-resistant protein by synthetic peptides[J]. J Biol Chem, 1998, 273(21):13203-13207.

[53] Chabry J, Priola S A, Wehrly K, et al. Species-independent inhibition of abnormal prion protein(PrP) formation by a peptide containing a conserved PrP sequence[J]. J Virol, 1999, 73(8):6245-6250.

[54] Liu T, Zwingman T, Li R, et al. Differential expression of cellular prion protein in mouse brain as detected with multiple anti-PrP monoclonal antibodies[J]. Brain Res, 2001, 896(1-2):118-129.

[55] Li R, Liu D, Zanusso G, et al. The expression and potential function of cellular prion protein in human Lymphocytes[J]. Cell Immunol, 2001, 207:49-58.

[56] Durig J, Giese A, Schulz-Schacfferw, et al. Differential constitutive and activation-dependent expression of prion protein in human peripheral blood leucocytes[J]. Br J Haematol, 2001, 108:488-495.

[57] Shaked Y, Rosenmann H, Hijazi N, et al. Copper binding to the PrP isoforms: a putative marker of their conformation and function[J]. J Virol, 2001, 75(17):7872-7874.

[58] Cereghetti G M, Schweiger A, Glockshuber R, et al. Electron paramagnetic resonance evidence for binding of Cu^{2+} to the C-terminal domain of the murine prion protein[J]. Biophys J, 2001, 81:516-525.

[59] Mouillet Richard S, Ermonval M, Chebassier C, et al. Signal transduction through prion protein[J]. Science, 2000, 289:1925-1928.

[60] Jalkson G S, Beck J A, Navarrete, et al. Pathogenesis:HLA-DQ7 antigen and resistance to variant CJD[J]. Nature, 2001, 414(15):269-270.

[61] Lezmi S, Bencsik A, Baron T, et al. CNA42 monoclonal antibody identifies FDC as PrPsc accumulating cells in the spleen of scrapie affected sheep[J]. Vet Immunol Immunopathol, 2001, 82:1-8.

[62] Montrasio F, Frigg R, Glatzel M, et al. Impaired Prion replication in spleens of mice lacking functional follicular dendritic cells[J]. Science, 2000, 288(5469):1257-1259.

[63] Wadsworth J D, Joiner S, Hill A F, et al. Tissue distribution of protease resistant prion protein in variant Greutzfeldt-Jakob disease using a highly sensitive immunoblotting assay[J]. Lancet, 2001, 358(9277):171-180.

[64] Beringue V, Demoy M, Lasmezas C I, et al. Role of spleen macrophages in the clearance of scrapie agent early in pathogenesis[J]. J Pathol, 2000, 190:495-502.

[65] Glatzell M, Aguzzil A. PrPc expession in the peripheral nervous system is a determinant of prion neuroinvasion[J]. J Gen Virol, 2000, 81:2813-2821.

[66] Glatzel M, Hepner F L, Albers K M, et al. Sympathetic innervation of lymphoreticular organs is rate limiting for prion neuroinvasiom[J]. Neuron, 2001, 31:25-34.

[67] Fischer M B, Roeckl C, Parizek P, et al. Binding of disease-associated prion protein to plasminogen[J]. Nature, 2000, 408(6811):479-483.

[68] Houston F, Foster J D, Chong A, et al. Transmission of BSE by blood transfusion in sheep[J]. Lancet, 2000, 356(9234):999-1000.

[69] Korth C, May B C, Cohen F E, et al. Acridine and phenothiazine derivatives as pharmaco-therapeutics for prion disease[J]. Proc Natl Acad Sci USA, 2001, 98:9836-9841.

第9章 痴呆时神经精神病学症状的神经生物学

9.1 概述
9.2 脑与行为关系的等级模型
9.3 脑变性后痴呆的蛋白质代谢功能异常
9.4 边缘系统和痴呆症的情感活动
9.5 额叶-皮质下神经环路
9.6 痴呆症的神经精神综合征的病理生理学
    9.6.1 情感淡漠
    9.6.2 抑郁
    9.6.3 精神错乱
    9.6.4 情绪激越

9.1 概述

通过阐明痴呆病变的神经生物学改变、痴呆临床症状时的神经病理学和神经化学改变之间的关系,以及组织学结构、神经递质改变与行为功能异常之间的关系,有助于解决痴呆患者神经精神病学症状时的药物治疗方法。

痴呆综合征的神经分子生物学、神经病理学和神经化学改变与痴呆患者的神经精神病学症状和行为功能异常的关系描述如下。

9.2 脑与行为关系的等级模型

脑与行为关系的等级模型,简单描述了有关脑与行为之间不同水平的相互关系,开始为细胞内分子水平的变化,引起神经细胞结构的改变,同时造成神经递质和脑功能区的异常,产生神经系统功能紊乱,导致人体行为功能障碍,甚至影响社会功能。

分子水平的变化,例如阿尔茨海默病患者中淀粉样肽蛋白的异常合成会引起细胞水平的变化,如细胞功能失调和死亡。不是所有中枢神经系统都会发生细胞死亡,而是有功能区域性特点。这种特定的神经细胞功能失常和死亡,是构成痴呆综合征患者各种各样特殊临床表现的生物学基础。

负责神经递质合成的特殊脑区细胞的死亡会引起一系列神经递质系统的功能障碍,基底前脑 Meynert 核(nucleus basilis of Meynert,NBM)受累时会产生胆碱能神经系统功能缺陷,蓝斑核受累时会产生去甲肾上腺素能神经系统功能缺陷,脑干中缝核受累时会产生 5-羟色胺能神经系统功能缺陷,黑质和中脑腹侧顶盖部受累时会产生多巴胺能神经系统功能缺陷。神经递质的功能缺陷也表现为一定的脑功能区域特异性,这种功能区域特异性有助于解释痴呆患者的各种临床表现。

神经元分布和神经递质变化的方式决定不同的神经系统功能障碍。有 2 种神经网络与神经精神功能紊乱的药物治疗密切相关,即边缘系统和额叶-皮质下神经环路系统。

边缘系统调节人脑正常的情感活动,从而使人的情感世界丰富多彩。

额叶-皮质下神经环路系统的功能包括:

(1) 调节人脑认知执行功能,如前额叶背外侧-皮质下神经环路。

(2) 调节人脑动力功能,如前额叶内侧/前扣带回-皮质下神经环路。

(3) 调节人脑在社会复杂环境中的行为控制能力,如额眶叶-皮质下神经环路。

(4) 调节人脑运动功能,如运动前区-皮质下神经环路。

(5) 调节人脑协调眼球运动功能,如眼球运动脑区-皮质下神经环路。

与痴呆综合征有关的一些神经递质也能影响这些神经系统。多巴胺能神经系统能投射到基底节和额叶内侧区。胆碱能神经系统、去甲肾上腺素能神经系统以及 5-羟色胺能神经系统具有皮质-皮质下之间的广泛投射。

神经系统功能障碍在行为方面常表现为认知功能障碍和神经精神病学症状。痴呆病变的神经生物学改变累及大脑的运动功能和感觉功能区时,患者也可出现运动功能和感觉功能紊乱。

在社会系统中,人与人之间相互作用。在这种社会环境下,患者的中枢神经系统功能障碍变得更加明显。例如,额眶叶-皮质下神经环路损害的患者常有约束感。患者常出现不恰当的社会行为;额-颞叶变性的患者在人际交往时可表现为失抑制、不机敏的评论、放荡的行为和言语,以及其他心理病理学行为改变。

遗传性额-颞叶变性病变是由于 17 号染色体的突变,引起 Tau 蛋白的合成异常。患者主要表现为前颞叶和额叶的局部脑区功能失常、额叶-皮质下神经系统的功能紊乱,特别表现为人际关系处理方面的行为功能障碍。

在阿尔茨海默病中,淀粉样前体蛋白的合成代谢功能障碍会引起 β-淀粉样蛋白增多和聚集,引起内侧颞叶和大脑半球后部结构中细胞的死亡和神经递质的功能缺陷,从而出现局部皮质区域功能障碍。患者表现为记忆、语言、视觉空间感知功能障碍,以及社会活动和工作能力的障碍(图9-1)。

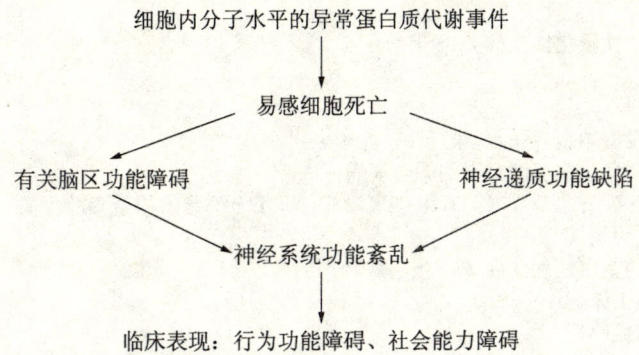

图9-1　痴呆疾病时的脑与行为关系的等级模型图

9.3 脑变性后痴呆的蛋白质代谢功能异常

大多数脑变性后痴呆都存在蛋白质代谢功能异常，常与神经组织病理学的特征性改变有关。每一种蛋白质病的脑内变性部位具有一定的解剖学特异性(表9-1)。

表9-1　蛋白质代谢功能异常引起的脑变性后痴呆疾病的分类

1. 淀粉样蛋白病(伴有一些Tau蛋白病和共和蛋白病)。
　1.1　阿尔茨海默病(AD)
　　1.1.1　散发型阿尔茨海默病
　　1.1.2　伴有淀粉样前体蛋白突变的家族史
　　1.1.3　伴有早老素-1突变的家族史
　　1.1.4　伴有早老素-2突变的家族史
　　1.1.5　伴有阿尔茨海默病的唐氏综合征(21三体综合征)
2. Tau蛋白病
　2.1　额-颞叶变性(FTLD)
　　2.1.1　匹克病
　　2.1.2　伴有17号染色体突变后帕金森综合征的额-颞叶变性
　　2.1.3　缺乏明确的神经组织病理学特征的额-颞叶变性
　　2.1.4　伴有运动神经元病的额-颞叶变性
　　2.1.5　遗传性失抑制性言语困难的痴呆症
　2.2　苍白球-桥脑-黑质变性
　2.3　进行性核上性眼肌麻痹(PSP)
　2.4　关岛肌萎缩侧索硬化-帕金森综合征叠加痴呆综合征
　2.5　皮质-基底节变性(CBD)
　2.6　继发性Tau蛋白病
　　2.6.1　阿尔茨海默病
　　2.6.2　路易小体型痴呆
　　2.6.3　拳击员痴呆
　　2.6.4　苍白球色素性退变综合征(Hallervorden-Spatz病)
　　2.6.5　克-雅病
　　2.6.6　吉斯综合征

(续表)

  2.6.7 尼曼-匹克病(C 型)
  2.6.8 亚急性硬化性全脑炎(SSP)
3. 共和蛋白病
 3.1 帕金森病(PD)
  3.1.1 散发型帕金森病
  3.1.2 有共和蛋白基因突变的帕金森病
  3.1.3 1-甲基-1-苯基-1,2,3,6-四氢吡啶(MPTP)诱导的帕金森综合征
 3.2 路易小体型痴呆(DLB)
  (伴有淀粉样蛋白和少许 Tau 蛋白病)
 3.3 皮质型路易小体病
 3.4 多系统萎缩症(MSA)
  3.4.1 Shy-Drager 综合征
  3.4.2 橄榄核-桥脑-小脑变性(OPCA)
  3.4.3 纹状体-黑质变性
 3.5 脑内铁离子累积有关的神经变性疾病
  3.5.1 苍白球色素性退变综合征(Hallervorden-Spatz 病)
  3.5.2 神经轴束性营养不良症
 3.6 继发性共和蛋白病
  3.6.1 阿尔茨海默病
  3.6.2 脑外伤
  3.6.3 肌萎缩侧索硬化
4. 朊蛋白病
 4.1 克-雅病(CJD)
  4.1.1 散发型克-雅病
  4.1.2 家族型克-雅病
  4.1.3 新变异型克-雅病
  4.1.4 医源型克-雅病
 4.2 库鲁病
 4.3 致死性家族性失眠症(FFI)
 4.4 散发性家族性失眠症
 4.5 吉斯综合征
 4.6 家族性进行性皮质下胶质增生症

  阿尔茨海默病主要与 β-淀粉样蛋白的异常产生和聚集有关，也与 Tau 蛋白和 α-共和蛋白的代谢功能异常有一定关系。散发型和家族型阿尔茨海默病都存在这些关系。

  Tau 蛋白代谢功能异常主要见于额-颞叶变性、苍白球-桥脑-黑质变性、进行性核上性眼肌麻痹、关岛肌萎缩侧索硬化-帕金森综合征叠加痴呆综合征，以及皮质-基底节变性。

  继发于其他明确疾病的细胞功能改变后的 Tau 蛋白代谢功能异常主要见于阿尔茨海默病、路易小体型痴呆、克-雅病、拳击员痴呆、尼曼-匹克病、吉斯综合征以及亚急性硬化性全脑炎。

  主要涉及 α-共和蛋白代谢功能异常的共和蛋白病主要见于帕金森病，包括散发型帕金森病、有共和蛋白基因突变的帕金森病和 MPTP 诱导的帕金森综合征、路易小体型痴呆、皮质型路易小体病、多系统萎缩症，以及脑内铁离子累积有关的神经变性疾病包括苍白球色

素性退变综合征(Hallervorden-Spatz 病)和神经轴束性营养不良症。

朊蛋白代谢功能障碍主要见于克-雅病包括散发型、家族型、新变异型和医源型,库鲁病,致死性家族性失眠症,散发性家族性失眠症,吉斯综合征以及家族性进行性皮质下胶质增生症。

各种痴呆疾病与易损脑区的相互关系如表 9-2 所示。

表 9-2　各种痴呆疾病与易损脑区的相互关系

脑区	痴呆疾病
顶叶皮质	淀粉样蛋白病:AD, DLB
前额叶背外侧皮质	Tau 蛋白病:FTLD, PSP, CBD
尾状核	Tau 蛋白病:FTLD, PSP, CBD
黑质/苍白球	α-共和蛋白病:DLB, PD, MSA
丘脑	Tau 蛋白病:FTLD, PSP, CBD

淀粉样蛋白病包括阿尔茨海默病和路易小体型痴呆,主要影响大脑半球的后部结构。

原发性 Tau 蛋白病如额-颞叶变性能导致 Tau 蛋白以神经纤维缠结的形式相互聚集,也可引起其他形式的 Tau 蛋白聚集;有些 Tau 蛋白病虽然不引起 Tau 蛋白聚集,但也可致脑功能紊乱;Tau 蛋白病主要累及额叶及相关结构,从而产生额叶-皮质下临床综合征。

其他有 Tau 蛋白代谢功能改变的病变和阿尔茨海默病的 Tau 蛋白代谢功能异常主要影响额叶和边缘叶的皮质神经元;当阿尔茨海默病患者中 Tau 蛋白代谢功能明显异常时,常累及额叶皮质,从而引起严重的额叶功能障碍,患者表现为执行功能障碍、精神错乱和情绪激越(见图 9-2)。

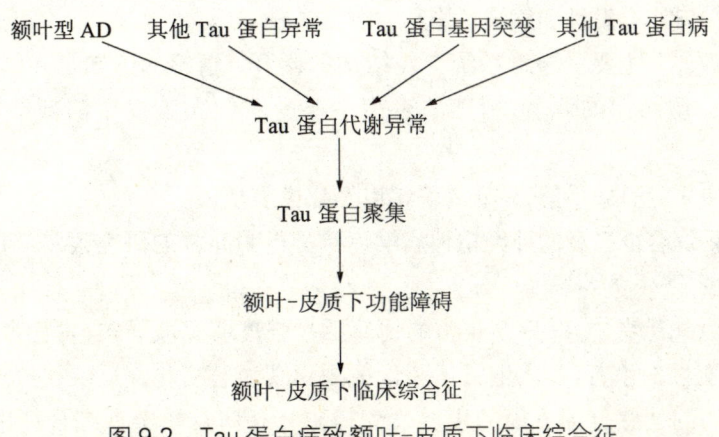

图 9-2　Tau 蛋白病致额叶-皮质下临床综合征

因此,脑变性后痴呆的主要表现为蛋白质代谢功能的异常。不同类型的蛋白质代谢功能异常都有其特异性的细胞易损区。例如,β-淀粉样蛋白代谢功能异常主要累及海马、内侧颞叶及大脑半球后部的神经元；Tau 蛋白代谢功能异常主要累及额叶及基底节神经元，引起额叶及皮质下功能障碍，临床上表现为额叶及皮质下痴呆症状；α-共和蛋白代谢功能异常主要累及脑干、基底节及边缘系统神经元；朊蛋白代谢功能障碍时的中枢神经系统受累较弥散；而有些家族型朊蛋白病常有特异性的脑区受累表现，如致死性家族性失眠症的患者丘脑受累较明显；吉斯综合征在临床上常表现为共济失调和小脑综合征；新变异型克-雅病主要累及基底节；库鲁病在临床上常表现为震颤和小脑综合征。

遗传型与表现型、细胞分子学改变与临床表现或行为学改变之间常存在着一定的相关性。

特异性的蛋白代谢功能障碍会导致神经系统易损区的功能障碍，从而表现出特异性的临床表现和行为功能障碍综合征。

根据特异性的蛋白质代谢功能障碍和临床表现类型，能明确其间的一定的关联性。例如，在原发性 Tau 蛋白代谢功能异常包括额-颞叶痴呆、进行性核上性眼肌麻痹，或继发性 Tau 蛋白代谢功能异常如阿尔茨海默病的患者中，失抑制症状较常见；在 α-共和蛋白代谢功能异常包括路易小体型痴呆、伴有痴呆的帕金森病患者中，幻视症状较常见。

9.4 边缘系统和痴呆症的情感活动

痴呆综合征的情感障碍包括正常情感活动的功能障碍和精神病理学症状的异常表现。

动力、情感、动机和心情之间的关系复杂，正常情感与精神病理学或神经精神病学症状之间的关系知之甚少。

动力涉及人类基本的生存本能，如饥饿、口渴时的求食欲，繁衍后代和寻求安全感等。

情感功能包括乐趣、生气、敬畏、藐视、满足感、厌恶、尴尬、兴奋、恐惧、内疚、好奇、成就感、娱乐、伤心、满足、欣快感和羞耻感。这些词语概括了人们复杂的情感经历，且常带有一定的主观性、躯体性、自发性和感情色彩。

情感的主观体验主要受边缘系统神经结构的调节。情感的感知觉和解释主要受右侧大脑半球后部皮质结构的调节；情感的表达主要受右侧大脑皮质前部结构和基底节的调节。

心境包括快乐、悲哀、易怒、易变的情绪以及焦虑表现。

人们对痴呆综合征患者的神经精神病学症状和行为异常的研究很多，但对正常情感活动的评估却极少。

阿尔茨海默病患者中，其许多正常的情感活动强度明显减弱，自发性言语中音调变化减少；额-颞叶变性的患者，其人生目标和价值观出现显著变化。反映在情感处理、对特殊生活目标和行为的情感分配方面的主要改变。帕金森病及帕金森综合征患者，其面部表情、言语音调变化明显减少，最终表现为情感反应能力的普遍抑制。

精神病理学和正常情感活动功能障碍之间的关系仍需进一步阐明。正常中枢神经系统功能与精神病理学的潜在关系模型能阐明情感淡漠、抑郁、精神错乱和情绪激动症状的发生。

边缘系统包括皮质和皮质下结构,两者相互作用构成了一个功能上相互关联的神经环路,主要参与感觉刺激的情感处理。边缘系统的皮质结构包括海马区、齿状回、海马前回、扣带回、胼胝体下部皮质区、颞极、岛叶、额眶叶后部皮质;边缘系统的皮质下结构包括杏仁核、隔区以及腹侧苍白球与基底前脑 Meynert 核之间未命名的脑区。

基底前脑 Meynert 核被包含在伏隔核中,其功能与所有胆碱能神经功能障碍的痴呆综合征有关。阿尔茨海默病、路易小体型痴呆和伴有痴呆的帕金森病患者中均可累及,并出现边缘系统与新皮质之间的联系中断。当基底前脑 Meynert 核和胆碱能神经系统受累时,新皮质就失去了来自边缘系统的神经纤维投射。基底前脑 Meynert 核的萎缩可引起边缘系统与新皮质之间的失联系(断联)综合征。

9.5 额叶-皮质下神经环路

额叶-皮质下神经环路连接额叶区和皮质下结构,其最终返回至额叶区。已知的额叶-皮质下神经环路共有 5 条:

(1) 介导眼球运动的随意控制。
(2) 介导随意动作和运动系统的控制。
(3) 前额叶背外侧神经环路介导执行功能的调节。
(4) 前扣带回-皮质下神经环路介导动机的调节。
(5) 额眶叶-皮质下神经环路介导社会及人际关系行为的调节。

不同神经环路始于额叶皮质的不同限定区域,然后投射到纹状体如尾状核、壳核、伏隔核等,再投射到黑质或苍白球的特定部位,从黑质或苍白球发出的纤维再向丘脑核的不同部位散在投射,从丘脑神经元发出返回到额叶皮质区(见图 9-3)。

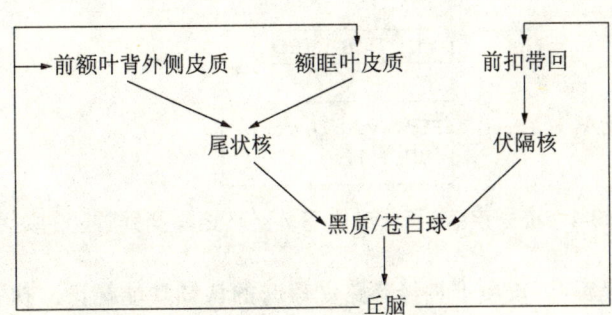

图 9-3 行为功能有关的三种额叶-皮质下神经环路

每一条神经环路中都有直接通路,如纹状体到苍白球内侧核和间接通路如纹状体到苍白球外侧核、再到丘脑下核和苍白球内侧核。这两条直接和间接通路在苍白球内侧核的抑制性与兴奋性输入之间建立了动态平衡,苍白球内侧核的抑制性或兴奋性输入转而刺激或抑制丘脑核。这种动态平衡保证丘脑向皮质输出信息的稳定。疾病引起的这种平衡功能紊乱会使丘脑与皮质间的联系中断。

额叶-皮质下神经环路的损伤引起的行为功能异常表现包括：情感淡漠、失抑制、抑郁、强迫症、成瘾、注意力缺陷后多动症和精神分裂症。

许多疾病都能引起额叶-皮质下神经环路的损害（见图9-4）。

Tau蛋白代谢功能障碍的患者，其额叶-皮质下神经环路常有一定程度的不同部位受损，产生相应的额叶-皮质下神经环路的功能障碍。例如，额-颞叶变性时，Tau蛋白代谢功能障碍往往累及额叶，也可累及基底节区；皮质-基底节变性和关岛肌萎缩侧索硬化-帕金森综合征-痴呆叠加综合征主要累及基底节区；进行性核上性眼肌麻痹时累及间脑核；苍白球-桥脑-黑质变性时影响苍白球和脑干结构。

α-共和蛋白代谢功能异常也可累及额叶-皮质下神经环路，特别是脑干和基底节结构，包括帕金森病、路易小体型痴呆、铁离子聚集引起的神经变性病变以及多系统萎缩。

血管性痴呆（vascular dementia，VaD）的患者有明显的额叶-皮质下神经系统功能失调。皮质下动脉粥样硬化性脑病的额叶到尾状核、丘脑到额叶之间的神经纤维投射表现为缺血性脱髓鞘改变。血管性痴呆中的腔隙性脑梗死常累及尾状核、壳核和丘脑。

克-雅病及其他朊蛋白病也可累及额叶-皮质下神经系统结构，包括皮质、基底节和丘脑。

多发性硬化、脑白质病等疾病可引起白质传导通路的脱髓鞘，引起皮质下核团与前额叶背外侧区之间的纤维联系中断，产生额叶-皮质下神经系统功能紊乱。

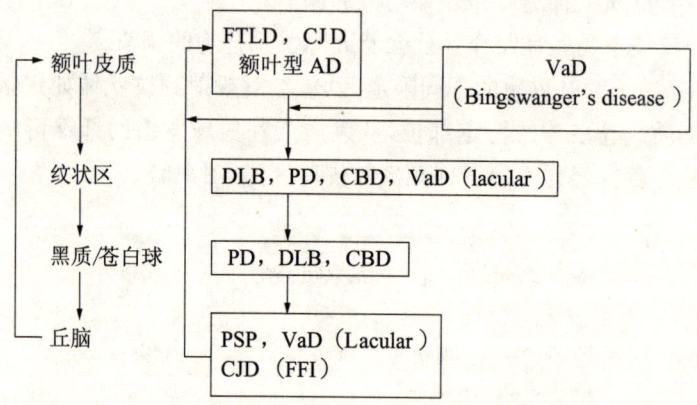

图9-4　痴呆疾病额叶-皮质下神经环路与受累脑区的关系

执行功能障碍是额叶-皮质下神经环路受累时的认知功能标记。执行功能障碍主要表现为患者在移动定位、抽象思维、计划能力、判断能力、行为抑制和运动编程功能方面存在缺陷。

额叶-皮质下神经环路受损时出现的记忆功能障碍主要表现为患者回忆能力下降，而识别能力不受影响。

丘脑受累时，患者表现为执行功能障碍和遗忘症并存，包括回忆能力和识别能力都有障碍。

执行功能障碍是皮质下痴呆的标志。

阿尔茨海默病是一种典型的皮质性痴呆，主要累及大脑额叶皮质的后部结构。患者主要表现为遗忘、失语和视觉空间感知功能障碍。

路易小体型痴呆患者往往同时存在大脑额叶皮质后部结构功能障碍和额叶-皮质下功能障碍。

9.6 痴呆症的神经精神综合征的病理生理学

有关痴呆患者的神经精神病学症状的病理生理学改变仍有待进一步研究。

目前临床上绝大多数研究结果表明，这些初步研究模型有助于揭示痴呆患者神经精神病学症状的病理生理学特征。

有关痴呆患者的情感淡漠、抑郁、精神错乱及情绪激越症状的潜在病理生理学介绍如下。

9.6.1 情感淡漠

情感淡漠是痴呆患者常见的神经精神病学症状。

神经精神病学调查问卷量表的研究结果显示，情感淡漠见于90%的额-颞叶痴呆、路易小体型痴呆和进行性核上性眼肌麻痹的患者，70%的阿尔茨海默病患者，40%的皮质-基底节变性患者，以及20%的帕金森病患者。

许多因素与情感淡漠的发生有关。

阿尔茨海默病、皮质-基底节变性、路易小体型痴呆累及顶叶时，患者常表现为不关心周围事务和否定疾病的存在。

阿尔茨海默病、路易小体型痴呆、额-颞叶变性累及新皮质时，患者的认知功能常受损害、智能活动常受影响。

双侧内侧颞叶功能障碍的患者，其行为表现较平和，临床上表现为 Kluver-Bucy 综合征。

前额叶背外侧皮质功能障碍可引起患者参与环境活动的积极性减退和出现淡漠行为。

内侧颞叶受累后的情感记忆力损害可导致患者对有情感意义的环境事件的识别能力下降，从而出现淡漠行为。

边缘系统的功能障碍会引起患者对环境刺激的情感活动反应减少，随后表现出淡漠症状。

右侧大脑半球的功能障碍会引起患者情感处理能力的障碍和失去主动性行为。

前扣带回及相关皮质下结构受累会引起患者心理动力的明显下降，是产生情感淡漠的最为突出的神经生物学异常，PET 和 SPECT 的研究结果显示，在情感淡漠症状明显的阿尔茨海默病患者，前扣带回区域的脑血流明显下降。

其他疾病包括额-颞叶变性、路易小体型痴呆、进行性核上性眼肌麻痹等累及额叶及相关皮质下结构时,患者的情感淡漠症状也较明显。

前扣带回区域的局灶性损害也可使患者的主动性行为减少。

情感淡漠包括多方面内容。例如,患者可表现为主动性下降、智能活动减少、对以前喜爱开心的活动缺乏兴趣、情感表达的积极性下降和运动减少。

皮质和皮质下结构中不同部位的损害可导致多种不同的临床表现,这些临床表现构成淡漠综合征(见图9-5)。

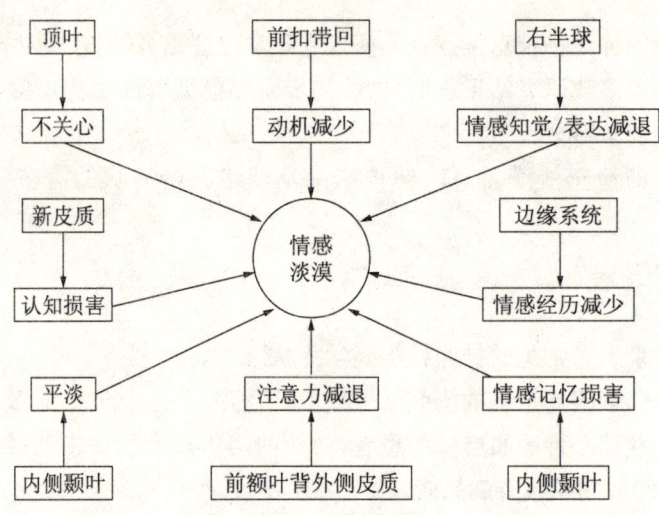

图9-5　脑功能障碍引起临床淡漠综合征

痴呆综合征患者可同时有情感淡漠症状和其他行为学功能改变,情感淡漠症状有时能缓解痴呆患者的其他行为学功能异常。例如,情感淡漠症状较明显的患者,其失抑制和情绪激越症状相对较轻。

9.6.2　抑郁

痴呆综合征中抑郁症状较常见。有时痴呆患者的抑郁症状不一定符合重型抑郁症的诊断标准,但是能符合阿尔茨海默病患者中的抑郁症的诊断标准。

在阿尔茨海默病、额-颞叶变性、路易小体型痴呆及帕金森病患者中,35%～50%的患者可有抑郁症状;进行性核上性眼肌麻痹的患者发生抑郁症状较少;而皮质-基底节变性的患者中出现抑郁症状较常见。

与情感淡漠症状类似,抑郁症状也包括许多内容。例如,情感、认知、自主神经、内分泌、动机和精神运动功能等(见图9-6)。

抑郁症状有关的脑功能障碍调节模型能解释抑郁综合征的多方面临床表现。例如:

边缘系统的功能障碍可引起患者幸福、快乐和成就感的体验障碍。

前额叶背外侧皮质受累的患者,其创新想法产生障碍,患者常有无助感和无价值感。

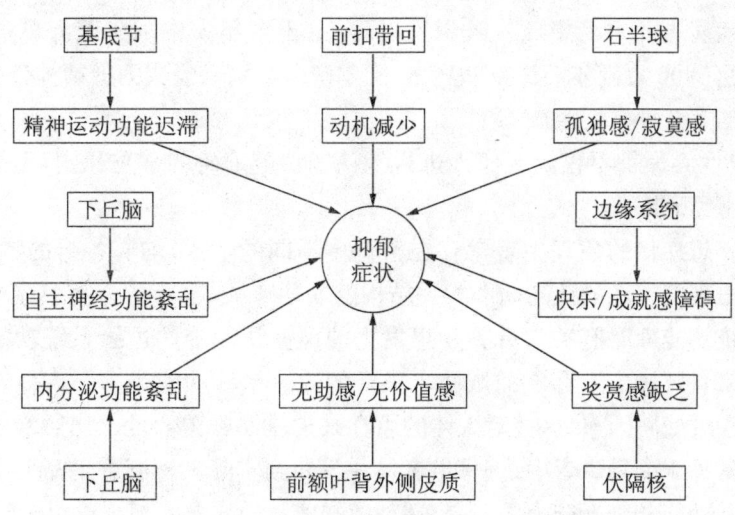

图9-6 脑功能障碍引起临床抑郁症状的病理生理学

基底节受累时,患者可有精神运动性功能迟滞。

下丘脑功能障碍可引起自主神经功能紊乱,包括睡眠、食欲和性欲的异常;下丘脑功能障碍也可引起患者的内分泌功能紊乱,如地塞米松抑制试验异常。

前扣带回受累可引起患者主动性减退,这在伴有明显抑郁症状的患者中更加严重。

伏隔核受累患者表现为对自己平时喜爱、能感到愉快奖赏的活动缺乏兴趣。

右侧大脑半球受累患者,不能准确理解他人的面部表情和言语表达的意思,往往产生孤独感和寂寞感。

从抑郁症的临床治疗研究中,特别是抗抑郁药的明显疗效中可以看出,抑郁症的发生涉及神经递质的功能障碍。

例如,来自脑干神经核团内的5-羟色胺和去甲肾上腺素能神经纤维可向皮质和皮质下结构靶区广泛投射。这些特殊神经递质有关的神经纤维投射系统与抑郁综合征的发生相关。

另外,多巴胺能神经系统功能障碍的患者中,抑郁症状也较明显。因此,考虑多巴胺能神经系统功能障碍也可促进抑郁综合征的发生。

9.6.3 精神错乱

与情感淡漠、抑郁和情绪激动症状相比,精神错乱在痴呆患者中比较少见。神经精神病学调查问卷量表研究发现,大约20%的阿尔茨海默病患者和30%的帕金森病合并痴呆患者中可出现精神错乱症状,而在皮质-基底节变性、进行性核上性眼肌麻痹,或额-颞叶痴呆患者中,精神错乱症状更加少见,但是精神错乱症状在路易小体型痴呆患者中发生较多。

有精神错乱的痴呆患者往往合并妄想和幻觉症状,大约80%的路易小体型痴呆患者中会发生妄想症状。在其他所有痴呆综合征中,妄想症状较幻觉症状多见,绝大部分患者的外在原发表现为幻觉症状,但是这些幻觉症状内容中往往带有妄想症状的内容成分。

阿尔茨海默病患者中妄想症状较少见,但是由于老年人中阿尔茨海默病的发病率较高,如美国大约有 400 万阿尔茨海默病患者,阿尔茨海默病已经成为继精神分裂症之后引起精神错乱症状的第 2 种常见疾病。

因此,脑变性后痴呆不仅是老年人进行性认知功能障碍的常见原因,也是老年患者主要精神疾病的常见病因。

目前有关妄想症状的病理生理学存在着许多不同的学说,均有各自的特点。例如,认为妄想症状的出现与患者的认知功能相关结构的变化有关,也有认为妄想症状的出现与患者脑的边缘系统功能障碍有关。有关妄想发生的模型认为脑的边缘系统功能障碍会引起患者异常感知来自环境中不存在的威胁。正常的边缘系统功能是参与人体产生恐惧的经验和发现环境中的威胁因素,这些对人体的生存来说是非常重要的。当边缘系统功能发生障碍时,例如,常见于痴呆患者中,痴呆患者往往感知到实际上不存在的威胁。由于痴呆患者常合并有认知功能和判断能力的障碍,这种感知威胁的异常表现难以纠正(见图 9-7)。

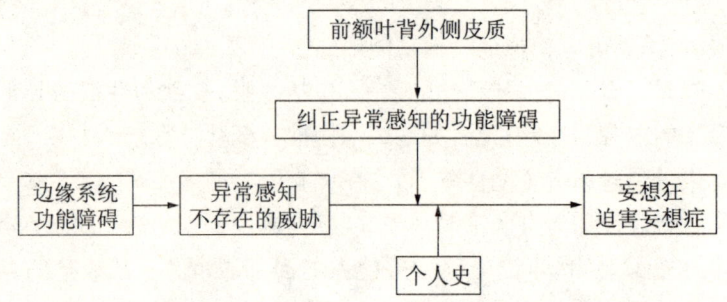

图 9-7　边缘系统功能障碍引起妄想症状的病理生理学

不同的社会生活、文化水平和个体经历与妄想症状的特殊内容形成有关。例如,怀疑配偶不忠,怀疑被窃,怀疑别人企图伤害自己,认为自己的亲属系别人乔装打扮而成,怀疑自己被亲属遗弃等妄想症状在一定程度上能反映出个体人生成长过程中的一些特殊经历。

个人的经历、边缘系统的功能障碍和认知功能损害,三者相互作用共同产生临床上患者的妄想症状。

9.6.4　情绪激越

情绪激越是痴呆综合征患者的一个常见临床症状。

特别是在阿尔茨海默病患者中,随着其认知功能的逐渐下降,患者的情绪激动程度日益严重、发作更加频繁。

在额-颞叶变性、路易小体型痴呆、帕金森病尤其是伴有痴呆、皮质-基底节变性的患者中,情绪激越症状也较常见。

情感淡漠症状和情绪激越症状两者可共同存在于一个患者中,严重的情感淡漠症状会减少情绪激越症状的发生和严重度。

在额叶变异型阿尔茨海默病患者和额-颞叶变性的患者中,情绪激越症状最为常见

（图9-8）。

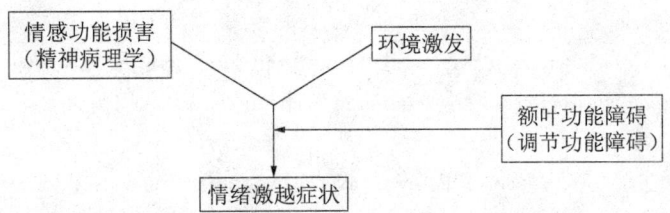

图9-8　额叶功能障碍引起情绪激越症状的病理生理学

情绪激越症状的病理生理学模型包括内在的中枢神经系统因素和环境刺激因素两部分内容。情绪激越症状不会以单独的综合征发生，一般常伴随许多其他精神病理学改变。例如，精神错乱、抑郁、焦虑、失抑制等。

另外，过度刺激的环境、易与人争吵的室友、与护理人员的敌对情绪、疼痛、身体不适等因素也可诱发患者的情绪激越症状。

情绪激越症状在临床上表现为患者行为过激、言语过激及拒绝护理等。

这些研究结果均为治疗情绪激越症状的药物或环境干预方法提供理论依据。

参考文献

[1] Heilman K. The neurobiology of emotional experience. //Salloway S, Malloy P, Cummings J L. The Neuropsychiatry of Limbic and Subcortical Disorders[M]. Washington, D C: American Psychiatric Press, 1997, 133-142.

[2] Mega M S, Cummings J L. Frontal subcortical circuits. Anatomy and function. //Salloway S P, Malloy P F, Duffy J D. The Frontal Lobes and Neuropsychiatric Illness[M]. Washington, DC /London: American Psychiatric, 2001.

[3] Prusiner S B. Shattuck lecture-neurodegenerative diseases and prions[J]. N Engl J Med, 2001, 344: 1516-1526.

[4] Giasson B I, Wilson C A, Trojanowski J Q, et al. Tau and α-synuclein in neurodegenerative disease. //Chesselet M-F. Contemporary Clinical Neuroscience: Molecular Mechanisms of Neurodegenerative Diseases[M]. Totowa, NJ: Humana Press, 2001, 151-176.

[5] Hong M, Trojanowski J Q, Lee VM-Y. Tau-based neurofibrillary lesions. //Clark C M, Trojanowski J Q. Neurodegenerative Dementias: Clinical Features and Pathological Mechanisms[M]. New York: McGraw-Hill, 2000, 161-175.

[6] McKhann G, Albert M, Grossman M, et al. Clinical and pathological diagnosis of frontotemporal dementia[J]. Arch Neurol, 2001, 58:1803-1809.

[7] Perl D P. Amyotrophic lateral sclerosis-parkinsonism-dementia complex of Guam. //Markesbery W R. Neuropathology of Dementing Disorders[M]. New York: Arnold, 1998, 268-292.

[8] Galvin J, Lee VM-Y, Trojanowski J Q. Synucleinopathies: clinical and pathological implications[J]. Arch Neurol, 2001, 58:186-190.

[9] Farber N B, Rubin E H, Newcomer J W, et al. Increased neocortical neurofibrillary tangle density in

subjects with Alzheimer's disease and psychosis[J]. Arch Gen psychiatry, 2000, 57:1165-1173.

[10] Johnson J K, Head E, Kim R, et al. Clinical and pathological evidence for a frontal variant of Alzheimer's disease[J]. Arch Neurol, 1999, 56:1233-1239.

[11] Tekin S, Mega M S, Masterman D L, et al. Orbitofrontal and anterior cingulated cortex: neurofibrillary tangle burden is associated with agitation in Alzheimer's disease[J]. Ann Neurol, 2001, 49:355-361.

[12] Miller B L, Seeley W W, Mychack P, et al. Neuroanatomy of the self: evidence from patients with frontotemporal dementia[J]. Neurology, 2001, 57:817-821.

[13] Mesulam M-M. Behavioral neuroanatomy: large-scale networks, association cortex, frontal syndromes, the limbic system, and hemispheric specializations. //Mesulam M-M (ed) Principles of Behavioral and Cognitive Neurology[M]. New York: Oxford University Press, 2000, 1-120.

[14] Lichter D G, Cummings J L. Introduction and Overview. //Lichter D G, Cummings J L. Frontal-Subcortical Circuits in Psychiatric and Neurological Disorders[M]. New York: The Guilford Press, 2000, 1-43.

[15] Aarsland D, Larsen J P, Lim N G, et al. Range of neuropsychiatric disturbances in patients with Parkinson's disease[J]. J Neurol Neurosurg Psychiatry, 1999, 67:492-496.

[16] Hirono N, Mori E, Tanimukai S, et al. Distinctive neurobehavioral features among neurodegenerative dementias[J]. J Neuropsychiatry Clin Neurosci, 1999, 11:498-503.

[17] Livtan I, Cummings J L, Mega M. Neuropsychiatric features of corticobasal degeneration[J]. J Neurol Neurosurg Psychiatry, 1998, 65:717-721.

[18] Migneco O, Benoit M, Koulibaly P M, et al. Perfusion brain SPECT and statistical parametric mapping analysis indicate that apathy is a cingulated syndrome: a study of Alzheimer's disease and non-demented patients[J]. Neuroimaging, 2001, 13:896-902.

第10章 痴呆时神经精神病学功能障碍的治疗

> 10.1　概述
> 10.2　关护人员
> 10.3　非药物性干预治疗
> 10.4　药物性干预治疗
> 10.5　特殊神经精神病学症状的治疗
> 10.6　治疗的药物经济学

10.1　概述

临床上,对阿尔茨海默病和其他类型痴呆综合征患者的神经精神病学症状进行治疗,能减少患者神经精神病学症状引起的痛苦,同时也减少因患者的行为功能紊乱所致家庭护理人员的痛苦,从而提高患者和关护人员的生活质量,减少患者住院治疗的机会。

针对患者的行为功能紊乱进行治疗,也可以提高痴呆患者的生活能力,减少患者的依赖程度,提高患者认知功能的使用能力。

在以前的章节里,已经详细讨论过每一种疾病的特殊治疗。

本章阐述如何与关护人员一起协同工作,如何针对患者的行为功能紊乱进行非药物性干预治疗,如何针对有痴呆相关神经精神病学症状的患者个体进行药物干预治疗,临床上用药有何基本原则。

由于关护人员是最可能应用非药物干预治疗方法的群体,也同样是药物干预治疗方法的主要观察者和执行者,因此,首先讨论关护人员及其团队。

10.2　关护人员

大约70%以上的痴呆患者生活在家里,由家庭关护人员进行照顾。通常是患者配偶、亲友和子女。专职的家庭关护人员往往能提供日夜全天的特别照顾。他们能负责保证痴呆患者的进食、睡眠、沐浴，不至于暴露在有害的环境或外出迷路流浪。

关护人员常会有负担感、约束感或不安感。负担感是指患者家庭中关护人员受到的身体、心理或情感、社会和财政等问题。其中关护人员常常会表现出多种心理障碍症状，特别是抑郁和焦虑。另外，与非关护人员相比，更易发生各种躯体性疾病。

痴呆患者的神经精神病学症状是使关护人员感到苦恼不安的主要原因，随之引起关护人员生活质量的下降(见图10-1)。

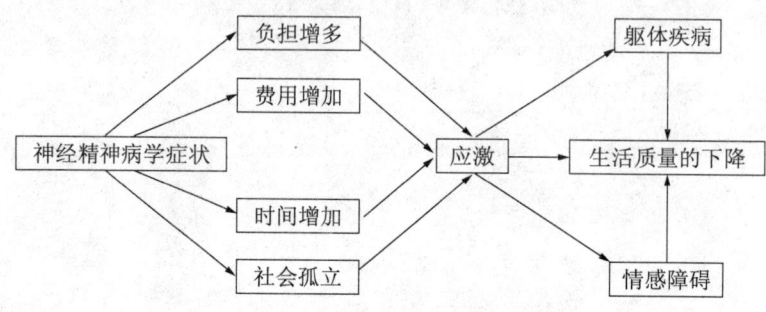

图10-1 关护人员生活质量下降

痴呆患者的情绪激越症状往往会引起关护人员的抑郁表现。关护人员把痴呆患者的行为功能紊乱列为最为苦恼的事件。

如果一个痴呆患者的行为功能障碍症状引起麻烦不断，患者就需要住院接受治疗。

有情绪激越症状的痴呆患者对关护人员有攻击性行为，患者就容易受到关护人员的虐待。

痴呆患者对关护人员缺乏常人的感情和情感反应，也是关护人员感到苦恼的一个原因。

神经精神病学调查问卷量表调查了关护人员的心理压力评分与痴呆患者各个神经精神病学症状的关系。结果显示，痴呆患者的绝大多数行为功能障碍症状能引起关护人员中等程度的心理压力。

已经证实，有许多干预方法可以减轻家庭关护人员的负担。教育计划可以减少家庭关护人员的抑郁症状，也能延迟痴呆患者被送入养老院的时间。

家庭商议可以提高对关护人员的家庭支持，减少家庭矛盾，也能减少家庭关护人员的负担。

在以家庭为基础的患者照顾模式中，集中在给关护人员更多支持以减轻其抑郁和焦虑症状。有严重抑郁、焦虑症状或药物滥用的部分关护人员，应及时给予正确的个体治疗，甚至必要的精神类药物治疗。

在对痴呆患者提供关护的过程中，同时对关护人员的躯体与精神健康情况进行评估也是十分重要的。

提倡关护人员加入一些地方协会如阿尔茨海默病社区或国际联盟，分享有关社区资源、信息和经验,分享有关互联网阿尔茨海默病防治的资源、信息和知识,获得有关对关护人员的支持,不仅需要定期监测痴呆患者的病情进展,也要定期评估关护人员的负担与心理压力。

10.3 非药物性干预治疗

在对痴呆患者的行为功能紊乱进行干预治疗时,如果无法使用非药物性干预治疗方法或证实其无效时,临床上应使用药物干预治疗。

在很多时候,非药物性干预治疗可以与药物干预治疗联合应用,以增加药物干预的疗效,减少药物治疗所需的剂量。

非药物性干预治疗策略的主要目标是改变关护人员的行为和调整痴呆患者的居住环境,以减少痴呆患者的行为功能障碍问题。

临床上,应用精神类药物治疗的适应证主要是针对痴呆患者存在的记忆功能障碍和认知功能障碍。

改变关护人员的行为本身具有挑战性,而且可能因此会暂时增加痴呆患者家庭成员的负担。

在应用非药物性干预治疗策略时,临床医师必须意识到关护人员受到的应激压力会不断增加。

为帮助痴呆患者减少其行为功能障碍问题,关护人员需要从 4 个方面(4R)教育痴呆患者,介绍如表 10-1 所示。

表 10-1 关护人员对痴呆患者的 4R 教育

1. 消除疑虑(Reassure):使痴呆患者放心,能解决痴呆患者面临的各种矛盾,让痴呆患者知道所处环境充满关爱与支持
2. 能够适应(Reorient):使痴呆患者知道其所处地方,了解他们需要面临的主要日常生活任务
3. 经常提醒(Remind):使痴呆患者反复熟悉将要发生何事,在可能发生的各种情况时如何面对
4. 不断修正(Redirect):经常适当改变痴呆患者所处的环境状态,让痴呆患者摆脱感到挫折与易怒的周围环境,减少其行为功能障碍问题,使其处于一个更为良好合适的情感环境氛围中

因此,如果有攻击性行为表现的痴呆患者不肯洗澡或不愿意做其他日常生活任务,这时应更改痴呆患者所要做的事情。例如,让其去院子中进行其他日常工作,看看家人的照片,外出散步或骑车,原来安排的这些日常活动任务可以在晚些时候进行,这样更易被痴呆患者所接受。

临床上,已有许多非药物性干预治疗方法能用于存在痴呆和行为功能障碍的患者,包括改变患者的居住环境,改变患者的有关日常活动,调整家庭关护人员的日常活动,调整专职关护人员的教育计划等(见表 10-2)。

对比较严重的痴呆患者,采用音乐、模拟自然界的声音、明亮的光线以及类似家中温馨布置的养老院环境等方法都可以减少患者的行为功能障碍紊乱。

表 10-2 减少痴呆患者行为功能障碍的一些常用非药物干预措施

居住环境
 音乐、模拟自然界的声音、明亮的光线
 类似家中温馨布置的养老院环境、无噪声、有漫步区
患者的活动
 散步、认知功能康复活动、模拟家庭成员录音或录像资料的播放刺激
 按摩、饲养宠物、参与关护其他痴呆患者的日常活动
 回忆往事、锻炼、接触、感觉刺激
患者的治疗
 一对一的互动、行为疗法、认知疗法
 组织活动、消除疼痛、听力康复、分类训练
家庭关护人员的活动
 支持系统、教育计划、家庭法律咨询
 短期休养、电话求助热线、电脑聊天室
专职关护人员的活动
 行为功能障碍医学处理的教育
 熟悉神经精神病学症状的教育
 常用药物及其不良反应的教育

散步、认知功能障碍有关的神经康复活动、模拟家庭成员录音或录像资料的播放刺激、按摩、饲养宠物以及参与关护其他痴呆患者的日常活动等都能用于所有痴呆患者的日常活动中,用于更改痴呆患者所处的环境状态,让其减轻和摆脱各种行为功能障碍。

家庭关护人员本身也可以从多方面得到帮助,包括社会支持系统、教育计划、家庭法律咨询、短期休养、电话求助热线以及电脑互联网聊天室等。

专职关护人员需要得到关于阿尔茨海默病、各种痴呆等脑部疾病及其有关行为功能障碍的相关医学知识培训和继续教育,这样有助于早期发现痴呆患者的神经精神病学症状,其中抑郁症状往往是最难被发现的临床表现。

专职关护人员如护士、助理护士、护工和社会工作者均应熟悉痴呆患者的神经精神病学症状,熟悉痴呆患者需要的常用药物及其可能发生的不良反应。

很多家庭与专职关护人员往往认为,痴呆患者的神经精神病学症状是反应性表现或故意行为,是痴呆患者随意控制的临床表现。

因此,专职关护人员应得到相关知识的教育培训,以了解脑部结构为基础的神经病理学改变引起的痴呆综合征患者的神经精神病学症状,同时引起这些脑部疾病患者的记忆复述功能与社会适应功能的下降(见图10-2)。

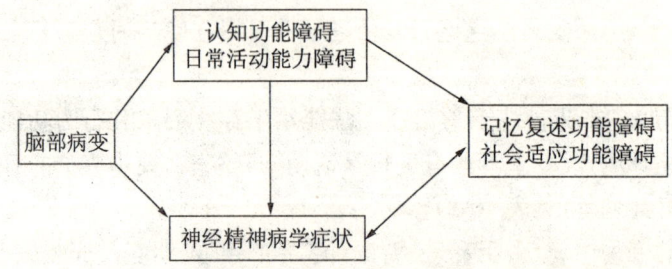

图 10-2 脑部病变引起的各种功能障碍的相互关系

有关知识的教育培训有助于关护人员在痴呆患者出现神经精神病学症状时,能避免无故责怪患者。

10.4 药物性干预治疗

(1) 临床上痴呆患者需要药物性干预治疗的情况包括如下:
1) 痴呆疾病本身进展过程中的病情需要。
2) 伴有其他躯体性疾病如高血压、心脏病以及胃肠道疾病等。
3) 应用非药物性干预治疗痴呆患者的行为功能障碍无效时。
4) 存在痴呆疾病相关的临床情况,如帕金森综合征、大小便失禁和痉挛状态时。

临床上,出现痉挛状态常见于有上运动神经元损伤的痴呆患者中。例如,血管性痴呆患者、额-颞叶变性患者伴有肌萎缩性侧束硬化症。

临床上,对痴呆疾病进展过程中的病情需要进行相关治疗,能减轻患者的行为功能障碍。例如,用维生素 E 与司来吉兰(5 mg,1 日 1 次)联合应用治疗阿尔茨海默病就能减少痴呆患者的行为功能障碍的发生。

同样,临床上使用胆碱酯酶抑制剂(AChEI)治疗阿尔茨海默病,不仅能减轻患者已有的行为功能障碍,还能减少新的行为功能障碍发生。

已有多种胆碱酯酶抑制剂在临床上广泛使用,分别是多奈哌齐(5~10 mg,1 日 1 次)、卡巴拉汀(1.5~3 mg,1 日 2 次),他克林(因肝脏毒性,现已禁用)、石杉碱甲(0.05~0.1 mg,1 日 2 次),各种药物的临床疗效相近。国内生产在临床上应用的主要是石杉碱甲。

另外,临床上使用胆碱酯酶抑制剂还可以减少其他多种类型痴呆患者的行为功能障碍。例如,路易小体型痴呆、帕金森病和血管性痴呆。

对血管性痴呆患者的多种血管危险因素进行干预治疗,不仅能进一步减少临床上各种血管性损害,还能减轻痴呆相关的各种行为功能障碍。

临床上,老年患者往往存在各种系统内或系统间共病的表现。例如,同时存在阿尔茨海默病和其他类型痴呆综合征。另外,大多数老年痴呆综合征患者常伴有其他躯体性疾病,如高血压、心脏病以及胃肠道疾病等。这些都需要进行治疗。

应用神经精神病学调查问卷量表进行的临床调查发现,临床内科疾病与行为功能障碍往往无关。然而内科疾病的合适治疗和避免各种药物治疗之间的相互影响均能减少谵妄和谵妄有关的行为功能障碍的发生。

临床上,对老年患者和痴呆患者应用精神类药物进行治疗时,应得到有关医学专家的指导。这些药物能明显减轻痴呆患者的行为功能障碍,但也有一定的不良反应。

当然,临床上即使是老年期患者或有严重痴呆的患者,仍然不要因为药物存在一定的不良反应而不考虑使用药物性干预治疗。在可能的临床情况下,应做到药物性干预治疗与非药物性干预治疗结合使用。

痴呆患者情绪激越症状的发生原因已有详尽介绍。临床上能用多种不同的方法减少患者冲动行为的发生。

例如,针对精神病理因素引起的情绪激越症状可以用精神类药物治疗;环境因素引起的可以通过改善环境条件以减轻情绪激越症状;额叶功能障碍引起的情绪激越症状应用情绪稳定类药物加以控制(见图10-3):

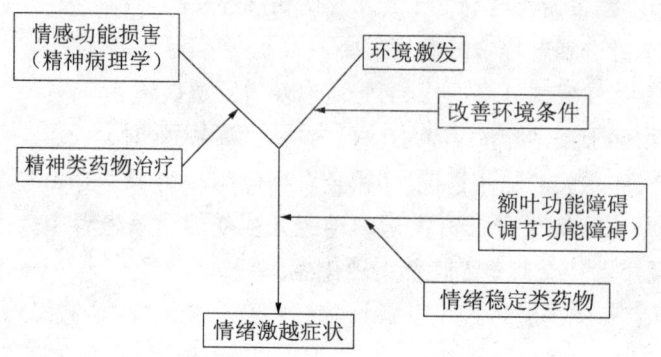

图10-3 情绪激越症状的干预方法

(2) 临床上,痴呆患者进行药物干预治疗的用药指南,包括如下:

1) 首先应对各种类型痴呆综合征及其伴发的神经精神病学症状进行准确的临床诊断,需要一份有详尽记录的患者病史,包括各种非处方药物使用的回顾、营养性药物制品的应用情况以及患者以往对各种处方类药物使用的反应。

2) 在对痴呆患者进行药物干预治疗时,应选择一种特殊的行为功能障碍症状作为治疗目标,并仔细监测这一症状对药物治疗的反应。口头和书面的用药指导应详细提供给患者和关护人员。

3) 在对老年痴呆患者进行药物干预治疗时,应该选择使用的药物剂量是用于年轻成年患者的1/3或1/2。

4) 临床上,药物的应用剂量的增加应该是小幅缓慢逐步进行,直到出现最佳临床治疗效果或出现不能耐受的不良反应。

5) 在对痴呆患者的神经精神病学症状进行药物性干预治疗时,如果没有严重的不良反应,临床上达到部分效果时仍可继续治疗,这时也可以同时应用非药物性干预治疗方法进行配合。

6) 临床上应用的药物一旦有可能发生不良反应和获悉存在依赖毒性或药物间存在相互不良作用,应尽量避免多种药物的同时服用。

7) 应了解给患者的每一种处方药物,掌握其可能的不良反应范围或潜在的药物间相互不良反应。

8) 如果需要多种药物同时应用,应采用合理的用药策略,注意药物的互补作用。

9) 门诊长期随访患者情况时,应经常了解患者目前的各种用药情况,停用不需要的药物治疗,及时评估患者用药的依从性,及时询问关护人员以了解患者是否按医嘱用药。

10）有时定期检查患者的血药浓度能了解患者用药的依从性,并可以指导用药的剂量。

11）需要定期监测药物的不良反应,特别是防治帕金森综合征,迟发性运动障碍,以及其他运动系统功能障碍的发生。

10.5 特殊神经精神病学症状的治疗

在痴呆患者的各种常见临床症状中,情绪激越症状是临床上最需要用药物治疗的症状。许多研究表明,临床上用非典型抗精神病药物治疗阿尔茨海默病患者的情绪激越症状取得良好效果,同样这些非典型抗精神病药物也能治疗其他类型痴呆患者的类似情绪激越症状。传统抗精神病药物在临床上仍然很有效,但是与非典型抗精神病药物相比,临床上的不良反应较多。

路易小体型痴呆的患者,应避免使用传统抗精神病药物。在用这些多巴胺能神经阻断药物治疗时,这些患者容易出现明显的锥体外系不良反应的症状。

抗惊厥药物具有稳定情绪的作用,临床上用于改善阿尔茨海默病与其他类型痴呆患者的情绪激越症状取得一定疗效。抗惊厥药物在临床上能单独应用,也能与非典型抗精神病药物合用。

卡马西平和双丙戊酸钠(Divalproex,500～2 500 mg,1日1次)是临床上最广泛使用的抗惊厥药物,而其他抗惊厥药物如托吡酯(Topiramate,商品名妥泰,Topamax,50 mg,1日1次开始,100～200 mg,1日2次),加巴喷丁(Gabapentin,商品名维诺定,100～200 mg,1日3次),拉莫三嗪(Lamotrigine,商品名利必通,Lamictal,50 mg,1日1次开始,50～200 mg,1日2次)等已经在临床上应用于躁郁症的治疗,具有良好的情绪稳定作用。研究发现,这些药物对各种痴呆患者的情绪激越症状也有明显效果。

曲唑酮(Trazodone,三唑吡啶衍生物,商品名美抒玉,50～100 mg,1日2次)是一种镇静作用为主的药物,可用于治疗部分痴呆患者的情绪激越症状。另外,由于曲唑酮有明显促进睡眠的作用,所以对夜间发作的情绪激越症状更有效。

丁螺环酮(Buspirone,商品名布斯哌隆,5～10 mg,1日3次)是新一代非苯二氮䓬类的抗焦虑药物,在治疗焦虑相关的情绪激越症状时往往特别有效。

普萘洛尔(心得安)是一种β受体阻断剂,对有攻击性行为的患者有效。

临床上,长期使用苯二氮䓬类药物,往往引起患者的失抑制症状,出现意识紊乱,或加重情绪激越症状,但是治疗急性或偶发的情绪激越症状仍然有一定效果。

在老年人体内代谢良好的苯二氮䓬类药物,具有抗焦虑和催眠作用。例如,劳拉西泮(Lorazepam,氯羟去甲安定,2 mg,1日3次或每晚1次)和奥沙西泮(Oxazepam,去甲羟基安定,15 mg,1日3次或每晚1次)都是老年人常用的药物。

临床上,痴呆患者中情绪激越症状的治疗原则:

(1) 如果存在胆碱能神经功能缺损,这些有情绪激越症状的各种痴呆患者,临床上应首先使用胆碱酯酶抑制剂单独治疗。

(2) 其次根据临床上伴随症状不同可以进行相应的处理：

1) 伴有焦虑症状时，首先使用非苯二氮䓬类抗焦虑药物，如丁螺环酮治疗，无效或不合适时可以加用抗精神病类药物；也可以使用老年人体内代谢良好的苯二氮䓬类药物，如劳拉西泮和奥沙西泮。

2) 伴有精神症状时，首先使用抗精神病类药物，无效或不合适时可以加用情绪稳定类药物治疗；也可以使用非苯二氮䓬类抗焦虑药物，如丁螺环酮治疗或具有镇静催眠作用的抗抑郁药物如曲唑酮治疗。

3) 伴有抑郁症状时，首先使用抗抑郁药物，无效或不合适时可以加用抗精神病类药物治疗；也可以交替使用不同类型的抗抑郁药物治疗。

4) 单纯情绪激越症状时，首先使用抗精神病类药物治疗，无效或不合适时可以加用情绪稳定类药物治疗；也可以使用非苯二氮䓬类抗焦虑药物如丁螺环酮治疗，或使用具有镇静催眠作用的抗抑郁药物如曲唑酮治疗。

5) 情绪激越症状仅为夜间发生时，首先使用具有镇静催眠作用的抗抑郁药物如曲唑酮治疗，无效或不合适时可以使用非苯二氮䓬类催眠药物如丁螺环酮治疗；也可以使用苯二氮䓬类催眠药物治疗。

临床上，痴呆患者中的妄想症状一般使用非典型抗精神病药物进行治疗，有时可以使用传统抗精神病药物，也可以选用选择性 5-羟色胺再摄取抑制剂来治疗精神症状。

临床上，痴呆患者中的抑郁症状一般使用选择性 5-羟色胺再摄取抑制剂（SSRI）治疗，尤其是老年患者中应用无明显不良反应，包括舍曲林（Sertraline，商品名左洛复，50 mg，1 日 1 次治疗）和帕罗西汀（Paroxetine，商品名赛乐特，20 mg，1 日 1 次治疗）。

也可以使用一些多种神经递质再摄取抑制剂效应的新型药物治疗痴呆患者中的抑郁症状，例如 5-羟色胺和去甲肾上腺素再摄取抑制剂（SNRI）文拉法辛（Venlafaxin，商品名怡诺思，博乐欣，75～150 mg，1 日 1 次治疗）；或萘法唑酮（Nefazodone，为新型双重作用机制的苯哌嗪类抗抑郁药，150 mg，1 日 1 次治疗，由于引起肝损害现已不用）；或使用米氮平（Mirtazapine，商品名瑞美隆，是中枢突触前膜 α_2 受体拮抗剂，同时阻断中枢的 $5-HT_2$ 和 $5-HT_3$ 受体，有抗组胺 H_1 受体特性，30 mg，1 日 1 次治疗）。

如果临床上选用三环类抗抑郁药物，应选用一些抗胆碱能不良反应少的药物如去甲替林（Nortriptyline，10 mg，1 日 3 次治疗）。

如果神经影像学检查发现存在皮质下高信号或腔隙状态，这些有抑郁症状的痴呆患者对抗抑郁药物的反应性会下降，从而降低疗效，而且可以引起药物性意识紊乱的不良反应。

临床上痴呆患者中抑郁症状的治疗原则：

(1) 如果存在胆碱能神经功能缺损，这些有抑郁症状的各种痴呆患者，临床上应首先使用胆碱酯酶抑制剂单独治疗，再根据临床上药物等治疗的效果进行调整。

(2) 无胆碱能神经功能缺损，或使用胆碱酯酶抑制剂（AChEI）治疗无效或不合适时可以使用一种适合患者的选择性 5-羟色胺再摄取抑制剂（$SSRI_1$）治疗，临床上治疗有效时需要 3～6 个月的疗程，稳定后可以停药，需要进一步随访。

上述使用的选择性 5-羟色胺再摄取抑制剂治疗无效或不合适时可以改用另一种选择性 5-羟色胺再摄取抑制剂($SSRI_2$)治疗,或改用 5-羟色胺和去甲肾上腺素双通道再摄取抑制剂(SNRI)治疗,临床上治疗有效时也需要 3~6 个月的疗程,稳定后可以停药,需要进一步随访。

另一种选择性 5-羟色胺再摄取抑制剂($SSRI_2$)或 5-羟色胺和去甲肾上腺素双通道再摄取抑制剂(SNRI)治疗无效或不合适时可以使用三环类抗抑郁药物(TCA),临床上治疗有效时也需要 3~6 个月的疗程,稳定后可以停药,需要进一步随访。

三环类抗抑郁药物(TCA)无效或不合适时可以增加药物剂量或使用单胺氧化酶抑制剂(MAOI)治疗,临床上治疗有效时也需要 3~6 个月的疗程,稳定后可以停药,需要进一步随访。

上述药物治疗结束后,如果随访中发现病情复发,可以再次使用原来有效的同样药物进行治疗;如果再次治疗无效或不合适时可以按照上述程序重新进行治疗。

上述药物性治疗无效时,临床上可以选择电抽搐治疗(ECT)方法。

临床上,痴呆患者中的焦虑症状可以使用老年人体内代谢良好的苯二氮䓬类药物,如劳拉西泮和奥沙西泮,也可以用非苯二氮䓬类抗焦虑药物,如丁螺环酮治疗。

临床上,痴呆患者中的情感淡漠症状严重时需要使用精神兴奋类药物进行治疗,如哌醋甲酯(Methylphenidate,商品名利他林,Ritalin,5~10 mg,1 日 2 次或针剂),或右旋苯丙胺(Dextroamphetamine,2.5~5 mg,1 日 2 次),或使用莫达非尼(Modafanil,200~400 mg,1 日 2 次)均有一定疗效。

有些抗抑郁药如氟西汀(Fluoxetine,商品名百忧解,5 mg,1 日 1 次)或地昔帕明(Desipramine,去甲丙米嗪,Desmethylimipramine,25~50 mg,1 日 3 次)也有一定作用。

另外,胆碱酯酶抑制剂能减轻情感淡漠有关的行为功能障碍。

临床上,痴呆患者中的失眠症状可以使用具有镇静催眠作用的抗抑郁药物治疗如曲唑酮,也可以使用已有的 3 种非苯二氮䓬类镇静催眠类药物治疗如唑吡坦(Zolpidem,商品名思诺思,Stilnox,10 mg,每晚 1 次治疗)、佐匹克隆(Zopiclone,商品名青尔齐,Imovan,7.5 mg,每晚 1 次治疗)以及扎来普隆(Zaloplon,商品名安云,10~20 mg,每晚 1 次治疗),或选用中效的苯二氮䓬类镇静催眠类药物治疗如替马西泮(Temazepam,商品名羟基安定,20 mg,每晚 1 次)。

镇静催眠类药物与睡眠有关的卫生保健措施联合应用能减少药物的剂量与使用时间,能改善夜间睡眠质量。

减少镇静催眠类药物应用的具体推荐措施:
(1) 保持入睡和起床时间的规律。
(2) 卧室只用于睡觉。
(3) 形成一种安静舒适的睡眠环境。
(4) 醒着的时候不要躺在床上。
(5) 保持进餐时间的规律性。

(6) 避免服用咖啡、酒类或香烟等。

(7) 入睡前不要过于兴奋,如看电视或喝过多的水。

(8) 白天不要打瞌睡。

(9) 有疼痛一定要治疗。

(10) 入睡前排空大小便。

(11) 早晨天亮就起床。

(12) 白天坚持规则的锻炼。

一旦建立起良好的睡眠习惯后,临床上需要及时停用镇静催眠类药物。失眠的药物治疗原则包括首先采取睡眠有关的卫生保健措施,其次选择具有镇静催眠作用的药物如曲唑酮。如果效果不佳,可以选用非苯二氮䓬类镇静催眠类药物治疗如唑吡坦,或选用中效的苯二氮䓬类镇静催眠类药物治疗如替马西泮(去甲羟基安定)。

如果使用抗痴呆药物如多奈哌齐(安理申)进行治疗,临床上需要避免晚间使用。如果使用精神兴奋类药物和司来吉兰进行治疗,不应在入睡前 6～8 h 内使用。

治疗老年痴呆患者神经精神病学症状的常用类药物很多,药物的常用剂量和剂量使用范围具体如下(表 10-3):

表 10-3 治疗老年痴呆患者神经精神病学症状的常用类药物

症 状	药物名称	常用剂量	剂量范围
激越/攻击行为	利培酮	1 mg	0.5～2 mg
	奥氮平	5 mg	5～10 mg
	喹硫平	300 mg	50～400 mg
	氟哌啶醇	2 mg	0.5～3 mg
	卡马西平	400 mg	200～1 200 mg
	双丙戊酸钠	500 mg	250～3 000 mg
	曲唑酮	100 mg	100～400 mg
	丁螺环酮	30 mg	15～45 mg
	普萘洛尔(心得安)	120 mg	80～240 mg
	劳拉西泮	1 mg	0.5～6 mg
妄想	利培酮	1 mg	0.5～2 mg
	奥氮平	5 mg	5～10 mg
	喹硫平	300 mg	50～400 mg
	氯氮平	50 mg	12.5～100 mg
	氟哌啶醇	2 mg	0.5～3 mg
抑郁	氟西汀	20 mg	20～40 mg
	舍曲林	50 mg	50～200 mg
	帕罗西汀	20 mg	10～30 mg
	西酞普兰	20 mg	10～30 mg
	文拉法新	100 mg	50～300 mg
	萘法唑酮	400 mg	200～600 mg

(续表)

症 状	药物名称	常用剂量	剂量范围
焦虑	米氮平	15 mg	7.5~30 mg
	去甲替林	50 mg	50~100 mg
	奥沙西泮	30 mg	20~60 mg
	劳拉西泮	1 mg	0.5~6 mg
	丁螺环酮	30 mg	15~45 mg
情感淡漠	哌甲酯	10 mg	10~30 mg
	左旋安非他命	5 mg	5~20 mg
	莫达非尼	200 mg	100~200 mg
失眠	曲唑酮	100 mg	50~200 mg
	唑吡坦	10 mg	10 mg
	替马西泮(羟基安定)	15 mg	15~30 mg
	扎来普隆	10 mg	10 mg
性攻击行为(男性)	醋酸亮丙瑞林		
	皮下注射	1 mg	
	肌内注射	7.5 mg/m	
	安宫黄体酮		
	肌内注射	150 mg/m	150 mg/1~3/m
	口服	5 mg/d	2.5~10 mg/d

大多数男性痴呆患者的性攻击性行为在临床上能用有关药物进行治疗，包括孕激素类药物如安宫黄体酮(Medroxyprogesterone，2~4 mg，1日2次或1日3次)，或抗雄激素类药物如醋酸亮丙瑞林(Leuprorelin acetate，Leuprolide，商品名抑那通，Enantone，3.75 mg，皮下注射，每4周1次)均有一定疗效。

胆碱酯酶抑制剂常用于治疗阿尔茨海默病患者，也能治疗胆碱能神经缺乏的其他痴呆综合征，包括路易小体型痴呆，帕金森病性痴呆，阿尔茨海默病与脑血管病共病状态时，以及血管性痴呆等。胆碱酯酶抑制剂的应用已有详尽描述。在有神经精神病学症状的痴呆患者中，应该首先使用胆碱酯酶抑制剂这类药物，有助于减轻痴呆患者的行为功能障碍和改善痴呆患者的认知功能障碍。临床上有少些痴呆患者只需要用胆碱酯酶抑制剂单独治疗，不需要使用其他抗精神病类药物。只有当痴呆患者的行为症状多变和存在严重功能障碍时，需要给予其他抗精神病类药物治疗，这时临床上往往先用抗精神病类药物治疗，控制症状后再考虑用胆碱酯酶抑制剂治疗。

临床上，至今仍无一种特别有效的精神类药物能治疗痴呆患者的行为功能障碍。如何进行药物治疗主要依靠有限的临床试验结果和非痴呆患者中相关药物治疗的临床经验。

10.6 治疗的药物经济学

临床上，通过有效的药物治疗，能减少一些神经精神病学症状引起的经济负担，也可以减少入院治疗的机会、延迟入住养老院以及减轻关护人员的压力负担(图10-4)：

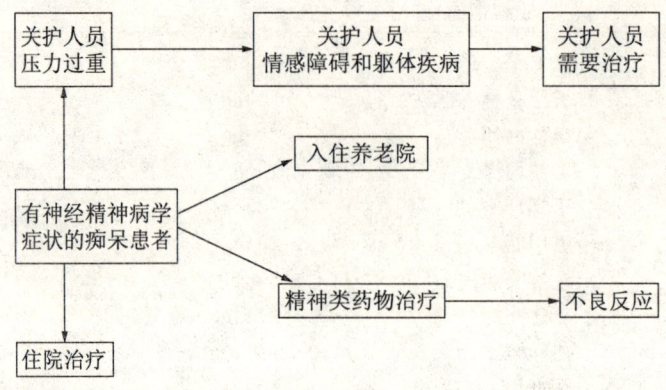

图10-4 药物治疗的作用

具有神经精神病学症状的老年性痴呆和其他类型痴呆的患者往往需要更多的照顾费用。例如，关护人员过重的压力负担费用、患者需要住院治疗的费用、精神类药物治疗增加的费用、入住养老院可能性增加的费用等方面。

临床上，神经精神病学症状的有效治疗不仅能减轻关护人员的负担和苦恼，还能提高患者和关护人员的生活质量。

(注：作者根据国外参加有关工作的情况，认为caregivers翻译为关护人员或关护者比照料者(国内通用的翻译)更符合现代生物-心理-社会医学模式。)

参考文献

[1] 谢瑞满.第8章：老年病学,脑卒中后神经康复治疗研究的进展.王吉耀.临床内科学[M].上海：复旦大学出版社,2003,285-293.

[2] 刘剑英,谢瑞满.脑卒中后抑郁的治疗进展[J].中国处方药杂志,2005,34:58-61.

[3] 谢瑞满,全洪波,王东生.老年脑卒中后认知功能损伤的临床研究[J].国际中华神经精神医学杂志,2005,6(1):6-9.

[4] 谢瑞满.老年期脑卒中后抑郁的药物治疗进展[J].世界临床药物杂志,2005,26(9):533-536.

[5] 王东生,谢瑞满.脑卒中神经康复治疗的进展[J].神经病学与神经康复学杂志,2004,1(3):158-161.

[6] 谢瑞满,全洪波,王东生.百优解治疗中风后抑郁的临床研究[J].国际中华神经精神医学杂志,2004,5(3):161-169.

[7] 谢瑞满.脑卒中的神经康复治疗研究进展[J].现代实用医学杂志,2007,19(3):173-175.

[8] Buckwalter K C. Overview of psychological factors contributing to stress of family caregivers. //Khachaturian Z S, Radebaugh T S. Alzheimer's Disease: Causes, Diagnosis, Treatment, and Care[M]. New York: CRC Press, 1996, 305-312.

[9] Connell C M, Janevic M R, Gallant M P. The costs of caring: impact of dementia on family caregivers [J]. J Geriatr Psychiatry Neurol, 2001, 179-187.

[10] Kaufer D I, Cummings J L, Christine D, et al. Assessing the impact of neuropsychiatric symptoms in Alzheimer's Disease: the Neuropsychiatric Inventory Caregiver Distress Scale[J]. J Am Geriatr Soc,

1998, 46:210-215.

[11] Mittelman M, Ferris S, Shulman E, et al. A family intervention to delay nursing home placement of patients with Alzheimer's Disease[J]. JAMA, 1996, 276:1725-1732.

[12] Doody RS, Stevens JC, Beck C, et al. Practice parameter: management of dementia (an evidence-based review). Report of the Quality Standards Subcommittee of the American Academy of Neurology [J]. Neurology, 2001, 56:1154-1166.

[13] Cohn-Mansfield J. Nonpharmacological interventions for inappropriate behaviors in dementia: a review, summary, and critique[J]. Am J Geriatr Psychiatry, 2001, 9:361-381.

[14] Tekin S, Fairbanks L A, O'Connor S, et al. Activities of daily living in Alzheimer's Disease: neuropsychiatric, cognitive, and medical illness influences[J]. Am J Geriatr Psychiatry, 2001, 9:81-86.

[15] Brambilla P, Barale F, Soares J C. Perspectives on the use of anticonvulsants in the treatment of bipolar disorder[J]. Int J Neuropsychopharmacol, 2001, 4:421-446.

第11章 轻度认知功能障碍

> 11.1 概述
> 11.2 轻度认知功能障碍的定义和诊断
> 11.3 轻度认知功能障碍的分型与转归
> 11.4 轻度认知功能障碍与阿尔茨海默病
> 11.5 轻度认知功能障碍的认知心理学
> 11.6 轻度认知功能障碍的神经影像学
> 11.7 轻度认知功能障碍的神经病理学
> 11.8 轻度认知功能障碍的神经分子生物学
> 11.9 展望

11.1 概述

随着人口老龄化程度不断提高,老年性疾病包括痴呆的患病率也随之增长。流行病学调查结果显示,在美国,65岁以上的老年人中痴呆患病率为12.5%;在中国,65岁以上老年人的痴呆患病率为3.5%～4.8%。

相当数量的老年人随年龄的增长可出现不伴痴呆的认知功能损伤。轻度认知障碍(mild cognitive impairment,MCI)是近来经常使用的概念。目前已形成通用的诊断标准,有其相应的神经影像学及神经病理学改变形式。认知功能损伤也有一定特点,最主要的发现是有证据说明轻度认知功能障碍可能是阿尔茨海默病前期的临床表现,轻度认知功能障碍向阿尔茨海默病转化率每年趋于12%。

目前,临床上对中、晚期痴呆的治疗效果不够理想。研究和识别轻度认知功能障碍,有助于发现最佳干预时机的个体,为老年性痴呆的防治提供最佳的时间治疗窗。因此,轻度认知功能障碍研究已成为近年老年性痴呆研究的新领域。

11.2 轻度认知功能障碍的定义和诊断

轻度认知功能障碍的定义最早由 Petersen 等人提出,为正常认知功能和痴呆的分界线。个体往往存在超出其年龄所允许的一个或数个认知功能领域损害(特别是记忆功能障碍),但仍能维持整体认知功能完好,达不到痴呆的诊断标准。轻度认知功能障碍是否作为一个疾病实体仍有争议,但是临床上很多研究将其视为可识别的痴呆前状态,作为阿尔茨海默病和其他痴呆的前驱期表现。其发病与患者当时神经精神病学以及内科疾患无关。

国内外很多研究采用 Petersen 等在 2001 年提出的可行性较强的轻度认知功能障碍诊断标准,即遗忘型轻度认知功能障碍诊断标准,国内专家在上述诊断标准共识基础上制定出诊断标准,包括:

(1) 以记忆功能障碍为主诉,且有知情者证实。
(2) 其他认知功能相对完好或轻度受损。
(3) 日常生活能力不受影响。
(4) 达不到痴呆诊断标准。
(5) 排除其他可引起脑功能衰退的系统性疾病。
(6) 总体衰退量表(global deterioration scale,GDS)评分为 2 或 3,临床痴呆量表(clinical dementia rating,CDR)评分为 0.5,记忆测查分值在年龄和教育匹配对照组 1.5 SD 以下,且简易精神状态检查量表(mini-mental state examination,MMSE)至少 24 分或 Mattis 痴呆评估表(dementia rating scale,DRS)至少 123 分。

以往不同文献报道,老年人群中轻度认知功能障碍的患病率波动于 6%~18%。

11.3 轻度认知功能障碍的分型与转归

轻度认知功能障碍患者是一组潜在的生理和病理过程,具有多源性的异质性人群,提示轻度认知功能障碍临床表现具有多样性。

Petersen 等根据临床上轻度认知功能障碍的核心症状表现,将其分成 3 种亚型:

(1) 遗忘型(amnestic MCI,aMCI) 以记忆损害为主,其他认知功能领域相对保持完整。这种形式的轻度认知功能障碍的主要结局是发展成阿尔茨海默病。

(2) 单一非记忆性认知功能领域损害型(non-amnestic MCI-single domain) 如单纯语言障碍、视空间功能障碍、单纯注意力或动作及执行功能障碍等。语言型可以进展成原发性进行性失语,其他可以进展为额-颞叶变性后痴呆、路易小体型痴呆、血管性痴呆等。

(3) 多个认知功能领域的损害型(MCI-multiple domains) 不一定包括认知功能领域的损害,最终可能进展为阿尔茨海默病,或其他类型痴呆,或其他非痴呆疾病。

后来进一步将轻度认知功能障碍分为 4 型:其中把多个认知功能领域损害型的轻度认知功能障碍再细分成遗忘型(amnestic MCI-multiple domains)和非遗忘型(non-amnestic

MCI-multiple domains)。前者主要进展为阿尔茨海默病。

流行病学调查研究结果发现,轻度认知功能障碍的预后具有不稳定性、异质性。其中16%～50%的轻度认知功能障碍患者可逆转为正常认知功能;同时不同亚型轻度认知功能障碍的转归情况也不完全相同。

Busse 等对社区 75 岁及以上的非痴呆老年人使用神经心理学测定进行为期 6 年随访结果分析,其中阿尔茨海默病是轻度认知功能障碍演变最常见的结果。非遗忘型多功能领域轻度认知功能障碍患者更有可能向非阿尔茨海默病型痴呆转化。

PAQUID 队列研究通过 8 年的随访,结果提示,从多个认知功能领域损害型轻度认知功能障碍向痴呆转化的年转化率为 11.4%,遗忘型轻度认知功能障碍的年转化率为 3.4%。

11.4 轻度认知功能障碍与阿尔茨海默病

目前已有文献报告轻度认知功能障碍患者发生阿尔茨海默病的危险性显著增高,估计轻度认知功能障碍患者群中每年有 10%～15% 转化为阿尔茨海默病。该数据表明,轻度认知功能障碍患者较正常老年人发生痴呆的比例高 10 倍,且 2/3 阿尔茨海默病患者是由轻度认知功能障碍转变而来。因此,轻度认知功能障碍是阿尔茨海默病的高危人群。

在认知功能量表检查方面,轻度认知功能障碍患者的认知功能损伤与早期阿尔茨海默病的检查结果十分相似。两者均在语言序列学习及记忆任务方面存在功能缺陷,并且两者均可有执行功能异常。比如早期阿尔茨海默病患者即可出现视觉推理、连线及空间结构测试异常,而一组轻度认知功能障碍患者的空间结构和连线成绩亦较差。与无认知功能损伤的正常老年人相比,轻度认知功能障碍患者更有可能出现大脑海马结构的萎缩,而 *apoe-4* 等位基因在轻度认知功能障碍患者中的出现率介于阿尔茨海默病与正常老年人之间。目前认为带有 *apoe-4* 等位基因的轻度认知功能障碍患者更有可能发展为痴呆。脑脊液检查发现轻度认知功能障碍患者 Tau 蛋白和 Aβ 淀粉蛋白变化与阿尔茨海默病类似。少数轻度认知功能障碍患者尸检亦发现其脑内神经病理学改变介于正常老龄与阿尔茨海默病之间。据此,加强轻度认知功能障碍群体的研究对阿尔茨海默病的早期诊断与早期干预有重要意义。

11.5 轻度认知功能障碍的认知心理学

认知心理学检测方法长期以来用于早期阿尔茨海默病的识别。在早期阿尔茨海默病患者中的突出特点是记忆功能减退。阿尔茨海默病患者最早缓慢出现获取新信息能力的减退,如对其记忆功能进行临床认知心理学评估时可发现阿尔茨海默病患者词语和非词语的回忆和再认能力均受损。大量纵向及横断面研究均报告临床前阿尔茨海默病患者中的语言序列学习及记忆任务的缺陷。这些方法包括故事复述、词表学习及语言配对相关任务。在随访进展为阿尔茨海默病的纵向研究报告中发现序列记忆缺陷先于视觉记忆减退,而后者又先于全面认知功能障碍的检查报告,就像轻度阿尔茨海默病患者一样有语言序列记忆受损表现,但在评估其他认知功能领域时与正常老年对照组相同。由于 Petersen 等人研究中 48% 的患者在诊断为轻度认知功能障碍后 4 年中发展为阿尔茨海默病,更支持在阿尔茨海默病的发展进程中语言记忆功能障碍是最初受累的认知功能领域的假说。

也有研究认为,阿尔茨海默病极早期的认知心理学临床特点中有情景记忆能力方面的损害,这是阿尔茨海默病很有特征性的表现。轻度认知功能障碍最易受损的认知功能是记忆能力,其中情节记忆能力减退,特别是口头记忆能力障碍为最早表现,和临床上极早期阿尔茨海默病的情景记忆能力减退一致。

另有报道,轻度认知功能障碍发展为痴呆的主要记忆功能障碍包括有定向、识记、视觉、触觉等短期记忆显著下降。定向记忆的显著下降可作为预测痴呆的因素。

曾有研究提示,在阿尔茨海默病早期即有执行功能异常。有研究结果显示,轻度认知功能障碍患者的空间结构和连线测验成绩较差,表明轻度认知功能障碍患者很难完成与执行功能有关的空间结构测验和连线测验。因此,通过对轻度认知功能障碍认知功能的研究,可推测听觉词汇学习、词汇流畅性、分类、小标记、视觉推理、连线和空间结构测验可能对阿尔茨海默病的早期诊断比较敏感,或者说此类测验反映的认知功能改变具有早期诊断价值。

轻度认知功能障碍患者除了记忆等认知功能障碍以外,也可具有执行功能障碍。有研究使用洛文斯顿作业疗法认知评定成套测验量表(Loewenstein occupation therapy cognitive assessment battery, LOTCA)分别对社区正常老年人、脑卒中后、脑皮质下小血管梗死后和帕金森病患者的执行功能损害进行评定,提示轻度认知功能障碍患者存在执行功能损害,但未达到痴呆所引起的执行功能损害的程度;也有研究表明轻度认知功能障碍患者的执行功能障碍可作为向痴呆转化的预测因子。

轻度认知功能障碍患者的特征性临床表现为记忆功能的障碍,而智力和日常生活能力不受影响,是人体正常脑老化与阿尔茨海默病之间的过渡状态。然而临床上在轻度认知功能障碍患者中,神经精神病学症状也比较常见。应用神经精神病学调查问卷量表评估能比较轻度认知功能障碍患者和早期阿尔茨海默病患者(MMSE 评分超过 20)中出现神经精神病学症状的差异。轻度认知功能障碍患者出现神经精神病学症状的比率依次为抑郁症状、情感淡漠、焦虑症状、容易激动、有攻击性行为等,一般无幻觉表现,而以抑郁症状和情感淡漠比较常见。

11.6 轻度认知功能障碍的神经影像学

神经影像学检查包括脑结构检查和脑功能检查,结构影像学检查包括 CT 和 MRI,功能影像学检查包括 PET、SPECT、氙气 CT(Xe-CT)、fMRI 和磁共振波谱(magnetic resonance spectroscopy, MRS)等。这些是目前常用的研究痴呆和轻度认知功能障碍的神经影像学工具,可以对病变位置、体积、神经细胞受损伤程度及局部脑血流或代谢改变进行精确的判断。

MRI技术可以清晰地显示脑萎缩、脑室扩大等脑大体结构的变化。特别有报告指出，海马结构的实际大小与活体神经影像学检查相关，在活体行神经影像学测定是否存在海马结构的萎缩可反映出实际组织学损伤及神经元丢失。

1995年，Convit等人研究发现伴有轻度认知功能损伤的非痴呆老年人，脑组织结构的萎缩主要限于海马。1997年，de Leon应用神经影像学检查对130例正常老年人、72例轻度认知功能障碍患者以及阿尔茨海默病患者的海马结构进行研究。结果发现，从轻度认知功能障碍至重度阿尔茨海默病，海马萎缩的发生率分别为76％、84％以及96％，且与年龄无关。研究结果还发现老年人中海马萎缩与延迟回忆成绩有一定相关性。此外，利用结构性神经影像学对轻度认知功能障碍患者进行纵向研究也取得有意义的成果，Jack等人曾严格测定80例轻度认知功能障碍患者的海马萎缩程度，在群体水平预测轻度认知功能障碍转化为阿尔茨海默病的可能性。报告显示，海马结构越小，阿尔茨海默病转化率越高，而且其萎缩评分的预测价值独立于其他因素，如神经心理学测量评分或 *apoe*-4 基因表型。研究显示，海马萎缩是预测轻度认知功能障碍是否转化为阿尔茨海默病的有效指标（$RR\ 0.69$，$P=0.015$），而内嗅皮质萎缩预测轻度认知功能障碍向阿尔茨海默病转化与海马萎缩的预测值的吻合度可达到93.5％，两者为独立的危险因素。

功能神经影像学检查技术的发展在轻度认知功能障碍及阿尔茨海默病患者中的临床基础研究价值日益受到重视。PET已发现双侧颞、顶叶对称性代谢减退对早期阿尔茨海默病诊断有参考价值，血流或代谢的改变模式与认知功能损害的模式相关。在轻度认知功能障碍患者中，血流或代谢减低的相关指标，特别是出现两半球不对称性，对 *apoe*-4 基因携带者更有意义，预测此后有可能出现痴呆。另外，有报道用 ^{13}C 放射性同位素标记的苯并噻唑衍生物（PCB）这类分子通过血-脑屏障，选择性结合 β 淀粉样物质，并用 PET 来显影，可区别痴呆类型，同时可早期诊断阿尔茨海默病。

近年有些作者开始应用脑激活影像学研究轻度认知功能障碍和阿尔茨海默病的记忆过程。Cardebat等观察发现阿尔茨海默病患者的记忆评分与右额前区皮质血流增加显著相关，但该区在对照组中并不激活，提示可能存在代偿机制。Small等人应用高分辨MRI技术研究了阿尔茨海默病及单纯记忆力下降老年人，发现12例轻度认知功能障碍中有8例其内嗅区皮质激活的体像素数量正常，仅下脚区激活数量下降，而其余4例有内嗅区皮质激活的体像素数量下降，与阿尔茨海默病改变类似。该发现也证实在轻度认知功能障碍患者群中包括一部分疾病前期的阿尔茨海默病患者。

11.7 轻度认知功能障碍的神经病理学

阿尔茨海默病的神经病理学改变为大脑皮质海马等部位广泛出现老年斑，神经原纤维缠结及神经元脱失，但上述改变亦可见于正常老龄脑。

近来研究表明，正常老年人和阿尔茨海默病患者相比，海马及海马旁区域的神经元缺失部位不同。在非痴呆老龄脑,下脚出现神经元脱失,而海马其他部位很少受累,内嗅区皮质不受累;在阿尔茨海默病患者中,海马 CA_1 区,内嗅区皮质的Ⅱ、Ⅳ层可见严重神经元脱失,即使轻症阿尔茨海默病患者,Ⅱ、Ⅳ层神经元亦可丧失50%。Ⅱ层及Ⅳ层神经元对变性损伤十分敏感。Ⅱ层是最早出现神经原纤维缠结,并有神经细胞脱失。在重度痴呆患者Ⅱ层神经细胞总数减少90%,Ⅳ层减少70%,但无痴呆老年人该区域不受累。在轻度认知功能障碍患者中,其内嗅区皮质较对照者内嗅区皮质神经细胞减少32%,而Ⅱ层神经细胞丢失可达60%。

基底前脑 Meynert 核团(nucleus basilis of Meynert, NBM)为重要的胆碱能神经元核团,常常在阿尔茨海默病患者中受损。最近研究表明,轻度认知功能障碍患者的基底前脑 Meynert 核团亦可出现神经元减少,故轻度认知功能障碍患者的神经病理改变介于正常老龄与阿尔茨海默病之间。

11.8 轻度认知功能障碍的神经分子生物学

寻找有诊断价值的生物学指标一直是阿尔茨海默病临床基础研究的重要目标。

近年,脑脊液中 Tau 蛋白及 Aβ1-42 两项指标受到重视。目前认为,阿尔茨海默病患者早期即有 Tau 水平增高,此后保持稳定。与痴呆严重程度无关,能敏感、特异地区分阿尔茨海默病与正常老年人。而阿尔茨海默病患者早期 Aβ1-42 水平增高,随疾病进展而下降,故联合测定 Tau 及 Aβ1-42 有助于阿尔茨海默病的早期诊断。在轻度认知功能障碍患者中上述研究报告较少。

Hulstaert 报告了 4 例轻度认知功能障碍检测结果,均发现脑脊液中 Tau 增加而 Aβ1-42 下降,与阿尔茨海默病相似。

Alexander 报告了 17 位轻度认知功能障碍患者的 Tau 及 Aβ1-42 随访结果,发现 11 位高 Tau 患者中 9 位转为痴呆,6 位低 Tau 患者中 5 位保持稳定;11 位低 Aβ1-42 患者中 8 位转为痴呆而 6 位高 Aβ1-42 患者中 4 位保持稳定。上述结果表明,脑脊液 Tau 及 Aβ1-42 两项指标检测在轻度认知功能障碍患者进展预测方面有一定帮助,但因样本较小,尚待深入观察。

de Leon 等对轻度认知功能障碍患者记忆下降、海马体积缩小、脑脊液中磷酸化 Tau 蛋白升高与 β 淀粉样蛋白降低的情况进行长达 2 年多的研究,发现轻度认知功能障碍向阿尔茨海默病转化的病例中,患者脑脊液生物学标志物的特征和阿尔茨海默病患者的脑脊液生物学标志物的特征相似;同时证实了在轻度认知功能障碍向阿尔茨海默病转化患者中,其脑脊液中 Tau 蛋白增加和 Aβ1-42 降低的幅度,比不进展为痴呆的轻度认知功能障碍患者的变化幅度更明显。

但是目前有关 Tau 蛋白和 Aβ1-42 浓度变化与轻度认知功能障碍向痴呆转化相关性仍缺乏大样本研究来证实。

多项研究表明,轻度认知功能障碍患者中 *apoe*-4 基因携带者进展为阿尔茨海默病的危险性增加。

Petersen 对 66 例轻度认知功能障碍患者进行 apoe-4 基因状态的前瞻性随访研究,全部病例完成了一次临床再评估(平均 18 个月);36 例完成了两次临床再评估(平均 36 个月);22 例完成了 3 次再评估(平均 54 个月)。结果阿尔茨海默病的发生率分别为 24%、44% 和 55%,故目前认为 apoe-4 基因是轻度认知功能障碍进展为阿尔茨海默病的重要预测因子。

Rosich-Estrago 等的研究中,检测 733 例确诊为不同类型痴呆患者的 apoe 基因型,发现 apoe-4 等位基因与轻度认知功能障碍及年龄相关性认知功能下降均有良好的相关性。另外,女性阿尔茨海默病患者如存在至少一个 apoe-4 等位基因,其发病年龄明显提前。

陈晓红等报道 apoe-4 等位基因在轻度认知功能障碍患者中携带率介于阿尔茨海默病者与健康老年人之间,轻度认知功能障碍中 apoe-4 等位基因携带者进展为阿尔茨海默病的危险性增加,但是 apoe-4 等位基因不是预测轻度认知功能障碍向痴呆转化的独立因素。

Caselli 等报道 apoe-4 等位基因只是轻度认知功能障碍和阿尔茨海默病发生、发展的重要潜在危险因素,只有与其他危险因素并存时,才会明显增加认知功能损害的发生率。

11.9 展望

尽管目前对轻度认知功能障碍转化为有临床早期干预价值的认知功能损害状态的预测研究已取得很大进展,但是对轻度认知功能障碍的认识还有待进一步深入,今后可在病因学、潜在生理和病理学方面对各种类型轻度认知功能障碍开展更多的研究。只有通过对轻度认知功能障碍病因、病理更深入研究,才能更全面认识轻度认知功能障碍,从而确定具有真正干预意义的临床前痴呆患者。

参考文献

[1] 刘红春,夏德全. 载脂蛋白 E 的生物学特性及临床意义[J]. 国外医学·内科学分册,1997,24:248-249.

[2] 谢瑞满. 实用神经眼科学[M]. 上海:上海科学技术文献出版社,2004:182-212.

[3] 中国防治认知功能障碍专家共识专家组. 中国防治认知功能障碍专家共识[J]. 中华内科杂志,2006,45(21):171-173.

[4] 肖世富,薛海波,李冠军,等. 老年轻度认知功能损害的记忆缺损变化及其预测痴呆的价值[J]. 中华全科医生杂志,2006,5(6):340-345.

[5] 刘剑英,谢瑞满. 脑皮质下小血管梗死早期认知功能损害的临床对照研究[J]. 中国临床医学杂志,2008,15(s):38-41.

[6] 郭起浩,洪震,史伟雄,等. Boston 命名测验在识别轻度认知损害和阿尔茨海默病中的作用[J]. 中国心理卫生杂志,2006,20(2):81-84.

[7] 全洪波,谢瑞满. 脑卒中后认知功能研究[J]. 中国临床医学杂志,2004,11(s):97.

[8] 陈伟,丁宁,谢瑞满. LOTCA 认知功能评定量表在帕金森病患者中的应用[J]. 老年医学与保健杂志,2007,13(s):4-7.

[9] 杨月嫦,谢瑞满. 轻度认知功能障碍的研究进展[J]. 中国临床医学杂志,2008,15(s):29-31.

[10] 刘剑英,谢瑞满. 脑皮质下小血管梗死后认知功能损害的恢复及其影响因素[J]. 中国脑血管病杂志,2008,5(8):341-345.

[11] 谢瑞满,全洪波,王东生. 老年脑卒中后认知功能损伤的临床研究[J]. 国际中华神经精神医学杂志,2005,6(1):6-9.

[12] 陈晓红,王荫华,汤哲,等. 轻度认知功能障碍的神经心理学研究和 ApoE 基因多态性分析[J]. 中华神经科杂志,2004,37(1):33.

[13] 张文利,谢瑞满. 意识的现代理论[J]. 国际中华神经精神医学杂志,2001,2(3):148.

[14] 胡军,朱文炳,谢瑞满,等. 急性脑梗死后失语症的 MRI 研究[J]. 中国临床医学杂志,2002,9(2):135-137.

[15] 缪鸿石,朱镛连. 脑卒中的康复评定和治疗[M]. 北京:华夏出版社,1996,22-140.

[16] 方珉,谢瑞满,周林江. 磁共振扩散张量成像在 MCI 研究中的应用[J]. 国际医学放射学杂志,2008,31(6):444-448.

[17] Zhang Z X, Zahner G E, Roman G C, et al. Are Dementia subtypes in China: prevalence in Beijing, Xian, Shanghai, and Chengdu[J]. Arch Neurol, 2005 Mar, 62(3):447.

[18] Petersen R C, Smith G E, Waring S C, et al. Mild cognitive impairment clinical characterization and outcome[J]. Arch Neurol, 1999, 56:303-308.

[19] Petersen R C, Doody R, Kurz A, et al. Current concepts in mild cognitive impairment[J]. Arch Neurol, 2001, 58:1985-1992.

[20] Dik M G, Jonker C, Bouter L M, et al. APOE epsilon4 is associated with memory decline in cognitively impaired elderly[J]. J Neurology, 2000, 54:1492-1497.

[21] Petersen R C. Mild cognitive impairment as a diagnostic entity[J]. J Intern Med, 2004, 256:183-194.

[22] Solfrizzi V, Panza F, Colacicco A M, et al. Vascular risk factors, incidence of MCI, and rates of progression to dementia[J]. Neurology, 2004, 63:1882-1891.

[23] Busse A, Hensel U, Guhneu, et al. Mild cognitive impairment long-term course of four clinical subtypes[J]. Neurology, 2006, 67:2176-2185.

[24] Amieva H, Letenneur L, Dartigues J F, et al. Annual rate and predictors of conversion to dementia in subjects presenting mild cognitive impairment criteria defined according to a population-based study[J]. Dement Geriatr Cogn Disord, 2004, 18:87-93.

[25] Lahiri D K, Sambamurti K, Bennett D A. Apolipoprotein gene and its interaction with the environmentally driven risk factors: molecular, genetic and epidemiological studies of Alzheimer's disease[J]. Neurobiol Aging, 2004, 25:651-660.

[26] Klages J, Fisk J D. The relation between APOE status and neuropsychological memory test performance: an analysis of the Canadian Study of Health and Aging[J]. Brain Cogn, 2002, 49:201-204.

[27] Marra C, Bizzarro A, Daniele A, et al. Apolipoprotein E epsilon4 allele differently affects the patterns of neuropsychological presentation in early-and late-onset Alzheimer's disease patients[J]. Dement Geriatr Cogn Disord, 2004, 18:125-131.

[28] Jack C R, Petersen R C, Xu Y C, et al. Prediction of AD with MRI-based hippocampal volume in mild cognitive impairment[J]. Neurology, 1999, 52(7):1397-1403.

[29] de Toledo-Morrell L, Stoub T R, Bulgakova M, et al. MRI-derived entorhinal volume is a good predictor of conversion from MCI to AD[J]. Neurobiol Aging. 2004, 25(9):1197-1203.

[30] Backsai B J, et al. Molecular Imaging With Pittsburgh Compound B Confirmed at Autopsy[J]. Arch Neurol, 2007, 64:431-434.

[31] de Leon M J, De Santi S, et al. Longitudinal CSF and MRI biomarkers improve the diagnosis of mild cognitive impairment[J]. Neurobiol Aging, 2006, 27(3):394-401.

[32] Rosich-Estrago M, Figuera-Terre L, Mulet-Perez B, et al. Dementia and cognitive impairment pattern: its association with epsilon4 allele of apolipoprotein E gene[J]. Rev Neurol, 2004, 38(9):801-807.

[33] Rosich-Estrago M, Figuera-Terre L, Mulet-Perez B, et al. Dementia and cognitive impairment pattern: its association with epsilon 4 allele of apolipoprotein E gene[J]. Rev Neurol, 2004, 38:801-807.

[34] Caselli R J, Reiman E M, Osborne D, et al. Longitudinal changes in cognition and behavior in asymptomatic carriers of the *APOE* ε4 allele[J]. Neurology, 2004, 62(11):1990-1995.

[35] Modrego, Pedro J. Predictors of conversion to dementia of probable Alzheimer type in patients with mild cognitive impairment[J]. Curr Alzheimer Res, 2006, 3(2):161-170.

[36] DeCarli C, Mungas D, Harvey D, et al. Memory impairment, but not cerebrovascular disease, predicts progression of MCI to dementia[J]. Neurology, 2004, 63:220-227.

[37] Bennett D A, Wilson R S, Schneider J A et al. Natural history of mild cognitive impairment in older persons[J]. Neurology, 2002, 59(2):198-205.

[38] Petersen R C, Morris J C. Clinical features. Petersen R C. Mild Cognitive Impairment: Aging to Alzheimer's Disease[M]. New York: Oxford University Press Inc., 2003, 15-40.

[39] Cummings J L. Neuropsychiatric symptoms. Petersen R C. Mild Cognitive Impairment: Aging to Alzheimer's Disease[M]. New York: Oxford University Press Inc., 2003, 41-61.

[40] Smith G E, Ivnik R J. Normative neuropsychology. Petersen R C. Mild Cognitive Impairment: Aging to Alzheimer's Disease[M]. New York: Oxford University Press Inc., 2003, 63-88.

[41] Sliwinski M, Lipton R, Buschke H, et al. Optimizing cognitive test norms for detection. Petersen R C. Mild Cognitive Impairment: Aging to Alzheimer's Disease[M]. New York: Oxford University Press Inc., 2003, 89-104.

[42] Larrieu S, Letenneur L, Orgogozo J M, et al. Incidence and outcome of mild cognitive impairment in a population-based prospective cohort[J]. Neurology, 2002, 59(10):1594-1599.

[43] Petersen R C. Mild cognitive impairment clinical trials[J]. Nat Rev Drug Discov, 2003, 2(8):646-653.

[44] Freo U, Carbonin C, Ori C, et al. Effects of acetylcholinesterase inhibition in mild cognitive impairment(MCI): preliminary results with rivastigmine[J]. Soc Neurosci Abstr. 2001, 677.

[45] Grundman M, Petersen R C, Ferris S H, et al. Mild cognitive impairment can be distinguished from Alzheimer disease and normal aging for clinical trials[J]. Arch Neurol. 2004, 61(1):59-66.

[46] Morris J C, Storandt M, Miller J P, et al. Mild cognitive impairment represents early-stage Alzheimer disease[J]. Arch Neurol. 2001, 58(3):397-405.

[47] Price J L, Morris J C. Tangles and plaques in nondemented aging and "preclinical" Alzheimer's disease[J]. Ann Neurol. 1999, 45(3):358-368.

[48] von Gunten A, Kovari E, Rivara C B, et al. Stereologic analysis of hippocampal Alzheimer's disease pathology in the oldest-old: evidence for sparing of the entorhinal cortex and CA1 field[J]. Exp Neu-

rol. 2005, 193(1):198-206.

[49] Wolf H, Jelic V, Gertz H J, et al. A critical discussion of the role of neuroimaging in mild cognitive impairment[J]. Acta Neurol Scand Suppl. 2003, 179:52-76.

[50] Bartres-Faz D, Junque C, Lopez-Alomar A, et al. Neuropsychological and genetic differences between age-associated memory impairment and mild cognitive impairment entities[J]. J Am Geriatr Soc, 2001, 49(7):985-990.

[51] Lopez O L, Jagust W J, Dulberg C, et al. Risk factors for mild cognitive impairment in the Cardiovascular Health Study Cognition Study: part 2[J]. Arch Neurol, 2003, 60(10):1394-1399.

[52] Celsis P. Age-related cognitive decline, mild cognitive impairment or preclinical Alzheimer's disease? [J]. Ann Med, 2000, 32:6-14.

第12章 脑老化与痴呆

12.1 概述
    12.1.1 老年与老化
    12.1.2 寿命的限度
    12.1.3 老化的理论

12.2 脑的老化
    12.2.1 脑的条件
    12.2.2 氧化与能量代谢的有害产物
    12.2.3 应激反应与脑老化
    12.2.4 细胞信息传递的复杂性与脑老化
    12.2.5 大脑的可塑性
    12.2.6 血管病变与脑老化

12.3 脑老化及变性与大脑进化发育

12.4 脑老化与阿尔茨海默病
    12.4.1 脑老化
    12.4.2 阿尔茨海默病
    12.4.3 脑老化与阿尔茨海默病

12.5 延缓脑衰老的对策
    12.5.1 发育神经生物学
    12.5.2 老化基因与长寿基因
    12.5.3 氧化代谢的应激刺激
    12.5.4 营养因子与生长因子
    12.5.5 应激的适应与预防
    12.5.6 钙与泛素

12.1 概述

12.1.1 老年与老化

人的一生可以按年龄划分为不同的时期：新生儿、婴孩、儿童、少年、青年、壮年、中年与老年。

从社会学的角度来看，这种按年龄的人生划分有其实用意义，但是从生物学的角度来探讨人生，问题就变得复杂化。

人生过程从受精卵开始，经过发育、成熟、老化（aging），最后以死亡告终。粗看似乎也可分为明确的阶段，而且发育、成长与老化、衰老（senescing）具有明显的对立性，可是若作深入的分析，就会发现人生的这些生物学阶段的分界线并不是十分明确的。

例如，世界卫生组织（WHO）将 45～59 岁定为中年，60 岁以上定为老年。从中年过渡进入老年的老化过程是否就是在 59～60 岁的这一年之中开始并完成？答案显然是否定的。因为大家都知道人的长大与长老是一个渐变的过程，不是一个突变的飞跃。问题是老化究竟从什么时候开始？

要对人人都知道的老化现象下一个确切的定义却并非易事。

世界卫生组织将 60 岁以上的老年人更进一步分为两大组：60～74 岁的称为老年人，75 岁及以上者称为衰老者。两者的分界线是功能的衰退。老年人不但生活能自理，而且还能应用自己的技术、知识与经验为社会做出贡献，而衰老者非但不能服务于社会，连自己的生活都需要他人来加以照顾。看来功能的衰退是比年龄的大小更能确切地反映出老化的程度。年龄与真正的生理性老化并不是平行的。可以未老先衰，也可能老当益壮。

曾有人提出的老化的定义是"成熟期后进展性的功能衰退"，可见成熟期与老年期之间没有确切的分界线，而且青年、壮年与中年都可以包括在成熟期内。也有人认为"老化是一系列与时间相关的事件，导致机体（或细胞）逐步丧失维持内环境平衡的能力，最终造成死亡"，似乎将老化的开始更追溯到成熟期之前，即发育的阶段。若果真如此，则人们不禁要问，为什么在人生发育与成熟阶段就已有老化的萌芽与发展？要回答这个问题就要涉及引起老化的机制。

也有人认为老化与衰老是两个不同的概念。老化是指脑生长、发育、成熟到衰亡过程中的后一阶段。它包括一系列生理的、心理的、形态结构和功能的变化。其表现以功能降低、减弱和消失为特征，是一种正常的健全的生理现象，是正常的生命过程，在生物学上是不可避免的发展规律，是直接由遗传规律的生命周期所决定，属于不可抗拒的。衰老是指身体的结构和功能，在发生以急剧下降为主要特征的病理变化，或在生物个体的认知和心理社会行为方面，在较大范围内发生疾病的变化，却属于疾病范畴，是一种由于内部或外在因素加速或加剧了老化过程或生命崩溃过程，处于退行性改变的亚健康状态，是可能避免或减缓发生的。

研究和阐明老化过程的目的，正是为了尽可能掌握其中的规律，以便延迟老化过程，干预和避免衰老的发生,为人类健康长寿谋福利。老化研究已经成为最困难和最具有挑战性的课题,需要全社会的共同努力,是一项重大的系统工程。

12.1.2 寿命的限度

地球上每种动物和植物的生命期限(寿命和天年)都是一定的,只不过有长短不一的差异而已。例如,牛的寿命是 30 年,猿猴的寿命是 30 年,马的寿命是 40 年,大海龟的寿命是 100 年。巨大红木树的寿命是数千年。

人类在地球上的寿命也有个上限,只是由于科学技术的发达和医学科学的进步,人类才可能在一定范围内打破这个上限。

1900 年,发达国家人口的预期寿命大约为 40 岁,到 20 世纪末期的预期寿命接近 80 岁,几乎翻了一番。研究资料表明,衰老的重要表现之一是细胞分裂周期的异化,表现为细胞分裂潜力的衰退或分裂的失控变为恶性增殖,增长了恶性肿瘤的患病率和病死率。这类分裂细胞衰变所致多发病的死亡年龄是预期寿命的主要构成因素。而脑等非分裂细胞为主的器官或系统的极度老化是生命活动的截止点,即最大寿限。

百岁老年人群的增多是人类寿命增长的新纪元。2002 年,全世界的百岁老人数为 21 万,相当于 3.39/10 万人。研究报道,20 世纪中国、美国、日本、英国和意大利为百岁老人数出现增长的 5 个国家。1999 年资料显示,中国的百岁老人数有 15 000 人。

百岁是顶级寿命,脑老化、神经系统功能衰退是百岁老人生命质量明显下降的重要原因。脑功能正常是长命百岁的主要因素。高龄和超高龄老年人,健脑是优化生命质量、进一步增长寿命的同义词,是长寿的先决条件。

人的寿命的上限有一定的计算方法:

(1) 人或哺乳动物的寿命是其生长成熟期的 5~7 倍(Buffon 寿命系数),人的生长成熟期为 20~25 年,人的最高寿命可达到 100~175 岁。

(2) 人或哺乳动物的最高寿命是其性成熟期的 8~10 倍,人类的性成熟期为 14~15 岁,人的最高寿命可达到 110~150 岁。

(3) 根据人的成纤维细胞在体外传代在 50 次左右,推算人类的寿命为 110 岁或更长。

针对全球老龄化的趋势,2002 年世界卫生组织提出指导性意见,欧美国家把 65 岁以上定为老年人,亚太地区国家把 60 岁以上定为老年人,我国也采用 60 岁或以上定为老年人,其中 60~69 岁为低龄老人,70~79 岁为中龄老人,80 岁以上为高龄老人,90 岁以上为长寿(超高龄)老人,100 岁以上为百岁老人。老年前期为 50~59 岁。

根据联合国公布的年龄构成标准,老年型人口是指 65 岁以上老年人口占总人口的比例达到 7%以上,或 60 岁以上老年人口占总人口的比例达到 10%以上,老龄化社会即达到这个标准的社会。统计资料表明,全世界 65 岁以上老年人口总数在 1997 年已经超过 4 亿,已经突破全球总人口的 7%,即 1997 年全世界已经进入老龄化社会。我国在 1999 年 60 岁以上老年人口已经占总人口的 10.09%,也进入老龄化社会。

上海是中国最早进入老龄化社会的城市之一。人口老龄化呈现出程度高、速度快、高龄化突出等特点。截止到 2007 年 12 月 31 日,全市户籍总人口 1 378.86 万人,其中 60 岁及以上老年人口 286.83 万人,占总人口的 20.8%;70 岁及以上老年人口 158.74 万人,占总人口的 11.5%;80 岁及以上高龄老年人口 50.24 万人,占 60 岁及以上老年人口的 17.5%,占总人口的 3.6%;100 岁及以上老人 758 位,比上年增加 78 人,最长寿的上海老人今年已经 110 岁,增长了 10% 还多;从 2007 年的每 10 万人中拥有百岁老人 5 人增加到 2008 年的 5.5 人;其中,浦东新区、徐汇区和南汇区是拥有百岁老人的前三位大户,有近 80% 百岁老人为女性。预测到 2025 年,上海人口老龄化比例将高达 35% 左右。2007 年上海市平均预期寿命为 81.08 岁,其中男性为 78.87 岁,女性为 89.29 岁,无论男性还是女性,平均预期寿命高于发达国家平均水平,甚至高于美国。如相关数据显示,发达国家女性平均预期寿命为 80 岁,男性为 73 岁,其中美国男性平均预期寿命为 75 岁,女性为 80 岁。日本是最长寿的国家,女性平均预期寿命达到 86 岁,男性为 79 岁。

12.1.3 老化的理论

不同的学者从不同的立场与观点提出不同的老化理论,众说纷纭,莫衷一是,无怪乎有学者要说"老化的研究是被老化的理论灾难性地淹没了"。

各种老化的理论涉及基因组的不稳定性与多效性、基因的表达、DNA 修复、蛋白质的合成、缺陷性蛋白质的清除、细胞器、细胞膜、钙离子、神经递质与调质、受体、细胞因子、生长因子、神经细胞与胶质细胞的关系、各类物质的代谢、自由基、神经内分泌-免疫调节、社会-心理因素、应激、细胞凋亡等。

这些理论归纳起来包括多种对立的观点如下:

(1) 连续与断续的对立:前者则认为这些阶段均有前因与后果,相互联系,不可分割,是连续的演变过程。后者认为人生是由发育、成熟、老化几个断续的阶段串联而成。

(2) 宏观与微观的对立:前者重视社会大环境的影响,注重精神与心理因素以及神经-内分泌-免疫的调节,特别是应激的不良影响,而后者则强调身体结构各个层次上的变化,特别是分子水平因素的重要性。

(3) 遗传的内因与环境的外因相对立。

(4) 多元论与一元论的对立。

(5) 程序决定与随机偶然性的对立。

(6) 可逆与不可逆的对立。

这些有关老化的对立观点并不是相互排斥的,而是相辅相成的,只是在不同的条件下,主次的地位会有所转化。根据唯物辩证法的分析,基本的综合性观点包括:

(1) 老化是从出生(或从受精卵)开始直到死亡,贯穿整个人生各阶段的连续性过程。它是基本生命过程(氧化、能量代谢、信息传递等)的后果。这些基本生命过程对人体的发育成长起了积极的有益作用,但是也有其消极的有害的一面,如自由基的产生、有害代谢物的积累、兴奋性氨基酸的毒性作用等。随着发育与成长,这些因素也不断积累和扩大,只是在机体的各种代偿与防御机制的作用下,并不过早地暴露,往往是在机体性功能成熟期后，当代偿机制的储备能力有所下降时，老化现象才逐步开始表现出来。

(2) 老化是人生各阶段遗传因素与环境因素相互作用的结果。各种动物，包括人类在内，都有各自的预期生命期(寿命)，而且随着年龄的增长，一些生理功能的变化也各有固定的形式。这显然是由遗传因素决定，而不可能是由环境中的随机因素所决定。但是也要看到个体之间的差异，而且随着年龄的增长，差距也会越来越大。将同等数量的一组正常青年人与一组正常老年人进行比较，正常老年人群中出现的个体间差异明显高过正常青年人群，说明随着年龄的增长与所处环境复杂性的增加，环境因素所起的作用越来越明显，基因的表型变异也越来越大。因此，认为老化是一种由遗传决定，受环境所调节，与特殊事件有依赖关系的生物学过程。

(3) 人体的老化可以发生在整体、器官、细胞与分子水平，但是器官、细胞、分子层次的老化，必须从整体老化的全局观点来加以综合才具有完整的意义。即人的老化有生物学、精神心理学与社会学三方面的过程参与。从基因角度考虑，老化不可能是单一的"老化基因"或"长寿基因"所决定，肯定是多种基因共同作用的结果；从宏观环境角度来考虑，老化肯定是由生物-心理-社会多方面因素所造成。

(4) 随着在神经系统老化与一些变性疾病的发病机制的探讨，细胞凋亡与编程性死亡已成为热点。细胞凋亡是不同于肿胀与坏死的一种细胞死亡的形式。编程性细胞死亡虽以细胞凋亡形式居多，但也可有非细胞凋亡的其他死亡形式。在神经系统发育过程中多余的无用的神经细胞会发生死亡，主要是因为其发出的轴索不能到达预定的目标，无法获得来自靶细胞的必需的营养因子，导致死亡。可见遗传的编程性因素与环境中随机的偶然因素是共同起着作用。除营养因子的缺乏外，诱导细胞死亡的因子、细胞的功能活动与离子通道也都参与编程性死亡。

(5) 人生的总趋势是生、老、病、死。这个趋势是不可逆转的，但是在人生各个时期，当适应性可塑性与病理性可塑性的矛盾还未到达量变到质变关键时刻之前，总是存在着一定范围的可逆的机会。人不可能长生不老，但可以推迟延缓衰老。

(6) 在老化的实验生物学研究中，果蝇与线虫的研究为我们提供了有价值的资料。对认识人的老化，还要参考哺乳动物的研究结果。即便是哺乳动物，也还有高低级之差别。在一些随时随地会遭到捕杀的低级哺乳动物中，自然选择偏重生殖细胞而忽视体细胞，看重繁殖后代而轻视个体寿命的延长。但是进化到人类，人通过大脑的创造力能对客观环境进行改造，情况就大不相同，生物学因素之外，精神心理因素与社会学因素的参与老化的过程也就越来越明显。

12.2 脑的老化

12.2.1 脑的条件

(1) 脑的不利条件

1) 人的大脑神经细胞在出生时就是已经分化的细胞，不可能再进行分型繁殖。

2) 大脑的神经细胞生命力很长,可以与人的寿命同时起步,同时终止。但是容易受到内、外环境各种有害因素的不断累积损害。

3) 脑在功能上与结构上的复杂性与其他脏器(如肝脏或肾脏)相比都大为提高,要应付变动的内、外环境,大脑各结构与各层次间的信息的传递环节比较多,随着年龄的增长难免发生差错。

(2) 脑的有利条件

1) 脑内大量的胶质细胞能分裂繁殖,数量是神经元的10倍,对维持神经细胞的良好外环境起着主要的作用。胶质细胞与神经细胞之间的相互作用越来越受到重视。

2) 平时运用的脑力活动,只动用大脑功能的20%,大脑保存有充足的储备。

3) 一直认为随着年龄的增长,神经细胞的数量呈进行性减少。现在看来有必要加以修正,而且中枢神经系统内部存在相当大的可塑性,即功能重组等代偿机制。

12.2.2 氧化与能量代谢的有害产物

氧化代谢引起的氧自由基与葡萄糖氧化的后期糖基化终末产物(advanced glycosylation end products,AGE)是呼吸与能量代谢的必然副产品。在机体有效的代偿机制(维生素C与维生素E、谷胱甘肽等抗氧化剂以及巨噬细胞与多胺等)的作用下,有害的作用可被及时消除;但是随着年龄的增长,当代偿机制出现代偿不足时,这些基本生命活动带来的有害的副作用就会逐步积累并暴露出来。

有研究报道在15～18个月的年老沙土鼠脑内,其氧化蛋白质的含量为3个月的年轻沙土鼠脑内含量的1.8倍,而其脑内谷氨酰胺合成酶与中性蛋白酶的含量则相应为年轻沙土鼠脑内含量的60%与34%。在迷宫试验中可看到年老沙土鼠在时间与空间记忆方面都有明显的功能减退。对年老的沙土鼠进行为期14天的一种自由基捕获剂治疗后,观察到脑内氧化蛋白质的含量下降,谷氨酰胺合成酶的含量升高,而且迷宫试验的成绩也有好转。这三方面的具体情况与年轻沙土鼠接近。不过,在停用自由基捕获剂后14天,这三方面情况重又回复到治疗前的水平。这种自由基捕获剂是否在改善自由基之外还有其他的作用目前还不清楚,但氧化的蛋白质与老化之间的关系是不容置疑的。

12.2.3 应激反应与脑老化

随着人的年龄增长,所接触环境的复杂性的不断增长,各种生物因素、精神心理因素,以及社会因素带来的应激与刺激也会与日俱增。好的良性应激反应能激发躯体的功能提高,与精神心理上的得胜与满足感,起着有益的奋发作用;而坏的劣性应激反应则会导致机体内部许多系统的功能失调与障碍。

人体的复杂应激反应涉及精神-神经-免疫-内分泌系统的综合调节与调整,是应付内、外环境的一个有机结合的轴心。其中下丘脑-脑垂体-肾上腺(HPA)轴心中的下丘脑是受中枢神经系统的控制,而海马起着十分关键的反馈中心的作用。另外,有人指出抑郁症、库欣综合征、战争场合下外伤后应激性疾病,是3种劣性应激反应,而且的确可以在人体中引起海马的萎缩。

从应激反应可以看到环境因素对脑功能的影响。不但环境中的劣性应激刺激可以在成熟期后有损害中枢神经系统及 HPA 轴心的功能,而且在成长发育过程中,环境条件的优劣还有可能直接影响应激系统的遗传素质(某种代谢缺陷或基因表达的异常)。动物如果在出生后被剥夺其母亲的照顾,则在以后的一生中会表现出对应激刺激产生过度的反应与"近似焦虑"的行为异常。在人类中也能看到类似的应激失调现象的形成。

12.2.4 细胞信息传递的复杂性与脑老化

对大脑来说,要保持对经常处于变动中的内、外环境做出良好的适应,最关键的莫过于保持细胞间与细胞内各种信息的正确传递与交流。

各种带有信息的氨基酸或单胺类神经递质、神经肽、嘌呤或类固醇化合物,作用于相应的受体,通过 G 蛋白的耦合,作用于腺苷环化酶、鸟苷环化酶、磷酸酯酶 C 与 A,或作用于各种离子通道,经过第二信使(cAMP、GMP、Ca^{2+}、DG、IP_3、花生四烯酸代谢产物)与特殊的蛋白激酶,对各自的靶蛋白质引起磷酸化反应,从而产生相应的生物效应(包括基因的表达)。这些步骤所涉及的许多环节本身就已经够复杂的了,然后还要看到各种神经递质与调质的多效性、重叠性、相互作用与协同性等;更要看到从分子水平、经过突触、神经元、网络、神经核、系统、行为至认知功能存在着多个层次。在正常脑老化与大脑的各种病理情况下,这种细胞间与细胞内信息传递发生误差很可能是一个最根本的机制。比如,有人认为在脑的老化中,要研究神经元功能的变化,蛋白质的磷酸化过程是最值得重视的一个共同的必经之路。

12.2.5 大脑的可塑性

大脑也有其有利的一面,即它有高度的可塑性。有关啮齿动物海马的研究很能说明问题。海马结构包括两个主要部分:齿状回与海马(CA_1、CA_2、CA_3、CA_4)。颗粒细胞是齿状回的主要细胞类型,锥体细胞则是海马区域的主要细胞类型。海马结构主要的外来传入来自内嗅区皮质。

切除一侧内嗅区皮质后 1 天,病损侧颗粒细胞的树状突外 2/3 突触就消失,从第 3 天起,齿状回的存活纤维系统出现大规模的生长反应。来自对侧内嗅区、隔区及 CA_4 区的纤维芽形成新的突触。60 天后突触的更换全部完成并发挥正常的功能。在年老的动物中,突触转换的始动比较慢,但是一旦发动,则进展的速度与年轻的动物相同。单侧的内嗅区切除并不影响双侧的颗粒细胞树突带的内 1/3 的突触,但是就在这内 1/3 区域内在术后 2～4 天也出现突触数量的减少(约 22%),到第 10 天恢复正常。而且在对侧的相同区域内也出现突触数量的缓慢减少,在术后 60 天达到 38%,到第 120 天才恢复正常。

在成熟的动物中,非损伤性刺激以及正常的生理活动也能诱发突触的转换。在成年小鼠与年轻猴子中,环境内容丰富而且动物活动自由的,其小脑蒲肯野细胞树突棘的数量要比环境狭小、活动受限的对照动物多出 23% 左右。有研究报道,训练老鼠使用非惯用的脚爪来抓食物，在未经训练之前，惯用的脚爪对侧的运动区皮质第Ⅴ层内的锥体细胞的树突分枝比较丰富，但在经过16天应用非惯用脚爪的训练后，接受训练的非惯用脚爪的对侧运动区皮质内锥体细胞的树突分枝变得更为丰富。环境越丰富，越能促进大脑皮质增厚。

研究指出，在海马神经细胞的树突与轴索再生的可塑性行为中，生长因子（bFGF）与细胞间基质（糖胺多糖、硫酸类肝素）起着重要的作用，并指出在可塑性行为的过程中存在着复杂分子活动，如果引导有失误也可能引起病理性的影响。bFGF可促进β-APP的产生，而β-APP反过来可刺激星形细胞产生bFGF。在老年斑中所见的β-AP的积累可能是病理性可塑性的表现。β-AP的积累会加剧兴奋性氨基酸对神经细胞所起的毒性作用。

脑的老化的进展在很大程度上取决于适应性可塑性与病理性可塑性之间的平衡走向，而平衡失调的过程有一定的程序或分子连锁反应。在出现失衡的情况下，如能及早加以逆转，则病理性的影响可减少到最低的程度。

12.2.6 血管病变与脑老化

随着年龄的增长，机体的各项功能，特别是心肺功能、免疫功能、代谢与内分泌调节功能都会逐步减退，心脑血管疾病的发病率也会不断上升。这些都能影响到大脑的功能活动，对大脑的老化起着不良的推动作用。其中最为主要的是心脑血管疾病，因为大脑神经细胞所必需的氧与葡萄糖供应都来自循环系统。

但是除了大家熟悉的由高血压、高脂血症、糖尿病所引起的血管病变之外，老化引起的血管病变已经越来越受到了重视。其特征是管壁的增厚。由于细胞及细胞间基质的重新组合，内膜下区域胶原、单核细胞，以及平滑肌细胞的积累而发生扩大。

在高血压与动脉粥样硬化引起的血管变化与老化性血管病变中，都有增多的单核细胞附着于内皮细胞上。在内膜上有平滑肌细胞、巨噬细胞以及细胞外基质的积累。在高血压性病变中，中层的肥厚包括弹性蛋白、胶原与平滑肌细胞增多是其特征。而在老化性血管病变中，中层的弹性蛋白成分与平滑肌细胞体积都有减少。动脉粥样硬化病变以脂质沉积为主，最后转化为纤维斑块与复杂的斑块，与老化性血管病变的表现明显不同，而且动脉粥样硬化以局灶性病变的形式见于大动脉，而老化性血管病变则为弥漫性形式。有研究认为，肝素、EDRF、FGF、TGF-β、血管紧张素Ⅱ等活力或功能的改变或白介素-1的产生与老化性血管病变有关，指出老化对糖胺多糖、胶原，与多种生长因子的合成机制的影响值得进一步研究。

在阿尔茨海默病患者中，光镜与电镜下都可看到大脑的毛细血管有广泛的结构性变化，认为脑微循环的障碍可能是导致阿尔茨海默病的原因之一。看来，在正常脑老化与老年性痴呆中都应重视脑的血管病变的作用。

12.3 脑老化及变性与大脑进化发育

一百多年前，功能"解体"理论认为神经系统疾病发生与进化是背道而驰的。当神经系统受到损伤时，在系统发育中最迟出现的高级神经中枢最先出现功能障碍。临床上发现，在橄榄体-桥脑-小脑变性中，系统发育最为古老的小脑蚓部不受累及，而受累最严重的是新小脑与有关结构，如橄榄核、桥脑核与弓形核。又如 Friedreich 型共济失调主要累及背侧脊髓小脑束、脊髓后柱、皮质脊髓束与新小脑，这些结构几乎只见于哺乳动物，而不见于较低级的脊椎动物。与这些家族性遗传疾病不同，中枢神经系统发育畸形则往往先影响系统发育比较老的中线结构。

有人从 1982 年开始应用功能量表对正常老年人与阿尔茨海默病患者进行了测试，发现在生理性老化与病理性老化过程中所表现出的功能障碍的先后次序，恰巧是发育成长过程中各项功能获得的顺序的倒转。例如，从头部竖直、坐直、下地行动、讲单字、讲出句子、进食、大便的控制、小便的控制、独立上厕所、洗浴、穿衣、情绪的表达、穿着的挑选、到复杂事物的处理能力如安排经济的收支、设宴请客等，提示最早获得的功能衰退得最晚，而最晚获得的功能丧失得最早。

也有人指出，脑的进化到了现代人的时代，出现了重新组织与生长，反映在额叶的扩大，枕-颞联系区与顶叶联系区皮质的扩展。来自这些大脑半球最外层的系统发育最晚的联系区皮质的纤维，都是最后得到髓鞘的形成，其髓鞘形成一直延续到 30~39 岁。除此之外，一些属于古皮质的结构如海马、杏仁核与基底前脑 Meynert 核（nucleus basilis of Meynert，NBM）也与联系区皮质形成了新的联系。而在阿尔茨海默病中最早受累的也恰好就是这些现代人脑进化中变化最晚且最大的脑区。最早的临床表现是近事记忆功能障碍，注意力、抽象思维与推理、言语与视觉空间认识功能的障碍。因此认为，伴随着这种快速的脑进化的分子过程，如基因的复制与表达，抵御疾病与老化的能力还不够巩固。另外，也有可能是由于营养因子与生长因子的不足。

还有研究指出，在阿尔茨海默病中所见的淀粉样蛋白变性与炎症性病理改变，很可能是反映在物种进化发育中，比较古老的，由补体介导而无免疫球蛋白参与的炎症反应。

看来，在探索大脑的各种奥秘的过程中，我们还会不断地发现进化发育给我们的许多启示。

12.4　脑老化与阿尔茨海默病

12.4.1　脑老化

正常人从 30~40 岁开始出现脑重量降低，到 70 岁时平均降低 5%~10%，到 80 岁时平均降低 16%~18%。在功能状态保持良好的老年人中，脑的体积萎缩在 10%~15% 范围内。脑沟增宽与脑室扩大是脑的灰质与白质萎缩相应的具体表现。有研究应用 MRI 技术检查，发现 60 岁以上的正常男性大脑的总体积比年轻 25 岁或更多的男性要减少 10%，并认为萎缩以灰质为主。也有人应用 MRI 检查发现 60~70 岁的老年人与 20~30 岁的年轻人相比，脑的容积有萎缩，但认为灰质与白质都有萎缩。另外，根据对 70 例正常脑标本的 MRI 检查，认为从 30~80 岁，大脑白质的萎缩为 8%，而灰质几无变化。

研究指出，随着年龄的增长，新皮质内的神经细胞数有进行性的下降，可高达57％。而其他学者发现在为显微镜检作标本的处理过程中，年轻人的脑组织的收缩程度较老年人的脑组织为大。因此，密度比较高，所显示的细胞计数也就偏高。在纠正了这方面的误差以后，对120例正常人的脑标本进行了研究，发现大脑皮质神经细胞数量并不随加龄而有所减少。另外，有人对51例正常人脑标本进行了研究，发现随着年龄的增长，大的神经细胞的数量减少，而小的神经细胞的数量反而增加，认为在老年人中神经细胞体积缩小，但并不一定发生死亡或消失。在对200例健康人进行了为期16年以上的前瞻性随访研究中，对死亡的病例进行了脑的病理学检查：第一批10例（60～90岁），内嗅区皮质并不出现随年龄增长的神经细胞数量的减少，第二批28例（57～98岁），在颞上回也未发现增龄引起的神经细胞数量的减少；而在另一组较为晚期的阿尔茨海默病患者脑标本中，则在内嗅区与颞上回都发现有明显的神经细胞的丧失，最高可达65％。

在正常人中，随着年龄的增长，神经细胞内的尼氏体消失，脂褐素的积累不断增加。也可看到少量在阿尔茨海默病中常见的病理变化，如老年斑、神经原纤维结、路易小体、颗粒空泡变性。胶质细胞增生、胶质纤维弥漫性增多。

有关细胞间信号交流功能的改变，中枢性胆碱能递质功能的降低是最为明显的。有人对年龄24～100岁的大脑，进行了海马、内嗅区、颞叶皮质内乙酰胆碱转移酶的测定。在海马及大脑皮质联系区内，乙酰胆碱转移酶的活力要到中年才达到最高峰，随后很快开始下降，至90岁后降低50％～60％。与之相反，在颞叶皮质内，乙酰胆碱转移酶的活力在婴儿时期有一个短暂的高峰，以后就保持稳定一直到老。在小脑内，胎儿时期的乙酰胆碱转移酶活力很高，新生儿时期有所下降，在以后则保持稳定，与其他脑区内的水平大致相等。有研究指出，神经生长因子能提高脑内乙酰胆碱的水平以及记忆功能。也有人指出，维生素E能减轻老龄化带来的乙酰胆碱转移酶的下降，提出胆碱能系统对自由基可能具有特殊的敏感性。另外，有人发现在55～84岁的正常人脑中，支配杏仁核的乙酰胆碱转移酶阳性纤维的密度大致相似，但在阿尔茨海默病患者的脑标本中则出现显著的丧失。

在细胞内信号交流方面，最受人注意的是钙离子与老化的关系。有人对死亡年龄为21～93岁的15例人脑额叶皮质组织的Na^+/Ca^{2+}交换活力与Ca^{2+}渗透性进行了测定，发现并无与年龄相关的显著影响。这些资料不能排除在人脑正常老化过程中Ca^{2+}内环境可能存在功能障碍，但至少在正常老化中似乎并无与年龄相关的Na^+/Ca^{2+}交换活动与Ca^{2+}渗透性的显著改变。

有研究指出，在人脑内随着年龄增长有DNA的氧化性损害，而且线粒体DNA比细胞核DNA更易受氧化代谢的损伤。

12.4.2 阿尔茨海默病

在阿尔茨海默病患者中，脑重量的下降、脑萎缩的程度，以及大脑皮质内神经细胞数量的减少，都比正常老年人中所见要更为明显与显著。除了在量方面的差别外，也有一些学者指出一些质方面的差别。例如，在正常老化与阿尔茨海默病的大脑中，神经细胞数量的丧失在其部位分布上是有所不同的。在正常老化中，神经细胞的丧失多见于皮质、海马下托部、齿状回门部、基底前脑 Meynert 核以及蓝斑。而在阿尔茨海默病中，神经细胞丧失多见于皮质，特别是颞叶、额叶与顶叶皮质第 3 层与第 5 层内的大锥体神经细胞，海马下托部、内嗅区皮质、齿状回门部、海马的 CA_1 区、杏仁核、基底前脑 Meynert 核、对角带的水平肢、蓝斑、背缝核与中缝核。从分布上看，虽然有一些重叠，但还是可以看出不同之处，说明阿尔茨海默病与正常老化是不相同的。

有人认为，阿尔茨海默病的特征性病理变化不是老年斑与神经原纤维结，而是前额叶突触的丧失，并指出，这是一种突触-轴索的病理变化，与朊病毒蛋白引起的克-雅病的病理变化不同，后者主要涉及树状突。

在正常老年人中，纹状体、额叶皮质、苍白球或黑质内生长抑素未见显著变化，而在阿尔茨海默病脑的海马与大脑皮质内则有显著的生长抑素降低（约为 60%）。

乙酰胆碱功能的降低也是主要的神经递质变化，但个体之间的差异比较大。

12.4.3 脑老化与阿尔茨海默病

阿尔茨海默病是不是正常脑老化的加速，这是一个至今争执不下的焦点问题。大部分学者认为阿尔茨海默病并非正常脑老化的加速，但是脑老化是阿尔茨海默病最主要的危险因素。因此，阿尔茨海默病是与脑老化相关，但不是脑老化依赖性。

从流行病学调查观点来看，如果阿尔茨海默病是正常脑老化的加速，则随着年龄的不断增长，阿尔茨海默病的患病率也应不断地增加。不少研究都指出，随着年龄的增长，阿尔茨海默病的患病率也随之上升。

例如，有报道阿尔茨海默病的患病率在 85～89 岁年龄组中是 17%，在 90～94 岁年龄组中是 32%，在 95 岁以上年龄组中是 43%；类似报道在相同 3 个年龄组中阿尔茨海默病患病率的数字相应为 19%，32% 与 41%。

但有其他报道，在 85～89 岁年龄组中阿尔茨海默病的患病率为 24%，至 90 岁以上保持在 42% 左右，不再继续上升。

有关阿尔茨海默病发病率的研究指出，90 岁以后阿尔茨海默病的发病率有所下降，但病例数较少，意义难以明确。在 90 岁以上的病例中，要区别正常老化与阿尔茨海默病的生化与病理改变是有难度的。

有人对 494 例 85 岁老年人研究的结果指出总的痴呆患病率是 29.8%，但其中阿尔茨海默病占 43.5%，而各种类型的血管性痴呆占 46.9%。

在分析各种流行病学调查资料时，有人认为，脑老化可能对阿尔茨海默病起不良影响，但是阿尔茨海默病并非是依赖于正常脑老化的一种疾病；但其他人认为 90 岁以后阿尔茨海默病的患病率并不继续增长可以有多种解释。因此，流行病学的资料与老化依赖理论并无矛盾之处。

从双生子的研究来看，单合子双生子的阿尔茨海默病的发病年龄应是相同的，但是事实却并非如此。例如，有人对三对单合子双生子进行了随访，阿尔茨海默病的发病年龄可以相差 8～11 年。看来双生子的研究提示遗传因素与老化因素之外,还有环境等因素参与阿尔茨海默病的发病。

从阿尔茨海默病的异源性来看,在临床、遗传、生化与神经病理学各个水平上都能看到阿尔茨海默病的表现都不是均匀一致的。异源性表现最为突出的是阿尔茨海默病的遗传背景。现在已知,与阿尔茨海默病相关的 6 种因子和蛋白的基因或致病位点位于 5 个染色体上,包括第 21、第 19、第 14、第 1、第 2 号,提示阿尔茨海默病是多基因缺陷所致。

染色体 21 与阿尔茨海默病相关性涉及唐氏综合征(染色体 21-三体症,21 号染色体畸变有三枚长臂)与淀粉样前体蛋白(amyloid precursor protein, APP)。唐氏综合征患者在 20 岁以前,脑内一般并不出现阿尔茨海默病的表现。即使在罕见的情况下有阿尔茨海默病的表现,程度也很有限。但是如果患者能活到 50 岁以上,则几乎所有的病例脑内都会出现阿尔茨海默病典型的病理变化,可见年龄的增长是阿尔茨海默病病理变化在唐氏综合征患者脑内出现的主要危险因素。有人认为,唐氏综合征与阿尔茨海默病之间如果有所联系是因为唐氏综合征引起早老。另外,因为唐氏综合征痴呆时的超氧化物歧化酶(superoxide dismutase, SOD)定位于 21 号染色体的长臂,其基因剂量比正常人多 50%,过量表达超氧化物歧化酶提供了超常的 H_2O_2,形成羟自由基水平的提高,引起氧化应激状态;阿尔茨海默病时的淀粉样前体蛋白的基因定位也是位于 21 号染色体的长臂,过量的淀粉样前体蛋白产生更多的淀粉样蛋白(Aβ),在羟自由基的作用下,淀粉样蛋白聚集,形成淀粉样变老年斑,反映阿尔茨海默病与氧化应激相关。

染色体 19 与 apoe-4 等位基因有关。apoe-4 等位基因对阿尔茨海默病来说是既非必需,也非足够,因为具有 apoe-4 等位基因的人不一定发生阿尔茨海默病,不具备该等位基因的人却也可发生阿尔茨海默病(约占阿尔茨海默病患者的半数)。有人认为 apoe-4 等位基因只是促使阿尔茨海默病发病年龄提早,神经纤维网及脑血管周围 β 淀粉样蛋白沉积增多的一个危险因素,并非阿尔茨海默病的致病因素,其他基因以及环境因素的作用不能除外。

因此,有人认为这种异源性的表现可以推翻阿尔茨海默病是正常脑老化加速的理论,因为如果阿尔茨海默病为正常脑老化的加速,则其临床表现等不应有个体之间过多的差异。而其他人则认为个体之间的脑功能贮备各有不同,可以解释阿尔茨海默病各种表现在个体之间出现的差异。

后天的各种疾病因素也是造成老年期个体之间痴呆疾病的种种不同表现的主要原因之一。特别是心脑血管疾病随着年龄增长也不断出现并加重。它们在正常脑老化与阿尔茨海默病的发病机制中所起的作用是不容忽视的。德国人有句谚语:"老年是一所接受各种疾病的大医院"。看来对阿尔茨海默病是否为正常脑老化加速的争论,不论是支持者或反对者都提不出全面排斥对方的论点,阿尔茨海默病究竟是否由脑老化加速直接造成,看来有待于我们对正常脑老化及阿尔茨海默病的发病机制阐明以后才能做出比较正确的判断。

总之,阿尔茨海默病与老年或老化有相关性这一点已是大家公认的。当前,正常脑老化向脑衰老过渡的转归过程似乎更值得研究,而且推迟正常的脑衰老肯定也会有利于推迟阿尔茨海默病的发生和发展。

12.5 延缓脑衰老的对策

12.5.1 发育神经生物学

如果接受"老化是由遗传决定,受环境所调节,与特殊事件有依赖关系"的总的原则,则延缓脑衰老的对策应该从发育神经生物学着手,提高大脑神经细胞的遗传素质是至关重要的第一步。要强调优生与优育,并且要重视在30岁以前的教育、培养与学习,使人们在达到"三十而立"时,德、智、体三方面的发展都具备充实的发展与贮备,足以应付今后一生将会遭遇到的各种变动的局面而游刃有余;当然德、智、体三方面的发展是一项毕生的任务,但是在30岁以前在各方面打下扎实的基础,对人生后期延迟脑衰老具有积极的意义。

有人指出,维持生命的贮备主要反映在代谢能力与应激反应两大方面。维持生命的贮备在发育成长过程中,既有遗传因素的决定性影响,也受发育过程中机体内、外环境因素的调节。在到达成年成熟阶段之后,它继续不断地受到遗传不稳定性与环境因素,如损伤、应激与疾病等引起的调节失控两方面的影响,逐步削弱,即表现出老化,最终发生死亡。

12.5.2 老化基因与长寿基因

根据前面提到的老化的机制,很难设想跨度时间这样长,涉及遗传与环境两方面错综复杂因素的人的寿命是由一个寿命(短命或长寿)基因所控制。当然,严重的遗传性疾病可导致患者早年夭折,但这是疾病的因素,不是寿命本身的因素。可是确实也有一些少见的情况,显示出"早老"的征兆。例如,早老综合征的基因已被克隆定位,引起一定的关注。但是这些"早老"征兆并不是正常老化的提早发生,因此不能用来探索人类正常老化的基因调控。

另一方面,从酵母菌、果蝇、线虫研究方面获得的资料,提示有抗细胞凋亡的延长寿命的基因存在。可是也应该看到情况并非那么简单。例如,有人报道人 bcl-2 基因在转基因小鼠中,能保护发育过程中出现的脊髓与脑干运动神经元的死亡以及在新生时期切断面神经轴索致面神经核运动神经元的死亡,但不能保护成年小鼠中病理性的运动神经元死亡。

也有人指出,机体生命时期受遗传因素决定,并不意味着寿命时期是受某一遗传性程序所决定,从出生起直到死亡,遗传因素或素质决定的是一个大体的演进过程,具体促进老化的因素或事件的发生存在很大的偶然性。另外,有人认为一些促进长寿的基因主要是通过诱导一些应激反应基因,使机体更能耐受各种应激刺激,从而达到寿命的延长。

看来,值得我们探索的应该是各种对机体有利的应激反应基因,而不是去寻找一个不可能存在的独立的控制生与死的"长寿"基因。

12.5.3 氧化代谢的应激刺激

在各种可能促进老化的应激刺激中,最引人注意的是氧化代谢引起的氧自由基与葡萄糖代谢引起的后期糖基化终末产物,很可能两者协同起着促进老化的作用。氧化代谢的不良影响表现在一些寿命比较长的已经分化的细胞尤其突出。例如,大脑的神经细胞,其中脂质的过氧化作用是重要因素之一。不少学者认为所谓能延长寿命的基因主要是起着促进抗氧化剂的作用。随着年龄的增长,氧化代谢应激引起的损害也不断增加。例如,8-羟基脱氧鸟嘌呤核苷是DNA氧化损害的一个指标,它的浓度随年龄的增长而提高。老化伴随的氧化性应激的增加可能是由于反应性氧化代谢产物产生的速度增加、抗氧化防御机制的削弱以及修补与清除损坏的细胞结构效率的减退。线粒体的氧化性损害在机体老化中所起的重要作用为广大学者所公认。

在动物实验中,降低体温、减少体力活动与限制热量的摄入,都能使动物的生命时期最大限度地延长。其中尤以热量摄入的限制最引人注意。自从20世纪30年代以来,在啮齿类哺乳动物中,唯一在延长生命时期与减轻老龄相关的病理学变化方面都有肯定效果的措施是热量摄入的限制。在果蝇、蜘蛛、鱼类中也有类似作用,而且在灵长类的实验也已看到一些有益的效果。降低热量1/3,注意蛋白质类主要营养成分的保障,这种饮食有值得试用的价值,当然要经过医师的指导。限制热量饮食的有益作用目前还未完全阐明,降低氧化应激刺激可能是主要的作用之一。

非酶糖化在阿尔茨海默病发病作用机制的研究为防治脑老化提供新的思路,包括肌肽等生理性后期糖基化终末产物抑制剂和氨基胍、替尼司坦等阻断后期糖基化终末产物生成。氨基胍可以同糖化中间产物3-脱氧葡萄糖醛酮结合,抑制后期糖基化终末产物生成和交联,临床上已用于糖尿病慢性并发症的治疗。抑制后期糖基化终末产物与受体结合以及受体阻断后的途径,包括应用维生素E、维生素C等抗氧化剂、抗炎药、金属螯合剂和中草药抗氧化清除自由基,抑制受体后的细胞因子炎症过程、保护神经元,有良好的研发前景,对防治脑老化和衰老有重要意义。

12.5.4 营养因子与生长因子

生命时期很长的大脑神经细胞,除了不断地从血液循环中获得氧与葡萄糖的供应外,对各种营养因子或生长因子的依赖性也是很容易理解的。营养因子与生长因子在维持神经细胞长时期存活和发挥正常的功能方面所起的作用已越来越受到大家的注意,新的营养或生长因子不时有所出现,也不断有新的资料指出它们之间在结构与功能上存在着共同或重叠之处。它们各自的功能已远远超过它们的名字所提示的范围。在这里只指出两点情况:

(1) 认识到神经生长因子(NGF)的作用正在不断扩大:神经生长因子是一个多能的"哨兵",不但可以唤起局部组织的防御机制,而且还能惊动全身性的防御机制,涉及神经递质的调节、伤害性与炎症性刺激中的疼痛信号的传递、免疫介导的反应,以及HPA轴心的神经内分泌调节功能。已经从单纯的"营养性生长因子"发展为能起广泛调节神经功能的"神经因子"了。神经生长因子家族成员(NGF、BDNF、NT-3及NT-4)与细胞因子(IL-1、IL-6、TNF-α等)都参与应激过程中神经系统与免疫系统之间的对话,只是在分子机制上有所不同而已。

(2) 神经营养因子的作用受神经细胞功能活动的调节。有研究报道,在摸索视网膜神经节细胞体外培养最好条件的过程中,尝试在培养液中加入各种营养或生长因子,未能提高神经细胞的存活率,只有在它们对神经细胞施加电刺激之后,营养因子才起作用,使神经细胞的存活率提高。单独施加电刺激,培养液中不加入营养因子,也不能提高神经细胞的存活率。另外,在进行胚胎鼠大脑皮质神经细胞培养过程中也有类似的发现。当这些细胞处于电活动状态下,BDNF 的产生增多,而后者加强细胞的存活率。但如果它们只在培养液中加入 BDNF 而不对细胞进行电刺激,则对细胞存活不起作用。同样,类似的其他研究也强调指出,神经细胞的功能活动是营养因素发挥作用的先决条件。看来,神经细胞的活力来自功能活动与营养的共同作用。

12.5.5　应激的适应与预防

在细胞水平上,应激刺激多数是物理与化学方面的。例如,环境温度过热、紫外线的辐射、缺氧、过度氧化等;但是进化到了人类,精神心理上的应激刺激上升到了重要的地位。

在1984年出版的专著《适应、应激与预防》中所提的一些观点,包括:

(1) 对应激刺激的短期与长期适应涉及所谓系统性结构性痕迹与基因型的适应,包括核酸与蛋白质合成的变动。

(2) 应激刺激终止后,基因型适应也会迅速停止。

(3) 在过度持续并强烈的劣性应激刺激作用下,基因型适应可能为病理性反应所取代。

(4) 具体的基因型适应内容并不遗传给后代,因为每一代所面临的环境不相同,下一代不可能机械地沿用上一代的基因型适应来解决。

(5) GABA 抑制系统、前列腺素系统、腺核苷系统、钙作用的阻滞,与抗氧剂都能对抗应激引起不良影响,可以利用来作为预防性措施。

(6) 通过长时间的基因型适应,我们可以在非常恶劣的环境中生存下来。

基因型适应与现代即早基因或应激反应基因的观点是吻合的。这些基因具有多方面的功能。在老化的过程中,外因与内因的对立统一所在部位就是应激反应基因。

应激系统的中枢是在大脑,海马是其中一个关键的部位,抵御并适应各种应激刺激最能发挥作用的应该是我们的精神作用。对此我国古代的养生学家早就已经注意到了。例如,千年前的荀子即有"乐易者常寿长"的说法。三国时代的嵇康有一篇著名的《养生论》提出:"精神之于形骸,犹国之有君也;神躁于中,而形丧于外,犹君昏于上,国乱于下也……是以君子知形恃神以立,神须形以存;悟生理之易失,知一过之害生,故修性以保神,安心以全身,爱憎不栖于情,忧喜不留于意,泊然无感而体气和平",强调精神起主导作用,阐述得十分明白。

如果说青年人的特征是速度与力度,则老年人的特征是智慧与经验,后者可以弥补速度与力度上的不足。老年时期最大的心理障碍是对环境变动的不能适应。生命的真谛是"变",我们要善于观察体会周围环境与我们自身的变动,并且要主动去适应不断的变动。

中枢神经系统的功能是保障机体以最佳竞技状态来适应变动的环境。环境中各种信号,特别是新信号的输入是推动神经活动的首要条件。老年人也要培养新的兴趣,接受继续教育,保持有益于社会的各项功能活动,这些都是延迟进一步衰老的十分有效的措施。

12.5.6 钙与泛素

在推迟老化与衰老的探索中,药物的应用是自古已有,但是必须看到非生理性与生理性药物都有正、反两方面的作用。

生长激素、神经生长因子、神经营养因子、松果体、胸腺、性腺激素类制剂等的应用都可能只有比较狭窄的适用范围。但是有两个目标倒是值得深入探索的,即就是在物种进化发育中一直保存到人类的钙与泛素。细胞内、外信号传递都离不开钙离子,钙在老化与老年性痴呆的基本机制中,不断受到重视,钙能激活多种酶并改变有些蛋白的活性,还触发多种细胞的各种功能活动。泛素也属于应激基因大家族,与清除体内破坏的细胞结构有关,在机体内环境平衡与各种疾病中所起的作用也越来越受到注意。

总之,随着治疗药物新技术的不断发展,或许会有一些针对细胞内目标而且比较安全的新药物应用于脑老化与阿尔茨海默病的预防与治疗。阿尔茨海默病防治的根本出路是早期诊断、早期干预,脑老化的防治是治本之举。是一项十分艰巨的系统工程。

参考文献

[1] 李时珍.本草纲目(校点本)[M].北京:人民卫生出版社,1982,8-11.
[2] 王玉华,叶加,李长龄,等.冬虫夏草提取物延缓衰老实验研究[J].中国中药杂志,2004,29(8):774.
[3] 徐叔云,卞如濂,陈修.药理实验方法学[M].第3版.北京:人民卫生出版社,2003,827-828.
[4] 郦章安,吴春福.现代老年药学[M].北京:中国医药科技出版社,2001,12:617.
[5] 王新源,王晓雯,王雪飞,等.肉苁蓉总苷对D-半乳糖脑老化小鼠海马超微结构的影响[J].中国行为医学科学,2005,14(11):967.
[6] 龚国清,徐黻本.小鼠衰老模型的研究[J].中国药科大学学报,1991,22(2):101.
[7] 李文彬,韦丰,范明,等.D-半乳糖在小鼠上诱导的拟老化效应[J].中国药理学与毒理学杂志,1995,9(2):131-133.
[8] 崔旭,李文彬,张柄烈,等.D-半乳糖对神经元和成纤维细胞拟老化作用的实验研究[J].中国应用生理学杂志,1997,13(2):131.
[9] 张熙,张葆樽,杨新平,等.D-半乳糖诱导大鼠操作性记忆巩固与再现障碍[J].中国应用生理杂志,1996,12(4):377-379.
[10] 盛树力.β淀粉样肽前体蛋白和β淀粉样肽研究进展[J].老年医学与保健,1999,1:4-6.
[11] 赵咏梅,赵志炜,姬志娟,等.APP17肽对糖尿病小鼠微管结构和Tau蛋白磷酸化有关酶类的影响[J].中华老年医学杂志,1999,18(5):306-309.
[12] 郑观成.脑老化与老年痴呆[M].上海:上海科技文献出版社,1994,8-14.
[13] 王蓬文,赵志炜,宋丽娜,等.APP17肽对D-半乳糖脑老化小鼠海马凋亡相关基因表达的影响[J].解剖学报,2003,3:43-46.
[14] 王蓬文,姬志娟,杨芳,等.APP17肽和救脑益智胶囊水提液对D-半乳糖脑老化小鼠海马PP-1表达的

影响[J]. 神经解剖学杂志,2004,3:73-76.

[15] 王晶,姬志娟,赵志炜,等. APP17肽对D-半乳糖性脑老化模型小鼠学习、记忆功能和海马神经元NT-3、NGF表达的影响[J]. 中国病理生理杂志,2000,6:66-69.

[16] 左晓虹,姬志娟,艾厚喜,等. APP17肽对DM大鼠海马神经元胰岛素和凋亡信号传导通路相关蛋白的影响[J]. 中国糖尿病杂志,2002,2:22-25.

[17] 赵咏梅,赵志炜,姬志娟,等. APP17肽对糖尿病小鼠海马神经元凋亡相关蛋白的影响[J]. 中国糖尿病杂志,2003,3:71.

[18] 李红星,王蓉,杜怡峰,等. APP17肽对糖尿病大鼠海马线粒体膜电位的影响[J]. 首都医科大学学报,2003,1:44-47.

[19] 王蓉,赵志炜,刘梦霞,等. APP17肽对半乳糖老化小鼠海马神经元Aβ及其相关蛋白表达的影响[J]. 中国老年学杂志,2004,5:41-44.

[20] 牟素华,莫代碧. 细胞凋亡与疾病(一)[J]. 湖北民族学院学报(医学版),1998,4:50-51.

[21] 高丽. 神经细胞凋亡研究的若干进展[J]. 实用诊断与治疗杂志,2003,6:37-39.

[22] 王青,焦书兰,杨玉芳. 基于事件的前瞻性记忆的年老化[J]. 心理学报,2003,35(4):476-482.

[23] 中国防治认知功能障碍专家共识专家组[J]. 中国防治认知功能障碍专家共识. 中华内科杂志,2006,45(21):171-173.

[24] 肖世富,薛海波,李冠军,等. 老年轻度认知功能损害的记忆缺损变化及其预测痴呆的价值[J]. 中华全科医生杂志,2006,5(6):340-345.

[25] 刘剑英,谢瑞满. 脑皮质下小血管梗死早期认知功能损害的临床对照研究[J]. 中国临床医学杂志,2008,15(s):38-41.

[26] 郭起浩,洪震,史伟雄,等. Boston命名测验在识别轻度认知损害和阿尔茨海默病中的作用[J]. 中国心理卫生杂志,2006,20(2):81-84.

[27] 全洪波,谢瑞满. 脑卒中后认知功能研究[J]. 中国临床医学杂志,2004,11(s):97.

[28] 陈伟,丁宁,谢瑞满. LOTCA认知功能评定量表在帕金森病患者中的应用[J]. 老年医学与保健杂志,2007,13(s):4-7.

[29] 杨月嫦,谢瑞满. 轻度认知功能障碍的研究进展[J]. 中国临床医学杂志,2008,15(s):29-31.

[30] 刘剑英,谢瑞满. 脑皮质下小血管梗死后认知功能损害的恢复及其影响因素[J]. 中国脑血管病杂志,2008,5(8):341-345.

[31] 谢瑞满,全洪波,王东生. 老年脑卒中后认知功能损伤的临床研究[J]. 国际中华神经精神医学杂志,2005,6(1):6-9.

[32] 张文利,谢瑞满. 意识的现代理论[J]. 国际中华神经精神医学杂志,2001,2(3):148.

[33] 胡军,朱文炳,谢瑞满,等. 急性脑梗死后失语症的MRI研究[J]. 中国临床医学杂志,2002,9(2):135-137.

[34] 谢瑞满. 实用神经眼科学[M]. 上海:上海科学技术文献出版社,2004,182-212.

[35] 缪鸿石,朱镛连. 脑卒中的康复评定和治疗[M]. 北京:华夏出版社,1996,22-140. [36] Celsis P. Age-related cognitive decline, mild cognitive impairment or preclinical Alzheimer's disease?[J] Ann Med, 2000, 32:6-14.

[37] DeCarli C, Mungas D, Harvey D, et al. Memory impairment, but not cerebrovascular disease, predicts progression of MCI to dementia[J]. Neurology, 2004, 63:220-227.

[38] Biedler A, Juckenhofel S, Larsen R, et al. Postoperative cognition disorders in elderly patients. The

results of the "international study of postoperative cognitive dysfunction" ISPOCD1[J]. Anaesthesist, 1999, 48(12):884-895.

[39] Alex Y, Edwin J. Cognitive function after anaesthesia in the elderly[J]. Best Practice & Research Clinical Anaesthesiology, 2003, 17(2):259-272.

[40] Bartres-Faz D, Junque C, Lopez-Alomar A, et al. Neuropsychological and genetic differences between age-associated memory impairment and mild cognitive impairment entities[J]. J Am Geriatr Soc, 2001, 49(7):985-990.

[41] Lopez O L, Jagust W J, Dulberg C, et al. Risk factors for mild cognitive impairment in the Cardiovascular Health Study Cognition Study: part 2[J]. Arch Neurol, 2003, 60(10):1394-1399.

[42] Engelborghs S, Dermaut B, Goeman J, et al. Prospective Belgian study of neurodegenerative and vascular dementia: APOE genotype effects[J]. J Neurol Neurosurg Psychiatry, 2003, 74(8):1148-1151.

[43] Vidal R, Calero M, Piccardo P, et al. Senile dementia associated with amyloid beta protein angiopathy and tau perivascular pathology but nor neuritic plaques in patients homozygous for the APOE-epsilon4 allele[J]. Acta Neuropathol(Berl), 2000, 100:1-12.

[44] Panl G, Willism T. Correlation between elevated levels of amyloid-peptide in and cognitive declined [J]. JAMA, 2000, 282:2572-2577.

[45] Brown W R, Mondy D W, Thore C R, et al. Cerebrovascular pathology in Alzheimer's disease and leukoutainsis[J]. Amn N Y Acad Sci, 2000, 903:39-45.

[46] Lahiri D K, Sambamurti K, Bennett D A. Apolipoprotein gene and its interaction with the environmentally driven risk factors: molecular, genetic and epidemiological studies of Alzheimer's disease[J]. Neurobiol Aging, 2004, 25:651-660.

[47] Klages J, Fisk J D. The relation between APOE status and neuropsychological memory test performance: an analysis of the Canadian Study of Health and Aging[J]. Brain Cogn, 2002, 49:201-204.

[48] Shea T B, Ortiz D, Rogers E. Differential susceptibity of transgenic mice lacking one or both apolipoprotein alleles to folate and vitamin E deprivation[J]. J Alzheimers Dis, 2004, 6:269-273.

[49] Borroni B, Archetti S, Agosti C, et al. Intronic CYP46 polymorphism along with ApoE genotype in sporadic Alzheimer Disease: from risk factors to disease modulators[J]. Neurobiol Aging, 2004, 25:747-751.

[50] Marra C, Bizzarro A, Daniele A, et al. Apolipoprotein E epsilon4 Allele Differently Affects the Patterns of Neuropsychological Presentation in Early- and Late-Onset Alzheimer's Disease Patients[J]. Dement Geriatr Cogn Disord, 2004, 18:125-131.

[51] Dik M G, Jonker C, Bouter L M, et al. APOE epsilon4 is associated with memory decline in cognitively impaired elderly[J]. J Neurology, 2000, 54:1492-1497.

[52] Caselli R J, Reiman E M, Osborne D, et al. Longitudinal changes in cognition and behavior in asymptomatic carriers of the APOE ε4 allele[J]. Neurology, 2004, 62:1990-1995.

[53] Linstedt U, Meyer O, Kropp P, et al. Serum concentration of S-100 protein in assessment of cognitive dysfunction after general anesthesia in different types of surgery[J]. Acta Anaesthesiol Scand, 2002, 46:384-389.

[54] Westaby S, Saatvedt K, White S, et al. Is there a relationship between serum S-100 beta protein and neuropsychologic dysfunction after cardiopulmonary bypass? [J] J Thorac Cardiovasc Surg, 2000,

119:132-137.

[55] Rosich-Estrago M, Figuera-Terre L, Mulet-Perez B, et al. Dementia and cognitive impairment pattern: its association with epsilon4 allele of apolipoprotein E gene[J]. Rev Neurol, 2004, 38:801-807.

[56] Meier B, Graf P. Transfer-appropriate processing for prospective memory tests[J]. Applied cognitive psychology, 2000, 14:11-27.

[57] Brunfaut E, Vanoverberghe V, Ydewalle G. Prospective remembering of Korsakoffs and alcoholics as a function of the prospective memory and on-going tasks[J]. Neuropsychologia, 2000, 38:975-984.

[58] Maylor E A, Darby R J, Sala S D. Retrieval of performed versus to-be-performed tasks: A naturalistic study of the intention-superiority effect in normal aging and dementia[J]. Applied cognitive psychology, 2000, 14:83-98.

[59] Smith R E, Bayen U J. A multinomial model of event-based prospective memory[J]. Journal of experimental psychology: Learning, Memory and Cognition, 2004, 30:756-777.

[60] Serhan C N, Hong S, Gronert K, et al. Resolvins: a family of bioactive products of omega-3 fatty acid transformation circuits initiated by aspirin treatment that counter proinflammation signals[J]. J Exp Med, 2002, 196(8):1025-1037.

[61] Hong S, Gronert K, Devchand P R, et al. Novel docosatrienes and 17S-resolvins generated from docosahexaenoic acid in murine brain, human blood, and glial cells. Autacoids in anti-inflammation[J]. J Biol Chem, 2003, 278(17):1477-1487.

[62] Niu S L, Mitchell D C, Lim S Y, et al. Reduced G protein-coupled signaling efficiency in retinal rod outer segments in response to n-3 fatty acid deficiency[J]. J Biol Chem, 2004, 279(30):31098-31104.

[63] Parker and Thorslund. Health Trends in the Elderly Population: Getting Better and Getting Worse [J]. Gerontologist, 2007, 47:150-158.

[64] Cummings and Cole. Alzheimer Disease[J]. JAMA, 2002, 287:2335-2338.

[65] Zhu L, Fratiglioni L, Guo Z, et al. Incidence of dementia in relation to stroke and the apolipoprotein E4 allele in the very old[J]. Stroke, 2000, 31:53-60.

[66] Frikke-Schmidt R, Nordestgaard B G, Tudium K, et al. APOE genotype predicts AD and other dementia but not ischemic cerebrovascular disease[J]. Neurology, 2001, 56:194-200.

[67] Schneider J A, Wilson R S, Bienias J L, et al. Cerebral infarctions and the likelihood of dementia from Alzheimer's disease pathology[J]. Neurology, 2004, 62:1148-1156.

[68] Wilson R S, Mendes De Leon C F, Barnes L L, et al. Participation in cognitively stimulating activities and risk of incident AD[J]. JAMA, 2002, 287:742-748.

[69] Wilson R S, Schneider J A, Barnes L L, et al. The apolipoprotein E4 allele and decline in different cognitive systems during a 6-year period[J]. Arch Neurol, 2002, 59:1154-1160.

[70] Schneider, Wilson R S, Cochran E J, et al. Relation of cerebral infarctions to dementia and cognitive function in older persons[J]. Neurology, 2003, 60:1082-1089.

[71] Bennett D A, Wilson R S, Schneider J A, et al. Apolipoprotein E4 allele, AD pathology, and the clinical expression of Alzheimer's disease[J]. Neurology, 2003, 60:246-252.

[72] Bennett D A, Schneider J A, Wilson R S, et al. Neurofibrillary tangles mediate the association of amyloid load and with clinical Alzheimer's disease and level of cognitive function[J]. Arch Neurol, 2004, 61:378-384.

[73] Attems J, Jellinger K A. Only cerebral capillary amyloid angiopathy correlates with Alzheimer's pathology—a pilot study[J]. Acta Neuropathol, 2004, 107:83-90.

[74] Zekry D, Kuyckaerts C, Belmin J, et al. Cerebral amyloid angiopathy in the elderly: vessel wall changes and the relationship with dementia[J]. Acta Neuropathol, 2003, 106:367-373.

[75] MacLeod M J, De Lange R P, Breen G, et al. Lack of association between apolipoprotein E genotype and ischaemic stroke in a Scottish population[J]. Eur J Clin Invest, 2001, 31:570-573.

[76] Arai H, Suzuki T, et al. A new interventional strategy for Alzheimer's disease by Japanese herbal medicine[J]. Nippon Ronen Igakkai Zasshi 2000, 37(3): 212-215.

[77] Bastianetto S, Ramassamy C. The Ginkgo biloba extract(EGb761) protects hippocampal neurons against cell death induced by beta-amyloid[J]. Eur J Neurosci, 2000, 12(6):1882-1890.

[78] Beal M F. Mitochondria, NO and neurodegeneration[J]. Biochem Soc Symp, 1999, 66:43-54.

[79] Behl C. Vitamin E protects neurons against oxidative cell death in vitro more effectively than 17-beta estradiol and induces the activity of the transcription factor NF-kappaB[J]. J Neural Transm, 2000, 107(4):393-407.

[80] Blusztajn J K, Liscovitch M, et al. Phosphatidylcholine as a precursor of choline for acetylcholine synthesis[J]. J Neural Transm Suppl, 2000, 24:247-259.

[81] Higgins J P, Flicker L. Lecithin for dementia and cognitive impairment[J]. Cochrane Database Syst, 2000, 4.

[82] Hillen T, Lun A, et al. DHEA-S plasma levels and incidence of Alzheimer's disease[J]. Biol Psychiatry, 2000, 47(2):161-163.

[83] Horning M S, Blakemore L J, et al. Endogenous mechanisms of neuroprotection: role of zinc, copper, and carnosine[J]. Brain Res, 2000, 852(1):56-61.

[84] Jain K K. Evaluation of memantine for neuroprotection in dementia[J]. Expert Opin Invest Drugs, 2000, 9(6):1397-1406.

[85] Kontush A, Mann U, et al. Influence of vitamin E and C supplementation on lipoprotein oxidation in patients with Alzheimer's disease[J]. Free Radic Biol Med, 2001, 31(3):345-354.

[86] Pocernich C B, La Fontaine M, et al. In vivo glutathione elevation protects against hydroxyl free radical-induced protein oxidation in rat brain[J]. Neurochem Int, 2000, 36(3):185-191.

[87] Porter R J, Lunn B S, et al. Cognitive deficit induced by acute tryptophan depletion in patients with Alzheimer's disease[J]. Am J Psychiatry, 2000, 157(4):638-640.

[88] Scali C, Prosperi C, et al. Brain inflammatory reaction in an animal model of neuronal degeneration and its modulation by an anti-inflammatory drug: implication in Alzheimer's disease[J]. Eur J Neurosci, 2000, 12(6):1900-1912.

[89] Schroeter H, Williams R J, et al. Phenolic antioxidants attenuate neuronal cell death following uptake of oxidized low-density lipoprotein[J]. Free Radic Biol Med, 2000, 29(12):1222-1233.

[90] Serot J M, Christmann D, et al. CSF-folate levels are decreased in late-onset AD patients[J]. J Neural Transm, 2001, 108(1):93-99.

[91] Suuronen T, Kolehmainen P, et al. Protective effect of L-deprenyl against apoptosis induced by okadaic acid in cultured neuronal cells[J]. Biochem Pharmacol, 2000, 59(12):1589-1595.

[92] Veinbergs I, Mallory M, et al. Vitamin E supplementation prevents spatial learning deficits and den-

dritic alterations in aged apolipoprotein E-deficient mice[J]. Eur J Neurosci, 2000, 12(12):4541-4546.

[93] Virmani M A, Caso V, et al. The action of acetyl-L-carnitine on the neurotoxicity evoked by amyloid fragments and peroxide on primary rat cortical neurones[J]. Ann NY Acad Sci, 2001, 939:162-178.

[94] Wang H X, Wahlin A, et al. Vitamin B(12) and folate in relation to the development of Alzheimer's disease[J]. Neurology, 2001, 56(9):1188-1194.

[95] Wang L M, Han Y F, et al. Huperzine A improves cognitive deficits caused by chronic cerebral hypoperfusion in rats[J]. Eur J Pharmacol, 2000, 398(1):65-72.

[96] Widner B, Leblhuber F, et al. Tryptophan degradation and immune activation in Alzheimer's disease [J]. J Neural Transm, 2000, 107(3):343-353.

[97] Yao Z, Drieu K, et al. The Ginkgo biloba extract EGb 761 rescues the PC12 neuronal cells from beta-amyloid-induced cell death by inhibiting the formation of beta-amyloid-derived diffusible neurotoxic ligands. Brain Res, 2001, 889(1-2):181-190.

[98] Youdim K A, Martin A, et al. Essential fatty acids and the brain: possible health implications[J]. Int J Dev Neurosci, 2000, 18(4-5):383-399.

[99] Zhou L J, Zhu X Z. Reactive oxygen species-induced apoptosis in PC12 cells and protective effect of bilobalide[J]. J Pharmacol Exp Ther, 2000, 293(3):982-988.

[100] Eikelenboom P, Hoogendijk W J, Jonker C, et al. Immunological mechanisms and the spectrum of psychiatric syndromes in Alzheimer's disease[J]. J Psychiatr Res, 2002, 36(5):269-280.

[101] Kim S H, Cairns N, Fountoulakisc M, et al. Decreased brain histamine-releasing factor protein in patients with Down syndrome and Alzheimer's disease[J]. Neurosci Lett, 2001, 300(1):41-44.

[102] Lindsay J, Laurin D, Verreault R, et al. Risk factors for Alzheimer's disease: a prospective analysis from the Canadian Study of Health and Aging[J]. Am J Epidemiol 2002, 156(5):445-453.

[103] Minger S L, Esiri M M, McDonald B, et al. Cholinergic deficits contribute to behavioral disturbance in patients with dementia[J]. Neurology, 2000, 55(10):1460-1467.

[104] Ravaglia G, Forti P, Maioli F, et al. Education, occupation, and prevalence of dementia: findings from the Conselice Study[J]. Dement Geriatr Cogn Disord, 2002, 14(2):90-100.

[105] Sparks D L, Connor D J, Browne P, et al. Should the guidelines for monitoring serum cholesterol levels in the elderly be re-evaluated? [J] J Mol Neurosci, 2002, 19(12):209-212.

第13章 痴呆的防治保健

13.1 概述
13.2 痴呆的发生机制
13.3 痴呆的临床特征
13.4 痴呆的诊断
13.5 痴呆的防治
13.6 善待老年痴呆患者
13.7 大脑保健和延年益寿

13.1 概述

随着社会的不断发展,对传染病、感染性疾病和癌症等常见病、多发病卓有成效的研究,人类的寿命得到了明显延长。与此同时,由人口老龄化带来的痴呆症患病率在不断增加。由于老年痴呆使人的各种能力下降,最后失去生活自理能力,给家庭和社会造成很大负担,已成为一个社会性健康问题,也日益成为一个严重的社会问题。因此,认识这种疾病,加以预防和治疗是十分必要的。

老年人出现记忆力,分析判断思维能力,日常工作生活能力,语言情感、性格、精神活动等大脑皮质高级功能全面损害的疾病称为老年痴呆。老年痴呆的患病率占人口的4%～7%,65岁以上老人中明显痴呆占2%～5%,而至80岁以上增至15%～20%。老年期痴呆分为4种类型:

(1) 阿尔茨海默型老年性痴呆、简称老年性痴呆或老年痴呆症,国际上又称阿尔茨海默病。该病可能与遗传因素有关,发病以65岁为界,分为早发和迟发性痴呆。

(2) 血管性痴呆(包括多梗死性痴呆):常由于多次反复发作缺血性脑梗死等血管性疾病引起。

(3) 混合性痴呆:为上述两种痴呆的混合表现。

(4) 其他原因引起的痴呆:包括大脑炎症、中毒、肿瘤、内分泌、外伤等原因引起的痴呆。

老年痴呆症最先是由一位德国精神病学兼神经病理学家 Alois Alzheimer 在 1906 年发现并报道,因此本病以他的名字而命名。老年痴呆症是一种直接影响脑部的疾病,患者的脑组织伴有以下两种主要特征:一是神经细胞内出现许多纤维状物质的神经原纤维变化,是由于与神经细胞内的细胞骨架相结合以后蛋白质出现磷酸化,进而发生凝集;二是在大脑皮质的广泛范围存在被称为老年斑的斑点状沉积物,由一种叫作"β-淀粉状蛋白"的蛋白质凝结和沉积而成。患者的脑部神经细胞会逐渐变性,而大脑皮质退化亦会导致其丧失正常的活动功能,包括记忆力、判断力、抽象思考力、推理能力及空间关系等。发病年龄一般是 65 岁或以上,年龄越大,患上此病的机会便越高。

在西方国家,老年期痴呆中以阿尔茨海默病多见,约占 50%,血管性痴呆占 15%~20%。我国则以血管性痴呆多见,大城市中目前也以阿尔茨海默病多见,大约为血管性痴呆的 2 倍。妇女寿命长,痴呆机会多,痴呆患病女性多于男性,而 80 岁以上男女患病机会均等。教育程度高,脑力活动多的人患病率相对较低。

13.2 痴呆的发生机制

脑部是一个精密的生理中枢,掌管思考、感觉和反应。其中最小的执行单位称为神经元或神经细胞,而神经元之间并非通过直接接触来传递信息,而是依赖一种被认为与人类的认知、学习及记忆能力有关的化学物质来传达——它就是乙酰胆碱。

目前关于老年痴呆症的主要学说是胆碱能理论,认为是脑部的胆碱能神经系统出现缺陷。一种称为乙酰胆碱酯酶的物质破坏了乙酰胆碱的活动能力,同时使它们大量流失,以致神经传导物质乙酰胆碱的浓度下降,造成大脑神经元退化,使人失去记忆及认知能力,患者最终甚至执行最基本的日常生活如刷牙、穿衣及洗澡等的活动能力都丧失。

另外,亦有学说认为遗传因素是致病的原因之一,进入 20 世纪 90 年代之后,被陆续发现了家族性阿尔茨海默病致病基因,这些基因一旦发生变异,肯定会引起阿尔茨海默病。

此外,载脂蛋白 E 被证实是导致阿尔茨海默病发病的危险因子。

凝集后直接作用于神经细胞的"β-淀粉状蛋白"是导致阿尔茨海默病最主要的原因。

但老年痴呆症真正的成因,还有待医学界的进一步研究和证实。

13.3 痴呆的临床特征

老年性痴呆大多起病缓慢。早期记忆力减退,最初以近事遗忘为主,并有时出现定向障碍如外出找不到家,往往表现为短期记忆的丧失,这通常是患者家属最早发现及最感困扰的病症。

随着病情进展,有的也可出现远事遗忘,思维迟钝,淡漠,易疲倦,注意力不集中,对周围事物兴趣减低,易激动和焦虑,可以有轻微自私多疑,逐渐变得生活懒散,不爱清洁,不修边幅等人格改变,逐渐丧失处理日常生活的能力及出现其他精神问题如沮丧、焦虑、变得带攻击性、对日常生活丧失兴趣及其他性格改变,但此时患者仍保留有自知力。

随着时间的推移,发展至后期,智力进一步衰退,思维和分析判断能力进一步减退,思维内容贫乏,联想减少,言语单调,词汇贫乏,可出现刻板或重复言语,计算能力明显下降。由于记忆障碍领会困难,可出现短暂的幻觉妄想,如被盗、被迫害幻觉或妄想等。推理判断、自制力下降,以及高级情感活动,如羞耻和道德感受累可以导致愚蠢的违法行为。记忆和判断受损可导致定向障碍,常昼夜不分,外出不知归途等。进入严重痴呆晚期状态,除智能、高级神经功能多方面显著减退,表现为情感淡漠、幼稚、愚蠢性欣快、哭笑无常、完全失去言语对答能力、生活不能自理、饮食起居均需人料理、大小便失禁、肢体挛缩。

以下是一些综合的老年痴呆症的症状,如你发现家中老人的行为与以下多个症状吻合,宜立刻带他们到医院作健康检查:

(1) 丧失记忆力,尤其是忘记近期发生的事。
(2) 无法记住人名,东西放错位置。
(3) 经常重复相同的话。
(4) 丧失思考及判断能力,无法完成平日熟练的工作。
(5) 缺乏方向感及空间感,易走失。
(6) 失语,与人沟通出现问题。
(7) 精神出现问题,如妄想、多疑、有视、听幻觉。
(8) 有失眠、抑郁、躁郁症倾向。
(9) 多话、多吃,甚至有攻击性行为。

13.4 痴呆的诊断

痴呆的诊断最好要经过行为神经科或神经心理科医生按智力测定量表的检测,按照国际疾病诊断标准来确定,然后再配合必要的神经系统检查,包括脑电图、头部 CT 及 MRI、PET、局部脑血流量测定(rCBF)等检查来确定痴呆的类型和病因,因为不同类型的痴呆治疗和预后不同。

老年人出现记忆力下降有很多因素,应与老年痴呆症区别。

良性老年遗忘,这是正常衰老的生理过程。年龄增长,记忆力有所减退。但这种记忆力减退不会进行性加重,自知力、定向力、思维分析能力、社交活动均不受影响,亦无人格障碍,无幻觉及妄想。

老年抑郁症,这是一种老年期精神障碍,发病迅速,一般不影响智力,情感障碍比记忆障碍早发生,情绪低沉,自杀意图均较老年痴呆明显。也有一些继发性抑郁症,其中有些还表现为躯体方面的症状,临床上更加要仔细鉴别,因为它们之间预后大不相同。

13.5 痴呆的防治

老年痴呆的防治应该包括以下一些内容:

老年人血管性痴呆的防治，主要是预防和治疗脑动脉粥样硬化，从青少年期开始即应当预防发生脑动脉硬化的危险因素，如预防高血压、糖尿病、高脂血症、戒烟、减肥，可预防或减轻脑血管病，也就可以间接预防血管性痴呆的发生。一旦发生缺血性脑梗死，早期应积极考虑溶栓或用其他扩血管药，最大限度缩小梗死面积。如错过了溶栓时机，则应积极扩血管治疗，治疗高脂血症、糖尿病、高黏血症、高纤维蛋白原血症，必要时用抗血小板凝集药如小剂量阿司匹林、噻氯匹定(力抗栓)等，预防再梗死的发生。

阿尔茨海默病，因为病因未明，可能和遗传等因素有关，因此预防和治疗都很困难。目前尚无治愈的药物，临床上能够应用的药物包括 γ-氨酪酸及其衍生物、甲氯酚酯(氯酯醒)、麦角碱、培磊能、二氢麦角碱(喜得镇)及其缓释剂、吡拉西坦(脑复康)、阿尼西坦(三乐喜)、尼莫地平(尼莫通)、阿米三嗪/萝巴斯(都可喜)等对治疗有帮助，可以延缓或改善脑功能。美国食品及药物管理局(FDA)先后通过他克林、多奈哌齐(安理申)、利伐斯的明(艾斯能)等乙酰胆碱酯酶抑制剂作为治疗轻度至中度阿尔茨海默病的药物，可以延缓乙酰胆碱的分解，保持患者有足够浓度的乙酰胆碱，有助改善记忆力及心智功能，对于控制及防止病情恶化非常重要。药物宜在专业医师的指导下进行。多奈哌齐和利伐斯的明两种药物在临床上治疗阿尔茨海默病，有 40%~80% 的患者服用后记忆力及行为均可改善。目前，能阻止老年斑形成的药物，已经在动物实验中确认了其效果，即将进入临床试验。一旦结果良好，数年之内将作为治疗阿尔茨海默病的特效药得到广泛应用，至少将能阻止疾病的进一步发展。此外，利用抗体疗法阻止老年斑形成的设想，也已经被提上了议事日程。有关人士乐观地预测，有关阿尔茨海默病的研究可望取得重大突破。

此外，应服多种维生素及银杏叶精华，有抗氧化、消除自由基的作用，可改善智力衰退，并无不良反应。例如，英国有项研究表明，加大维生素 B_{12} 和叶酸的摄入有利于避免最常见的早发性痴呆。研究人员对数百名受试者进行血样分析揭示，血液中维生素 B_{12} 含量在正常范围的 1/3 下限者患老年痴呆的可能性增加 3 倍以上，而叶酸含量同样低者患此病的可能性增加 2 倍。维生素 B_{12} 缺乏，可使免疫球蛋白生成减少，抗病能力减弱，严重时会引起神经细胞的损害，维生素 B_{12} 和叶酸缺乏可使半胱氨酸(一种有潜在危害的氨基酸)浓度增加，使患老年痴呆的可能性比正常人要高 35 倍。饮食的调理可能有助于防止老年痴呆，因为从食物中摄入维生素 B_{12} 和叶酸既有效且安全。富含维生素 B_{12} 的食物有：雏菊、香菇、大豆、鸡蛋、牛奶、动物肾脏以及各种发酵的豆制品等；叶酸丰富的食物是：绿叶蔬菜、柑橘、番茄、花菜、西瓜、菌类、酵母、牛肉、肝脏和肾脏。

由大豆提取的卵磷脂可以降低血脂、预防动脉粥样硬化、增强记忆，可以作为老年痴呆预防和治疗的辅助药物。

中药治疗阿尔茨海默病也是一个方向，阳虚型阿尔茨海默病可以按照调心方法用孔圣枕中丹合四君子汤、阴虚型阿尔茨海默病可以按照补肾方法用知柏八味丸合三黄泻心汤。

13.6 善待老年痴呆患者

随着社会的发展，照顾老年人尤其是有痴呆症的老年人，已不只是"吃饱"和"穿暖"那样简单的事了。而是需要一套更科学、更合理的方法,才能使老年人度过健康、幸福的晚年。

随着人的寿命延长和整个社会人口的老龄化,老年痴呆的患病率在不断增加。有资料表明,85岁以上的老年人患老年痴呆的比例为20.5%~47%。老年痴呆不仅使老年人本人丧失工作,社交和生活自理能力,而且给家庭和社会带来了很大的负担。

老年痴呆是一种后天性、持续性的智能障碍,也就是俗话所说的老糊涂。由于大脑的衰老,造成了智力下降。在意识很清楚的情况下,出现了记忆,思维,定向,理解,计算,学习能力,语言和判断能力的减退,并足以妨碍个人的社会生活和日常生活功能,以致不能工作,不能与人交往,甚至生活不能自理,脾气性格也会有改变,出现一些怪异行为。

老年痴呆的首发症状是近记忆力减退,如叫不出熟人的名字,"丢三落四",什么事"扭头就忘",可把水壶烧干等;而远记忆力好,儿时的、多年以前的事情记得很清楚。另外,还会出现在陌生的环境中迷路,放东西不能准确判断物品的位置;早期虽能做熟悉的工作,但对任何新的要求都暴露出能力不足,不能胜任,感到力不从心;情感淡漠和多疑;判断力差,概括能力丧失,注意力分散;购物不会算账等。

当怀疑自己或家人有痴呆的早期症状时,应及时到医院进行多方面的检查,尤其是神经心理学方面的检查。痴呆患者的家属要注意以下各种情况,以确保患者的安全。一般来讲,家庭护理显得比治疗更为重要:

(1) 着重生活照顾 例如,根据气温变化,随时为老年人增减衣服;菜肴宜清淡,富营养,易于消化,若吃鱼虾,应代将鱼刺取出,虾壳剥掉,以免鱼刺哽喉;老年人的日常生活用品,应放在其看得见、找得到之处。

(2) 防止患者独自外出后常不识归家之路,容易迷路。可在患者衣兜内装上写有姓名、家庭地址,联系人姓名电话等内容的小卡片,以防止走失或意外,有条件时尽量避免患者单独外出。

(3) 痴呆老年人辨别能力差,常爱将废纸、脏塑料袋视为珍品收藏,使家中脏乱不堪。对此,家属无需与患者理论,只需要偷偷扔掉就是了。痴呆老年人记忆甚差,你扔掉的物品,他是回忆不起来的。贵重物品要藏好,免得老年人取出后扔了或被人轻易骗去。

(4) 痴呆老年人的睡眠常日夜颠倒,影响家人睡眠和工作,晚上可给患者适当服用安眠类药物。不要让老年人饮酒、吸烟,不要喝浓茶、咖啡,以免影响睡眠质量。

(5) 人老感觉迟钝,加上痴呆,有了病痛不会及时诉说,因此要观察患者有无脸红发热、面部痛苦表情。发现异常,及时就诊,以免病情加重,危及生命。

(6) 当患者情绪低落,经常诉说"活着没用,没意思,还不如死了的好"时,应警惕患者有自杀的企图和可能,及时到医院就诊,看有无合并抑郁症,及时服药,并严加防范,保证其人身安全。除服相应的药物治疗外,应鼓励老年痴呆患者积极参与社会活动,广交朋友,培养兴趣,从事力所能及的脑力和体力活动,多做家务,与子女生活在一起,享受天伦之乐。因为大脑的功能是"用进废退",所以要多用脑。

(7) 患者在生活中常遇到下列问题,家属应积极采取护理措施:

1) 对日期记忆障碍:家属可将一个大的日历固定放在容易被看见的地方,每天划去前一天的日子,鼓励并帮助老年人做这件事,这样会使老人明白当天是哪年的几月几号。

2) 时间的错位:当老年人弄不清时间时,容易把白天和夜晚混淆,他们会半夜起来去散步。对于这个问题,可放一块写有白天或夜晚的牌子在老年人床旁,说明是夜晚或白天,当白天和夜晚交替时,要记住转换牌子。

3) 技能丧失:一些患者随着病情进展,会丧失许多生活能力。家庭应帮助患者尽量保持他们生活的能力,允许老年人花更多的时间做一些事,如洗碗、扫地、打电话。

4) 不能与时代同步:要正确鼓励老人述说他们过去的事情,使他们感到被重视、被尊重,或鼓励几个老年人在一起怀旧。

5) 行为异常:行为异常包括好斗多疑、随地大小便和脱去衣服等。造成这些行为的原因是老年人对所处的环境丧失记忆而造成的误解。家属要理解这一些行为,老年人并不是故意如此做来激怒家人。可采取分散他们的注意力的方法,当出现行为异常时,要向老年人慢慢地说明问题,并采取一定的措施,如随地大小便时,在卫生间门上贴一写明"卫生间"字样的标志,夜间在卫生间附近留一盏灯,这样可利于老年人找到厕所。

总之,倘若家里有老年人不幸罹患痴呆症,大家应付之大量的爱心和耐性。有困难的话可向专业人士或社工寻求协助,照顾一个患痴呆症的老年人并不是一件容易的事情,但是拥有一些好的方法,就能做到事半功倍。

13.7 大脑保健和延年益寿

大脑是人体的生理中枢,主管着一切生命活动。因此,爱护大脑、善待大脑至关重要。善待大脑就是珍惜自己的生命。平时老年人应懂得保养大脑并在日常生活中加以注意。

(1) 要保护好大脑,需要经常关心爱护它,不受外伤、感染或中毒这些显性伤害,以及生活中对大脑的不良刺激的多数隐性侵害,最常见的如嗜烟、酗酒,避免不知不觉中损害脑细胞和微血管。到了一定时期,出现脑萎缩、脑缺血、脑动脉粥样硬化,老年性痴呆等,这是长期不注意护脑的结果。冰冻三尺,非一日之寒。与其亡羊补牢,不如未雨绸缪。年轻时就要好好护理大脑。不吸烟、不酗酒,让大脑劳逸结合。

(2) 要养育好大脑。大脑日理万机,任务繁重,消耗巨大。因此,要切实保障各种营养物质的供给。因为大脑需大量营养物质,最需要的是氧和糖类等,大脑耗氧量占全身供氧的20%,耗糖量占全身的25%,可见它嗜糖如命,吸氧成"瘾"。这两者是维持大脑功能的能量来源,是其工作的基本动力。人一旦生病,医生常给输葡萄糖,最受益者还是大脑,危重患者鼻孔里插了输氧管,也多是为了护脑细胞。除了氧、糖类等基本口粮要保证外,蛋白质、维生素、矿物质、脂肪、微量元素等也是大脑功能必需,所以平时不妨多吃些鱼、虾、蛋、牛奶及豆制品等。

(3) 利用好大脑。有的人怕衰老,怕痴呆,怕脑卒中,因此消极对待,不敢大胆用脑,不敢多活动,以便"让脑休息,保存有生力量"。其实,恰恰相反,不让大脑积极活动,大脑反而衰老得更快,反应会越来越迟钝。大脑的保健也同此理。大脑有150多亿个神经细胞,平时大部分处于休息状态,并未都在工作。比较有益于脑力活动的是有规律地读书、看报、写作、绘画、练字、下棋、散步等,避免不自量力地去摧残大脑功能,如一些老年人没日没夜恋战方城,夜以继日地观看电视、上网等。

(4) 健脑保健操,对解除早上起床后头昏脑涨的感觉很有效。最好每天做一遍,大概需要 6 min:

上下耸肩运动包括两足分开而立,约与肩宽,两肩尽量上提,使脑袋贴在两肩头之间,稍停片刻,肩头下落。做8遍。

背后举臂运动,包括两臂交叉并伸直于后,随即用力上举,状似用肩胛骨上推头的根部,保持两三秒后,两臂落下,像要撞到腰上。做1遍。

叉手前伸运动,包括屈肘,五指交叉于胸前,两手前伸,同时向前低头,使头夹在伸直的两小臂之间。做5~10遍。

叉手转肩运动,包括五指交叉于胸前,掌心朝下,尽量左右转肩。头必须跟着向后转,注意保持开始时的姿势,转动幅度要等于或大于90°。左右交替,做5~10遍。

前后屈肩运动,包括先使两肩尽量向后弯曲,状如两肩胛骨要碰到一起似的。接着用力让两肩向前弯曲,如同两肩会在胸前闭合似的,并使两只手背靠在一起,做5~10遍。

前后转肩运动包括屈肘,呈直角,旋转肩部,先由前向后,再从后向前,旋转遍数不拘。

以上6节的目的在于改善脑部的供血和供氧,切实保障各种脑营养物质的供给。

(5) 有关专家调查了3 000多名长寿者,认为勤于用脑可延缓衰老,而懒惰可使人早衰。研究表明,人的大脑受到信息的刺激越少,衰老就越快。而信息刺激越多,脑细胞也就越发达,其老化进度就越慢。有科学家对200多名20~70岁的人进行实验观察,发现长期从事脑力劳动的人到60岁时思维仍很敏捷,而年方30岁就觉得自己接受新知识不行的人,其脑细胞急剧减少。很多专家发现,退化最快的是那些脱离生活和那些一辈子没有事业心、心胸狭窄的人。古今中外不少脑力劳动者多获长寿,其原因正是如此。"活到老,学到老,用到老",这句话道出了学习、用脑与健康关系的真谛。

(6) 精神养生是指通过怡养心神、调摄情志、调剂生活等方法,从而达到保养身体、减少疾病、增进健康、延年益寿的目的。精神养生是重要的养生方法之一。特别是老年人具有易伤"七情"的生理特点,容易受外界因素的影响及机体内部衰老变化的影响而发生各种情志变化。这对老年人的健康长寿是非常不利的。因此,精神养生在老年人来说尤为重要。

现代医学证明,精神心理保健是人体健康的一个重要环节。一切对人体不利因素的影响中,最能使人短命夭亡的就是不良的情绪。人的精神状态正常,机体适应环境的能力以及抵抗疾病的能力就会增强,从而可以起到防病的作用。即使是患病后,良好的精神状态也有利于疾病的治疗和机体的康复。因此,做好精神养生对促进老年人的健康长寿,防治疾病等具有非常重要的意义。

精神养生的具体方法多种多样,但大体上可以分为两类:一类是以积极的人生态度去创造良好的生活环境,尽量去克服不良因素的影响;一类是当各种不良因素作用于人体而使人发生异常的情志变化时,争取相应的有效措施,以避免或减轻这种异常情志变化对人体健康的危害。老年人若能加强精神养生的意识,选择适合自身的养生方法,就能达到祛病强身延年益寿的目的。

1) 保持乐观的情绪:人体各器官的逐步老化,是生命过程中不可抗拒的自然规律。由于老年人的各种生理和环境的变化,必然对老年人心理产生各种影响。老年患者,由于脏腑气血功能衰减,患病后阴阳气血损伤恢复较慢,亦易累及心神,造成情绪失调。意志消沉,多疑急躁,恐惧不安和黄昏垂暮感等。这些消极的情绪对老年人的健康是十分有害的,老年人必须充分了解这一点。

衰老虽是不可抗拒的自然规律,但这并非说明生理的衰老与精神的老化是"同步"进行的。人的情志、精神是构成健康状况的一个重要方面。一般而言,身体强壮称为"健",心情愉快称为"康",合称"健康"。显然,人的精神状态直接影响着人的衰老进程。因此,做好心理保健对维护老年患者的身心健康、推迟衰老、延年益寿有着极其重要的意义。

乐观的情绪被称之为心理健康的"灵丹妙药"甚至可成为治疗疾病的"良剂"。老年病患者,退休、离休的老年人,首先应从心理上克服"未老先衰"的思想,培养开朗的性格,保持心胸开阔,精神愉快。要有积极向上的追求和正确的自我评估。热爱生活,对生活充满希望,不要总认为自己不行了。老年人应历史、辨证、客观地评估自己。既不要过高,亦不可过低,做到不卑不亢。通过评估意识到自己生存的意义和价值,也能得到精神上的满足和乐趣。

2) 心理平衡:目前我国大多规定60岁以上为老年期。人到了老年,身体各器官逐渐衰老,生理功能逐渐衰退。皮肤老化显而易见,头发脱落、稀疏、斑白,视觉听觉和运动觉灵敏度下降。脑细胞数量减少,脑重量减轻,脑功能下降,智力衰退。心脏射血能力降低,血管弹性减退,硬度增加,血压随之增加。肺泡弹性和功能减退,肺通气量和肺活量减少。肾功能下降,肾的滤过率、肾血流量及肾小管重吸引功能明显降低。生殖器官开始退化,性功能逐渐减退。其他各系统也普遍衰老,功能下降。随着生理功能衰退,疾病显著增加。

老年人退休、离休后,社会及家庭环境的改变如配偶死亡等,社会交往日趋减少,使他们产生孤独感。他们有的变得心胸狭窄,有的变得十分固执等。再加上疾病缠身,在情绪上产生一些波动,引起一些心理变化。在行为上表现烦躁易怒、爱发牢骚,或精神委靡、情绪低落、悲观失望、寝食不安;或孤独、多疑、忧郁、自卑等。这些不良刺激,从心理学的角度讲,它会引起组织、器官在生理功能上出现一系列的变化。它可诱发内分泌功能失调、降低免疫能力,为肿瘤的发生提供了内在的条件。如乳腺肿瘤的发生就与消极情绪有关。长期的消极情绪又是导致心血管疾病的一个重要原因。

心理健康是老年人长寿和安度晚年的基础。要热爱生活、善于生活,保持愉快而平稳的情绪。调查表明,大多数长寿者心胸开阔,乐观豁达。广泛的业余兴趣爱好,将对你的晚年健康大有裨益。

生命在于运动,运动对于保持旺盛的精力、延缓衰老是必不可少的。我国长寿老人中90%以上是体力劳动者。老年人参加各项体育锻炼,如慢跑、做操、气功、散步等,或参加适量劳动,不但可以预防疾病,延缓衰老,而且可以维持人体代谢平衡,促进身心健康。

人的心情越是压抑,越容易死于心脏病。实验研究又证明,人在愤怒、恐惧、持续紧张的情绪状态下,血压明显升高。故经常发怒的人最易患高血压病和冠心病等。总之,不良情绪不仅可诱发多种疾病,还可使病情日益恶化,最终导致身亡。

因此,老年人在患病期间遇事更要随时注意克制自己的情感,从心理上保持一个相对平衡状态,自觉控制自己的情绪,坦然地应付各种意外事件,谨慎地应付重大事件,冷静地从正反两方面去考虑、分析、判断每一件事;力争做到遇喜不狂,遇悲节哀,遇有气愤之事不暴怒,遇上不顺利的逆境不绝望。要求老年人能宽容、体谅,能自我安慰、自我调节在任何环境下都能保持乐观情绪,避免种种烦恼。

延缓心理衰老十要素:加强保健,多动脑筋,结交青年,不要服老,适应环境,自知自爱,增加营养,锻炼身体,规律生活,爱好多样。

3) 正确对待衰老:衰老是生物界存在的普遍规律。人体进入老年期后,随着年龄的增长,机体各组织器官的功能逐渐衰退,机体的抗病能力及组织修复能力也逐渐下降。因此,多数老年人常常是患有一种或一种以上慢性疾病。面对衰老和疾病,老年人必须有充分的思想准备,树立与疾病抗争的信心,这样才有利于疾病的恢复和身心的健康。如果害怕衰老,畏惧疾病,整日忧心忡忡,则会加速衰老的进展,促进疾病的恶化。

4) 少私寡欲,静养心神:历代养生家把调养精神作为养生寿老之本法,防病治病的良药。要达到清静养神的目的,首先要做到少私寡欲。少私就是减少私心杂念;寡欲就是降低对名利和物质的过高欲望。私心太重,嗜欲不止,欲望太高太多,而达不到目的时,就会产生忧郁、幻想、失望、悲伤、苦闷等不良情绪,从而扰乱清静之神,使身心神处于无休止的混乱之中,导致气机紊乱而发病。

多数已届退休年龄或已经退休,其机体内各脏器的功能活动呈衰退的趋势,应当根据自己的具体情况合理地安排生活和工作,尤其应淡泊名利,健康愉快地安度晚年。如果不顾客观现实,过高地估计自己的能力,争强好胜,盲目与青壮年攀比,就往往造成自己思想上的严重负担,容易产生急躁、焦虑等不良情绪,进而影响身体健康而产生疾病。

5) 克服抑郁:抑郁障碍,是指以持久的抑郁心境为主要表现的一种精神障碍。其表现以情绪低落、焦虑、迟滞和繁多的躯体不适为特征。老年人最容易出现抑郁障碍,从而影响身体健康,甚至由此而引发各器质性病变。因为老年人心理及生理日趋衰退,躯体健康水平普遍下降,其对各种精神刺激的承受及缓冲能力降低。老年人一生中,经历了生活的操劳,且面临着离开工作岗位后处境和地位发生的变化,以及死亡的威胁越来越提到日程上来的现实,所以常常沉溺在对过去生活的回忆之中,即便是处境好者,也难免产生"夕阳无限好,只是近黄昏"的感慨。如果境遇不好,或家庭不和,志愿不遂,或疾病伤害,亲友死别,或天灾人祸,意外损伤等,势必产生所谓的"老朽感"、"孤独感"、"忧郁感",甚至"死亡感"而表现得心灰意冷,郁郁寡欢。老年人要克服这种抑郁情绪或避免抑郁障碍的产生,首先要保持乐观的情绪。热爱生活,参与社会,也是防止老年人出现抑郁障碍的重要方法。有精力和能力的老年人,可以为社会和家庭做一些自己力所能及的工作,以发挥其余热。事实也证明,老年人的经验是一笔宝贵的财富,在各人岗位上都可起到十分重要的作用,社会是需要他们的。

无精力工作的老年人,则可以根据自己的实际情况选择一些适合自己的活动,如各种娱乐活动、体育锻炼等,也可调节人的情志,保持情绪乐观,避免抑郁障碍。

6) 树立战胜疾病的信心:人到了老年,由于机体生理功能的减退,抗病能力降低了,疾病会明显增加,难免出现这样或那样的慢性病,这属正常现象。老年人对疾病要预防为主,防患于未然,这是根本之策。身体有病常常引起情绪不好,情绪不好又可加重疾病,如果不良情绪和疾病形成一个恶性循环,对健康的恢复是极为有害的。

因此,对患病的老年人来说,首先要树立对待疾病的正确态度,这就是要有战胜疾病的坚强信心,在精神上要压倒疾病,而不被疾病所吓倒。对待疾病要有"既来之,则安之"的态度。既然得了病,就要安下心来,正确对待,情绪乐观,要及时检查,及早治疗,千万不能麻痹拖延,是可以恢复健康的。老年人要保持良好的心态,并经常活动,就一定能健康长寿、安度晚年。

7) 调摄情志:疏泄是指把积聚、抑郁在心中的不良情绪,通过适当的方式宣达、发泄出去,以尽快恢复心理平衡的情志调摄法。如遇到不幸之事而心中悲痛万分时,可以大哭一场;当遭受挫折,心情压抑时,可以通过急促、强烈、无拘无束的喊叫,将内心的郁积发泄出来,从而使精神和心理恢复平衡的状态。发泄不良情绪,必须采取正确的途径和渠道,不可采用不理智的冲动行为。否则不但无益,反而会带来新的烦恼,引起更严重的不良情绪。把闷在心里的烦恼和不快宣散出来。因此,建立良好的人际关系,广交朋友,是解忧消愁、克服不良情绪的重要的有效方法。

节制、调和情感,防止七情过极,保持心理平衡。戒怒是养生的一大课题。制怒之法,首先是以理制怒,即以理性克服感情上的冲动,用理智控制自己的过激情绪;其次是提醒制怒,即随时以"息怒","遇事冷静"等警句提醒自己,或怒后反省、吸取教训,这样可以使自己逐渐克服或减弱易怒的不良习性。因此,对老年人而言,任何情绪的过分激动都是不可取的,要善于自我调节情感,对外界不良刺激,要做到思想安定,七情平和,以保持安定的处世态度和稳定的心理状态。

8) 音乐养生:音乐包括唱歌与演奏乐曲。可以是欣赏,也可以是自娱。欣赏音乐可以使人情绪改变,而弹拨或唱歌则不仅可以调节情志、怡养心神,还可直接宣泄情绪。因此,音乐养生在众多养生方法中占有重要的地位。音乐能调和血脉,怡养五脏:通过调节情志,使人心情愉悦,从而可以使周身脉道通畅,气血调达。

现代医学研究证明,轻松、欢快的音乐能促使人体分泌一些有益于健康的激素、酶等活性物质,从而调节血流量和兴奋神经细胞。音乐还可以改善人的神经系统、心血管系统、内分泌系统和消化系统的功能,并具有调节人体生物节律的作用。因此,音乐对人的防病健身、延年益寿是非常有益的。

9) 适时旅游,调剂身心:旅游是娱乐养生的重要内容之一。旅游不仅可以一览大好河山之壮丽景色,而且还能借以舒展情怀、锻炼身体、增长见识,是一种有益于身心调养的活动。老年人旅游时,首先要考虑到体力衰退的特点,宜量力而行,不可过度劳累。另外,还要考虑到季节气候,适时旅游。

10)弈棋书画,花木垂钓,其乐无穷

弈棋书画:弈棋包括下象棋、围棋、军棋等。书指书法,画指绘画,书画包括习书作画和书画欣赏两方面的内容。弈棋和书画都是养生的重要手段,老年人可以根据自己平时的爱好和具体情况选择适合自己的项目。若能合理地运用这种养生方法,都将起到增加情趣、身心兼娱、延年益寿的作用。

花木:不仅其形、色可以美化环境,悦人心情,其香也能令人心醉神往,而且种植花木还能促使人不断学习有关知识,掌握技术,更可以活动筋骨,丰富生活情趣。

垂钓:作为一项户外活动,除具有锻炼身体的功能外,更具有修身养性的作用。

花木与垂钓也不失为良好的养生手段,老年人若能合理运用这种养生方法,则可收到调养身心、延年益寿目的。如果有脑卒中后遗症等,应禁止这种户外垂钓活动。

我们只有善待大脑,才能延年益寿。

展望未来,抗老有哪些好方法?

在21世纪中,烈性的传染病基本被消灭,癌症与心血管疾病也会得到控制,衰老引起的死亡将会显得非常突出,人们将集中很大的精力来从事抗老的探索。

(7)有以下几种手段可以用于延长寿命和推迟衰老:

1)储存免疫能力:科学家认为免疫能力的下降与衰老的发生有关,如何设法将年轻时强有力的免疫力储存起来,等到身体衰老时免疫功能濒于衰竭之际重新输入,以恢复年轻时的抵抗力和延长寿命,这是值得探索的抗老方向。有人提出,在年轻时,也即20~30岁时将他的淋巴细胞(尤其是T细胞)取出,贮存在-100℃的液氮中,在冷冻情况下细胞是休眠的。30~40年以后,人已经到60岁了,同时出现衰老和免疫功能低下,这时将贮存的T细胞注入老年人体内。由于这是自己的细胞不会发生排斥反应,而贮存的免疫能力在衰老机体内产生了抗老作用,生命的活力有希望得到激活。

2)降低体温延长寿命:一支燃烧的蜡烛,如果拨低火焰,即能延长其点燃的时间。同样,如果降低动物的体温,寿命也能延长。在低等动物中,降低果蝇(一种蝇类)的体温,可使其寿命增加10倍!科学家估计,只要让人的体温下降几度就能使人的生命延长30年。他们设想,用一些药物作用于下丘脑体温调节中枢,可以将体温降至37℃以下,或者用生物反馈的途径,用意志迫降体温也可以达到长寿的目的。传统的气功运动,通过意志的锻炼,也有可能使体温下降,运用气功,降低体温来延年益寿,这也是一条可行的长寿之道。

以遗传工程方法改变衰老信息:从细胞老年学研究揭示,控制细胞分裂寿命的奥秘位于细胞核内,核内的DNA控制着寿命。科学家提出遗传基因是衰老的关键,基因出现的错误引起衰老的发生。有的学者甚至假定存在着衰老基因,由于老年时该基因的活动,才使机体生命运动终止。用遗传工程技术能修补发生了差错的基因,或导入新的人工合成的年轻基因去更换老化的基因,或者切除衰老基因恢复那些抑制基因的作用,从而复壮衰老的机体。

4）控制体细胞的衰老：自从细胞学家海弗利克发现体细胞的分裂极限以后，为延长细胞个体寿命的研究可能为人类的长寿提供希望。人们以各种药物处理培养细胞，发现维生素 E 可使培养细胞的分裂代数延长，氢化可的松也能获得同样的结果。这些试验说明，细胞的寿命是能用药物来加以延长的。除了维生素 E 以外，以各种途径来试验延长寿命的药物相继出现，如阻氧化剂和溶酶体膜稳定剂等。老年学家们预言，不久的将来会有越来越多的抗衰药物问世，而它们的作用也会越来越有效。

展望将来，丰富的祖国医学遗产将会放出灿烂的光辉。历代传下的延年益寿的方剂，经过科学的选择，尤其是近十几年来发展的老年学手段可以发掘出确有抗老效果的中药。气功以及其他太极拳等锻炼方法已经使广大的老年人得益，如果通过科学的研究，找出其中内含的道理加以发扬光大，延长人类寿命的研究将有着可喜的前景。

参考文献

[1] 郑观成.脑老化与老年痴呆[M].上海：上海科技文献出版社,1994.
[2] 李鑫生.中老年心理健康[M].北京：北京煤炭工业出版社,1992.
[3] 李玉梅,乔丽娟.延缓脑老化的保健措施[J].中国民政医学杂志,2001,13(1):59-60.

第14章 中医药治疗老年性痴呆

14.1 概述
14.2 老年性痴呆的病因病机
14.3 老年性痴呆的诊断和临床分型
  14.3.1 痴呆的诊断
  14.3.2 痴呆的临床分型
14.4 老年性痴呆的疗效评估和治疗原则
  14.4.1 痴呆的疗效评估
  14.4.2 痴呆的治疗原则
14.5 老年性痴呆的中医辨证施治
  14.5.1 抗衰老中药
  14.5.2 中医辨证分型与辨证论治
  14.5.3 中医辨证与中药施治分型
14.6 老年性痴呆的临床研究
  14.6.1 临床诊治心法
  14.6.2 临床研究报告
  14.6.3 临床针灸治疗
14.7 小结

14.1 概述

老年性痴呆又称为阿尔茨海默病是以进行性记忆减退、认知功能障碍、人格改变为特征的脑神经精神功能退行性疾病,临床表现以痴呆症状最为突出,病理改变以大脑的萎缩和变性为主。

近年来，本病的发病率逐年升高，据流行病学调查统计，老年性痴呆的发病率在60岁以上的老人中为5‰～8‰，随着人类平均寿命延长，老年人数与日俱增，本病发病率有逐渐增长的趋势。本病也是一个致残率和病死率很高的疾病。在美国，老年性痴呆已成为继心脏病、肿瘤和脑卒中之后的第4位死因的疾病。我国是目前世界上社会老龄化速度最快的国家，老年性痴呆也将成为一个严重的社会问题和经济问题。老年性痴呆患者全国逾500万，也是继心、脑血管疾病，恶性肿瘤后成为第4大杀手。

英国皇家内科学会的定义是："痴呆是不伴有明显意识障碍的皮质高级功能的获得性的全面障碍，包括记忆、解决日常生活问题和已获得的技能应用、正常的社交技巧和控制情绪反应能力的障碍，通常是进行性的。"

但迄今为止，对老年性痴呆的病因、发病机制、治疗方法和药物等方面的研究，尚未取得突破性的进展，成为全世界医学上目前的一大难题。

中医药在延缓衰老以及衰老相关疾病的防治方面有着丰富的理论和实践经验，具有潜在的优势和广阔的开发前景。面对人口老龄化的挑战，未雨绸缪，加大力度，深入开展对老年痴呆疾病防治的研究，挖掘中医药的优势，寻找确切有效的防治方法，改善和提高患者的生存质量和对于社会的适应能力，以最大程度减少痴呆类疾病所带来的不良后果，大量的实践证明，中医药对防治本病的发生和预后具有十分重要的意义。

14.2 老年性痴呆的病因病机

在古代的中医文献中无老年性痴呆这一病名，但根据本病的常见临床表现属于中医学中的"癫狂"和"痴呆"的范畴，以及"善忘"、"神呆"、"呆病"、"郁症"和"文痴"等证中。

"癫狂"病名首见于《黄帝内经》，《灵枢·癫狂》篇说："癫疾始生，先不乐，头重痛，视举，目赤，甚作极，已而烦心"，"狂始发，不卧不饥，自高贤也，自辨智出，自尊贵出，善骂詈，日夜不休"。这些症状与本病所出现某些症状相近似。

《灵枢·天年》曰："人……五十岁肝气始衰"，"六十岁心气始衰，苦忧悲"，"七十岁脾气虚"，"八十岁肺气衰，魄离，故言善误"，"九十岁肾气焦，四脏经脉空虚"。

明代张介宾，则将"癫狂"与"痴呆"合为一篇，并于1624年著《景岳全书》，首先提出"痴呆症"加以论述说："痴呆者，凡平素无痰，而或以郁结，或以不遂，或以思虑，或以疑贰，或以惊恐，而渐致痴呆，言词颠倒，举动不经，或多汗，或善愁，其证则千奇百怪，无所不至"。"此其逆气在心，或肝胆二经"。又说："此证有可愈者，有可不愈者"。《景岳全书》还指出"凡心有瘀血则令人健忘"。

清代陈士铎著《辨证录》则立有"呆病门"，有关呆病的症状描绘甚详，言"……痰积于胸中，盘踞于心外，使神明不清而成呆病矣"。并分析其成因是"大约其始也，起于肝气之郁"。陈士铎著《石室秘录》也有呆病的描述，并有生动的病案记录，言："呆病如痴而默默不言，如饥而悠悠如失也。意欲癫而不能，心欲狂而不敢，有时睡数日不醒，有时坐数日不眠，有时将已身衣服密密缝完，有时将他人物件深深掩藏，与人言则无语而神游，背人言则低声而泣诉,与之食则厌薄而不吞,不与食则吞炭而若快。"

《素问·脉要精微论》说:"头者,精明之府,头倾视深,精神将夺矣。"

清代王清任在 1830 年著《医林改错》中论述了老年性痴呆的机理,认为"灵机记性在脑者,因饮食生气血,长肌肉,精汁之清者,化而为髓,由脊髓上行入脑,名曰脑髓……","年高无记性者,脑髓渐空所致。"

《类证治裁》也指出:"人之神宅于心,心之精依于肾,而脑为元神之腑,精髓之海,实记忆所凭也。"即明代李时珍明确提出脑与精神活动有关。

由于受到古代传统观念的约束,大多数学者都倾向于肾虚中寻找答案。认为人的精神思维、记忆能力及聪明智慧等与脑密切相关。根据《灵枢·海论》说:"脑为髓之海。""髓海有余,则轻劲多力,目过其度,髓海不足,则脑转耳鸣,腰酸眩晕,目无所见,懈怠安卧。"以及《医学心悟》"肾主智,肾虚则智不足"的论述。很多学者都十分强调髓海不足是引起本病的主要因素。

老年性痴呆有遗传倾向,与先天禀赋不足有关。肝肾同源,先天肾精不足,则精血两亏,髓海不足。肾主骨,生髓,通于脑。"肾藏志",志即记忆力,指出肾中精气与人之记忆颇为紧密。肾精不足则髓海亏虚,脑力减退,迷惑善忘矣,治宜滋补肝肾填精。脑髓空虚是老年性痴呆的基本病理变化,肝肾亏虚是其基本病机。

有的学者把它归入中医的"呆病"、"健忘"、"虚劳"、"郁证"、"癫狂"等范畴,似仍宜归入"神病"范畴和以"健忘"为主,兼及其他进行辨证论治。

有的学者研究气血与衰老关系的同时,证实了老年性痴呆与"瘀血"直接相关。《素问·八正神明论》说:"血气者,人之神,不可不谨养。"《灵枢·平人绝谷》中说:"血脉和利,精神乃居。"

人至老年,肾精不足可致气化无源,无力温煦、激发、推动脏气,精不化血或阴血不充,可致阴亏血少,诸脏腑、四肢百骸失其濡养,从而出现三焦气化不利,气机升降出入失常,血失流畅,脉道涩滞乃至血瘀。

故瘀血内停也是痴呆发病的重要原因。瘀阻心脑则可心神不安,心悸失眠,健忘痴呆,神昏谵语。王清任《医林改错》说:"癫狂一证,乃气血凝滞,脑气与脏腑气不相接,如同做梦一样。"唐容川《血证论·瘀血》也说:"瘀血攻心,心痛、头晕、神气昏迷……"

老年人长期受到七情的干扰,或以思虑不遂,或以悲喜交加,或以恼怒惊恐,皆能损伤心脾肝脑,导致脏腑功能失调和阴阳失于平衡,进而产生气血乖违,气血淤滞,蒙蔽清窍,神志异常而发痴呆。

因此,"纯者灵,杂者钝"的观点,是老年性痴呆病机的理论基础,以及防治的主导思想。

国内大量的临床及实验研究也证实,老年性痴呆患者中常常合并脑血管病或血管性痴呆,大脑的持续缺血与代谢性损伤也可出现感知、记忆、抽象概括能力和创造思维能力等严重脑功能障碍,脑血流量的降低程度与痴呆的严重程度成正比,这给瘀血学说以有力的支持。

考诸历代医家论著显示,随着年龄的增长,五脏和脑髓之气渐衰,气衰则易致气滞血瘀,血瘀壅气,壅气则易聚液为痰,此时若有七情内伤,饮食不节,劳逸失当等外因则易加重脏腑气血亏损,郁、火、痰浊、血瘀之病邪伤及元神,则发为本病。其主要病机可归纳为"虚、郁、痰、瘀",以脑髓和五脏之亏虚为本,以郁、痰、瘀为标。

《素问·道调论》说:"肾者水脏,主津液"。

《医贯痰论》云:"肾虚不能制水,则水不归源,如水逆行,洪水泛滥而为痰,是无火者也……阴虚火动,则水沸腾,……水随波涌而为痰,是有火者也。"

中医学认为,年高体衰,正气渐虚,肾精渐亏,则蒸腾气化无权,则水液不归五化,水液内停而变生痰浊;正气虚乏,帅血无力,则血行缓慢,痰血内停。又痰瘀两者可相互转化,如张仲景所谓:"血不利则为水",又有张锡纯云:"痰多能瘀脉",终致痰瘀互结,阻塞脑窍,则善忘迷惘。张子和、朱丹溪等多以痰论癫。由此可见,痰浊与神明受损关系密切,痰凝是老年性痴呆发病的重要因素。

痰瘀互结推动老年性痴呆的发展。一方面,津血同源,津亏而血虚,血少而津涸,因虚而致痰致瘀;另一方面,津血的运行均依赖气的推动,痰凝则气阻,气阻而血瘀,反之亦然。老年性痴呆的呆板、迟钝、寡言、傻哭傻笑、舌质暗淡或舌质淡、苔白腻等各种临床症状正属于中医痰凝血瘀范畴。

另外,肝主疏泄,喜条达,若肝郁不舒,久郁不解,一则易化火伤阴,使脑失所养,二则气滞血瘀,瘀血阻窍,均可致本病。脾胃素虚,心主神明,脾为气血生化之源,主运化。脾与人的记忆、思考等有密切关系。脾胃素虚,一则经气血生化不足,心之气血渐亏,心主神明之机渐渐不利,脑失所养,二则使运化失健,气血亏不能充养脑髓,滋生痰浊,上蒙清窍,均成痴呆。此外,心肾不交则是迷惑善忘之中间病理环节。

14.3 老年性痴呆的诊断和临床分型

14.3.1 痴呆的诊断

目前,国际上对老年性痴呆的诊断尚未统一标准,较为公认而权威性的是美国的DSM-Ⅳ、ICD-10中有关痴呆的诊断标准。但这两个标准缺乏量化,且在实际应用时人为因素较多。真正要完全达到这些标准,耗时太多,存在着临床适用性的问题。

1974年,日本学者长谷川和夫(Hasegawa)在此基础上进一步具体化和量化,制定了简易痴呆测定量表,称为长谷川痴呆量表(Hasegawa dementia scale,HDS),主要用于在老年人群中筛选可能有痴呆的对象,以便进一步检查和确诊。

1991年修订,该方法在我国使用广泛,但是在西方国家中影响不大。

量表共包括11题,其中有关定向2题,记忆4题,常识2题,计算1题,数字铭记1题及物体命名回忆1题。取正向记分法,各题的得分为2~4分。

按我国常规,以教育程度划分的分界值为16~24分。

在痴呆筛查的敏感性为91.7%,特异性为83.7%。

检查时间要求在20 min内完成。

检查结果评分 31 分正常,30.5～22 分为轻度异常期,21.5～10.5 分为痴呆前期,10 分以下为痴呆。其中第 11 项是分别能回忆起 1～5 件物品的各自得分值(表 14-1)。

表 14-1 长谷川痴呆量表(修订版)

问 题	分值(分)
1. 今天是几月几号,星期几	0,3
2. 这是什么地方	0,2.5
3. 你多大年龄(相差 3～4 岁为正确)	0,2
4. 从最近发生的事情中(按不同病例预先了解)选一个,然后再问:此事发生在何年何月(几个月前已发生)	0,2.5
5. 你出生在什么地方	0,2
6. 中国奥运会或世博会是何时召开(相差 3～4 年为正确)	0,3.5
7. 1 年有多少天(或 1 小时有多少分钟)	0,2.5
8. 现在我国总理是谁	0,3
9. 100 连续减 7 等于多少	0,2,4
10. 按相反顺序说出以下数字:6-8-2, 3-5-2-9	0,2,4
11. 记忆 5 件物品(如香烟、钥匙、钟表、钢笔等)	0,0.5,1.5,2.5,3.5

根据国内外的有关文献,遵守长谷川原定的诊断标准,以长谷川痴呆量表为诊断依据,同时结合患者的发病年龄、临床表现以及 CT、MRI 等有关检查结果,进行综合判断。

长谷川痴呆量表采用视觉实物记忆更加容易为国内被试者接受,更少受到教育程度的影响。缺点是不能进行记忆策略和机制分析,另外,长谷川痴呆量表也存在简易精神状态评定量表(MMSE)类似的缺点。

14.3.2 痴呆的临床分型

本病主要可分为三大类:一类是"原发性",发病主要与脑的退行性病变密切相关,又名为 Alzheimer 病和 Alzheimer 型老年痴呆(senile dementia of Alzheimer type, SDAT);一类为"继发性",即可以找到明确的病因,这类主要以脑血管病(cerebral vascular disease, CVD)为主,称为血管性痴呆(vascular dementia, VD);另一类为"混合型",以及其他类型痴呆。

对老年性痴呆与血管性痴呆的划分,主要是依据患者的脑血管病史、头颅 CT 或 MRI 检查有无明显的梗死灶或出血缺血倾向,或呈腔隙状态,有无头晕、肢体麻木等症状,有无局部的神经体征。

老年性痴呆患者发病以缓慢渐进为多,最初比正常老年人的生理迟钝稍明显,记忆功能障碍比较突出,特别容易健忘,影像学检查无梗死灶,多表现为脑萎缩变化。同时,临床上出现定向力、计算力、理解、情感等脑功能障碍。

对临床上部分患者的 CT、MRI 检查结果既有梗死灶,又有脑萎缩者,仍归之于血管性痴呆。

14.4 老年性痴呆的疗效评估和治疗原则

14.4.1 痴呆的疗效评估

目前,国内外尚无统一的疗效评估标准,有关报道也较少。

较为多见的报道,主要是通过观察患者在治疗前后各项症状的改善程度来评判药物的疗效。

临床研究发现,对老年性痴呆患者的治疗,改善其神经精神行为症状相对较易,诸如神情异常、睡眠不佳、大小便自控困难甚至失禁等,起效也较快。其他方面的改善则较为困难,尤其是记忆力和智力的提高,短时间内难以见效。

因此,老年性痴呆的疗效判断,应以患者在治疗后智力的改善、记忆力的恢复及病情的好转为主要依据。

据此,临床上对药物疗效的判断,主要是与诊断标准相结合,从三个方面进行评估:一是观察患者在治疗前后智力的改善程度;二是观察患者记忆、精神、行为的各种异常表现的改善程度,并以治疗前后的分数组别来表示;三是观察患者治疗前后病情的轻重程度的转化。

14.4.2 痴呆的治疗原则

对本病目前国内外尚无有效的手段和理想的药物。根据已有的报道,目前对老年性痴呆的治疗,主要采用以下几种方法:

病因治疗和对症治疗,如降压药、镇静药的使用。

促进和改善脑血液循环,如吡拉西坦(脑复康)、吡硫醇(脑复新)、桂利嗪(脑益嗪)的使用。

促进脑细胞代谢,改善脑功能和脑供氧,如二氢麦角碱(喜得镇)、(阿米三嗪/萝巴斯)(都可喜)的应用。

卵磷脂以及抗自由基药物等。

作用于胆碱能系统的药物,如石杉碱甲(双益平)、多奈哌齐(安理申、赛灵斯)、利伐斯的明(艾斯能)。

其他,如心理刺激剂的应用,钙拮抗剂的应用。

上述药物是治疗老年性痴呆的常用西药。

我国古代文献中涉及抗衰老、延年益寿药物的资料,在医药学专著、道家著作、文学作品、随笔杂记以及养生专著中均有记载。

近年来,有用中医中药治疗老年性痴呆的报道,主要有补肾益髓法(如抗脑衰胶囊、清宫长春丹、清宫寿桃丸等),以及健脾补肾法、化痰通窍法、活血化瘀法等。中草药在老年性痴呆的治疗中应大有可为。

14.5 老年性痴呆的中医辨证施治

14.5.1 抗衰老中药

世界上第一部国家药典——唐代《新修本草》收载药物 850 种,其中指明有益寿作用的达 235 种之多。

明代李时珍《本草纲目》中记有"耐老"、"增年"功效的药物也有 237 种。

现存最早的一部中药学专著《神农本草经》将药物分为三品:

(1) 上品药:以扶正、补益为主,多属摄生、保健的药物,可以长期服用。

(2) 中品药:既可以"补虚",又可"遏病"。

(3) 下品药:以祛邪攻邪为主,多属治病、愈病的药物。

抗衰老的中药大部分为上品与中品药物,如:

茯苓　柏子仁　白术　地黄　泽泻　菊花
人参　杜仲　槐实　枸杞子　菟丝子　女贞子
麦冬　黄精　远志　石菖蒲　肉桂　石决明

中医的用药是以复方为主。如果以四味中药为一简单的复方,在 230 种对象中,可以选用的搭配组合是数不胜数的。这种随机的筛选的方法很可能劳而无功。

可以参考的选用途径有二:

脏腑阴阳治则。举例:

(1) 益气养阴:人参叶,党参,南沙参,霍石斛。

(2) 补肾助阳:冬虫夏草,黑大豆,鹿乳,海参。

(3) 健脾和胃:白术,藕粉,菱粉,锅焦。

(4) 活血化瘀:三七,鸡血藤,川芎,当归。

常用抗衰老方剂的启发。举例:

(1) 常服补益方:干地黄,肉苁蓉,牛膝,桂心,菟丝子,巴戟天,远志,五味子。

(2) 益寿地仙九:甘菊花,枸杞子,巴戟天,肉苁蓉。

(3) 二灵丹:何首乌,牛膝。

(4) 胡桃丸:补骨脂,杜仲,萆薢,胡桃肉。

(5) 二神丸:补骨脂,肉豆蔻。

(6) 孔圣枕中丹加味:龟版,龙骨,远志,石菖蒲,当归,白芍,丹参,柏子仁。

14.5.2 中医辨证分型与辨证论治

国内近年来治疗方法主要用活血化瘀、化痰开窍、补肾健脾等。在日本也有报道用当归芍药散和黄连解毒汤治疗血管性痴呆取得一定疗效。

中国传统医学认为,"健忘"在脏腑主要与心、脾、肾有关。从病邪来看,健忘又与痰和气血逆乱有关。

结合老年人的生理病理特点和本病的临床表现,中医认为心气不足、肾水虚衰为其本,痰瘀内生为其标。

因此,采取调心滋肾法进行治疗,按其兼挟,佐以涤痰活血清热泻火之品。

遵循中医辨证论治的原则,并从便于掌握应用的考虑出发,在临床上把老年性痴呆分为阳虚型和阴虚型两大类型。阳虚型痴呆以调心法治疗,阴虚型以补肾法治疗,并在此基础上随主加减,取得了较为理想的疗效。

(1) 心气不调型:临床上以阴证表现为主,出现痴呆的主症外,可兼见神情呆滞、表情淡漠、反应迟钝、少言懒语、静则嗜睡、心悸惊惕、喃喃自语、面色苍白或萎黄少华、苔薄白或白腻、脉左寸细弱为主要证候,乃心气不足、痰浊上阻,以致心气不调、机窍不和。

治疗:拟益气养心、化痰通窍为法。可用孔圣枕中丹合四君子汤加减。见幻觉梦游者,加白金丸;大小便失禁者,加附子、桂枝;气血两虚者,加当归、白芍;如收缩压低于100 mmHg,可合补中益气汤。

(2) 肾阴不足型:除痴呆主症外,可兼见阴虚阳亢的表现,常有坐立不安、烦躁多怒、无效劳作、夜不安眠、两足无力、腰膝酸软、行则振掉、面色潮红、舌红苦干、脉象弦细等证候。乃肾阴不足、君相火亢,以致髓海不满、神不守舍。

治疗:拟滋阴补肾、清热泻火为法。可选知柏八味丸合三黄泻心汤加减,见幻觉夜游者,加礞石浓痰丸;苔黄腻、多痰者,加胆星、竺黄;打骂无常者,加生铁落、导赤散;不避亲疏、随地作厕者,加安宫牛黄丸。但苦寒直折之类及香窜开窍之品只可暂用而不可久用,否则反易伤正而不利病情。

中华全国中医学会老年医学分会于1990年提出了"老年痴呆病诊断、辨证分型及疗效评定标准",该标准从虚证和实证两方面对老年痴呆病进行了辨证分型,为进一步的临床和研究工作提供了指导方法。

(1) 虚证

包括髓海不足:头晕耳鸣,怠惰思卧,毛发焦枯,骨软痿弱,舌淡苔白,脉沉细弱,两肢无力。

肝肾亏虚:颧红盗汗,眩晕耳鸣,肌肤不荣,筋惕肉瞤,舌红少苔,脉弦细数。

脾肾两虚:倦怠流涎,四肢欠温,纳呆乏力,腹胀便溏,舌淡体胖,苔白滑,脉沉弱无力。

(2) 实证

包括心脾火盛:眩晕头痛,心烦不寐,咽干舌燥,尿赤便干,舌红苔黄,脉弦数。

痰浊阻窍:头重如裹,腹胀痞满,呆钝少神,倦怠嗜卧,舌淡,苔厚腻,脉濡滑。

气滞血瘀:神情呆滞,智力减退,语言颠倒,善忘,口干不欲饮,久病反复加重或肢体麻木不遂,舌质暗紫有瘀斑,舌苔薄白,脉弦细或涩。

14.5.3 中医辨证与中药施治分型

痴呆症,现代医学虽有老年性痴呆、早老性痴呆、脑血管痴呆等之分,但就中医辨证分析,则表现为虚实两个方面。

虚主要是肾虚和气血亏虚,实主要是瘀血、痰火。

因此,治疗中必须根据虚实的孰轻孰重而分别施治,而且就认识到本病呈慢性经过,不可能一蹴而就,而应根据不同症状耐心调治。

(1) 补肾填精法

这是一种传统的治疗方法。《黄帝内经》说:"脑为髓之海"。肾主骨、生髓,上通于脑,临床上肾虚患者常有脑功能减退。

有实验研究证实,补肾中药是通过调节脑垂体轴而发挥治疗作用,临床上对脑发育不全的患儿,采用补肾法可促使大脑发育,说明补肾可以健脑。

因此,运用补肾填精法可使老年人脑功能减退得到改善。

治疗本病常用方剂如龟龄集、六味地黄丸、左归丸、右归丸等。

药用熟地黄、山萸肉、怀山药、龟版、鳖甲、何首乌、枸杞子、当归、仙茅、补骨脂等。

对脑血管性痴呆早期有效的经验方包括:

桑女三甲汤,桑寄生、女贞子各20 g,白芍、天冬、熟地黄各15 g,龙骨、牡蛎、龟版各30 g。

养阴益肾汤,枸杞子、制首乌、玉竹、女贞子、麦冬、灵芝、石菖蒲、赤芍、郁金各10 g,川芎12 g,丹参30 g,菊花6 g。

(2) 活血通窍法

《医林改错》说:"夫人身之血气也,精神之所依附者,并行而不悖,循环而无端,以成生生不息之运用尔","故血乱而神即失常出"。

由于气血乖违,凝滞脑气,瘀滞清窍,故见情绪躁扰不安,恼怒多言,或呆滞少语,妄思离奇,面色晦暗,胸肋苦闷,头晕心悸,舌质紫黯或有瘀斑,脉沉涩等,即王清任所谓"乃气血凝滞脑气,与脏腑气不接,如同做梦一样"。

可用癫狂梦醒汤合通窍活血汤加减。

药用柴胡、香附、红花、桃仁、赤芍、川芎、郁金、半夏、陈皮各9 g,丹参15 g;

若神志淡漠,加入石菖蒲、远志各9 g,或加麝香0.1 g吞服,以加强通窍活血之力。

若久瘀化热,躁扰不宁,加山栀、生军以清瘀热。

此类患者忌补,补则壅,应疏通脉首,推陈致新。常于方中加水蛭一味,以其味咸入肝经血分,其性与瘀血相感如,破瘀而不伤气血,常用量为1.5~3 g加入同煎或研粉吞,并辅以通天草,轻清上逸,引药入于脑,颇有所获。

近来实验研究证实,活血化瘀能提高神经元的代谢功能,减少神经细胞水肿,增加脑血流量,对改善脑功能十分有益。

因此,无论辨证为何型,均可适当加用活血化瘀药以提高疗效。

(3) 益气养血法

气血是神志活动的物质基础,故有"神为血气之性"之说,气血充盈,才能神志清晰,精力充沛。

《灵枢》说："血脉和利,精神乃居"。指出了血气与神志密切相关。老年人由于气血两虚,脑失所养而出现健忘、智力减退,甚则痴呆。

即沈金鳌所谓"心血不足,神不守舍"。

临床表现为终日沉默,不饮不食,说前忘后。生活不能自理,面色苍白,气短乏力,小溲自遗,舌淡脉细。

可用益气聪明汤加减。

药用黄芪、党参各15 g,升麻、葛根、蔓荆子、赤芍、川芎、当归各9 g。

夜寐不安,加炒枣仁、远志、夜交藤各9 g。

小溲失禁,加金樱子、补骨脂、芡实各9 g。

临床研究中发现,本法治疗轻度患者疗效较好,但疗程较长,且对中、重度患者疗效欠佳。根据《医参》"脑髓纯者灵,杂者钝"的观点,在方中加入丹参、水蛭等活血化瘀药,使疗效有了较明显的提高。

(4) 清热涤痰法

清代名医陈士铎说："呆病其始也,起于肝气之郁……而痰不能消,于是痰积于胸中,盘踞于心外,使神不清而成呆病矣"。

老年人情怀不遂,生湿代痰,痰浊郁而化热上扰清窍,常见心情烦躁、言语啰嗦或多疑善虑,头痛失眠,甚则哭笑无常,痛不欲生,喉中痰鸣,舌质暗红,舌苔黄腻或白腻,脉弦滑或弦涩。

治当清热泻火,涤痰开窍。

方用黄连温胆汤加减。

药用川连3 g,姜半夏、淡竹茹、白茯苓、陈皮、白芥子、胆星、石菖蒲、远志各9 g,若头痛呕恶、口干便秘者,加礞石滚痰丸9 g,或钩藤、生军各9 g以导痰热下行。

老年性痴呆病程较长,在治疗中单纯的虚证和实证较为少见,往往表现为虚实夹杂。

《素问·脉要精微论》有"头者,精明之府"。

《灵枢·大惑论》及《海论》、《口问》将视觉、听觉以及精神状态的病理变化与脑密切联系起来。

元神之健全必须依赖"髓充满"(脑为髓海)、"空窍清"(脑为清窍之府)和"脑络通"(头为诸阳之会)。

作为生理活动的基础,一旦邪客于脑(主要的瘀、痰),难免窍蒙、络阻,加之老年脑髓渐空,势必导致虚实夹杂,元神失其健全。

临床上出现精神、意识、思维方面的病理变化,这就是《医参》谓:"杂者钝"之关键所在。

所以,在治疗中必须邪正兼顾,益气化瘀,补肾健脑并用。

包括常用经验方醒脑复智丹。

药用党参30 g,黄连6 g,丹参20 g,地龙、川芎、桃仁各10 g,天竹黄、石菖蒲、远志各6 g,红花5 g。

以及常用经验方健脑散。

药用红参、川芎、制马钱子各 15 g,地鳖虫、当归、三七、枸杞子各 21 g,地龙、全蝎、制乳香和制没药各 12 g,紫河车、鸡内金各 24 g,血竭、甘草各 9 g,研极细末,装入胶囊,每服 4.5 g,早晚白开水冲服。

两方都气血兼顾,祛邪扶正,有较好疗效,可供选用。

另外,由于脑血管性痴呆中 60%～80% 患有高血压、冠心病、糖尿病、脑动脉粥样硬化、高脂血症。因此,积极治疗各种原发病,控制不同危险因素,并适当参加规律运动和练气功,对本病的防治具有一定的意义。

14.6 老年性痴呆的临床研究

14.6.1 临床诊治心法

脑位于颅内,由精髓汇聚而成,其性纯正无邪,人体十二经脉,三百六十五络,其血气皆上于面而走空窍,脑唯有气血不断滋养,精髓纯正充实,才能发挥"元神之府"的功能。

人至老年,"形气虽衰,气亦自壮",形衰则气虚,心壮则气郁,气虚、气郁均可引起血流不通畅而导致血瘀。

若瘀血随经脉流入于脑,与精髓错杂,致使清窍受蒙,灵机呆钝,则出现表情痴呆、神识不清、癫狂时作诸症。同时,由于瘀血内阻,使脑气与脏气不接,气血无法上注于头,脑失所养,日久则精髓逐渐枯萎,故而病情进行性加剧。

临床所及,老年性痴呆患者具有颜面四肢老年斑、巩膜瘀丝累累、肌肤甲错、舌紫或兼紫斑等典型瘀血指征。

近代实验室研究亦发现,老年性痴呆患者大脑呈弥漫性脑萎缩,脑回变窄,脑沟增宽,神经细胞内脂褐质增多,神经原纤维缠结和颗粒空泡变性,均证实本病与瘀血密切相关。

根据《医参》谓:"脑髓纯者灵,杂者钝"的病机,治疗老年性痴呆当忌蛮补。

张景岳谓:"瘀血有所留脏,病久至羸,似乎不足,不知病本未除,还当治本。"

瘀血是导致老年性痴呆的主要病因,瘀血不去,盲目进补,必然反招气血壅滞,加重其害。

治当疏通脉道,祛除瘀血,俾气血畅通,脑得其养。

故对证属肾虚精亏或气血不足者,每在辨证论治基础上,加入川芎、红花、赤芍、桃仁等,以畅通脉道涩滞,祛逐瘀血隐患,并能消除补药黏腻,为补剂发挥效能扫清障碍。

而对瘀血症明显者,则取桃红四物汤、通窍活血汤、癫狂梦醒汤等化裁。

临床习加水蛭以搜剔宿瘀。《本草经百种条》谓:"凡人身瘀血方阻,当有生气易治,阻之久,则无生气而难治。盖血既离经,与正气全不相属,搜之轻药,则拒而不纳,药过峻,又反能伤未败之血,故治之极难。水蛭最喜食人之血,而性又迟缓善入,迟缓则生血不伤,善入则坚积易破,借其力以攻积久之滞,自有利而无害也",临床验证,确有效果。

临床组方,习以石菖蒲、蒲黄为配。石菖蒲芳香开窍,蒲黄破血通络,两味同投,则有活血醒脑之功;通天草轻清上逸,能引药入脑,各型均以之为使,可收事半功倍之效。

14.6.2 临床研究报告

根据老年性痴呆的本虚、标实的特点，中医药治疗老年性痴呆多以补肾健脾、益心疏肝、开窍醒脑、通瘀化痰为主要治则，并随证加减。

临床上，一般采用专方专药如常用调心方和补肾方、血府逐瘀汤、黄连解毒汤、滋肾活血汤、益智灵口服液、当归芍药散、钩藤散、抑肝散、愚聪散等。

也可以辨证施治如髓海不足方选左归丸加减、肝肾不足选杞菊地黄丸加减、脾肾亏虚选金匮肾气丸加减、痰浊阻窍方选洗心汤或转呆汤加减、瘀血内阻方选通窍活血汤加减等。

有人统计分析了1992～1997年全国27种医学杂志上发表的33篇有关老年呆病的临床报道，分为辨病论治组11篇、复方临证加减组16篇、辨证论治组6篇。共观察患者1 116例，其中显效496例，占44.44%，有效455例，占40.77%，总有效率为85.22%。其中补肾益精生髓、活血化瘀通络、健脾化痰、开窍安神为本病的主要治法，首选甘缓、甘降、辛开药物为本病的基本原则，如石菖蒲、黄芪、远志、丹参、川芎、枸杞子、山茱萸、熟地黄、胆南星、茯苓、何首乌、桃仁、半夏等品为治疗本病的首选药物。

许多医家从肾虚痰凝血瘀着手论治老年性痴呆，取得了较好的临床疗效。蔡氏以肾虚为主，痰阻血瘀为标立方，研究了补肾祛痰活血方对衰老大鼠学习记忆功能的影响，认为补肾祛痰活血方不但可以改善衰老模型小鼠学习记忆能力，而且可以减缓自然衰老小鼠学习记忆能力的减退。阎氏用自拟的滋肾活血方(生地黄、山萸肉、何首乌、枸杞子、当归、丹参、赤芍、川芎等)治疗老年性痴呆64例，有效率达到84.4%。陈氏研究了脑力康口服液对老年痴呆动物模型学习、记忆及某些中枢神经递质的影响，该方以熟地黄、黄精、枸杞子补肾填精，川芎、三七活血化瘀，石菖蒲、远志化痰开窍。实验结果表明，该制剂可明显增进痴呆大鼠学习记忆能力，提高鼠脑去甲肾上腺素(NE)、5-羟色胺(5-HT)含量。张昱教授也发现，补肾、醒脑、益精髓的中草药能改善痴呆大鼠的记忆认知障碍，可对抗中枢胆碱能神经损害造成的皮质乙酰胆碱含量和胆碱乙酰转移酶活性的降低，并能改善老年性痴呆患者的临床症状，提高患者体力、智力、改善记忆力、计算力和定向力。

有研究报道，1989年以来，应用中医"调心方"和"补肾方"加减，治疗老年性痴呆125例。根据DSM-Ⅳ和ICD-10的诊断标准选择患者，并必须符合以下条件。

(1) 年龄在50岁以上。

(2) 记忆呈进行性衰退，近期记忆力尤差。

(3) 长谷川智力测定分在10.5～20分者为疑似老年性痴呆，在10分以下者为老年性痴呆；

(4) 有人格、方位、生活能力、理解判断等精神、行为异常表现。

(5) CT检查有萎缩或梗死改变。

上述5项前3项为必备，后2项需具备1项。将病情分为轻、中、重三级。

区分血管性痴呆与老年性痴呆的标准为：

(1) 病史：血管性痴呆患者有明显的脑血管疾病史，如高血压、脑卒中等。

(2) 临床表现：血管性痴呆常伴有头晕、头痛、肢麻、震颤等表现。有些可以出现局部的神经体征。起病较突然,常有缺血性或出血性脑卒中史。起病后病情变化迅速,呈阶梯式反复,赫尔辛基缺血评分(Hachinski ischemic score, HIS)计分大于 4 分。原发性老年痴呆患者发病以缓慢渐进为多,最初比正常老年人的生理减退稍明显,记忆障碍突出,特别健忘,常同时出现定向力、计算力、理解情感的障碍。

(3) CT 检查:血管性痴呆有明显的梗死灶或出血、缺血倾向,或呈腔隙状态;原发性老年性痴呆无梗死灶,多为脑萎缩变化,对临床上部分患者的头颅 CT 检查结果既有梗死灶又有脑萎缩者,仍归于血管性痴呆。

疗效判断分为基本正常、显效、有效、无变化、无效五级。并以智能记分、精神行为及病情轻重转化角度分别进行判断。

根据长谷川智力测定:

(1) 基本正常　治疗前后相比,智力分数提高 10 分以上,且总分达到 20.5 分。

(2) 显效　治疗前后相比,智力分提高 5~10 分。

(3) 有效　治疗前后相比,智力分数提高低于 4.5 分。

(4) 无变化　治疗前后相比,智力分数提高低于 1.5 分或无变化。

(5) 无效　治疗后智力分数较治疗前下降。

根据记忆、精神、行为的表现,采用分组打分法:

(1) 基本正常　治疗后有关表现基本恢复正常,计分为 0 分。

(2) 显效　治疗后有关表现有较明显的改善和好转,计分下降达≥2 分。

(3) 有效　治疗后有关表现有所好转,分数下降达 1 分。

(4) 无变化　治疗后有关表现计分无变化。

(5) 无效　治疗后,有关表现计分反见升高。

根据 DSM-Ⅵ中有关痴呆的诊断标准,观察病情的转化:

(1) 基本正常　患者在治疗后,工作或社交能力与发病前相近,能维持独立生活能力,判断力基本完整。

(2) 显效　患者在治疗后,病情由重度转化到轻度。

(3) 有效　患者在治疗后,病情由重度转化到中度,或由中度转化到轻度,或轻度的症状有所改善。

(4) 无变化　治疗后,患者的病情无改善也无退步。

(5) 无效　治疗后病情继续发展。

治疗方法根据中医辨证论治原则指导下进行辨证分型:

(1) 心气不足型

记忆力明显减退或部分或基本丧失,神情淡漠,沉默少言,反应迟钝,动作笨拙,静则思睡,抑郁恐惧,舌质淡,苔薄白,脉沉细。

辨证:心气不足,机窍受蒙,神明失用。

治法:补养心气,益智通窍。

方药:调心方(石菖蒲,远志,炙甘草等)。

(2) 肾阴虚衰型

记忆力明显减退或部分及基本丧失、神情烦躁、坐立不安、惊恐善怒、无效劳作、头晕耳鸣、腰酸膝软、舌质红、苔少、脉细弦。

辨证：肾阴不足，髓海空虚，脑失充养。

治法：滋阴补肾，益精补髓。

方药：补肾方（天冬，山萸肉等）。加减法：兼痰火者加胆星、天竹黄；兼肝火者加夏枯草、墨旱莲；兼血瘀者加桃仁、红花；兼心火者加黄连、木通。

疗程：3个月为一个疗程，在服用中药期间，患者基本上停服其他药物，对往返不便者，进行家庭随访。

治疗结果：

对智力改善的作用，以改良的长谷川智能量表为判断依据。

其中治疗血管性痴呆改善智力总有效率为62.2％。治疗老年性痴呆改善智力总有效率为74％。

对记忆力改善的作用，应用调心方、补肾方治疗后，血管性痴呆总有效率为66.67％，老年性痴呆总有效率为67.5％。

对精神衰退的改善作用，结果如下：

(1) 血管性痴呆　对神情的总有效率为71.7％，对人格的总有效率为31.6％，对定向力的总有效率64.4％，对理解判断的总有效率为57.8％。

(2) 老年性痴呆　对神情的总有效率为71.7％，对人格的总有效率42.2％，对定向的总有效率为73.3％，对理解判断的总有效率为53.8％。

对行为异常的改善作用，结果如下：

(1) 血管性痴呆　生活能力改善的总有效率为35.6％，对睡眠改善的总有效率为62.2％，对行为改善的总有效率为55.6％。

(2) 老年性痴呆　对生活能力改善的总有效率为55.6％，对睡眠改善的总有效率为57.5％，对饮食改善的总有效率为40％，对大小便改善的总有效率为60％，对行为改善的总有效率为36.3％。

治疗前后病情轻、中、重度的转化，结果如下：

用调心方治疗的患者中，总有效率为52.5％，用补肾方治疗的患者中，总有效率为51.4％。

在治疗过程中，研究未设对照组，采用患者治疗前后的自身对照来反映疗效。

14.6.3　临床针灸治疗

通过分析30余种针灸医籍中相关病证的针灸处方，发现其主要选的是神门、百会、心俞、间使、上星等穴位，且在治疗上以膀胱经、督脉为主要取穴经脉。临床上各医家治疗老年性痴呆多不离此大纲。针灸对此病的治疗时间较长，一般10～15次为一疗程，临床中发现至少1个月以上才能见效。

有人比较了单纯用针刺或中药与针药并用治疗老年性痴呆的疗效,共治疗115例。结果显示,针刺或中药并用治疗组的总有效率为84.21%,明显优于单用针刺的总有效率58.62%,或单用中药组的总有效率65.51%,组间比较有非常显著性差异($P<0.01$),说明针刺或中药并施是治疗本病的最佳方法。

也有人以百会、强间、脑户、水沟为主针刺,配合神门、通里、三阴交,使用乙酰谷酰胺注射液于哑门、风池和肾俞,效果较为显著。或者用人参注射液和复方丹参注射液于双侧肾俞、足三里、三阴交注射,也有一定疗效。

另外,还有人运用走罐的方法先拔吸第7颈椎到骶尾部督脑及其两侧的足太阳膀胱经所在部位,再将罐分别留拔于大椎及左、右肾俞穴治疗老年性痴呆,亦有效。

14.7 小结

综上所述,痴呆之病在脑,本在肝肾亏虚,标为痰凝血瘀。肝肾亏虚是老年性痴呆的主要原因和基础,痰凝血瘀是发病的直接原因。肝肾亏虚为本,痰凝血瘀为标,本虚标实正是老年性痴呆的基本病机。其病理机制涉及肝、肾、心、脾四脏,为本虚标实,虚实夹杂之证。临床上以虚实夹杂者多见,治疗上应以滋补肝肾、活血化瘀治疗为大法,然后分析虚实因果,权衡标本轻重,恰当予以或补或通,或通补兼施治疗。

对老年性痴呆的治疗,重点应放在改善智力和提高患者生活质量上。如治疗有效,往往在服药1个月左右已见端倪;如服药1个月未见进展,则应重新辨证,更改治疗方案。

今后中医药治疗老年性痴呆研究的思路与方法如下:

(1) 对传统中医文献资料进行系统的搜集、整理和诠释,运用多学科知识,进行分析、综合,以深化中医药治疗老年性痴呆的中医理论基础。

(2) 积极吸收现代医学有关诊断和治疗的综合研究进展,以及中医药治疗老年性痴呆的临床动态、进展,发现存在的问题,预测研究发展趋势和前景,使研究具有先进性、独创性和科学性。

(3) 借助现代科学的新技术、新知识和新方法,对中医药治疗老年性痴呆的某些相关因素,如遗传、饮食生活等以及某些脏腑痰瘀等病因病机病理因素进行实验研究。

(4) 开展方药的作用机制、构效关系、量效关系、配伍效应、药代动力学规律、动物模型的研究,寻求中医药治疗老年性痴呆的机制,开展前瞻性研究。

(5) 进行辨证研究时多设对照组,努力探索辨证分型的特异性指标,以及中西医结合疗法的实验研究,寻找高效的药物、方剂、刺灸法和穴位以及综合治疗方法。

参考文献

[1] 韩济生.神经科学纲要[M].北京:北京医科大学,中国协和医科大学联合出版社,1993,765.
[2] 王永雁,田清涞,马瑾瑜,等.人类衰老学[M].上海:上海医科大学出版社,1995,81.
[3] 曲莉莎.中医药防治老年性痴呆研究进展[J].贵阳中医学院学报,1995,17(1):47.
[4] 蔡晶,杜建.老年期痴呆研究近况[J].福建中医学院学报,1997,9(3):40.

[5] 傅仁杰.老年呆病的诊断、辨证分型及疗效评定标准(讨论稿)[J].中医杂志,1991,(2):56.

[6] 王恒松.对老年痴呆防治的体会[J].中医杂志,1994,35(9):526.

[7] 阎勤.滋肾活血汤治疗老年性痴呆64例[J].陕西中医,1998,19(1):15.

[8] 李建生.姚培发教授治疗老年性痴呆的经验.辽宁中医杂志,1992,(7):19.

[9] 李元.老年性痴呆证的辨证分型[J].中医函授通讯,1998,17(2):44.

[10] 谢颖桢,梅建勋,王同胜.中医药治疗老年期痴呆的研究概况[J].北京中医药大学学报,1997,20(5):61.

[11] 何华.李鲤主任医师治疗老年痴呆病经验[J].河南中医,1998,18(2):39.

[12] 何国军,汪万成,赖福生,等.老年呆病治疗规律初探[C].中国中西医结合学会神业科专业委员会第二届全国学术会议论文集,1998,11.

[13] 梁忠,吴天强,胡兰.针刺中药合用治疗老年性痴呆115例临床总结[J].中国针灸,1998,18(12):712.

[14] 陈业孟,方幼安,邵启惠.老年痴呆症的中医治疗[J].上海中医药杂志,1990,36(6):13.

[15] 杨树成.水针治疗老年性痴呆症26例[J].浙江中医杂志,1995,30(8):357.

[16] 杨正杰.背俞穴走罐治疗老年性痴呆18例[J].新中医,1996,28(12):31.

[17] 傅立.灰色系统理论及其应用[M].北京:科学技术文献出版社,1992,185.

[18] 蔡春华.加示左归丸治疗老年性痴呆31例[J].江苏中医,1994,15(11):9.

[19] 段从存,王怀印.补肾健脑汤为主治疗老年性痴呆30例[J].安徽中医学院学报,1994,13(4):28.

[20] 曹伯海,叶善龙,林得贞.辨证治疗老年性痴呆症110例疗效观察[J].浙江中医杂志,1995,30(2):544.

[21] 葛帮雨,李争,张炬.启灵开智烫治疗老年性痴呆37例[J].河南中医,1995,15(4):243.

[22] 徐仕珍.24例老年性痴呆临床观察[J].上海中医药杂志,1995,5:5.

[23] 刘积庆.四七汤加味治疗老年性痴呆30例[J].实用中医药杂志,1995,11(4):8.

[24] 杜晓泉.试论活血补肾法治疗老年性痴呆[J].陕西中医,1994,15(2):71.

[25] 张明.老年性痴呆的证治体会[J].河北中医,1996,18(3):14.

[26] 郭正杰.辨证治疗老年痴呆21例临床体会[J].湖南中医杂志,1996,12(5):35.

[27] 赵国民,商晓英,赵长云,等.益气活血法为主治疗老年性痴呆30例临床观察[J].黑龙江中医药,1996,1:37.

[28] 谢美玲.补肾活血化瘀法治疗老年性痴呆40例[J].新中医,1997,29(11):60.

[29] 王宏献.地黄饮子加减治疗老年性痴呆50例[J].北京中医,1998,17(1):13.

[30] 秦嘉.通窍活血汤治疗老年性痴呆59例临床观察[J].北京中医,1997,16(5):12.

[31] 张炉高,王惠仙.辨证论治老年性痴呆38例临床观察[J].云南中医杂志,1997,18(3):11.

[32] 阎乐法,刘百波,李义清.呆聪汤治疗老年性痴呆临床研究[J].山东中医药杂志,1997,16(11):499.

[33] 闫乐法,刘百波,郭文君.智灵汤治疗老年痴呆的临床观察[J].中医杂志,1998,39(9):542.

[34] 韩旭,陈美兰,胡铣城.中医辨证分型治疗老年性痴呆病60例[J].辽宁中医杂志,1998,25(12):557.

[35] 孔繁林,赵文善.孔圣枕中丹加味治疗老年性痴呆26例[J].辽宁中医杂志,1998,25(12):557.

[36] 田友谊,杜中选,丁振平.中药治疗老年性痴呆38例临床观察[J].河南中医药学刊,1998,13(40):9.

[37] 彭玉红.益脑汤治疗老年性痴呆90例[J].中医研究,1998,11(5):23.

[38] 朱振铎,薛一涛,霍青,等.舒肝解郁滋肾养心法治疗老年性痴呆病34例临床研究[J].山东中医药大学学报,1998,22(5):346.

[39] 董学锋,熊成熙.自拟芪参抗痴汤治疗老年性痴呆32例[J].新中医,1998,30(4):57.

[40] 吕少启.六味地黄汤加味治疗老年型痴呆病33例小结[J].甘肃中医,1999,12(2):12.

[41] 胡九东.补肾泻浊汤治疗老年性痴呆附30例病例分析[J].光明中医,1999,14(3):40.

[42] 王武军,向忠友.自拟益智宁脑片治疗老年性痴呆31例[J].湖南中医杂志,1999,15(3):37.

[43] 李永枝.中医肾虚证研究进展[J].中国中医基础医学杂志,1996,2(4):56.

[44] 蔡永春,李凤文,张立石.补肾活血方对衰老小鼠学习记忆功能的影响[J].中国中医基础医学杂志,1998,17(3):133.

[45] 陆建原,马静,黄青松.脑力康口服液对老年痴呆动物模型学习、记忆及某些中枢神经递质的影响[J].陕西中医学院学报,1993,21(3):38.

[46] 跨世纪脑科学.老年性痴呆致病机理与防治.香山科学会议第91次学术讨论会纪要[J].中华老年医学杂志,1998,17(3):133.

[47] 蒲正国.补肾活血法在脑血管病中的临床应用[J].江西中医药,2005,36(10):62.

[48] 蒲正国.试论肾虚血必瘀[J].浙江中医杂志,1993,28(10):471.

[49] 杨兰.补肾活血法治疗多发梗塞性痴呆20例疗效观察[J].湖南中医杂志,1998,14(1):13.

[50] 张维颖.补肾健脑汤治疗中风痴呆56例[J].陕西中医,1999,20(1):12.

[51] 李平,吴钟璇,张云如,等.健脑益智胶囊改善肾型脑梗塞患者记忆力的临床观察[J].北京中医药大学学报,1996,19(1):60.

[52] 刘华,周君富.补肾活血化瘀法治疗脑血管性痴呆的临床研究[J].浙江中医杂志,1994,29(12):530.

[53] 陈宁.补肾通络法治疗脑血管性痴呆的临床观察[J].河南中医,1994,14(2):88.

[54] 吴涛,范宏涛,冯跃.补肾益气活血汤治疗脑血管性痴呆26例[J].河北中医,1999,21(1):5.

[55] 张大宁,张勉之.论肾与"心-肾轴心系统学说"[J].中国医药学报,2003,18(10):587.

[56] 邹莉波,刘干中.部分中药对小鼠学习记忆能力的影响[J].中药药理与临床,1990,6(5):16.

[57] 周大兴,李昌煜,林乾良.石菖蒲对小鼠学习记忆的促进作用[J].中草药,1992,23(8):417.

[58] 杨雄里.神经科学[M].北京:中国科技技术出版社,1991,137.

[59] 罗焕敏,姚志彬,陈以慈.当归芍药散改良方对老年性痴呆鼠空间记忆力的影响[J].中国老年学杂志,1995,15(5):283.

[60] 胡镜清,赖世隆,王奇,等.补肾益智方对阿尔茨海默病大鼠模型脑内胆碱能神经系统的保护作用[J].广州中医药大学学报,1999,16(3):201.

[61] 颜德馨.老年性痴呆与瘀血的关系[J].辽宁中医杂志,1991,(8):37.

[62] 杨柏灿,林水淼,刘仁人,等.Azheimer痴呆的中医病因病机探析[J].中国中医基础医学杂志,1999,5(1):51.

[63] 田金洲,杨承芝,盛彤,等.可疑痴呆人群中阿尔茨海默病临床前的认识损害特征及其与中医证候的关系[J].湖北中医学院学报,1999,1(4):49.

[64] 饶燕,王奇,赖世隆.补肾益智方对实验性Alzheimer病大鼠学习记忆和海马长时程增强的影响[C].//中国神经科学学会第三届全国学术会议论文摘要汇编,1999,278.

[65] 胡镜清,赖世隆.阿尔茨海默病病理进展与中药可能干预途径[J].广州中医药大学学报,1997,14(2):125.

[66] 陈楷,陈可冀.老年期痴呆研究进展[J].中国中西医结合杂志,1995,15(2):120.

第15章 痴呆的药物治疗

15.1 概述
    15.1.1 痴呆的病因
    15.1.2 痴呆的患病率
    15.1.3 痴呆的病理学基础
    15.1.4 痴呆的临床表现

15.2 *痴呆的药物治疗*
    15.2.1 针对神经递质的治疗
    15.2.2 抗氧化剂和神经保护剂
    15.2.3 激素替代疗法
    15.2.4 抗炎治疗
    15.2.5 神经营养因子
    15.2.6 促神经细胞代谢药
    15.2.7 血管扩张剂和脑循环改善剂
    15.2.8 抗β淀粉样蛋白治疗
    15.2.9 针对钙离子通道

15.3 *痴呆的对症治疗*
    15.3.1 抗焦虑药
    15.3.2 抗抑郁药
    15.3.3 抗精神症状药
    15.3.4 其他对症治疗药物

15.4 *痴呆的中药治疗*

15.5 *痴呆的其他治疗药物*

15.6 展望

15.1 概述

痴呆是在智能已经获得相当发展之后,由于脑部病变而引起的继发性智能减退,由原来正常衰退到不正常,与智能原本就未曾很好发育的精神发育迟滞不同。

痴呆是由于各种疾病而引起持续性高级神经功能的全面障碍,最终导致精神功能衰退的一组后天获得性的综合征,它通常具有慢性或进行性的性质,出现多种高级皮质功能紊乱包括记忆、思维、定向、理解、计算、学习能力、语言和判断功能的障碍。

痴呆患者的意识一般是清楚的,偶尔以情绪控制和社会行为或动机的衰退为前驱症状。痴呆是老年人中常见的慢性脑病综合征。

痴呆是有别于正常功能活动的一种显著变化,痴呆者的认知障碍是全面的,与单纯的失语、失用、失写等局限性脑功能障碍不同。

虽然痴呆是老年人的常见疾病,但痴呆可发生在任何年龄,外伤和缺氧等也可造成年轻人痴呆。

15.1.1 痴呆的病因

很多颅内和躯体疾病都可以引起痴呆症状。临床各种因素引起痴呆的常见病因详见表 15-1。

表 15-1 痴呆的常见病因

代谢中毒性	结构性	感染性
缺氧	阿尔茨海默病	细菌性心内膜炎
一氧化碳中毒	肌萎缩性侧索硬化	脑肿瘤(选择性)
严重心功能不全	脑外伤(急性、重度)	艾滋病
药物-酒精滥用	慢性硬膜下血肿	克-雅病
营养障碍	拳击手痴呆	羊瘙痒病
维生素 B_1 和维生素 B_{12} 缺乏	脑肿瘤	库鲁病
糙皮病	小脑变性	神经梅毒
甲状旁腺功能亢进	交通性脑积水	吉斯综合征
伴发的高钙血症	肝豆状核变性	真菌性脑膜炎
低血糖症	亨廷顿舞蹈症	病毒性脑炎
甲状腺功能减退	额叶放射损伤	结核性脑膜炎
垂体功能减退	多发性硬化	
脏器系统功能衰竭	正常脑压脑积水	
肝性脑病	帕金森病	
肺性脑病	匹克病	
尿毒症性脑病	进行性多灶性脑白质病	
	外科手术	
	血管性疾病	
	多发性脑梗死痴呆	

资料显示,在发达国家,阿尔茨海默病为最常见、最主要的神经变性型痴呆,占所有痴呆患者的 3/5～3/4。第二个最常见的病因是血管性痴呆。

15.1.2 痴呆的患病率

痴呆的患病率随着研究方法学的不同而异。

国外研究发现,65 岁以上老人的痴呆患病率为 2.2%～8.4%。在 60～90 岁的老年人中,患病率随年龄的增长呈指数增加,即每隔 5.1 岁增加 1 倍。年龄在 95 岁以上老年人,患病率为 47.3%,此时,痴呆不再按大于约 5 年增加 1 倍的指数模式而增长。

国内痴呆的流行病调查表明,60 岁以上的老年人中,痴呆的患病率为 0.75%～5.29%。1998 年,对北京市城乡居民老年期痴呆及其主要亚型的患病率和流行特征的研究调查显示,痴呆患病率及年龄标化患病率 55 岁及以上者分别为 4.6% 和 4.2%。上海市 1997 年的研究结果为 ≥55 岁、≥65 岁和 ≥70 岁组人群痴呆患病率分别为 3.0%、4.32% 和 5.29%。

在老年期痴呆的构成比中,日本的研究发现,血管性痴呆的患病率较阿尔茨海默病高。欧美、中国上海及近期北京的研究显示,阿尔茨海默病患病率高于血管性痴呆。阿尔茨海默病和血管性痴呆的年龄标化患病率均随年龄而升高,阿尔茨海默病每隔 5 岁增高约 1 倍,血管性痴呆则缓慢上升。阿尔茨海默病年龄标化患病率 55 岁及以上女性高于男性,血管性痴呆则男性高于女性。

15.1.3 痴呆的病理学基础

(1) 神经解剖学基础 在人类大脑中,大脑皮质联合区、海马及其邻近结构、丘脑等部位与学习记忆关系密切。大脑皮质联合区之间有广泛的纤维联系,对来自各方面的信息进行加工处理,是记忆的最后储存区域,与远期和长期记忆有关。海马则与近期记忆、空间位置的记忆能力有关。在脑内还存在由边缘系统结构如扣带回、丘脑、杏仁核等与海马组成的两条与记忆有关的回路,一条回路称内侧边缘环路,由海马、扣带回、丘脑与大脑皮质联合区组成,信息在此回路中循环,并得以保存,另一条是由杏仁核、丘脑、额叶皮质组成,称为基底外侧边缘环路,参与情感记忆。另外,由短轴突神经元构成的局部神经元回路中的局部回路神经元数量越多、细胞突的复杂精巧程度越高,学习、记忆及思维能力越强。

(2) 神经递质的生化基础 大量胆碱能神经元位于基底前脑,与大脑皮质及海马之间存在广泛的联系,海马环路本身就是胆碱能通路,大脑皮质深层锥体细胞本身也是乙酰胆碱敏感神经元,胆碱能的上行激动系统可使大脑皮质处于兴奋、警醒状态,提供学习、记忆时的必要背景条件。起自于蓝斑核的儿茶酚胺类去甲肾上腺素能系统,可调节广泛脑区的突触传入活动,提高注意力,促进信息的记忆和保存。此外,与记忆有关的递质还包括 5-羟色胺、γ-氨基丁酸等。

(3) 蛋白和核酸 在学习和记忆的过程中,大脑内蛋白质合成活动增加。远期记忆有赖于脑内蛋白质的合成。影响或抑制蛋白质合成的疾病或药物均可导致学习记忆能力的下降。

(4) 神经肽与内阿片肽 β-内啡肽、脑腓肽可损害记忆的保持能力,而神经肽 CCK 及 P 物质则有增强记忆的作用。

15.1.4 痴呆的临床表现

由脑变性疾病引起的痴呆，其起病与发展缓慢，常无确切的发病时间。临床主要表现包括：记忆力障碍、语言障碍、定向力障碍、计算力障碍、情感障碍、行为异常、理解判断力障碍。

继发性痴呆患者还有原发性疾病的表现。

临床上痴呆疾病一般分为三期：

(1) 早期阶段 出现记忆力障碍，尤其是近记忆障碍，学习新知识、掌握新技能的能力下降。

(2) 中期阶段 表现智能减退与人格变化，有明显认知功能障碍。

(3) 晚期阶段 丧失各种定向力、生活完全不能自理，智能减退和人格衰败十分严重。

痴呆的诊断首先是确定是否存在痴呆，其次是明确痴呆的原因。主要依据详细的病史询问与精神状态检查。

需要排除可能与痴呆症状群相混淆的情况。

临床多采用国际疾病分类第 10 版(ICD-10)，美国精神障碍诊断与统计手册第 4 版(DSM-Ⅳ)，美国国立神经病、语言功能障碍和卒中、阿尔茨海默病与相关疾病研究所(NINCDS-ADRDA)，中国精神疾病分类方案与诊断标准修订第 2 版(CCMD-2-R)中有关痴呆的诊断标准。

而痴呆筛选测验多采用简易智力状态检查(MMSE)、长谷川痴呆量表(HDS)、分类命名测验、Blessed 痴呆量表(BDS)、阿尔茨海默病评估量表(ADAS)等。

实验室检查中的血尿常规，胸部 X 线，血钙、磷、钠、钾、尿素氮、血脂、T_3、T_4 及梅毒学、HIV 检查必不可少。如条件允许应测定血维生素 B_{12}、叶酸、血氨、甲状旁腺激素等水平。

头颅 CT、MRI 检查是必要的，条件允许可做脑 SPECT 或 PET 检查。

脑电图检查主要用于除外癫痫、脑瘤之类的神经疾病。

痴呆的病因诊断应根据病史、体格检查及实验室检查综合分析。

哈金斯基(Hachinski)缺血评分量表检查有助于区分临床上常见的血管性痴呆与阿尔茨海默病。

血管性痴呆与阿尔茨海默病的鉴别如表 15-2 所示。

表 15-2 血管性痴呆与阿尔茨海默病的鉴别

	血管性痴呆	阿尔茨海默病
起病	较急	隐渐
病程	波动或阶梯恶化	进行性缓慢性进展
早期症状	神经衰弱综合征	近记忆障碍
认知功能	以记忆障碍为主	全面痴呆
	判断力、自知力较好	判断力、自知力丧失
	人格改变不明显	有人格改变
	情感脆弱	淡漠或欣快
神经系统	局限症状和体征	早期多无局限体征
头 CT/MRI	多发梗死、腔隙和软化灶	弥漫性皮质萎缩
Hachinski 评分	大于 7 分	小于 4 分

哈金斯基(Hachinski)缺血评分量表(见表15-3)。

表15-3 哈金斯基缺血评分量表

评 估 项 目	有(分)	无
突然发病	2	0
逐步恶化(认知功能)	1	0
躯体反应	1	0
不能自制情绪	1	0
高血压病史	1	0
卒中病史	2	0
局部脑神经症状	2	0
局部脑神经体征	2	0
	各项正确评分的分数总和	

鉴别诊断主要有以下3种：

(1) 老年人良性记忆减退　主要是再现过程出现功能障碍，不能运用自如地从记忆库存中提取已掌握的资料，急切时尤为困难，经过提示多半能回忆起来；对工作、社交及生活的影响较小；记忆功能障碍呈现非进行性。

(2) 抑郁症　老年期抑郁症多表现为行动迟缓、言语减少，可有类似真性痴呆的表现和一定的认知功能障碍。

这些患者对自己认知功能减退往往表现出淡漠和漠不关心，为无明显智力缺陷的抑郁性"假性痴呆"。给予抗抑郁药后，随病情好转，假性痴呆症状也随之消失。

抑郁性假性痴呆与真性痴呆的鉴别如表15-4所示。

表15-4 抑郁性假性与真性痴呆的鉴别

项　目	抑郁性假性痴呆	真性痴呆
起病	较急	多缓慢
主诉	强调记忆力差,不能用脑	否认或淡化智能缺陷,力图掩盖或弥补
症状前后	情绪抑郁先于智能缺陷	智能缺损在先
过去抑郁史	常有	不一定
情绪	抑郁、苦恼	淡漠、肤浅、情绪不稳定
对愉快的环境和气氛的反应行为	不能作出相应的积极反应	能作出相应的积极反应
行为	动作慢,但仍能准确执行	笨拙,与智能缺损程度相称
睡眠	入睡困难或早醒	昼夜节律紊乱或颠倒
对智能测验的态度	不合作　　回答慢,常答不知道	较合作。努力答好和做好,完不成时有沮丧、生气
智能测验成绩	项目有好有差,前后不一致	普遍差,前后一致
脑电图表现	为α波波型或低幅快波	中晚期有双侧对称的广泛慢波化、波幅降低

(3) 谵妄　谵妄多有诱发原因,起病急,病程短,有意识障碍,且意识障碍呈波动性。痴呆患者本身谵妄阈值较低,患其他临床疾病时常易伴发谵妄。

15.2　痴呆的药物治疗

15.2.1　针对神经递质的治疗

阿尔茨海默病患者有神经递质,尤其是胆碱能神经功能降低的表现。目前的治疗研究是针对纠正乙酰胆碱,增强剩余胆碱能神经元的功能代谢。为提高阿尔茨海默病患者胆碱能活性可采取下列几种途径:乙酰胆碱的前体药物;抑制乙酰胆碱酯酶活性,从而减少脑内乙酰胆碱的分解;激活突触后胆碱受体,包括 M 受体和 N 受体;增加乙酰胆碱的合成或释放。

(1) 应用前体以增加乙酰胆碱合成　胆碱前体中用于替代性药物进行试验性治疗的有氯化胆碱(choline chloride)、重酒石酸胆碱(choline bitartrate)、磷脂酸胆碱(phosphatidyl choline)、氨基甲酰甲基胆碱、卵磷脂(lecithine)、槟榔碱等,但临床试验无一致的结论。乙酰基前体如盐酸乙酰 L-肉碱(levacecarnine)。1986 年,在意大利上市,为脑中乙酰胆碱合成的内源性底物,具有神经保护作用和线粒体保护作用,积极参与线粒体内的能量代谢,能校正线粒体 DNA 转录,可增加脑内乙酰胆碱的合成,因此可防止老化和神经退化过程,已在世界范围内多组以安慰剂作对照的临床试验中显示疗效。在欧洲临床上治疗早老性痴呆症患者,每天剂量为 1.5～3.0 g,疗程 6～12 个月,可减缓识别能力的下降,治疗 3 个月后可见识别力和记忆力的改善,本品耐受性好,无明显不良反应。另外,用吡烷酮醋胺 6.0,1 日 2 次,共 14 日,治疗前和治疗后均作 PET 检查,阿尔茨海默病患者代谢降低,主要为顶、颞、枕区。经治疗后,阿尔茨海默病患者的额、中央、顶、枕、视觉、听觉、扣带回皮质、基底节以及丘脑的葡萄糖代谢增加,而非阿尔茨海默病患者则无明显改变,两组间有显著差异,这些结果与临床疗效相一致。阿尔茨海默病患者经过短期治疗后,无论是临床还是实验室参数均有改善。应用磷脂酰丝氨酸每天 500 mg,共 3 周治疗后,也获相似效果。提示改善细胞膜结构及其功能,治疗后患者脑区改善以基底节和视觉皮质最明显。

(2) 增加乙酰胆碱含量　胆碱酯酶抑制剂是当今阿尔茨海默病最肯定的对症治疗措施,并在阿尔茨海默病病程进展中可能起神经保护作用,通过减少乙酰胆碱降解而提高突触裂隙中乙酰胆碱含量,已证实有效和广泛使用的药物包括:多奈哌齐(安理申)、利伐斯的明(艾斯能)、加兰他敏、石杉碱甲(双益平)。这些均为选择性胆碱酯酶抑制剂,且作用时间长。

他克林(Tacrine,四氢氨基吖啶,THA, Cognex):是第一个获美国食品与药品管理局(FDA)核准治疗阿尔茨海默病的胆碱酯酶抑制剂。它是一种具有中枢活性、可逆性的胆碱酯酶抑制剂,作用持续时间较毒扁豆碱长,对阿尔茨海默病能改善 25%～40%患者的记忆、思维和其他认知功能,对某些继发精神症状也有改善作用,还能明显推迟患者进入护理医院的时间。一般剂量为每天 10～40 mg,甚至 80～160 mg,分 4 次口服。他克林的脂溶性高,极易透过血-脑屏障。另外,他克林还可直接作用于胆碱能毒蕈碱型受体及烟碱型受体,且对毒蕈碱型受体的亲和力是对烟碱型受体亲和力的 100 倍。该药还可促进乙酰胆碱的释放,该作用可被非选择性毒蕈胆碱型受体拮抗剂阿托品所抑制。并可抑制单胺氧化酶。临床研究发现,阿尔茨海默病患者用本药治疗后,脑脊液中高香草酸(HVA)、5-羟基吲哚乙酸(5-HIAA)及生长抑素的浓度升高,推测他克林是部分或间接地通过了多巴胺能、5-羟色胺能(serotonergic)及生长抑素能(somatostatinergic)神经系统而发挥临床作用。因此,他克林对阿尔茨海默病患者的治疗作用机制是多方面共同作用的结果。本药的主要不良反应是肝毒性和胃肠道症状,尤其是引起血清氨基转移酶(ALT 和 AST)水平升高,多数患者于停药 3 周可恢复。消化系统症状包括恶心、呕吐、腹泻、消化不良、厌食和体重下降。其他不良反应包括尿频、流涎、多汗、眩晕和皮疹等。在用药最初 18 周需每周检测一次血清氨基转移酶水平,以后可以每 3 个月检测一次。若剂量增加时,应每周检测氨基转移酶一次,至少 6 周。他克林为非选择性胆碱酯酶抑制剂,目前已被禁用。

　　毒扁豆碱是最早的非特异性胆碱酯酶抑制剂,能改善阿尔茨海默病患者的记忆。早期研究表明,这种药物至少可以使阿尔茨海默病患者的认知功能得到中等程度的提高。另外,对注意力、失眠也有改善作用。SPECT 测量发现能改善脑血液循环。毒扁豆碱口服吸收好,易透过血脑屏障;也可通过静脉、肌内和皮下途径给药。其缓释制剂(Synapton,毒扁豆碱的商品名),1 日 3 次口服给药比较合适,作用程度与其他胆碱酯酶抑制剂大致相同。但有外周神经系统不良反应,患者往往难以承受它的胃肠道不良反应,如恶心、呕吐、出血等,可同时给予姜根,使其易于接受并在一段时期后有减轻其不良反应的趋势。酒石酸庚基毒扁豆碱(Heptylstigmine, MF201, L-693487, Eptastigmine)是一种强烈的、作用持久的胆碱酯酶抑制剂,是由意大利 Mediolanum 公司开发的一种毒扁豆碱的亲脂性衍生物,目前在美国进行Ⅲ期临床。在体实验结果表明,胆碱酯酶的抑制是剂量依赖型的,作用时间长,而且在脑组织中特别明显。酒石酸庚基毒扁豆碱的毒性仅为毒扁豆碱的 1/60,口服后能迅速分布到体内各组织,半衰期长,对血浆及红细胞内 AChE 的活性有持久、适度的抑制作用,可使患者认知能力和行为能力达到最大程度的改善。与四氢氨基吖啶和毒扁豆碱相比,酒石酸庚基毒扁豆碱作用时间更长,对啮齿类和灵长类动物的行为认知能力均有改善。

　　盐酸多奈哌齐是第二个获得美国食品药品监督管理局(FDA)的特许批准于 1996 年 11 月 25 日用于临床,1997 年初首先在美国上市,1999 年 10 月在中国上市,本药为哌啶衍生物,可逆性地抑制乙酰胆碱酯酶,引起乙酰胆碱水解,增加受体部位的乙酰胆碱含量,对乙酰胆碱酯酶的抑制作用强,而对丁酰胆碱酯酶的抑制作用弱,具有可逆性、高度选择性,明显抑制脑组织中的乙酰胆碱酯酶,但对心脏(心肌)或小肠(平滑肌)无作用,对胸部组织(横纹肌)作用似有似无。可能还有其他机制,包括对肽的处置、神经递质受体或 Ca^{2+} 通道的直接作用。有多项优点包括作用时间长,每天只须口服一次,药效强、疗效高,安全性高、选择性高,药物不良反应小。本药剂量在 5~10 mg 范围内呈量效依赖关系。对轻至中度阿尔茨海默病患者的治疗显示,在超过 24 周的治疗中有 60%~80%的患者认知和全脑功能得到改善。服用方法一般为 5 mg 或 10 mg,1 日 1 次,口服治疗有效,相对生物利用度 100%,食物不影响吸收速率。没有任何肝脏毒性反应,不需要监测肝功能。与氨基吖啶相比不良反应少。最常见的不良作用主要是胆碱能性质的,包括恶心、腹泻、失眠、呕吐、肌痉挛、疲乏和厌食。患者耐受好,无须检测肝功能。病窦综合征、室上性心脏传导异常患者,溃疡病、哮喘病患者,妊娠及哺乳妇女慎用。临床研究发现,多奈哌齐(安理申)治疗早期阿尔茨海默病具有良好效果和安全性,能明显改善患者的日常认知功能,能显著改善轻、中度阿尔茨海默病患者的神经精神症状,并且长期治疗仍然有肯定疗效,越早开始治疗患者获益更为明显。另外,多奈哌齐能显著延缓中、重度阿尔茨海默病患者的日常生活能力减退,同时使家庭成员在护理上所花费的时间和精力有所减轻,也能显著延缓阿尔茨海默病患者入住护理院的时间。实验研究显示,多奈哌齐具有潜在增强神经生长因子诱导的 PC12 细胞神经轴突的生长作用,有利于脑功能的康复。另外,多奈哌齐是通过拮抗 $A\beta_{1\sim42}$ 对胆碱能神经元的损害作用而非通过干扰 NMDA 介导的兴奋毒性过程,发挥其神经保护作用;与美金刚相比,多奈哌齐对改善 $A\beta_{1\sim42}$ 诱导的胆碱能神经元损害和退化,很有帮助。

重酒石酸卡巴拉汀为一种假选择性氨基甲酸酯乙酰胆碱酯酶抑制剂,能与乙酰胆碱酯酶的酯部位结合,但乙酰胆碱的乙酰酯能被酶迅速水解,酶在几微秒内便恢复原状及活性,而卡巴拉汀的氨基甲酸部分从酶的酯部位解离的速度非常缓慢,酯酶在长达若干分钟内无法恢复活性,这就是所谓的假性不可逆性机制,从而有效抑制乙酰胆碱酯酶、增加乙酰胆碱浓度、提高胆碱能神经活性,通过延缓功能完整的胆碱能神经元对释放乙酰胆碱的降解,而促进胆碱能神经传导,能选择性与乙酰胆碱酯酶结合并使之灭活,抑酶作用有脑区域选择性,对皮质和海马的乙酰胆碱酯酶抑制作用较强,能抑制乙酰胆碱酯酶(G_1 和 G_4)在神经元的突触处对乙酰胆碱的分解破坏,提高了乙酰胆碱的含量,从而改善了阿尔茨海默病患者的认知功能、记忆功能、语言功能、视空间功能、社会生活能力、个人生活自理能力和情感人格,并可减轻痴呆严重程度。该药一般不经过肝脏代谢及 P450 酶代谢,故与经此酶代谢的药物不存在相互作用,可以安全地与多种药物合用,已得到美国食品药品监督管理局(FDA)的批准。也可以减慢淀粉样蛋白 β-淀粉样前体蛋白(APP)片段的形成。不依赖肝细胞色素 P450 酶系代谢,可与多种不同种类的药物同时服用,对丁酰胆碱酯酶(BuchE)有抑制作用,能显著提高认知功能,起始剂量是 1.5 mg,1 日 2 次,可逐渐加量至 4.5 mg 和 6.0 mg,国外患者最适剂量为 1 日 6~12 mg,是老年人认知功能障碍的重要治疗药物,从轻度认知功能障碍到轻、中、重度阿尔茨海默病患者都可应用。另外,还可明显改善有血管危险因素的阿尔茨海默病患者的认知功能,对路易小体型痴呆同样有效,对其他类型的痴呆具有潜在的疗效。常见的不良反应有恶心、呕吐、腹泻、眩晕和头痛等,通常继续服药即自行消失。病窦综合征、重度心律失常、溃疡活动期、哮喘病患者、妊娠及哺乳妇女慎用。

美曲膦酯(Metrifonate,敌百虫)属有机磷化合物,1952 年由 Bayer 公司作杀虫剂开发,直到 20 世纪 80 年代才发现可治疗阿尔茨海默病,目前第Ⅲ期临床试验已结束,美国一项随机双盲研究中,215 例轻至中度阿尔茨海默病患者口服本品后认知、总体和行为功能明显优于 119 例安慰剂组,患者先口服 2 mg/kg,1 日 1 次,用药 2 周,然后为 0.65 mg/kg,1 日 1 次,用药 24 周,本品耐受性良好。本品有 50、60、80 mg 三种规格的片剂。申请美国 FDA 以及欧洲药品评审机构用于治疗轻至中度痴呆,有望获准上市。它是目前用于治疗阿尔茨海默病的唯一以无活性前药的形式存在的乙酰胆碱酯酶抑制,服药数小时后转化为活性的代谢产物而发挥长久的疗效,即本身非乙酰胆碱酯酶抑制剂,但可从非酶形式转化为有活性的2,2-二甲基-二氯乙烯磷酸盐,这是一种强烈的乙酰胆碱酯酶抑制剂。它对乙酰胆碱酯酶抑制作用持续的时间长,酶活性的复活与新酶的产生相平行,且不依赖于细胞色素酶P450代谢,因此很少与其他药物相互作用,其蛋白结合率低,使用时不必调整剂量。本药可使人体血红细胞乙酰胆碱酯酶活性平均下降52%左右。高剂量服用能显著提高患者的认知能力,患者的幻觉、易于焦虑、情感淡漠症状有明显改善。不良反应较少且轻微短暂,偶见腹泻、下肢痉挛、鼻炎等症状,继续治疗会自行消失。

加兰他敏是从石蒜科植物石蒜的鳞茎中提取得到的一种可逆性的脑乙酰胆碱酯酶抑制剂,治疗轻中度阿尔茨海默病临床有效率为60%左右,其疗效与他克林相似,但无肝毒性。其对神经元的乙酰胆碱酯酶有高度选择性,抑制神经元及红细胞乙酰胆碱酯酶的能力要比抑制血液丁酰胆碱酯酶的能力强50倍,是乙酰胆碱酯酶的竞争性抑制剂。在胆碱能高度不足的区域(如突触后区域)活性最大,不与蛋白质结合,也不受进食和同时服药的影响。在治疗初期2～3周内,患者有恶心、呕吐及腹泻等不良反应,以后即消失,用药6～8周后疗效显著。另外,从获得的药理研究报告和临床资料来看,口服氢溴酸加兰他敏片的生物利用度良好,与皮下、静脉给药制剂相同,对阿尔茨海默病患者有一定的临床疗效,耐受性好,毒副作用低,可长期服用。

石杉碱甲是我国研制成功的一种天然植物石杉科石杉属蛇足石杉千层塔中分离出的生物碱,是一种强效、可逆、高选择性乙酰胆碱酯酶抑制剂,能防止脑组织中乙酰胆碱的分解,提高脑功能活动效率,直接改善记忆力。国外研究发现石杉碱甲是迄今发现的最好的健脑药物,其作用明显优于另外两个上市植物健脑药加兰他敏与他克林。石杉碱甲制剂已以膳食补充剂名义在美国上市。石杉碱甲有较高的脂溶性,分子量小,易透过血-脑屏障,进入中枢后较多地分布于大脑的额叶、颞叶、海马等与学习和记忆有密切联系的脑区,具有显著的改善记忆和认知功能的作用,临床上用于治疗老年痴呆和单纯性记忆障碍,有确切的治疗效果,能提高患者指向记忆、联想学习、图像回忆、无意义图形再认及人像回忆等能力,对正常人的学习与记忆也有增强作用,对脑器质性病变引起的记忆障碍亦有改善作用。也能逆转缺氧、电休克、东莨菪碱引起的记忆功能障碍。起始治疗剂量是0.05 mg,1日2次,常用剂量1日0.2～0.4 mg,与多奈哌齐合用有一定的协同作用,不良反应少,但有癫痫、机械性肠梗阻、尿路梗阻、心动过缓、低血压、支气管哮喘者慎用或禁用。

临床上,很多阿尔茨海默病患者都观察到这种治疗的反应。证据表明,有两类患者通过胆碱酯酶抑制剂的治疗能得到明显改善,即进行雌激素治疗的患阿尔茨海默病的妇女和带有 $e2$ 或 $e3$ 而不是 $e4$ 载脂蛋白 e 基因的患者。与其他手段结合起来治疗阿尔茨海默病患者的研究表明,同样能够进一步减轻阿尔茨海默病患者的行为功能障碍症状。

(3)胆碱能受体激动剂类 是提高阿尔茨海默病患者中枢胆碱能系统活性的第3种方法。毒蕈碱受体亚型及其在脑内分布的发现,使得人们开始寻找亚型特异性的毒蕈碱受体激动剂。尽管 M_1、M_2 和 M_3 受体既存在于中枢也存在于外周,但 M_1 受体主要分布于额叶皮质和海马,而 M_2 和 M_3 受体则主要分布于外周,后者介导对心血管、呼吸道和分泌系统的作用。用 M_1 受体激动剂可提高认知但同时出现外周不良反应。

乙酰胆碱酯酶抑制剂疗效依赖于胆碱能神经元的完整程度,随病情发展,胆碱能神经元不断减少,乙酰胆碱酯酶抑制剂疗效也就逐渐降低,通常只适用于轻、中度阿尔茨海默病患者。在整个病程中,突触后 M 受体数目变化不大,所以可用 M 受体激动剂治疗阿尔茨海默病患者。研究发现,选择性 M_1 受体激动剂可能是通过调节正常淀粉样前体蛋白(APP)的形成过程,而缓慢下调阿尔茨海默病患者大脑神经元的变性过程。

此外,虽然与认知行为有关的胆碱能神经传递过程中,M 受体起重要作用。但研究发现,阿尔茨海默病患者 N 胆碱能受体的意义也很重要。

目前总的来讲,受体激动剂的效果并不优于胆碱酯酶抑制剂。

选择性乙酰胆碱受体激动剂氨甲酰胆碱(Methacholine)是乙酰胆碱受体高度选择性激动剂,可显著提高乙酰胆碱能活性,但它不能通过血-脑屏障,需用导管脑内注射。治疗后患者的记忆、情绪、行为、学习和生活自理能力均有改善,部分患者有恶心,少数有抑郁。

1) M_1 受体激动剂

① 呫诺美林(Xanomeline):是甲基哌啶类化合物的衍生物,由 Eli Lilly 公司研制的毒蕈碱 M_1 受体选择性激动剂,对 M_2、M_3、M_4 和 M_5 受体作用很弱,口服易透过血-脑屏障,作用时间适中,与海马、皮质和纹状体等部位的 M_1 受体有很高亲和力,对脑干 M_2 受体和外周 M_3 受体及其他神经递质受体的摄取系统的影响很少,是目前发现的最有选择性的毒蕈碱 M_1 受体激动剂之一。目前正在进行 Ⅱ 期临床研究,采用双盲法和安慰剂对照试验表明,服用高剂量本品后,阿尔茨海默病患者的认识功能和动作行为有明显改善,但因肠胃不适以及心血管方面的不良反应部分患者中断了治疗。为此,进行经皮肤给药的 Ⅱ 期临床研究。

② SR-46659A:是由 Sanofi 公司开发研究,为抗抑郁药米那普令(Minaprine)的衍生物,属于苯达吗啉的衍生物,对毒蕈碱 M_1 受体具有选择性及中、高度亲和力,而对心脏组织中 M_2 受体的亲和力要比 M_1 受体小 6 倍。动物实验诱导产生"胆碱能综合征",表现为震颤、流涎、腹泻和出汗的趋势很小,目前本品正在进行 Ⅱ 期临床试验。

③ 沙可美林(Sabcomedine):代号 SB202026,是 SmithklineBeecham 公司研制的一种功能上具有选择性的毒蕈碱 M_1 部分激动剂,旨在减少外周不良反应而保留其提高认知功能的作用。其部分受体激动的特性,以及对 M_2 位点的低亲和力(与毒蕈碱全受体激动剂相比)使得其对中枢 M_1 受体具有功能上的选择性,对 M_1 受体的选择性比对 M_2 受体的选择性高 100 倍。动物实验的结果表明,一定剂量沙可美林可提高认知功能而无不良反应。药物代谢动力学的初步资料显示,可以采用每日 2 次的投药方式。临床研究表明,本品具有安全、耐受性好等优点,与服安慰剂相比,服用本品(25、50 或 75 mg,1 日 2 次)的患者认知能力得到显著提高,患者在使用本品的第 4 周就能起效,常见的不良反应有轻微流汗。目前本品正在进行 Ⅲ 期临床试验。

④ 米拉美林(Milameline):代号 RU35926,是非亚型选择性部分毒蕈碱受体激动剂,由

Warner-Lambert 公司开发研制,与其他毒蕈碱受体激动剂相比,本品对 M_1 和 M_2 受体的亲和力几乎相同,且只对毒蕈碱受体有亲和力。临床剂量不引起外周胆碱能不良反应,能提高啮齿动物的认知能力和中枢胆碱活性。患者口服本品 2 mg 后,分布广泛,主要从尿排泄。不良反应有出汗、流涎、恶心、腹泻、低血压、头痛以及尿频。目前本品正在进行Ⅲ期临床试验,有望成为阿尔茨海默病患者治疗的一线药物。

⑤ ENS163、LY246078、Dup996:选择性作用于 M_1 受体,毒副反应少,正处于临床试用阶段。其他还有 AF102B、他沙利定(Talsaclidine)、奈拉西坦(Nebracetam)等。

阿尔茨海默病容易累及脑内与葡萄糖代谢下降、记忆和其他智能下降有关的区域,改善葡萄糖利用可能有助于防止认知功能进一步恶化。例如,用毒蕈碱激动剂 RS86(Sandoz 公司开发研究 1.5~3 mg/d)治疗不同严重程度的阿尔茨海默病患者时,监测葡萄糖代谢 6~12 周。期间其总体代谢率下降,但存在阿尔茨海默病典型的异源性代谢方式代偿,即在治疗前代谢值较高的区域如感觉、运动和视觉皮质区降低明显,而对顶叶、枕叶、颞叶等典型的低值区却影响不大。治疗期间病情稳定且功能有些改善的患者,可见这种改善更明显,那些疗效较好的患者均为病情较轻且开始治疗时其葡萄糖代谢率偏离正常不大者。提示在神经细胞尚未受到严重破坏之前早期开始治疗很重要。

2) N 受体激动剂:阿尔茨海默病患者皮质额叶、海马和尾状核等脑区的烟碱(N)受体数量降低,烟碱能改善记忆障碍和预防神经细胞的缺失,这为非吸烟性烟碱激动剂(胆碱能通道调节剂)的应用提供了理论基础。烟碱激动剂有细胞保护作用,能预防由谷氨酸所致的细胞毒性。烟碱可减轻细胞培养中 $A\beta$ 的毒性。阿尔茨海默病患者存在与认知功能障碍相关的烟碱样受体丧失,提示烟碱激动剂可用于阿尔茨海默病患者的治疗,但其选择性低,有严重的外周不良反应,极易引起消化和心血管系统的不良反应。

3) M_2 受体拮抗剂:突触前胆碱能末梢的 M 受体是调节乙酰胆碱释放的自体受体。由于负反馈调控剂的作用而抑制了受激活的乙酰胆碱的释放,而突触前 M_2 受体拮抗剂通过阻断这一反馈过程可使 N 通道的释放增加。

(4) 增加乙酰胆碱的释放:乙酰胆碱促释放剂昂丹司琼(Ondansetron,枢复宁)昂丹司琼注射液(Zofran):化学名(±)-1,2,3,9-四氢-9-甲基-3-[(2-甲基-1H-咪唑-1-基)甲基]-4H-咔唑-4-酮二水盐酸盐,是 $5-HT_3$ 选择性阻滞剂,是一强效、高选择性的 $5-HT_3$ 受体拮抗剂,为强止吐作用药,用于化疗、放疗引起的恶心、呕吐,系通过拮抗位于周围和中枢神经局部的神经元的 5-HT 受体而发挥止吐作用,实验研究提示,能增加体外大脑皮质突触体乙酰胆碱的释放。

其他促乙酰胆碱释放剂还包括:利诺吡啶(Linopirdine)、HP184、S-8510、KW-6055、Indoloxaxine、登布茶碱(Denbufylline)、JO1784、噻普酰胺(Thioperamide)、扎考必利(Zacopride)、JTP-2942、孟替瑞林(Montirelin)、Posatirelin、BIBN-99、ABT-148、4-氨基吡啶(4-aminopyridine)、氨基乙醇、芳基脲、东莨菪碱等。其中 KW-6055 促乙酰胆碱释放与神经元激活有关,处于临床前研究阶段;扎考必利与昂丹司琼一样,也属于 $5-HT_3$ 选择性阻滞剂;孟替瑞林能增加胆碱的摄取或提高乙酰胆碱的代谢,处于临床试验阶段;S-8510 为苯二氮䓬类部分逆转激动剂,能促进乙酰胆碱的释放及高亲和性胆碱的摄取,有望用于轻至中度痴呆的阿尔茨海默病患者。

其他还有胆碱再摄取促进剂如 MKC-231,乙酰胆碱合成酶激动剂如奈非西坦(Nefiracetam)等。

其他单胺能及递质替代药物如齐美定(Zimeldine)、色氨酸(Tryptophan)、5-羟色胺拮抗药阿拉丙酯(Alaproclate)和氯苯哌嗪能提高 5-HT_3 功能,但研究结果发现其作用很微弱。生长抑素、阿片类、ACTH 及精氨酸-加压素也未证实其效果。

另外,促甲状腺素释放激素的衍生物 TTP2942、血管紧张素转化酶抑制剂和血管紧张素拮抗剂也具有促乙酰胆碱释放作用。

谷氨酸能(Glutamatergic-NMDA)拮抗剂:美金刚(Memantine,商品名易倍申),为具有中等亲和力的电压依赖的非竞争 N-甲基-D-天冬氨酸(NMDA)受体拮抗剂,已用于严重阿尔茨海默病患者的治疗,也能提高血管性痴呆患者的认知功能。剂量为每天 20 mg 口服,为了减少不良反应的发生,在治疗的前 3 周应按每周递增 5 mg 剂量的方法逐渐达到维持剂量,具体如下:治疗第 1 周的剂量为每天 5 mg(半片,晨服),第 2 周每天 10 mg(每次半片,1 日 2 次),第 3 周每天 15 mg(早上服一片,下午服半片),第 4 周开始以后服用推荐的维持剂量每天 20 mg(每次一片,1 日 2 次)。美金刚片剂可空腹服用,也可随食物同服。美金刚是一个老药,1982 年由 Merz 公司以商品名 Akatinol 首次在德国上市,用于治疗痴呆症,并陆续在其他国家上市。后来 Merz、Lundbeck、NTI 等公司又将该药用于阿尔茨海默病以及艾滋病相关性痴呆症等的临床治疗研究。2002 年 2 月 20 日欧洲专利药品委员会(CPMP)批准了 Lundbeck 公司(从 Merz Pharma 公司转让)的美金刚用于治疗中度和重度早老性痴呆患者。2002 年 8 月,美金刚以商品名 Axura 在德国上市。该药是第一个在治疗阿尔茨海默病和血管性痴呆方面有显著疗效的药物,也是唯一治疗阿尔茨海默病的NMDA拮抗剂。美金刚是美国食品药品监督管理局(FDA)批准的第一个用于治疗中、重度阿尔茨海默病的药物,主要通过调节脑内谷氨酸水平发挥作用。临床研究表明,美金刚是一种安全、有效,且较有市场前景的药物,单用或与多奈哌齐联用都有明显的治疗作用,对中、重度阿尔茨海默病患者的认知、行为能力等方面都有明显改善。体外实验证实美金刚与NMDA受体的结合作用及神经保护活性,体内实验表明,美金刚对实验动物学习记忆功能的改善、海马损伤的神经保护作用、拮抗 NMDA 引起的神经毒作用、避免由炎症引起神经元的丧失、延长 LTP 时间,当谷氨酸以病理量释放时,美金刚可减少谷氨酸的神经毒性作用,当谷氨酸释放过少时,美金刚可以改善记忆过程所需谷氨酸的传递。临床研究表明,美金刚用于老年痴呆症患者具有较好的耐受性,在精神病理学和行为测定中产生温和的有统计学意义的显著改善。也有防治神经性疼痛、阿尔茨海默病、舞蹈病和艾滋病导致痴呆的作用。在合并使用 NMDA 拮抗剂时,左旋多巴、多巴胺受体激动剂和抗胆碱能药物的作用可能会增强,巴比妥类和神经阻滞剂的作用有可能减弱。美金刚与抗痉挛药物(如丹曲洛林或巴氯芬)合用时可以改变这些药物的作用效果,因此需要进行剂量调整。美金刚与金刚烷胺在化学结构上都是 NMDA 拮抗剂,因此应避免合用,以免发生药物中毒性精神病。同样也不应将美金刚与氯胺酮或右美沙芬合用。美金刚与苯妥英合用风险可能增加。由于其他药物(如西咪替丁、雷尼替丁、普鲁卡因酰胺、奎尼丁、奎宁以及尼古丁)与金刚烷胺共用相同的肾脏阳离子转运系统,因此也有可能与美金刚产生相互作用,导致血浆水平升高的潜在风险。美金刚与氢氯噻嗪(双氢克尿噻)或任何一个含氢氯噻嗪的复方制剂合并应用时有可能使氢氯噻嗪的血清水平降低。美金刚在离体条件下不抑制细胞色素酶(CYP1A2、2A6、2C9、2D6、2E1、3A)、环氧化物水解酶和硫酸化以及含单氧化酶的黄素的活性。

虽然针对阿尔茨海默病递质障碍的药物做了大量研究,但已知药物治疗有一定的局限性,疗效不佳,维持时间短,且阿尔茨海默病患者有多种神经递质系统障碍,应有针对性地选择用药或联合用药。对阿尔茨海默病患者的早期诊断和治疗,可延缓病情恶化、改善症状。

15.2.2 抗氧化剂和神经保护剂

近来的研究认为,自由基在神经系统变性疾病包括阿尔茨海默病的发病中起作用。而β-淀粉样蛋白可增加自由基的产生及打破钙离子稳定,钙离子稳定的打破会激活一系列可能的神经系统退行性变化过程。

神经细胞膜含有大量易被氧化的多聚不饱和脂肪酸。在衰老过程中,脑组织物质和能量代谢异常可导致大量自由基产生。研究发现,线粒体损伤是导致阿尔茨海默病的重要因素,这可能和线粒体参与细胞的能量代谢有关。在体外试验中还发现,Aβ可诱导培养的神经细胞生成过氧化氢,造成细胞损伤,沉积在阿尔茨海默病患者脑中的Aβ通过对血管的氧化性损伤可导致神经变性。抗氧化剂和自由基清除剂能保护神经细胞免受Aβ的神经毒作用。

超氧化物歧化酶(SOD)、SOD结合物如PEG-SOD和类SOD的Sc-52608均是自由基有效的清除剂。而清除自由基的抗氧化剂类主要有维生素E、维生素C、β胡萝卜素及微量元素硒等。大量临床实验表明此类药物可以有效地保护大脑,预防和治疗老年性痴呆。

自由基生成过多是引起退行性变和细胞死亡的关键因素,胞内钙超载是各型细胞凋亡或坏死的最后共同通路。

(1) 褪黑素(Melatonin,MT) 是一种由松果体合成的激素,为色氨酸代谢产物,是一个强大的内源性自由基清除剂,褪黑素与人体的多种生理功能有关,具有清除活性氧和抗兴奋性神经毒作用,从而起到抗衰老及防治老年痴呆的作用。作为一个内源性自由基清除剂有以下特点:既可从食物(水果、蔬菜、谷物等均含褪黑素)中摄取,又可在身体内合成;可清除·OH、H_2O_2、单线氧、NO、过氧化亚硝酸阴离子(ONOO-)和过氧化硝酸(ONOOH-)等,还可通过基因调节,提高SOD、GSH-Px和谷胱甘肽还原酶的活性;能有效地抵御大多数自由基生成药(氰化钾、铬、脂多糖、阿司匹林、吲哚美辛、百草枯、乙醇、四氧嘧啶等)、自由基生成过程(缺血-再灌注、过度运动)和大剂量化学致癌物黄樟醚以及电离辐射造成DNA破坏基因损伤等,褪黑素清除羟基自由基的能力是谷胱甘肽的4倍、甘露醇的10倍、维生素 E 的 2 倍；褪黑素透过血-脑屏障和分布在细胞膜、细胞质和细胞核，而维生素 E 及维生素 C 等则不能分布在细胞的所有部位；褪黑素属自杀性抗氧化药，不参与氧化-还原反应，故不会形成前氧化物。体外试验中证实褪黑素可阻止 β-淀粉样蛋白诱导的细胞氧化性损害和细胞内钙离子的增高及经培养的成神经细胞瘤的死亡。随着年龄的增长，体内褪黑素的含量下降，在阿尔茨海默病患者中尤为显著。因此，应用褪黑素及其类似物对阿尔茨海默病的补偿治疗是有一定根据的。

采用与阿尔茨海默病类似的 SP、NFT、神经元丢失和认知功能障碍的病理变化特征的 APP695 转基因小鼠，长期应用褪黑素 10 mg/kg 可改善 APP695Tg+/-小鼠行为学障碍，同时提高脑内的胆碱乙酰转移酶(ChAT)活性，还可显著地抑制 Aβ 的沉积和胶质细胞的异常活化。APP695Tg+/-小鼠皮质存在神经元的凋亡并发现脑中 GFAP 的表达增加，TrKA 和钙结合蛋白 D28K 的表达明显降低，提示转基因小鼠存在神经生长因子信号通路的异常和钙缓冲的失调。抗凋亡基因 *bcl-2* 的表达明显减弱，而凋亡基因半胱天冬酶(*caspase*-3)、*Bax*、*Par*-4 的表达明显增加。提示凋亡/生存平衡的失调介导了 APP695Tg+/-小鼠皮质神经元的凋亡，褪黑素可逆转上述现象。

(2) 维生素 E(Tocopherol, VE, α-生育酚)　维生素 E 能捕获氧自由基。在动物实验和细胞培养中，能够减缓神经细胞损伤和死亡。美国一项临床试验采用大剂量维生素 E 可明显改善阿尔茨海默病患者症状，亦可延缓阿尔茨海默病的病程发展。鉴于每天服用 3 000 IU 维生素 E 安全、易得到及患者耐受良好，美国精神病学会建议可以考虑将其与胆碱酯酶抑制剂合用。维生素 C 和维生素 E 一样能减少血液中自由基，100 多例 60 岁以上患者给维生素 C 组每天 400 mg，服用 1 年后检测，结果血液中自由基平均减少 13%，在防治老年痴呆中，采用每天 500 mg 剂量维生素 C，半年后，患者的病情均有了不同程度的改善。艾地苯醌(Idebenone)，也有抗氧化应激的作用，刺激神经生长因子、清除自由基、防止谷氨酸和 Aβ 引起的神经毒性，每天 360 mg 口服治疗，在临床上有一定效果。

(3) 银杏制剂(Egb, Ginkgo Biloba)　是一种银杏提取物，对中枢神经系统的作用与多种药理作用有关。其所含的黄酮类成分具有协同抗氧化从而提供膜保护作用、抗炎、清除自由基、增强中枢胆碱能功能、增加脑血流量以及改善脑功能代谢等作用有关。Egb 能提高老年动物海马毒蕈碱受体密度，并增加海马突触体对胆碱摄取的亲和力。同时对缺血缺氧表现出保护作用，并可以捕捉自由基，因而可能具有拟胆碱和抗氧化的作用。Egb 的不良反应相对较小，认为阿尔茨海默病患者服用 Egb 是安全的，认知功能和社会功能得到改善。但仍有胃肠道反应，并延长正常的出血时间，不能用于抗凝治疗的患者。用跳台法及避暗法初步探讨了银杏叶能明显提高正常小鼠学习成绩、改善记忆缺损模型鼠的记忆，其作用较吡拉西坦(脑复康)强 25 倍。用 250 ml 右旋糖酐内加入 200 mg 银杏制剂或者安慰剂 3 周，对多发性梗死性痴呆患者进行过临床双盲对照试验，治疗前后做 PET 检查，脑血流量明显增加，与血黏稠度明显下降有关。银杏制剂可改善神经元代谢，使神经递质趋于正常化。用银杏制剂 EGb 治疗阿尔茨海默病，采用神经心理学方法观察，证明也有显著疗效。在长达 52 周的双盲试验中，对于患有轻、中度痴呆患者以 120 mg/d 给予治疗，结果在认知量表及用于日常生活和社会行为的评估量表中,EGb对患者有显著的效果,其药物不良反应与对照组相比未显示有差别。

银杏叶的其他作用包括:调节血管张力,舒张冠状血管,增加冠脉血流量,防止心脏缺血,防治心脑血管疾病;还可以用来治疗冠状动脉粥样硬化性心脏病、高血压和心绞痛;促进血液循环,增强老年人身体活力,对血液循环不良的病症有很大帮助;抑制炎症因子,对于气管狭窄、肠胃溃疡及哮喘等症有良好的效果。

(4) 单胺氧化酶抑制剂:包括司来吉兰(Selegiline,丙炔苯丙胺,L-deprenyl,Jumex)、拉扎贝胺(Lazabemide)等。已知单胺氧化酶水平随年龄增长。MAO-B能催化多巴胺降解为高香草酸,当MAO-B活性增高时,单胺类神经递质被氧化分解,促进神经系统老化,诱发某些老年神经变性疾病如帕金森病、阿尔茨海默病等。其抑制剂即能阻止多巴胺降解,影响多巴胺释放或分解代谢及多巴胺或其前体的再摄取,这种摄入可将70%~80%已释放的多巴胺恢复到原来状态,保护脑内多巴胺能神经元,免受毒性自由基的损伤,增加脑内过氧歧化酶、儿茶酚胺的活性。

1) 司来吉兰:于1961年在匈牙利合成,血浆清除半衰期约40 h,24 h尿中排出52%,72 h人体总排出率为84%,经肝脏氧化代谢后,生成L-甲基苯丙胺、L-苯丙胺、去甲基司来吉林,起初用来抗抑郁。1975年,Birkmayer首先用于帕金森病治疗,发现能增加左旋多巴的疗效并降低其用量,是一种选择性B型单胺氧化酶抑制剂。长期服用可降低自由基和其他神经毒素的浓度,具有减轻神经损害和减轻氧化的作用,起到神经保护作用。临床试验结果表明,可改善阿尔茨海默病患者对空间和物体的记忆和延缓阿尔茨海默病的认知功能衰退以及抑郁、焦虑等精神行为异常。其机制是能够抑制氧化脱氨基,对抗与多巴胺分解代谢有关的氧化应激,减少自由基的产生,并能增加儿茶酚胺的水平。司来吉兰的治疗方法是每天10 mg口服。美国国立卫生研究院(NIH)报道将本品与维生素E临床使用于阿尔茨海默病患者,2年使用该二药之一或二药联用或安慰剂,指标是发生下列情况之一的时间(死亡、住院、丧失日常生活基本活动能力或严重痴呆),在2种药物及联合使用时该时间都比安慰剂有所增加。

2) 拉扎贝胺(Lazabemide,RO19-6327):由瑞士罗氏公司研制,是一短效、特异性、高选择、可逆性单胺氧化酶B抑制剂,其选择性比丙炔苯丙胺强100倍,具有抗阿尔茨海默病的效果,可减缓阿尔茨海默病的进展以及并发的识别力下降。老龄过程中脑单胺氧化酶B水平增长,该水平在阿尔茨海默病患者中也明显升高,具有高单胺氧化酶B水平的转基因小鼠在记忆试验中显示功能下降。这种小鼠还具有明显高水平的氧化性应激反应,可能在阿尔茨海默病进行性神经退行性疾病中起作用,拉扎贝胺可抑制这种症状的发展。拉扎贝胺治疗可以减少阿尔茨海默病患者脑内自由基的形成,减少氧化应激。此外,由于抑制单胺氧化酶B使中枢神经系统内多巴胺水平正常化,从而改善认知功能。在临床尚未发现拉扎贝胺与其他药物有明显的相互作用。

(5) 细菌性生物碱:例如K-252a、K-252b和星孢素(Staurosporine)置大鼠海马神经元培养中,低至pmol浓度即对缺氧和谷氨酸和Aβ引起脑细胞损伤有明显保护作用,且这一生物碱能减轻海人藻酸引起的学习记忆功能障碍。

(6) 神经酰胺(Ceramide)：一种天然存在的神经鞘脂,对 Aβ 和 $FeSO_4$ 引起海马神经元毒性有保护作用,表明它能增加神经元对氧化性损伤的抗性。

(7) 钙通道拮抗剂：实验证实,在阿尔茨海默病中观察到的选择性神经元细胞丢失是细胞内钙稳态失衡所引起。阿尔茨海默病时海马的 CA_1 区大量细胞丢失,同时 L 型电压敏感性钙通道有所增加,L 型电压敏感性钙通道拮抗剂如尼莫地平(Nimodipine)对多种化学性记忆功能障碍模型均显示出良好的效果。我国和德国几乎同时将尼莫地平试用于早老性痴呆、血管性痴呆和其他类型痴呆。结果表明尼莫地平在认知功能障碍、操作、情感和社会行为等方面均有明显改善作用。

力黎芦醇(Resveratrol,白黎芦醇)是需要 10 年以上酿制的高级低糖型葡萄酒中的主要成分,能直接作用于钙通道,抑制电压依赖性钙通道介导的钙超载,保护血管内皮,延缓血管硬化的作用,还有抗氧化作用以及下调天冬氨酸特异性半胱氨酸蛋白酶(Caspase)等作用,防止神经元细胞凋亡,动物试验已证实其有效,可用于防治动脉粥样硬化和痴呆。

(8) 丙戊茶碱(Propentofylline)：是血管和神经保护药,具有改善痴呆症状的作用且安全。能抑制神经元腺苷重摄取以及抑制 cAMP 分解酶,刺激神经生长因子的合成,抑制小胶质细胞活性,保护中枢神经系统胆碱能和其他神经元,从而改善阿尔茨海默病症状和延缓阿尔茨海默病的进程。临床试验证实该药不仅对痴呆症状有短期改善作用,且有长期的神经保护作用。常见不良反应有头痛、恶心、腹泻,但持续时间短。

15.2.3 激素替代疗法

回顾性研究发现,使用雌激素者,患阿尔茨海默病与其他痴呆的危险度低于不使用者。表明老年妇女阿尔茨海默病的患病可能与雌激素减少有关,提示雌激素对阿尔茨海默病的发病具有保护作用,雌激素替代治疗(estrogen replacement therapy, ERT)有助于预防痴呆的发生。近年来,治疗阿尔茨海默病的雌激素替代疗法日益引起关注与重视。雌激素延缓阿尔茨海默病的发生和减少其相对危险的作用机制尚不清楚,一般认为是多因素的,可能与胆碱能系统有关,也可能有助于神经生长因子的作用;或与减少脑内 Aβ 沉积有关。

雌激素能促进胆碱能神经元生长和生存,减少脑内淀粉样蛋白沉积。绝经后雌激素水平减低与阿尔茨海默病有一定关系,其可能机制包括雌激素对 apoe 表达的影响、降低血脂蛋白水平的作用、直接或间接的胆碱样作用。通过临床应用显示雌激素能降低阿尔茨海默病的危险性及延缓阿尔茨海默病的发病年龄。雌激素具有抗氧化作用,且能阻断谷氨酸的兴奋毒性作用和 DNA 变性,特别是 e2,在鼠和人的原代神经细胞培养中,能降低 Aβ 的释放;e2 还能翻转卵巢切除后引起的脑 Aβ 增加。

在老年妇女中应用雌激素可减缓痴呆的自然进程,改善痴呆妇女的行为。这可能与雌激素本身为具有神经保护作用的抗氧化剂,可增加胆碱乙酰转移酶活性,刺激前脑和海马部位胆碱能神经元的生长、促进胶质细胞发育和调节 apoe 表达。

研究发现,雌激素疗法对阿尔茨海默病患者具有抗忧郁焦虑、改善脑循环、调节炎性反应、恢复神经元功能等作用。雌激素对中枢神经递质具有多种作用,包括调节心境和行为功能,作用可能是受 5-HT_{2A} 和 D_2 受体调节。目前有周期疗法和连续疗法 2 类。有单独使用雌激素,周期加服孕激素或复合雌激素、孕激素连续给药等方法。雌激素的剂型较多,有口服片、贴剂和乳剂等,研究提示,口服较其他剂型较好,尤其是含马烯雌酮的口服片有较强的神经营养作用,可明显促进皮质神经细胞的生长,调节其认知功能。开始治疗时宜采用较低的有效剂量,若效果不佳可酌情加量,对有栓塞或肝病史者以小剂量或皮肤吸收的剂型为好。国内常用雌激素为结合雌激素(倍美力)。

此外,还可将雌激素和胆碱酯酶抑制剂合用,以加强缓解疾病的效果,现已取得较好的综合评估。

新近公布的雌、孕激素对认知功能影响的研究(WHIMS)表明:1999 年 5~12 月共纳入 4 532 名无痴呆的绝经后妇女,以改良简易智力状态检查量表(MMSE)评估,每年 1 次,共 5 年,结果显示,激素替代疗法组妇女痴呆发病的危险是安慰剂组妇女的 2 倍(HR 为 2.05),在 61 例确诊为痴呆的妇女中,激素替代疗法组占 40 例(66%),安慰剂组占 34%。对此的看法是激素替代疗法是不近相同的,WHIMS 试验所用的雌激素和合成孕激素只是激素替代疗法的一种形式,它不能代表对其他生理性替代药的评估;接受激素替代疗法的女性中,有的本身就存在雌激素代谢异常,可能本身是高危人群;雌激素代谢的优、劣状况可决定激素替代疗法不良反应的大小,特别是 2-羟雌激素与 16-羟雌激素的比例(>2 为理想的安全指标)。

15.2.4 抗炎治疗

作为阿尔茨海默病主要标志的老年斑由 Aβ 和许多其他蛋白组成,后者是炎性反应的标志,如激活的小胶质细胞、细胞素、急性期反应物和蛋白酶抑制剂。因此,炎症反应是阿尔茨海默病的重要病理变化之一。长期应用抗炎治疗(anti-inflammatory treatment)药物对预防和(或)治疗阿尔茨海默病是有益的。

对多项流行病学调查结果进行综合分析,发现非类固醇消炎药(NSAID)为保护因子。非类固醇消炎药对阿尔茨海默病的防治机制尚未完全阐明。非类固醇消炎药可能通过抑制与老年斑形成有关的炎症反应如抑制小胶质细胞增生或干扰了老年斑形成,影响阿尔茨海默病的疾病过程,从而延缓阿尔茨海默病的进展速度。

但类固醇消炎药引起对海马神经元的毒性和能引起阿尔茨海默病患者的行为改变,故不宜用于阿尔茨海默病治疗。对于糖皮质激素泼尼松(强的松)在阿尔茨海默病中的作用分歧较大。

二甲亚砜(DMSO)易通过血-脑屏障,它具有抗炎、抑制胆碱酯酶、消除自由基、增加脑血流量、降解淀粉样蛋白并阻止其沉淀的作用。

有前瞻性研究发现,服用阿司匹林的阿尔茨海默病患者的发病率低,而且作用与药物剂量有关。另外,有试用吲哚美辛(消炎痛)等治疗阿尔茨海默病,吲哚美辛能通过血-脑屏障,具有抑制 Aβ 的分泌和聚集的作用,但不影响细胞的凋亡过程。临床试验结果提示,吲吲哚美辛可改善轻到中度阿尔茨海默病患者的智能损害,但其不良反应较大。研究发现,随着非类固醇消炎药使用时间的增加,患阿尔茨海默病的危险性下降,但不能降低血管性痴呆的发生率。晚近用环氧酶(COX)2抑制剂抗炎药物治疗阿尔茨海默病的结果为阴性。

15.2.5 神经营养因子

神经生长因子(nerve growth factor,NGF)是神经营养因子中最早被发现,目前研究最为透彻的、具有神经元营养和促突起生长双重生物学功能的一种神经细胞生长调节因子。它对中枢及周围神经元的发育、分化、生长、再生和功能特性的表达均具有重要的调控作用。

神经生长因子及其mRNA存在于人和大鼠的中枢神经系统中,且与胆碱能神经元的分布有关。神经生长因子是在中枢胆碱能神经基底前脑Meynert核(nucleus basilis of Meynert,NBM)的投射区(主要是海马和皮质)产生的。神经生长因子作为中枢胆碱能神经元的神经营养因子,在体外培养的PC12细胞加入神经生长因子后,胞内胆碱乙酰转移酶活性增高。神经生长因子对胆碱能神经元有支持功能。

阿尔茨海默病患者由于神经生长因子对基底前脑胆碱能神经元的支持功能降低,使这一区域的神经元丢失,造成乙酰胆碱的合成、储存和释放减少。神经生长因子能有效防止模拟阿尔茨海默病病变的动物基底前脑胆碱能神经元变性和死亡。

神经生长因子治疗阿尔茨海默病的目的是提高靶器官神经生长因子浓度而发挥其对胆碱能神经元的营养和损伤修复作用。脑内移植有较好疗效,但是给药途径不适宜临床应用。神经生长因子治疗阿尔茨海默病还存在其他一些问题,如用于临床时的剂量、作用持续时间及安全性、毒副作用等。另外,神经生长因子在体外证明有促进淀粉样前体蛋白(APP)mRNA表达的作用,理论上会使 Aβ 的生成增加。已有实验证明,脑实质内注射神经生长因子3个月并未引起 Aβ 的沉积,但长期效果有待于更深入的研究。

神经生长因子是与受体结合,通过受体介导的内吞机制产生内在化,形成由轴膜包绕、含有神经生长因子、并保持其生物活性的小泡,经轴突沿微管逆行转运至胞体,经酪氨酸蛋白激酶、脂酰肌醇钙、内源性环腺苷酸等第二信使体系的转导,启动一系列级联反应,对靶细胞的某些结构或功能蛋白基因表达进行调控而发挥其生物效应。

用立体损害技术建立阿尔茨海默病的动物模型,并运用慢性埋管方式研究神经生长因子对阿尔茨海默病的治疗作用。结果显示,神经生长因子能保护和修复穹隆损伤后老年动物前脑胆碱能神经元,提高皮质和海马内胆碱乙酰转移酶(choline acetyl transferase,ChAT)的活性,促进胆碱能纤维的侧枝芽生和海马内胆碱能纤维网的突触重建,改善老年阿尔茨海默病模型大鼠的学习和记忆能力。隔-海马部分神经切除的大鼠,学习和记忆能力显著下降,并与中枢胆碱能神经功能的下降呈正相关,且伴有脑中神经生长因子表达下降,输入外源性神经生长因子,可有效地防止中枢胆碱能神经系统损害,动物的学习能力和记忆力改善。

已有神经生长因子治疗阿尔茨海默病的报道。脑内注射后1个月,词语记忆改善,但其他认知功能无变化,用 PET 检测发现,脑室内注射神经生长因子使烟碱样受体结合增加。目前临床上已能使用静脉和肌内注射基因重组的神经生长因子进行治疗,能逆转或减慢阿尔茨海默病患者的智能衰退。

恩经复针剂是国内上市的国家一类新药注射用鼠神经生长因子,由厦门北大之路生物工程有限公司研制生产,每针 9 000 Au,每天一次肌内注射,干粉制剂,需注射用水,连续应用效果良好,于 2006 年 6 月获得国家食品药品监督管理局的准字号生产批文并正式上市。该药在神经系统方面有着非常广阔的应用前景,对中枢和周围神经元的生长、发育、正常状态的维持、损伤后的保护和轴突的有效再生都有着重要作用。主要用于正乙烷中毒性周围神经疾病的治疗,国内外与之相关的研究还集中在治疗其他化学品、毒品所致的周围神经损伤,神经性断裂、神经再植、挫伤等各种外周神经损伤、急性脑血管性中枢神经损伤、新生儿缺血缺氧性脑病、脑瘫、癫痫,糖尿病性末梢神经病、脑萎缩、痴呆症、多发性神经炎、带状疱疹,面神经麻痹、视神经病变,颅脑及脊髓外伤等。

15.2.6　促神经细胞代谢药

脑细胞代谢促进剂是一类能促进学习记忆能力的中枢神经系统药物,选择性地作用于大脑皮质和海马,激活、保护或促进神经细胞的功能的恢复,而药物本身没有直接的血管活性,也没有中枢兴奋作用,对学习记忆能力的影响是一种持久的促进作用。多种 γ-氨基丁酸的衍生物用于增强代谢与学习,促进磷酰胆碱和磷酰乙醇胺合成,促进脑代谢能力;维生素 B_1 和维生素 B_6 能促进生物能量转化,增强脑对葡萄糖的摄取、利用,对阿尔茨海默病患者起协同治疗作用。有报道同时应用维生素 B_1 及吡拉西坦(脑复康),效果较单一用药理想,PET 检查监测发现葡萄糖代谢障碍减轻;针对阿尔茨海默病脑细胞糖代谢异常而使氧利用度下降,氢化麦角碱制剂试图提高葡萄糖利用能力,起到增加神经信息传导、从而改善智能的治疗作用。

(1) γ-氨基丁酸类促智药(γ-酰胺类促智药):有多种 γ-氨基丁酸的衍生物能促进磷酰胆碱和磷酰乙醇胺合成,促进脑代谢,用于增强代谢与学习能力,包括吡拉西坦(Piracetam,脑复康)、奥拉西坦(Oxiracetam)、阿尼西坦(Aniracetam,三乐喜)及奈非西坦(Nefiracetam),临床应用有效、安全。

1) 吡拉西坦(Piracetan,脑复康,吡乙酰胺,乙酰胺吡咯烷酮):是这类药中研究最多的药物,可直接作用于大脑皮质,具有激活和保护、修复脑细胞的作用,可提高大脑中 ATP/ADP 比值,促进氨基酸和磷脂的吸收、蛋白质合成以及葡萄糖的利用。无镇静、抗胆碱、抗组胺作用,用于老年精神衰退综合征、老年性痴呆、脑动脉粥样硬化症、脑血管意外所致记忆及思维功能减退、一氧化碳中毒所致思维障碍以及儿童智力下降等,具有加速大脑发育、健脑益智、促进记忆、改善思维障碍等作用,同时亦能有效增强学习记忆力,增强机体应激能力及对损伤的修复。对脑细胞有修复和再生作用,能促使受损脑神经细胞功能恢复,有利于人的思维、行为、智能的发挥,有利于记忆库容量的增长。每天 1.2~2.4 g,分 3 次服用。不良反应:偶有口干、食欲减退、呕吐、失眠和荨麻疹等。长期用药没有发现任何毒性。

2) 奥拉西坦(Oxiracetam, Neuromet, Neupan,奥拉酰胺,羟氧吡醋胺,商品名健朗星):是在吡拉西坦的羰基β位引入一个羟基,形成手性中心。由意大利史克比切姆公司于1974年首次合成,适用于轻、中度血管性痴呆、老年性痴呆以及脑外伤等症引起的记忆与智能障碍。可促进磷酰胆碱和磷酰乙醇胺合成,促进脑代谢;可透过血-脑屏障对特异中枢神经道路有刺激作用,提高大脑中ATP/ADP的比值,使大脑中蛋白质和核酸的合成增加。

3) 茴拉西坦(Aniracetam,阿尼西坦,商品名三乐喜,欣坦):也是一个吡拉西坦的衍生物,是一种新的健脑促智药物,对于改善和增强记忆,治疗脑血管病后遗症和老年痴呆症等有显著疗效。对因化学品、药品和脑缺氧等引起的学习和记忆保持和再现有显著作用。有改善记忆障碍的作用,能对抗缺氧引起的记忆减退。每天1g,分2~3次口服。口服消除半衰期平均22分钟。起效快、作用强、毒性低。偶见口干、嗜睡。本品有较强的促进记忆力功能。动物实验证实本品对胆碱拮抗剂、脑缺血、电惊厥休克等模拟的记忆和学习功能的损害有一定的逆转效应;对人健康志愿者进行的研究结果表明,缺氧性低氧血症引起的脑电图改变在服用本药后减轻;在平均年龄67.6岁的脑血栓患者的临床实验中,服用茴拉西坦后,行为和精神都有明显改善。其中痴呆症改善者47.5%,行为障碍改善者71.7%,情绪改善者56.2%,智力和日常生活能力普遍提高。另外,对东莨菪碱造成的识别能力损伤也有效。日本1988年上市,意大利1993年上市。主要通过对谷氨酸受体通道的调节实现。另外,能促进海马部位乙酰胆碱的释放,增强胆碱能传递。与同类药相比,优点为药效作用强,起效作用快,毒性低和不良反应小。本品口服吸收完全,起效快、作用强、毒性低。存在明显首过效应,口服后仅0.2%能进入全身循环。血浆蛋白结合率约66%,血浆清除半衰期35 min;84%由尿排出,0.8%经粪便排出,另11%随CO_2形式呼出。

4) 奈非西坦(Nefiracetam):是一种新型吡咯烷酮类衍生物,能够改善脑能量代谢和神经传递功能,对脑内胆碱能系统功能障碍有明显改善作用,能通过提高大鼠前脑皮质乙酰胆碱释放而起到抗遗忘和增强记忆的作用,无毒蕈碱受体激动剂和拮抗剂的特性,也不抑制胆乙酰胆酯酶抑制剂的活性。胆碱能神经的正常功能依赖于谷氨酸能神经的刺激,奈非西坦不影响谷氨酸的释放,这表明其对乙酰胆碱释放的增强不受谷氨酸能神经的支配,其增强乙酰胆碱释放的原因可能是依赖cAMP的蛋白激酶增强钙通道活性,临床试验结果显示对于轻、中度阿尔茨海默病患者有效,也能改善血管性痴呆患者的认知功能。同时,它也显示有抗癫痫作用。

普拉西坦(Pramiracetam, Parke-remen, Neupramir):1993年意大利上市。

(2) 双氢麦角碱(Dihydroergotoxine,商品名喜得镇,Hydergine,甲磺酸双氢麦角毒碱,Co-dergocrine Mesylate):

扩张血管,增加脑血流量,增加胆碱乙酰化酶的活性,兴奋多巴胺及5-HT受体,对α受体有阻断效应,促进脑细胞代谢,缩短脑循环时间,引起脑电活动的改变,增强突触前神经末梢释放递质与突触后膜受体的刺激作用,改善突触神经传递功能,降低脑血管阻力,增加脑血流量及脑对氧的利用率。喜得镇已获美国FDA批准用于阿尔茨海默病治疗以及用于与老年有关的精神退化的症状和体症,急、慢性脑血管病后的功能智力减退的症状,轻、中度血管性痴呆,血管性头痛。每天 3~4.5 mg,分 3 次服用。T_{max} 为 0.5~1.5 h,由于首过效应,生物利用度为 5%~12%,经胆汁及粪便排泄,肾功能障碍的患者几乎无须减少剂量。偶可发生鼻塞,短暂的恶心和胃不适,通常与食物同服可防止。不良反应一般不需要特殊处理,必要时可调整剂量。有严重心动过缓时应慎用。

(3) 维生素 B_6 衍生物:如吡硫醇(Pyritinol,脑复新)可增加通过血-脑屏障的葡萄糖量,促进脑内葡萄糖的代谢。口服每天 600 mg,10 周,结果显示对受累和非受累区域均有一定效果。把阿尔茨海默病患者随机分为 4 组,每组给予社会支持,或者单独进行认知训练,或者认知训练加脑复新治疗,或磷脂酰丝氨酸。结果提示:特殊药物治疗结合认知训练能改善神经心理功能和增加对刺激的代谢反应。其纵向研究显示,只要保留有反应能力的神经网络,经过专门治疗可以改善阿尔茨海默病患者的突触和神经元功能,延缓疾病的发展。

(4) 甲氯酚酯:如氯酯醒(Centrofenoxine)能促进脑细胞的氧化还原,调节神经细胞的代谢,提高脑内超氧化物歧化酶的活性,减少自由基对脑的毒性作用。对中枢神经系统有兴奋和复健的作用。每日 300~900 mg,分 3 次服用。有失眠、胃肠不适等不良反应。

(5) 依达拉奉(Edaravone,商品名必存):化学名 3-甲基-1-苯基-2-吡唑啉-5-酮,是一种具有捕获·OH 的活性抗氧化剂。是一种脑保护剂。研究提示,可清除自由基,抑制脂质过氧化,从而抑制脑细胞、血管内皮细胞、神经细胞的氧化损伤。用法用量,一次 30 mg,1 日 2 次,加入适量生理盐水中稀释后静脉滴注,30 min 内滴完,一个疗程为 14 d 以内。

15.2.7 血管扩张剂和脑循环改善剂

(1) 血管扩张剂

1) 生物碱:罂粟碱(Papaverine)和环扁桃酯(Cyclandelate),均为不具镇痛作用的阿片生物碱,扩张血管平滑肌、增加脑血流量、改善情绪,提高患者注意力。罂粟碱每天 90~180 mg,分 3 次服用。环扁桃酯每天 300~900 mg,分 3~4 次服用。

2) 二苯基胺类:桂利嗪(Cinnarizine,脑益嗪),类似罂粟碱。作用血管平滑肌,扩张血管、增加脑血流量、拮抗 5-羟色胺和肾上腺素的缩血管作用。每天 75~100 mg,分 2~3 次口服。动物实验有致畸作用,孕妇禁用。

3) 钙离子拮抗剂:尼莫地平是双氢吡啶类钙离子拮抗剂。具有脂溶性,易通过血-脑屏障,选择性作用脑血管平滑肌,扩张血管,促进和保护记忆,提高认知和语言表达能力,减轻运动失调、走路障碍和行为举止异常,改善情绪和睡眠。适合老年性痴呆和血管性痴呆。每天 60~90 mg,分 2~3 次口服。脑水肿、颅内压升高者慎用。氟桂嗪(Flunarizine),选择性抑制血管平滑肌。每晚服用一次 10 mg。

研究指出,阿尔茨海默病患者的脑血流下降是疾病的结果,而不是其原因,阿尔茨海默病患者确实发生了微血管病变,但在这种情况下即使脑血流能增加,也不大可能会改善原发性神经元变性。在血管性痴呆中,既不能期望血管扩张剂使动脉粥样硬化病变发生逆转,也不能通过闭塞的血管或梗死的组织来改善灌注。钙离子拮抗剂一般没有盗血现象,还有神经细胞保护作用,有利于神经功能重组,改善脑功能。

(2) 脑循环改善剂:这类药物的作用是改善脑血流和扩张脑血管,增加脑细胞的供血供氧。常用的有阿米三嗪、银杏叶制剂、尼麦角林等。

1) 复方阿米三嗪(Almitrine)-萝巴新(Raubasine)(Duxil,商品名都可喜,福里衡):主要通过阿米三嗪发挥药理作用。阿米三嗪作用于颈动脉体化学感受器,兴奋呼吸,从而加强肺泡-毛细血管的气体交换,增加动脉氧分压和血氧饱和度。萝巴新可提高脑血管功能不全者的脑神经元线粒体呼吸控制率,增强阿米三嗪的作用强度和作用维持时间。两者合用,可使脑皮质氧分压增高,增加脑组织氧含量,改善脑组织对葡萄糖的提取和利用,恢复有氧代谢,增加细胞的能量供应,从而使脑功能得到改善和加强。主要成分为烯丙哌三嗪和阿吗碱。可选择性扩张脑血管、增加脑血流量、提高脑动脉血氧含量15%、改善脑循环与脑功能、有抗缺氧及改善脑代谢和微循环的作用、可改善皮质电活动及精神运动表现和行为、增强脑细胞功能。有利于提高觉醒、注意力和改善缺血所致记忆障碍。适应证包括老年人认知和慢性感觉神经损害的有关症状;血管性视觉损害和视野障碍的辅助治疗;血管性听觉损害、眩晕和(或)耳鸣的辅助治疗;大脑功能不全所引起的智能损害如失忆或注意力减退;局部缺血症状如视觉、听觉和前庭功能紊乱。

2) 银杏叶制剂(金纳多,斯泰隆):银杏叶是有重要的药用价值,它含有多种药用成分,如:银杏黄酮类、萜类内酯类、生物碱、亚油酸、酚类、奎宁酸、抗坏血酸、白果酸、白果酮等。该类药物有较强的清除自由基功能、减少脑水肿、提高脑缺氧的耐受性、增加大脑能量的代谢,对脑组织起保护作用,对于由动脉粥样硬化、血脂过高引起的各种疾病有很好的疗效;药理作用包括清除自由基,拮抗血小板活化因子,抑制缺血再灌注损伤,增加心脏细胞对缺氧的耐受能力,改善血液流变学,增加全血的可塑性。适应证包括用于脑部、周边和冠状血流循环障碍;急、慢性脑功能不全及其后遗症如脑卒中、注意力不集中、记忆力衰退、老年性痴呆;耳部血流及神经障碍如耳鸣、眩晕、听力减退、耳迷路综合征;眼部血流及神经障碍如糖尿病引起的视网膜病变及神经障碍、老年性黄斑变性、视力模糊、慢性青光眼;末梢循环障碍如各种动脉闭塞症、间歇性跛行症、手脚麻痹冰冷;缺血性心脏疾病如冠状动脉供血不足、心绞痛、心肌梗死。

3) 尼麦角林(Nicergoline,商品名思尔明)也是一种麦角酸衍生物,具有α受体阻滞的扩血管作用并能加强脑细胞的新陈代谢,增加血氧及葡萄糖的利用,改善智能障碍,促进神经传递物质多巴胺的替换,刺激神经传导,以改善精神和情绪上的异常。此外,还能增进蛋白质的生物合成,改善记忆与学习能力的障碍,并有恢复神经元的功能,迅速改善脑功能不足所引起的临床症状。适应证包括急性或慢性脑血管障碍或脑代谢功能不良(脑动脉粥样硬化、脑卒中、脑血栓形成栓塞、暂时性大脑供血不足);急性或慢性周围循环障碍(肢体血管闭塞性疾病、雷诺综合征、其他末梢循环不良症状);头痛;注射本药可作动脉性高血压危象时之辅助治疗;慢性脑部功能不全综合征如头痛、耳鸣、眩晕、疲倦、视力障碍、感觉迟钝、注意力不集中、记忆力减退、缺乏意念、忧郁、不安等精神障碍症状。本药也适用于行动不便、语言障碍等综合征。脑卒中后偏瘫患者神经恢复的辅助治疗及老年期痴呆之记忆改善。

己酮可可碱能减轻神经症状及延缓痴呆进程,早期用己酮可可碱与延期用己酮可可碱相比,临床上能收到更好的效果,且有很好的耐受性。己酮可可碱口服 300 mg,1 日 3 次治疗。

15.2.8 抗 β-淀粉样蛋白治疗

Aβ 是由淀粉样前体蛋白在加工修饰过程中经不同的剪切方式形成的 39～43 氨基酸残基所组成,阿尔茨海默病的 Aβ 沉积学说,认为环境或基因突变导致淀粉样前体蛋白(APP)代谢异常,在神经元细胞外产生 Aβ,沉积形成老年斑(SP)的中心,并可能造成神经元损伤。因而提出防止老年斑产生的关键在于阻止 Aβ 产生,促进 Aβ 代谢。

治疗研究的方向包括:抑制与 Aβ 形成有关的蛋白酶;恢复神经元对淀粉样前体蛋白代谢的正常调节;阻止 Aβ 装配成有毒性的聚合体;保护神经元免受 Aβ 的神经毒性;修复受损的基因等。新近研究发现一种疫苗可阻止 Aβ 的沉积,可能成为防治阿尔茨海默病的有效措施之一。

为减少淀粉样前体蛋白的生成,可用抗体封闭或反义技术如反义 DNA、反义 RNA、反义寡核苷酸来抑制与其互补的特异基因或其 mRNA。分泌酶中 α-分泌酶酶切位点位于 Aβ 第 16 位赖氨酸和第 17 位亮氨酸之间。该位点的肽键发生水解不能形成 Aβ,而 β、γ-分泌酶解位点分别是 Met671-Asp672 和 39～43 区段某一肽键上,故可产生 Aβ。选择性地升高 α-分泌酶或抑制 β、γ-分泌酶的活性都能阻止 Aβ 的生成。由于淀粉样前体蛋白的裂解主要在内吞小体-溶酶体系统内进行,找到合适的溶酶体抑制药将有助于防止 Aβ 的生成。

研究显示,β-环糊精(β-cyclodextrin)、利福霉素(Rifamycin)、层粘连蛋白、蒽环类抗生素、尼可丁、褪黑素以及基于 Aβ 中央疏水区合成的短肽等可抑制 Aβ 的纤维形成。能抑制 Aβ 凝聚的药物有苯丙呋喃类衍生物(3-p-toluoy1-2[4′=(3-diethylaminoprpoxy)-phenyl]-benzofuran。其作用点位于形成毒性淀粉样肽之前,故能阻断其细胞毒性。Aβ 在阿尔茨海默病的神经病理改变中起中心作用,能产生多方面神经毒性,用人工合成的 Aβ1～42 免疫接种,观察对早期的、尚无明显阿尔茨海默病样病变的 PDAPP 转基因鼠以及对晚期已有明显阿尔茨海默病样病理改变的 PDAPP 转基因鼠的作用,结果表明,用 Aβ1～42 免疫接种大大减轻了 PDAPP 的阿尔茨海默病样病理改变,在青年鼠淀粉样斑块产生前接种可基本上阻断斑块的生成,在老年鼠已产生斑块后接种则可明显延迟已有病变的发展,并促进其消失。Aβ1～42 接种可产生抗 Aβ1～42 抗体,引起单核/小胶质细胞的激活,从而清除了 Aβ1～42。因此,Aβ 免疫疗法可望成为阿尔茨海默病的一种新的治疗方法。

Elan(AN-1792)是针对 Aβ 的治疗阿尔茨海默病的免疫类药物,现在美国和英国进行同步 Ⅱ/Ⅲ 期临床试验。

用抗淀粉样物质的目的是减少 Aβ 的产生和沉积。β 或 γ 分泌酶使淀粉样前体蛋白断裂成 Aβ 沉积于阿尔茨海默病患者脑内 NP。晚近,在转基因小鼠脑部发生病理改变前用 Aβ42 免疫,可预防 β 淀粉样斑的产生,若在病理改变发生后免疫,则可使病理改变减轻。这可能开辟了一条用免疫/疫苗抗阿尔茨海默病的新路。不久将于人类启动 β 或 γ 分泌酶抑制剂的应用。

抗 $β_2$ 淀粉样蛋白产生的药物：$β_2$ 淀粉样蛋白由淀粉样前体蛋白经蛋白质水解而来，抑制所涉及的蛋白酶可预防 $β_2$ 淀粉样蛋白形成。在组织培养中已经找出能减少 $β_2$ 淀粉样蛋白形成的抑制剂；另外是预防可溶性的 $β_2$ 淀粉样蛋白集聚。潜在的治疗药物是刚果红。

15.2.9 针对钙离子通道

当细胞受到刺激时，细胞外钙通过电压依赖性和（或）受体依赖性钙通道进入细胞质，或细胞储存池内的钙通过钙释放通道释放入胞质，使胞质内游离钙水平升高，启动一系列生理生化反应；当刺激减弱或消失时，细胞膜上泵（Ca^{2+}-ATP 酶）和内质网上钙泵将细胞内多余的钙泵出细胞或泵入储存池，从而保持细胞内钙稳定。近年研究表明，各种原因造成钙稳态失衡、细胞内钙超载致细胞死亡。

海马神经元 Ca^{2+} 电流随老化而拖延，衰老时出现的生理和形态变化则依赖于海马神经元内 Ca^{2+} 浓度的稳定性。可增加衰老大鼠小脑皮质浦肯野神经元胞质中的 Ca^{2+} 结合蛋白的表达，而此蛋白与调节细胞内钙稳态有关；还可部分逆转由衰老引起的大鼠小脑皮质神经纤维丝蛋白表达下降，减轻衰老和神经退行性变引起的细胞骨架改变。

细胞死亡的两种类型为坏死和凋亡，均与 Ca^{2+} 激活的细胞毒性机制有关。细胞内 Ca^{2+} 升高是由神经元胞体上的 L-型 Ca^{2+} 通道中介，从单通道特性到行为研究，发现 L-型 Ca^{2+} 通道阻滞剂尼莫地平可阻断下丘脑神经元电压依赖性 L-型钙通道活性以及去极化引起的神经元胞体内游离钙升高，改善记忆能力。衰老和高血压均可引起类似神经细胞钙稳态改变。高血压引起的脑血管损害与血管内皮细胞钙超载有关。长期用尼莫地平可降低其病死率，提示二氢吡啶类钙通道活性与衰老时细胞内钙稳态有关。尼莫地平的临床上应用可能有助于缓解阿尔茨海默病进展。

当细胞受损时，由于缺血性 ATP 产生减少，Ca^{2+}-ATP 酶活性受抑制致细胞内钙超载，对大鼠大脑突触体的研究表明：Na^+，K^+-ATP，Mg^{2+}-ATPase，高亲和力和低亲和力 Ca^{2+}-ATPase 均明显下降。此种钙泵活性下降可能与钙泵基因表达降低有关，提示神经细胞钙泵活性下降也可能与衰老时细胞内钙稳态失调有关。

原位分子杂交技术证明有 3 种二氢吡啶类的钙通道拮抗剂受体基因，且 3 种基因可在脑组织中表达。放射配体结合法也证明脑组织、哺乳动物精子顶体等存在大量 IPs 受体，原位杂交检测大鼠各种组织 IPs 受体基因表达情况，发现原有分泌功能的细胞均可表达 IP_3-R_2 和 IP_3-R_3。小脑浦肯野细胞可表达大量 IP_3-R_1，附睾导管上皮细胞、卵巢滤泡颗粒层细胞主要表达 IP_3-R_2。8～28 个月龄大鼠大脑皮质 IP_3 受体密度为 150%，而小脑和大脑皮质受体密度和 K_d 值不受影响，说明 IP_3 受体与衰老细胞内钙稳态改变有关。当脑缺血缺氧导致钙超载，神经细胞内钙超载，可引起神经可塑性及认知功能降低，出现痴呆。临床上应用最多、有一定疗效的是尼莫地平。

15.3 痴呆的对症治疗

15.3.1 抗焦虑药

若有焦虑、激越、失眠症状,可用短效苯二氮䓬类药,如阿普唑仑、三唑仑等抗焦虑药,剂量应小且不宜长期应用。苯二氮䓬类药物主要作用于苯二氮䓬类药受体,该受体除了分布于情感中枢,还分布在大脑皮质、小脑、脊髓及末梢器官等部位,所以苯二氮䓬类药物同时具有肌肉松弛、镇静、催眠及影响精神运动功能的作用。

其他抗焦虑、抑郁药包括丁螺环酮、坦度螺酮等。

(1) 丁螺环酮(Buspirone,商品名一舒,奇比特):化学名 8-氮杂螺[4,5]癸烷-7,9-二酮,8-[4-(4-2-嘧啶基)-1-哌嗪基]丁基-盐酸盐。是新一代非苯二氮䓬类抗焦虑药,其治疗广泛性焦虑的作用与安定类相当,还广泛应用于抑郁症的辅助治疗中。短期小剂量使用丁螺环酮使 $5-HT_{1A}$ 受体脱敏并继发 $5-HT_2$ 受体下调表现出抗焦虑效果,长期大量使用后则可使突触后 5-羟色胺受体下调表现出抗抑郁效应,合并丁螺环酮治疗抑郁症能加快起效时间,提高疗效,而不增加不良反应。无镇静催眠作用,也缺乏抗惊厥和肌肉松弛作用。因起效慢不适用于急性病例。亦可用于焦虑伴有轻度抑郁者。最大优点为不产生依赖,因而无滥用危险。口服很快完全吸收,血浆中达峰时间为 40~90 min,与血浆蛋白结合率为 95%,非常容易被代谢,主要代谢物大部分经肾脏(约 65%)排泄,其余经粪便排泄,半衰期为 2~3 h,开始服用 5 mg,1 日 2 次或 1 日 3 次,第 2 周可加至常用治疗剂量 10 mg,1 日 2 次或 1 日 3 次,不良反应包括头晕、头痛、恶心、呕吐、口干、便秘、失眠、食欲减退等。可供选择的有徐州恩华药业集团有限责任公司的一舒和西南合成制药股份有限公司的奇比特。

(2) 坦度螺酮(Tandospirone,商品名希德,喜得静,律康):化学名 3aα,4β,7β,7aα-6H-2-(4-(4-(2-嘧啶)-1-哌嗪)-丁基)-4,7-亚甲基-1H-异氮茚基-1,3(2H)-二酮二氢柠檬酸盐,是由日本住友制药株式会社研制成功,于 1996 年在日本获准上市,为选择性激动高密度分布在大脑边缘系统的 $5-HT_{1A}$ 受体以及投射 5-羟色胺能神经的中缝核,抑制亢进的 5-羟色胺能神经活动,使 5-羟色胺与突触后膜的 $5-HT_{1A}$、$5-HT_{2A}$ 受体的结合恢复平衡状态起到抗焦虑的作用。长期应用坦度螺酮后,通过下调突触前膜的 $5-HT_{1A}$ 自身受体的密度,起到一定的抗抑郁作用。无肌肉松弛、麻醉增强、抗惊厥及自发运动抑制等中枢抑制的不良反应,无苯二氮䓬类药物具有的依赖性和停药反应。适用于广泛性焦虑伴抑郁症的患者。口服吸收良好,单次口服 20 mg,达峰时间为 0.8 h,消除半衰期为 1.2 h。较长时间连续服用后,药物在体内无蓄积,药物在体内代谢完全,70% 从尿液中排泄,21% 从粪便中排泄,在体内的代谢产物为丁烯链的开裂和降冰片烷环及嘧啶环的羟基化。不良反应较少,程度较轻。嗜睡的发生率较地西泮低。治疗剂量为每天 30~60 mg,分 3 次饭后口服,根据患者的年龄和疾病的严重程度适当增减剂量,最大剂量可用至每天 120 mg,也未发生严重不良反应。可供选择的有日本住友制药株式会社的希德、喜得静和四川科瑞德制药有限公司的律康。

15.3.2 抗抑郁药

阿尔茨海默病患者的20%～50%有抑郁症状。目前,抗抑郁药物产品主要包括三环、四环等杂环类抗抑郁药(TCA)、去甲肾上腺素和特异性5-羟色胺再摄取抑制剂(NaSSA)、单胺氧化酶抑制剂(MAOI)、选择性5-羟色胺再摄取抑制剂(SSRI)、选择性去甲肾上腺素重摄取抑制剂抗抑郁药(NARI)、5-羟色胺、5-羟色胺受体拮抗药/摄取抑制药(SARI)、去甲肾上腺素及多巴胺再摄取抑制药(NDRI)、5-羟色胺与去甲肾上腺素再摄取抑制剂(SNaRI),其他抗抑郁药。

(1) 三环类抗抑郁药:非选择性的抑制突触前膜对5-羟色胺和去甲肾上腺素的再摄取,提高突触间隙中5-羟色胺和去甲肾上腺素的含量,通过迅速下调肾上腺素β受体而达到抗抑郁作用。能阻断组胺受体、乙酰胆碱受体、α肾上腺素受体、快速钠通道,抑制突触前膜的5-羟色胺和去甲肾上腺素的再吸收,缺乏选择性而存在严重毒副作用,特别是有一定的心脏毒性,药物起效慢,依从性差,但其价格低廉,主要用于重度抑郁症,如阿米替林、氯米帕明(安拿芬尼,诺华制药公司)、丙米嗪、多塞平(多虑平)。

1) 度硫平(Dosulepin,二苯噻庚英):化学名11-氧-6,11-二氢苯并(b,c)虑平,作用机制同三环类抗抑郁药阿米替林,也有镇静作用,但对胆碱能神经系统抗毒蕈碱的不良反应轻,用于维持治疗老年性抑郁,对多种疼痛如纤维肌痛或纤维织炎、非典型性面部疼痛与癌症疼痛,当传统的镇痛药无效时可试用。度硫平的不良反应轻,常见的有口干、心动过速、视力模糊,与锂盐或氟西汀合用能产生协同作用。度硫平不可用于癫痫和青光眼患者。口服易吸收,因可减慢胃肠蠕动,尤其当过量摄入时,吸收可能延迟,在肝内经首过代谢去甲基成为其主要的活性代谢产物去甲度硫平(Northiaden),代谢途径尚有S-氧化,主要在其代谢产物经尿排泄,小量也从粪便排出,乳汁中也含有之,半衰期为14～46 h。治疗抑郁症开始口服25 mg,1日3次,如需要渐增至50 mg,1日3次,也可在睡前顿服一天量,重症可增至每天225 mg,老年人每天50～75 mg,维持量用一半即足。片剂剂量为75 mg,胶囊剂量为25 mg。

2) 四环哌嗪氮杂䓬类药:与三环类药没有什么本质的不同。但它对去甲肾上腺素的作用明显大于5-羟色胺,这是其他品种所没有的特点。马普替林是选择性去甲肾上腺素再摄取抑制药,有强大的抗抑郁作用,临床上用于治疗重症抑郁症,疗效良好。

米安色林(Mianserin,商品名脱尔烦,Tolvon,甲庚吡嗪):化学名1,2,3,4,10,14b-六氢-2-甲基二苯并[c,f]吡嗪[1,2-a]氮杂䓬盐酸盐,能选择性阻断突触前膜α₂肾上腺素受体,促进去甲肾上腺素释放,并阻断脑内5-羟色胺受体,初期用药每天30 mg,通常剂量范围为每天40～80 mg,睡前1次服或白天分次服用,为四环类抗抑郁药,与丙米嗪或阿米替林作用相似,但其抗胆碱作用比后者小,还具有与地西泮相似的抗焦虑作用。外周可对抗组胺和5-羟色胺的作用,但无抗胆碱作用。对心血管的作用小,很少引起低血压为其重要优点。可安全地用于老年和心脏病患者,对抑郁性神经症较好。与阿米替林比较,阿米替林对激动症状、性欲、记忆力、自杀意念的改善较好;而本品则对思维迟钝、运动性抑制、自责自罪及自杀念头的改善更好。本品30～60 mg的疗效与阿米替林75～150 mg相等。本品亦可用于治疗原发性焦虑症或伴有抑郁症的焦虑症。不良反应少而轻,大剂量时有困倦、疲劳、失眠、口干、便秘、焦虑等症状。有青光眼、排尿困难、癫痫病史、痉挛病史、脑部器质性病变者以及未控制的糖尿病患者、老年人、儿童慎用。

(2) 去甲肾上腺素和特异性 5-羟色胺再摄取抑制剂(NaSSA):

米氮平(Mirtazapine,商品名瑞美隆,荷兰欧加农公司产品):化学名 1,2,3,4,10,14b 六氢-2-甲基吡嗪基[2,-a]吡啶并[2,3-c]氮,为中枢突触前膜 α_2 受体拮抗药,并不直接抑制 5-羟色胺和去甲肾上腺素的摄取,而是阻断 α_2 肾上腺素能自身和 5-羟色胺受体。由于去甲肾上腺素神经元和 5-羟色胺神经元的 α_2 肾上腺素能被阻断,从而促使神经元产生大量 5-羟色胺和去甲肾上腺素,特别加强 5-HT_1 受体的神经传递,因此消除抑郁症状。对 5-HT_2 和 5-HT_3 受体也有阻断拮抗作用,所以不会导致性功能障碍或焦虑。1994 年首先在荷兰上市,1996 年在美国上市。美国食品与药品管理局(FDA)评审时认为它属于 1S 类,获准用于严重忧郁症患者的一线治疗。我国已研究成功米氮平,并获得临床研究批文。米氮平的两种旋光对映体都具有抗抑郁活性,左旋体阻断 α_2 和 5-HT_2 受体,右旋体阻断 5-HT_3 受体。米氮平的抗组胺受体(H_1)特性起着镇静作用。该药有较好的耐受性,几乎无抗胆碱能作用,对心血管系统无影响,对性功能几乎没有影响。口服后,活性成分米氮平很快被吸收(生物利用度约为 50%),约 2 h 后血浆浓度达到高峰,约 85% 与血浆蛋白结合,平均半衰期为 20~40 h,偶见长达 65 h。由于小剂量时主要为抗组胺作用(倦睡与镇静),随着剂量增加,则去甲肾上腺素神经传递作用亦增加,从而可抵消某些抗组胺作用。因此,为阻止出现过度的镇静作用,剂量不宜低于 15 mg,一般有效剂量为口服 15~45 mg,1 日 1 次治疗(最好在晚餐时服用),适用于各种抑郁症,对快感缺乏、精神运动性抑制、睡眠欠佳(早醒)以及体重减轻均有疗效。也可用于对事物丧失兴趣、自杀念头以及情绪波动等,本药在用药 1~2 周后起效,应连续服药,最好在病症完全消失 4~6 月后再逐渐停药。使用本药期间最常见的不良反应包括食欲增加、体重增加、嗜睡、镇静。通常发生在服药后的前几周(此时减少剂量并不能减轻不良反应,反而会影响其抗抑郁效果)。在极少的情况下有可能发生直立性低血压、躁狂症、惊厥发作、震颤、肌痉挛、水肿及体重增加、血清氨基转移酶水平增加、药疹。对米氮平过敏者禁用。禁与单胺氧化酶合用。本药有可能影响注意力和机动性,使用本药的患者应避免从事需较好注意力和机动性的操作活动。米氮平可加重酒精的抑制作用,因此患者在治疗期间应禁止饮酒。正在使用单胺氧化酶抑制剂或停药在 2 周之内的患者不宜使用本药。米氮平可能加重苯二氮䓬类的嗜睡作用,因此合用时应予以注意。对于肝、肾疾病患者,该药清除率可分别降低 30%~50%,对老年患者的清除率亦有降低,故应减少用量。

(3) 单胺氧化酶抑制药:通过抑制单胺氧化酶功能,使单胺递质浓度增加而发挥抗抑郁作用,分为具肼结构药和非肼结构药。苯乙肼、异卡波肼等具肼结构药物不良反应大,与含酪胺的食物、某些饮料、三环、四环类以及新型抗抑郁药合用可增强毒性作用,已较少应用。

吗氯贝胺(Moclobemide,商品名恬泰,亚正,贝苏,朗天):化学名 4-氯-N-[2-(4-吗啉基乙基)]-苯甲酰胺,原为抗抑郁药,可抗内源性和外源性抑郁症,1990 年已在瑞典首次上市,国内已上市用作抗抑郁药,能保护神经和增强识别力。吗氯贝胺为非肼结构药,为新一代可逆性单胺氧化酶 A 抑制剂,从而提高脑内去甲肾上腺素、多巴胺和 5-羟色胺的水平,起到抗抑郁作用,具有作用快、停药后单胺氧化酶活性恢复快的特点,对健康志愿者由东莨菪碱引起的记忆损伤,本品有明显的逆转作用。瑞士用本品治疗伴有痴呆的老年抑郁症患者,抑郁症状改善,识别能力也有改善,且耐受性好。目前在欧洲和美国正进一步临床试用于阿尔茨海默病患者。吗氯贝胺疗效与三环类抗抑郁药相同,安全性高,无传统单胺氧化酶抑制药所致不良反应如肝毒性,不需限制饮食酪胺的含量。口服易吸收,单次口服 50～300 mg,血浆浓度峰值为 0.3～2.7 μg/ml,达峰时间为 1～2 h。生物利用度与剂量和重复用药成正相关。血浆蛋白结合率约 50%,表观分布容积为 75～95 L/kg。体内分布较广,经肝脏代谢,半衰期为 2～3 h,规格 150 mg,每天用药 2 次就能达到临床疗效。研究表明与米帕明疗效相同,但不良反应显著低于米帕明。开始剂量为 50～100 mg,1 日 2 次,逐渐增加至每天 150～450 mg,不良反应有轻度恶心、口干、头痛、头晕、出汗、心悸、失眠、直立性低血压等。与酪胺含量高的食物(如奶酪)同服可能引起高血压。禁忌证有躁狂症患者、嗜铬细胞瘤、甲状腺亢进患者、过敏者。本品禁止与其他抗抑郁药物同时使用,以避免引起高 5-羟色胺综合征,使用中枢性镇痛药(哌替啶、可待因、右美沙芬)、麻黄碱、伪麻黄碱或苯丙醇氨的患者禁用本品,用药期间不宜驾驶车辆、操作机械或高空作业,由其他抗抑郁药换用本品,建议停药 2 周后再开始使用本品,氟西汀应停药 5 周再开始使用本品。

(4) 选择性 5-羟色胺再摄取抑制剂:目前已成为欧美国家最广泛的用于治疗抑郁症的一线抗抑郁药物,已达 30 多种,主要包括氟西汀 20 mg/d、帕罗西汀(Paroxetine)20 mg/d、舍曲林(Sertraline)50 mg/d、氟伏沙明(Fluvoxamine)100 mg/d、西酞普兰(Citalopram)20 mg/d、艾司西酞普兰(Escitalopram)10 mg/d 和曲唑酮(Trazodone)200 mg/d。这类药物抗胆碱能作用及心血管方面的不良反应较轻,适用于老年人。

1) 氟西汀(Fluoxetine,商品名百忧解,优克,奥贝汀,奥麦伦):化学名 N-甲基-3-苯基-3-(4-三氟甲基苯氧基)丙胺盐酸盐,能选择性抑制突触前膜对 5-羟色胺的再摄取,对去甲肾上腺素的再摄取影响较小。药效与三环类抗抑郁药相似,而抗胆碱作用及心血管不良反应较之三环类抗抑郁药小。氟西汀的口服吸收良好,其代谢产物去甲氟西汀也具有抗抑郁作用,血浆半衰期为 24～72 h,服用剂量为 20～40 mg,最大日剂量为 80 mg。老年抑郁症和躯体疾病伴随的抑郁症,因内脏器官功能减退,常使三环类抗抑郁药和单胺氧化酶抑制药的应用受到限制。而该药因无抗胆碱作用,故服药后不影响患者的日常生活,对上述抑郁症较为适宜。治疗伴发心血管症状的抑郁症疗效肯定,耐受性较好,对本品过敏患者及哺乳期妇女禁用,肝肾不良患者应降低剂量。可供选择的有常州华生制药有限公司的优克、加拿大奥贝泰克制药有限公司的奥贝汀和上海中西药业股份有限公司奥麦伦,2002 年美国礼来公司开发了每周用药 1 次的百忧解,用于抑郁症的治疗。

2) 帕罗西汀(Paroxetine,商品名乐友,赛乐特,舒坦罗):化学名(-)-反式-4-(4-氟苯基)-3-[[3,4-(甲二氧基)苯氧基]甲基]-哌啶盐酸盐,是强力、高度选择性的 5-羟色胺再摄取抑制剂,对去甲肾上腺素、多巴胺再摄取的影响极小,对胆碱能、组胺或肾上腺素受体的亲和力低,抗胆碱、心血管不良反应小于三环类抗抑郁药。对患者无认知功能或精神运动性障碍。口服后本品能完全吸收,吸收后经首过代谢,正常男性每天口服 30 mg,大部分 10 天左右能达到稳态,稳态时的药峰浓度为 61.7 ng/ml,达峰时间为 5.2 h。95% 与血浆蛋白结合,分布于全身各组织,包括中枢神经系统。仅 1% 留在体循环中,其清除半衰期通常为 24 h。本品经肝脏代谢,主要经肾脏排泄,少量由粪便排泄。其代谢物无活性。其特点是起效快、耐受性好,可用于治疗各种类型的抑郁症。对严重抑郁症以及其他抗抑郁药治疗无明显疗效的患者,该药仍有效,也包括伴有焦虑的抑郁症及反应性抑郁症,治疗强迫性神经症,治疗伴有或不伴有广场恐怖的惊恐障碍,治疗社交恐惧症/社交焦虑症。疗效满意后,继续服用本品可防止抑郁症、惊恐障碍和强迫症的复发。用法为 20 mg,1 日 1 次,药片完整吞服勿咀嚼,2~3 周后根据病情调整剂量,可以 10 mg 递增,每天最大剂量为 50 mg。老年患者每天最大剂量不宜超过 40 mg。长期应用需逐渐减量,不宜骤停。不良反应为恶心、嗜睡、出汗、震颤、乏力、失眠、口干、性功能障碍、头晕、便秘、腹泻和食欲下降,通常不影响治疗。迅速停药而引起的综合症状如头晕、感觉障碍、睡眠障碍、激惹、震颤、恶心、出汗、意识模糊等也有报道。帕罗西汀的吸收和药代动力学特点,不受食物及抗酸药的影响,但接受神经安定类药物治疗的患者,服用本品时应注意,不能与单胺氧化酶抵制剂合用,与华法林可能有药代动力学方面的相互作用,使得凝血酶原时间改变而增加出血。因抑制肝脏细胞色素 P450 同工酶 CYP2D6,可导致由此种同工酶代谢的那些药物的血浆浓度升高,合并用药时应慎重,包括某些三环类抗抑郁药如去甲替林、阿米替林、丙米嗪、地昔帕明、吩噻嗪类抗精神病药如奋乃静、甲硫达嗪以及 IC 型抗心律失常药如普罗帕酮、氟卡尼。可供选择的有葛兰素史克公司的赛乐特和浙江尖峰药业有限公司的舒坦罗。

3) 舍曲林[Setraline,商品名左洛复(原名郁乐复),西同静(原名曲尤解)]:化学名(1S-顺式)-4-(3,4-二氯苯基)-1,2,3,4-四氢-N-甲基-1-萘胺盐酸盐,是一种强效选择性神经突触前神经元 5-羟色胺再摄取抑制剂。对突触后 5-羟色胺受体、肾上腺素受体均无影响。该药可增加多巴胺释放,较少引起帕金森综合征、泌乳素增多、疲乏和体重增加,在国际上已广泛用以治疗抑郁性及强迫性精神障碍,能改善患者的认知和注意力。服药后 6~10 h 血药浓度达峰值,血浆半衰期约为 26 h,服药 4~7 d 可达稳态血浓度。血浆蛋白结合率为 97%。在肝脏代谢,代谢产物为 N-去甲舍曲林,活性为母药的 1/10。主要由尿排出。每天早晨顿服 50~100 mg,也可根据病情每天增至 200 mg。该药对女性和老年抑郁症患者尤为适宜。也有证据表明,儿童和少年应用该药安全。不良反应可有胃肠道不适,如恶心、厌食、腹泻等。可供选择的有辉瑞制药有限公司的左洛复和天津华津制药厂的西同静。

4) 氟伏沙明(Fluvoxamine,商品名兰释):化学名(E)-5-甲氧基-4-三氟甲基苯戊酮氧-2-氨乙酰基肟,是唯一具有单环结构的选择性 5-羟色胺再摄取抑制剂,阻断 5-羟色胺再摄取的作用强于氟西汀、阿米替林、丙咪嗪、去甲丙咪嗪,但比帕罗西汀、舍曲林和西酞普兰弱,能选择性抑制突触前膜对 5-羟色胺的再摄取,对去甲肾上腺素及多巴胺影响较弱,该药无镇静、兴奋、抗胆碱及抗组胺作用,对单胺氧化酶无影响。血浆半衰期约为 15 h,常规剂量为每天 100 mg,睡前服用。氟伏沙明与其他 5-羟色胺再摄取抑制药相比,具有作用谱广,能对焦虑、激动、失眠和精神病产生有利的作用,临床上用于各种类型的抑郁症及相关症状的治疗,对抑郁症并发焦虑、老年抑郁症、重症抑郁症、轻度抑郁症并心境恶劣等有效。是选择性5-羟色胺再摄取抑制剂中较好的抗强迫症药物,并能有效治疗社交焦虑症、惊恐性障碍、身体变形障碍,且在选择性5-羟色胺再摄取抑制剂中引起性功能障碍较少。此外,儿童和少年应用该药安全。本药房可供选择的有荷兰苏威制药公司的兰释。无视力模糊、心血管方面等不良反应。

5) 西酞普兰(Citalopram,商品名喜普妙,喜太乐):化学名1-[3-(二甲胺基)丙基]-1-(4-氟苯基)-1,3-二氢-5-异苯并呋喃腈氢溴酸盐,对抑制5-羟色胺再摄取的选择性较强,对其他神经递质及其受体的影响较小。不影响认知和精神运动性行为,尤其适用于躯体疾病伴发抑郁且需多种药物合用者,如脑卒中后抑郁。与其他5-羟色胺再摄取抑制剂抗抑郁药相比具有四大优势:①治疗指数高,如急性过量服药无须干预,患者仍可存活;②不良反应发生率低,如因此停药率也低,不良反应发生与剂量和5-羟色胺抑制相关;③作用谱广,如对三环类无效的患者及抑郁相关障碍强迫症均有效;④服用方便,如大多数患者无须增加剂量,起始剂量一般就是治疗剂量,每天只需服用1次1片20 mg。另外,西酞普兰是最纯的选择性5-羟色胺再摄取抑制剂,很少引起显著的药物相互作用,不良反应很少。西酞普兰的血浆半衰期为33 h,口服给药,剂量范围为每天20~60 mg。因其在选择性5-羟色胺再摄取抑制剂中对肝脏细胞色素P450酶的影响最小,因此几乎没有药物配伍禁忌。西酞普兰可能会引发癫痫和躁狂的发作。因此,有癫痫病史和躁狂病史的患者慎用。可供选择的有西安杨森制药有限公司的喜普妙和四川珍珠药业的喜太乐。

6) 艾司西酞普兰(S-西酞普兰,Escitalopram,商品名来士普):化学名称为(S)-(+)-1-[3-二甲基-氨基-丙基]-对氟苯基异苯并呋喃氰草酸,为西酞普兰的左旋异构体。研究给予西酞普兰一半剂量的艾司西酞普兰可获得与西酞普兰相同的疗效,艾司西酞普兰的活性至少是西酞普兰的2倍,而R-西酞普兰则未发现有活性。两者都能剂量依赖性降低5-羟色胺能神经元的敏感性。艾司西酞普兰通过结合5-羟色胺能神经突触前膜5-羟色胺转运体蛋白(serotonin transporters)而发挥抑制5-羟色胺再摄取的功能。5-羟色胺转运体蛋白至少存在2个结合位点:一个基本位点,亲和力高,调节5-羟色胺再摄取的抑制作用;另一个为异构位点,亲和力弱,调节配体与基本位点的结合。体外试验表明,R-西酞普兰可结合5-羟色胺转运体蛋白的异构位点,但效能仅为艾司西酞普兰的1/3。放射性配体结合分析显示,艾司西酞普兰对5-羟色胺转运体抑制能力是对去甲肾上腺素(NA)转运体抑制能力的2 600倍,是对多巴胺转运体抑制能力的40 000倍以上。因此,与其他SSRI比较,艾司西酞普兰对5-羟色胺转运体选择性更好;对5-羟色胺受体、多巴胺受体、肾上腺素能受体 α_1、α_2 和 β 受体,组胺受体 $H_{1\sim3}$、毒蕈碱受体 $M_{1\sim5}$ 和 BZ 受体没有或仅有极低的亲和力;且对 Na^+,K^+,Cl^- 和 Ca^{2+} 离子通道也无亲和力。艾司西酞普兰口服吸收迅速,吸收后通过能量和单胺氧化酶非依赖的转动体介导,迅速通过血-脑屏障发挥作用。口服后3~4 h达 C_{max},不受食物影响,口服绝对生物利用度约80%,血浆蛋白结合率约55%,表观分布容积12~36 L/kg。与西酞普兰一样,艾司西酞普兰药动学参数也呈线性,并在10~30 mg/d范围内呈剂量相关性。在一项 29 例抑郁症患者参与的试验中,患者服用不同剂量(20~80 mg/d)的西酞普兰后检测血浆中艾司西酞普兰和西酞兰浓度的结果表明,艾司西酞普兰血药浓度与剂量呈正相关。艾司西酞普兰 20 mg 和西酞普兰 40 mg 等效。另外,血浆和尿药浓度的数据显示,在体内艾司西酞普兰未转化为 R-西酞普兰。艾司西酞普兰通过 CYP3A4、CYPO2C19 和 CYP2D6 代谢成 S-DCT;且对 CYP1A2、CYP2C9、CYP2C19、CYP2D6、CYP2E1 和 CYP3A4 的活性无影响或影响甚小。因此不会导致有临床意义的药物相互作用。艾司西酞普兰半衰期($t_{1/2}$)为 27~33 h,适合每天一次给药。连续给药 1 周即可达到稳态。稳态时血药浓度是单剂量口服血浆浓度的 2.2~2.5 倍。一项由 380 例重症抑郁患者参与的双盲、平行、对照临床试验,评估艾司西酞普兰 10 mg/d 的疗效。结果显示,艾司西酞普兰在试验 2 周后就显示出区别早安慰剂的疗效。按周进行的 MADRS、CGI-S、CGI-I 评分的分析结果显示,与安慰剂比较,艾司西酞普兰分别在试验第 1 周(CGI-I 评分)、第 2 周(MARDS 评分)、第 3 周(CGI-S 评分)即出现疗效,并维持到试验结束。可供选择的有西安杨森制药有限公司的来士普。

一项临床试验纳入 491 例,18~65 岁的门诊抑郁症患者,纳入标准符合《精神障碍诊断与统计手册》第 4 版(DSM-IV)中的诊断标准。患者分别服用艾司西酞普兰 10 mg/d 或 20 mg/d,西酞普兰 40 mg/d 和安慰剂。应用末次观察推进法(LOCF)研究显示,治疗终点艾司西酞普兰 10 mg/d、20 mg/d 组和西酞普兰 40 mg/d 组在所有抑郁症评估指南,包括 MADRS、HAMD、CGI、HAMA 和患者分级生活质量均优于安慰剂,艾司西酞普兰 10 mg/d 组与西酞普兰 40 mg/d 组疗效近似,但艾司西酞普兰 20 mg/d 组则优于西酞普兰 40 mg/d 组的趋势。另一项随机、双盲、安慰剂对照组试验,比较艾司西酞普兰和西酞普兰的疗效,844 例重症抑郁门诊患者随机分为艾司西酞普兰 10~20 mg/d 组(280 例)、西酞普兰 20~40 mg/d 组(283 例)和安慰剂组(281 例)。结果表明,艾司西酞普兰和西酞普兰各剂量组的 MADRS、CGI-I 和 CGI-S 指标都显著优于安慰剂组,与固定剂量试验结果一致,艾司西酞普兰治疗 1 周即显现疗效,比西酞普兰治疗 2 周显现疗效更早,且艾司西酞普兰平均剂量(12.6 mg/d)仅为西酞普兰(25.5 mg/d)的 1/2。

7) 曲唑酮(Trazodone,商品名美抒玉,每素玉):化学名 2-[3-[4-(3-氯苯基)-1-哌秦基]丙基]-1,2,4-三唑[4,3-a]吡啶-3(2H)-盐酸,抗抑郁及镇静作用明显,为三唑吡啶类衍生物,片剂为 50 mg,为特异性 5-羟色胺的再摄取抑制剂,具有 $α_1$ 肾上腺素能拮抗作用与抗组胺作用,可诱发直立性低血压,不是单胺氧化酶抑制剂,与苯丙胺类药物不同,对中枢神经系统无兴奋作用。口服能很好地吸收,峰值血浆水平发生在空腹服用后大约 1 h,与食物同服后 2 h。消除呈两相,包括一个初始相(半衰期 3~6 h)和随后的缓慢相(半衰期 5~9 h),用于治疗抑郁症和伴随抑郁症状的焦虑症,药物依赖者戒断后的情绪障碍,以及老年、失眠的患者。不良反应为嗜睡、疲乏、头晕、头疼、失眠、紧张、震颤以及视物模糊、口干、便秘。同时合用地高辛或苯妥因,可使地高辛或苯妥因的血浆水平升高,可能会加强对乙醇、巴比妥类和其他中枢神经系统抑制剂的作用。建议初始剂量为每天 50~100 mg,分次服用,然后每 3~4 d 剂量可增加每天 50 mg,门诊一般以每天 200 mg,分次服用为宜,应在餐后服用,服药第1周内症状即有所缓解,2周内出现较佳抗抑郁效果,通常需要服药2~4周才出现最佳疗效。可供选择的有美时化学制药股份有限公司的美抒玉和常州华生制药有限公司的每素玉。

(5) 选择性去甲肾上腺素再摄取抑制剂(NARI):能阻断中枢神经突触前膜对去甲肾上腺素的再摄取,使去甲肾上腺素系统功能得以平衡,但不影响5-羟色胺的再摄取。适用于内源性抑郁症、心因性抑郁症及更年期抑郁症等。

1) 马普替林(Maprotiline,商品名路滴美):化学名 N-甲基-9,10-桥亚乙基蒽-9(10H)-丙胺盐酸盐,是四环结构,能阻止中枢神经突触前膜对去甲肾上腺素的再摄取,具有解除精神迟滞作用,从而达到抗抑郁的效果,消除忧郁情绪。有较强的抗抑郁、中度的抗胆碱及镇静安定作用。适用于有明显特征的抑郁症,如内源性抑郁症、迟发性抑郁症(更年期性抑郁症)、精神性抑郁症,反应性和神经性抑郁症、耗竭性抑郁症等。常用剂量为每天 75~225 mg。对单项抑郁效果较好,次为双项抑郁、神经性抑郁。药物起效时间比三环类抗抑郁药快,其抗胆碱作用比三环类抗抑郁药弱,不良反应较之选择性 5-羟色胺再摄取抑制剂多。路滴美是诺华制药的产品。

2) 瑞波西汀(Reboxetine,商品名叶洛抒):化学名(±)-(2RS)-2-[(RS)-(2-乙氧基苯氧基)苯甲基]吗啉甲磺酸盐,是第一个完全意义上的选择性去甲肾上腺素再摄取抑制药(NARI),该药抑制神经元突触前膜对去甲肾上腺素再摄取,增强中枢神经系统去甲肾上腺素功能而发挥抗抑郁作用,对 5-羟色胺或多巴胺再摄取没有明显效应,不抑制单胺氧化酶。瑞波西汀于1997年在英国首次上市,目前已在欧盟、美国等世界 40 多个国家上市用于抑郁症的治疗,疗效与选择性 5-羟色胺再摄取抑制剂相同或超过。已有研究表明在改善某些社会功能方面优于氟西汀,如与他人的交往和自我感觉,以及动力和精力方面的改善,但抗胆碱的不良反应比氟西汀高。治疗抑郁症疗效与帕罗西汀相当,且起效迅速、安全性高、依从性好。一份瑞波西汀对 2 613 例抑郁患者的疗效和耐受性临床试验述评提到,耐受性比三环抗抑郁药丙米嗪(Imipramine)和地昔帕明(Desipramine)好。除了有效阻滞去甲肾上腺素的再摄取外,几乎没有其他药理活性。临床研究表明,本品治疗抑郁症,尤其是重症抑郁相当有效,同时耐受性良好,不良反应极少。口服吸收快,半衰期 12~14 h,常用剂量每天 4~10 mg。研究报道,对抑郁症的长期治疗有效,复发率低,耐受性也较好。该药无镇静作用,不影响认知功能,与酒精无相互作用,可增加快速眼动睡眠潜伏期。可供选择的有重庆药友制药有限责任公司的叶洛抒。

(6) 双重作用于 5-羟色胺、5-羟色胺受体拮抗/摄取抑制药(SARI):第一个是奈法唑酮(Nefazodone,尼法唑酮):化学名 2-[3-[4-(3-氯苯基)-1-哌嗪]丙基]-5-乙基-2,4-二氢-4-(2-苯氧乙基)-3H-1,2,4-三氮-3-酮盐酸盐。该药一方面抑制 5-羟色胺的重吸收,另一方面阻断突触后 5-HT_2 受体,提高突触前 5-羟色胺浓度,从而发挥抗抑郁疗效。同时对 5-HT_{1A} 受体的抑制而激活了 5-HT_{1C} 受体,对焦虑和睡眠障碍等症状有明显的改善。奈法唑酮对轻到重度抑郁、初发或复发抑郁、单相或双相抑郁的短期治疗和维持治疗均有很好的疗效。其引发体重异常增加、癫痫发作或男性性功能障碍的不良反应发生率少于三环类抗抑郁药和选择性 5-羟色胺再摄取抑制剂类。奈法唑酮是苯哌嗪类化合物,结构式与曲唑酮相似,是为了改善曲唑酮的镇静与直立性低血压不良反应而开发的一种新型抗抑郁药,经结构改造而获得的一种与 α_1 肾上腺素受体亲和力明显降低的化合物,因而很少出现直立性低血压与镇静作用。其化学性质不同于单胺氧化酶抑制药及三环类抗抑郁药,是具有双重作用的抗抑郁新药,其代谢产物羟基奈法唑酮及 β-氯苯基哌嗪也有抗抑郁作用。长期使用奈法唑酮,可使 $5-HT_2$ 受体数目减少,减少 $5-HT_2$ 相关的行为,同时奈法唑酮拮抗 $5-HT_2$ 受体可明显改善焦虑症状。奈法唑酮口服吸收率达 80%,半衰期为 3~6 h。长期使用会产生依赖性。常见的不良反应有恶心、嗜睡、出汗、震颤、便秘、射精困难,还观察到直立性低血压和晕厥,因此老年患者不宜长期用药。该药推荐的起始剂量为 100 mg,1 日 2 次,治疗剂量为每天 300~600 mg。奈法唑酮最近因严重肝脏毒性(全球发生 26 例肝衰竭或死亡)已从欧洲市场撤出,先是瑞典,后为荷兰。

(7) 去甲肾上腺素及多巴胺再摄取抑制药(NDRI):安非他酮(Amfebutamone,商品名悦亭):化学名(±)-1-(3-氯苯基)-2-[(1,1-甲基乙基)氨基]-1-丙酮盐酸盐,是目前唯一上市的氨基酮类抗抑郁药,是双重作用于去甲肾上腺素及多巴胺,是神经元摄取 5-羟色胺和去甲肾上腺素的弱阻断药。在一定程度上还抑制神经元对多巴胺的再摄取,其作用比其他抗抑郁药强。美国于 1986 年批准安非他酮作为抗抑郁药上市,由于在治疗剂量下其癫痫发生率很高即被撤市,1989 年又重新上市。最大服用剂量已减至每天 450 mg。临床用于治疗重度抑郁症,1996 年缓释制剂的上市有助于这些问题的解决。安非他酮化学结构与苯丙胺相似,口服吸收达 80% 以上,血浓度达峰时间为 2 h,半衰期 6~10 h。在肝脏中代谢转化为羟基安非他酮和三羟基安非他酮,其半衰期较母药长,但药理活性弱,都由肾脏排泄,安非他酮在体内的主要代谢酶为 CYP2B6。安非他酮能明显抑制 CYP2D6。临床对阿米替林和安非他酮进行双盲交叉试验,结果表明:两者效果相同,但安非他酮的耐受性好,安全性高。多项试验证明安非他酮对睡眠过度的单、双相抑郁尤其有效。安非他酮常见的不良反应有不安、恶心、呕吐、偏头痛、便秘以及皮肤过敏等,恶心症状比 SSRI 轻,致性功能障碍反应最小。2006 年,美国美国食品药品监督管理局(FDA)批准安非他酮缓释片是第一个用于有季节性情感障碍(SAD)治疗的药物,可预防重症抑郁发作,该药先前被批准用于治疗重症抑郁。其说明书标签黑框警告有增加患儿自杀企图和行为的危险,主要有该药不能与单胺氧化酶抑制剂类药物合用,不宜与肝药酶诱导药或抑制药合用,一日剂量不可一次给予,不宜长期用药,否则会引起癫痫发作。

(8) 5-羟色胺与去甲肾上腺素再摄取抑制剂(SNaRI):选择性作用于去甲肾上腺素及羟色胺。这类药物同时抑制 5-羟色胺和去甲肾上腺素的重摄取,提高 5-羟色胺和去甲肾上腺素在突触间隙的浓度。

1) 文拉法辛(Venlafaxin,商品名怡诺思):化学名(R/S)-1-[2-(二甲胺)-1-(4-甲氧苯基)乙基]环己醇盐酸盐或(±)-1-[α-[(二甲胺)甲基]-P-甲氧苯甲基]环己醇盐酸,通过抑制神经突触前膜对 5-羟色胺及去甲肾上腺素的再摄取,增强中枢神经系统 5-羟色胺及去甲肾上腺素神经递质的功能,发挥抗抑郁作用。而与组胺、胆碱能及去甲肾上腺素受体几乎无亲和力。文拉法辛是消旋体并有一个活性代谢产物(O-去甲基文拉法辛)。其母体与活性代谢产物的对映体抑制了神经递质的再摄取(5-羟色胺＞去甲肾上腺素＞多巴胺)。文拉法辛仅在高剂量下对去甲肾上腺素有明显的抑制作用,对钠离子通道的阻滞作用存在量效关系。文拉法辛缓释剂口服吸收好,血药浓度达双峰时分别为服药后 2 h 与 6～7 h,有效治疗血药浓度为 30～70 μg/L。文拉法辛与其主要活性代谢产物的平均消除半衰期分别为 5 h 与 11 h。采用每天 75～150 mg 常用剂量治疗抑郁症,大部分患者有效。对焦虑症状也有效,有利于彻底缓解抑郁症状。对躯体症状如头痛、神经痛、失眠等有满意疗效。文拉法辛的不良反应轻,一般有恶心、头晕、出汗、嗜睡等,非常有利于抑郁症患者的长期维持治疗。对于一些治疗效果不佳的患者,建议适当增加服用剂量,疗效可望得到进一步提高。将文拉法辛与米氮平作对照性试验,在急性发作期治疗后持续给药,结果用文拉法辛治疗的患者复发率最低。对三环类抗抑郁药无效者 78 例进行治疗,结果 48% 显效,提示文拉法辛对难治性抑郁症有较好的效果。文拉法辛不宜同抑制细胞色素 P450 同工酶 D6 的药物合用,如与奎尼丁合用则会出现中毒反应,也不能与丙米嗪、阿米替林、去甲替林、右美沙芬等合用。此外,对某些易感患者、原有高血压或用药剂量大于每天 150 mg 的患者,文拉法辛用药期间需要监测血压。有报道文拉法辛在与西酞普兰和(或)米氮平联合使用时要注意引起出血。可供选择的药物有美国惠氏的怡诺思。

2) 度洛西汀(Duloxetine, Cymbalta,商品名欣百达):化学名(S)-(+)-N-甲基-3-(1-萘氧基)-3-(2-噻吩)-丙胺盐酸盐,对 5-羟色胺及去甲肾上腺素递质均有高度的亲和力,为一选择性平衡的 5-羟色胺及去甲肾上腺素再摄取抑制药,但缺乏与中枢神经系统单胺氧化酶受体亲和力。在 6 项安慰剂对照研究中,给予度洛西汀每天 60 mg 和 120 mg 的剂量,其中 5 项有确切疗效,能缓解抑郁症状,如情绪低下、焦虑、及其他诸如疼痛之类的躯体症状。在一项为期 1 年的多中心开放标记研究中,1 100 例重度抑郁症老年患者给予度洛西汀每天 80～120 mg,有明显的疗效。已由美国食品药品监督管理局(FDA)批准用于治疗抑郁症,国外也有作为广泛性焦虑(GAD)、糖尿病性周围神经痛和多动腿综合征的治疗药物上市。

15.3.3 抗精神症状药

抗精神病药主要用于控制患者的行为紊乱、激越、攻击、幻觉和妄想等。可予小剂量奋乃静、甲硫达嗪、氟哌啶醇。目前一些新型非典型抗精神病药如利培酮每天 0.25～2 mg、奥氮平每天 5～20 mg 疗效好,心血管不良反应小,适合老年人。

(1) 利培酮(Risperidone,商品名维思通):化学名 3-[2-[4-(6-氟-1,2)-苯并异噁唑-3-基-1-哌啶]乙基]-6,7,8,9-四氢-已-甲基-4H-吡啶并[1,2-α]嘧啶-4-酮,为苯并异噁唑衍生物,是新一代的抗精神病药。用于治疗急性和慢性精神分裂症以及其他各种精神病性状态的明显的阳性症状(如幻觉、妄想、思维紊乱、敌视、怀疑)和明显的阴性症状(如反应迟钝、情绪淡漠及社交淡漠,少语)。也可减轻与精神分裂症有关的情感症状(如抑郁、负罪感、焦虑)。对于急性期治疗有效的患者,在维持治疗中,维思通可继续发挥其临床疗效。

(2) 奥氮平(Olanzapine,商品名再普乐):化学名 2-甲基-4-(4-甲基-1-哌嗪基)-10H-噻吩并[2,3-b][1,5]苯并二氮杂䓬,是 Lilly 公司研制,1996 年 10 月 1 日美国食品药品监督管理局(FDA)批准上市的非经典抗精神病药物,对精神病的阳性(如妄想、幻觉、思维障碍、敌意和猜疑)和阴性症状(如情感淡漠、情感和社会退缩、言语贫乏)都有对抗作用,也已在欧共体批准。奥氮平对多种受体系统具有药理作用,如对 5-HT、多巴胺、α 肾上腺素、组胺等多种受体有亲和力,具有 5-HT、多巴胺和胆碱能拮抗作用,与其受体结合情况相符。在体外和体内 5-HT$_2$ 受体亲和力大于其与多巴胺 D$_2$ 受体的亲和力。能选择性地减少间脑边缘系统(A10)多巴胺能神经元的放电,而对纹状体(A9)的运动功能通路影响很小。在低于产生僵住反应的剂量水平时能减少条件性回避反应。对骨髓无毒性,无致癌、致突变、致畸作用。口服吸收良好,5~8 h 达到血浆峰值浓度,并且不受进食影响。在 1~20 mg 剂量范围内,血浆浓度与剂量成比例地线性上升。成人一次口服本品 12 mg 后,血药峰值浓度平均为 11 mg/L,终末消除半衰期为 33 h,血浆清除率为 18~27 L/h。适用于精神分裂症及其他有严重阳性症状和(或)阴性症状的精神病的急性期和维持期的治疗,也可缓解精神分裂症及相关疾病的继发性情感症状,对于取得初步疗效、需要继续治疗的患者,奥氮平可有效维持其临床症状的缓解。起始剂量为每天 10 mg(2 片),饭前或饭后服用均可,剂量范围为每天 5~20 mg(1~4 片),女性患者、老年患者、严重肾功能损害或中度肝功能损害患者,起始剂量为每天 5 mg(1 片)。不良反应少,主要是嗜睡和体重增加,很少出现运动障碍。慎用于有癫痫史或有癫痫相关疾病者,任何原因所致的白细胞和(或)中性粒细胞降低者,有药物所致骨髓抑制/毒性反应史者,伴发疾病、放疗或化疗所致的骨髓抑制,嗜酸性粒细胞过多性疾病或骨髓及外骨髓增生性疾病,前列腺增生、麻痹性肠梗阻和窄角性青光眼患者。P450 细胞色素异体,特别是 CYP1A2 的抑制剂和诱导剂分别可延缓和缩短奥氮平的清除率,吸烟和卡马西平可增加奥氮平的清除率。与单剂量奥氮平合并用药未见代谢抑制,包括丙米嗪及其代谢产物去甲丙米嗪、华发林、茶碱或地西泮(安定)和锂盐、双环哌丙醇合并用药时没有交互作用。Koller 等报告 1990~2000 年,奥氮平致糖尿病 188 例,共中 80 例发生代谢性酸中毒或酮症酸中毒,有 15 例死亡;发病特点为一般在用药后 1~3 个月发病,平均剂量与发病无关,约一半患者停药可恢复。

(3) 喹硫平(Quetiapine,商品名思瑞康):化学名 11-[4-[2-(2-羟基乙氧基)乙基]-1-哌嗪基]二苯并[b,f][1,4]硫氮杂䓬半富马酸盐,思瑞康是英国瑞士合资的阿斯利康公司的产品,自 1997 年以来已在全球 80 多个国家上市,该药于 2001 年在中国上市,并被普遍使用。喹硫平是一种不典型抗精神病药物,对多种神经递质受体有相互作用,在脑中对 5-HT$_2$ 受体具有高度亲和力,且大于对多巴胺 D$_1$、D$_2$ 受体的亲和力,对组胺受体和肾上脉腺素能 α$_1$ 受体同样有高亲和力,对肾上腺素能 α$_2$ 受体亲和力低,但对胆碱能毒蕈碱样受体或苯二氮䓬受体基本没有亲和力。对抗精神病药物活性测定如条件回避反射呈阳性结果。口服后吸收良好,代谢完全,人类血浆中主要的代谢产物不具有明显的药理学活性。进食对喹硫平的生物利用度无明显影响,消除半衰期大约为 7 h,83% 的喹硫平与血浆蛋白结合。临床试验证实,每日 2 次给喹硫平有效,PET 研究证实对 5-HT$_2$ 和 D$_2$ 受体的占据作用在给药后可持续 12 h,喹硫平的药代动力学呈线性,男女无差别。老年人喹硫平的平均清除率较成年人低30%～50%。严重肾、肝损害的患者,喹硫平的平均血浆清除率可下降约25%,但个体清除率值都在正常人群范围之内。喹硫平的代谢较完全,服用放射性标记的喹硫平后,尿或粪便中原形化合物仅占未改变的药物及相关物质的5%以下,大约73%的放射活性代谢物从尿中排出,21%从粪便中排出,离体研究证实喹硫平的主要代谢酶为细胞色素P450酶系统的CYP3A4。喹硫平及其几种代谢产物是细胞色素P450酶1A2,2C9,2C19,2D6和3A4的弱抑制剂,但只在高于300～450 mg/d的人类有效剂量的10～50倍的浓度时才出现。喹硫平与其他药物合用时不易导致具有临床意义的与细胞色素P450酶相关的药物抑制作用。适应证为精神分裂症,也有用于精神症状的治疗。在成人治疗第1周采用第1、2天,25 mg,1日3次;第3、4天,50 mg,1日3次;第5、6天,75 mg,1日3次;第7天,100 mg,1日3次。第2周剂量调整的范围在每天150～750 mg。不良反应为困倦,头晕,便秘,直立性低血压,口干以及肝酶异常。注意事项包括将喹硫平与其他已知会延长QTC间期的药物合用时应当谨慎,尤其是用于老年人;用于治疗有癫痫病史的患者时应予以注意;对操纵危险机器包括开车的患者应予提醒。相互作用包括将喹硫平与苯妥英或其他肝酶诱导剂如卡马西平、巴比妥类、利福平等合用,为保持抗精神病症状的效果,应增加喹硫平片的剂量;合用抗精神病药物利培酮或氟哌啶醇不会显著改变喹硫平的药代动力学,但与硫利达嗪合用时会增加喹硫平的清除率;与抗抑郁药丙咪嗪或氟西汀合用不会显著改变喹硫平的药代动力学;与西咪替丁或氟西汀(P450酶抑制剂)合用不会改变喹硫平的药代动力学,但与CYP3A4的强抑制剂如全身应用的酮康唑或红霉素合用需谨慎。美国食品药品监督管理局(FDA)指出,可能出现的高血糖等风险的警示。可供选择的药物有英国瑞士合资的阿斯利康公司的第二大畅销药思瑞康,苏州医药集团有限公司的产品舒思和湖南洞庭药业股份有限公司的产品启维。

(4) 齐拉西酮(Ziprasidone, Zeldox,商品名卓乐定):化学名 5-[2-[4-(1, 2-苯并异噻唑-3-基)-1-哌嗪基]乙基]-6-氯-1, 3-二氢-2(1H)-吲哚-2-酮盐酸盐半水合物,是目前国际上首选的新型不典型抗精神类药物。可有效治疗精神分裂症、焦虑和偏头痛在内的多种功能障碍性疾病,其有效成分可通过多种形式(片剂、胶囊等)被人体等哺乳动物吸收并发挥治疗作用,其涉及的新技术有 3-(1-哌嗪基)-1, 2-苯并异噻唑的制备及 5-(2-氯乙基)-6-氯-1, 3-二氢吲哚-(2H)-酮的制备。包装有 20 mg、40 mg、60 mg/片剂或胶囊,开始治疗为 20 mg,1日2次,最大剂量为80 mg,1日2次治疗,应用时代谢正常不发胖,虽然未批准用于痴呆相关的精神症状,但临床应用也有一定效果。有急性心肌梗死、严重心力衰竭、QT间期延长患者禁忌。

(5) 阿立哌唑(Aripiprazole,商品名安律凡):化学名 7-[4-[4-(2, 3-二氯苯基)-1-哌嗪基]丁氧基]-3, 4-二氢-2(1H)-喹啉酮,能改善精神分裂症的急性精神病恶化症状,对精神分裂症的阳性和阴性症状均有效。不产生明显的锥体外系反应,没有改变血浆催乳素水平。阿立哌唑能改善患者的阳性、阴性和抑郁症状。阿立哌唑是通过对 D_2 和 $5-HT_{1A}$ 受体的部分激动作用及对 $5-HT_{2A}$ 受体的拮抗作用介导产生的,与 α_1 受体的拮抗作用可以阐释其直立性低血压的现象。口服后吸收良好,3～5 h内达到血药浓度峰值,口服片剂的绝对生物利用度为87%，其吸收不受食物影响，消除半衰期为75 h。口服每日1次，起始剂量为10 mg。用药2周后，可根据个体的疗效和耐受性情况，逐渐增加剂量，最大可增至30 mg。此后，可维持此剂量不变。

复方合剂（黛力新，Deanxit，丹麦灵北制药公司产品）：每片含相当于0.5 mg三氟噻吨的二盐酸三氟噻吨，以及相当于10 mg四甲蒽丙胺的盐酸四甲蒽丙胺，三氟噻吨属硫杂蒽类，是一种神经阻滞剂。根据不同剂量具有不同药理作用。大剂量的三氟噻吨主要拮抗突触后膜的多巴胺受体，降低多巴胺能活性，而小剂量三氟噻吨主要作用于突触前膜多巴胺（D_2）自身调节受体，促进多巴胺的合成和释放，使突触间隙中多巴胺的含量增加，而发挥抗焦虑和抗抑郁作用。四甲蒽丙胺属新型三环类（杂环类）抗抑郁剂，是一种双相抗抑郁剂，可以抑制突触前膜对去甲肾上腺素及5-羟色胺的再摄取作用，提高了突触间隙的单胺类递质的含量。2种成分的合剂具有协同的调整中枢神经系统的功能，抗抑郁、抗焦虑和兴奋特性。另一方面，本药中的四甲蒽丙胺可以对抗大剂量时三氟噻吨可能产生的锥体外系症状。三氟噻吨和四甲蒽丙胺相互拮抗的结果使本药的抗胆碱能作用较四甲蒽丙胺弱。本药对上述中枢神经递质的影响，临床上也相应表现为2种成分在治疗作用方面的协同效应和不良反应的拮抗效应。此外，体内及体外试验表明，本药对组胺受体有一定的拮抗作用，并且还具有镇痛、抗惊厥作用，但无抗精神病作用。适用于轻、中度焦虑，抑郁，神经衰弱，心因性抑郁，抑郁性神经官能症，隐匿性抑郁，心身疾病伴焦虑和情感淡漠，更年期抑郁，嗜酒及药瘾者的焦躁不安及抑郁。

15.3.4 其他对症治疗药物

噻奈普汀（Tianeptine，达体朗，法国施维雅公司产品）：2001年在国内上市，化学名N-(3-氯-6,11-二氢-6-甲基-苯二氮䓬[c, f][1, 2]噻氮䓬-11yl)-7-氨-庚酸-s，s-二氧化物，结构上属于三环类抗抑郁药，具有二苯噻唑平核团和末端酸性基团的长侧链，使其有别于传统的三环类抗抑郁剂，具有独特的药理作用，可增加突触前5-羟色胺的再摄取，增加囊泡中5-羟色胺的储存，且改变其活性突触间隙5-羟色胺浓度减少，而对5-羟色胺的合成及突触前膜的释放无影响。对去甲肾上腺素再摄取作用较弱。可能有提高5-羟色胺神经元传递的效应。能增加动物海马部位锥体细胞的自发性活动，并加速其功能受抑制后的恢复，增加大脑皮质和海马部位神经元对5-羟色胺的再吸收作用。对心境紊乱的患者有一定作用，是介于镇静性抑郁药和兴奋性抗抑制药之间的一种。噻奈普汀的抗抑郁疗效与三环类抗抑郁药相似，安全性与耐受性优于三环类抗抑郁药，同时疗效与选择性5-羟色胺再摄取抑制剂的氟西汀、帕罗西汀类似。对躯体不适，特别是对于焦虑和心境紊乱有关的胃肠道不适症状有明显作用。对乙醇（酒精）中毒患者在戒酒期间出现的人格和行为紊乱有一定作用。其消除半衰期较短，约2.5 h，不良反应少而轻，服用方法为12.5 mg，每日3次治疗。由于代谢不涉及细胞色素P450，故与合用药物无相互作用，可作为治疗老年抑郁症的首选药物。

植物类抗抑郁药：

路优泰(Neurostan,德国威玛舒培博士药厂产品)是一种圣约翰草(St. John's Wort),即贯叶连翘(Hgpericum Perforatum)的提取物,是临床上广泛用于治疗抑郁症的一种天然药物,药理成分包括金丝桃素(Hypericin)与贯叶金丝桃素(Hyperforin),原认为该提取物中蒽醌衍生物金丝桃素不可逆地抑制脑内线粒体单胺氧化酶而发挥抗抑郁作用,后来发现贯叶金丝桃素在人体脑内高浓度存在,抑制了多巴胺、5-羟色胺、去甲肾上腺素、γ-氨基丁酸与谷氨酸的再摄取,尽管如此,贯叶连翘提取物的质量控制是以金丝桃素作为基准的,金丝桃素的生物利用度为14%~21%,在治疗剂量范围内其药代动力学呈非线性,口服金丝桃素250 μg与1 500 μg后,其消除半衰期的中位数分别约为24 h与48 h。贯叶连翘提取物每天最大口服推荐剂量为900 mg(相当于金丝桃素27 000 μg),治疗剂量的金丝桃素血浆浓度通常<20 μg/L,也有某些个体需达到100 μg/L。有关贯叶连翘提取物的中毒血药浓度还有待于确定。贯叶连翘提取物不良反应的发生率为0%~5.7%。对中枢5-羟色胺及去甲肾上腺素均有作用。根据临床资料,圣约翰草提取物对轻、中度抑郁有良好疗效,同时能改善失眠及焦虑。由于该药为天然药物,不良反应轻,但需注意光敏反应。在欧洲及美国,该药作为非处方药(OTC),常用剂量为300 mg,1日3次治疗。

15.4 痴呆的中药治疗

灯盏花素是从菊科植物灯盏花中提取的灯盏甲素、灯盏乙素的混合物。药理研究表明,本品具有较好的活血化瘀作用,对改善脑血管循环、增加脑血流量有明显的效果,是治疗脑梗死的有效制剂。近年来随着临床用药经验的积累,本品的新用途不断被发现与拓宽。动物实验表明,本品对老龄大鼠延缓衰老有较好的作用,服药3个月后大脑衰老性组织学改变明显,神经递质多巴胺含量增加,经迷宫测试学习与记忆能力都明显提高。老年性痴呆患者口服片剂40 mg,每日3次,有很好的效果。

脑力康采用由黄精、熟地黄、丹参、远志等组成的脑力康制剂治疗老年痴呆症,结果在量表积分和中医临床观察指标的变化上,治疗前后都有所改善,其差异有高度统计学意义。表明以补肾活血方法的脑力康有改善智能、恢复生活自理能力和减轻精神症状等作用。脑力康对老年性痴呆和血管性痴呆均有效,前者总有效率为40%,后者为85.7%。

有抑制细胞外钙内流、清除自由基和脑保护作用的从芸香科植物黄皮(*Clausena lansium*(Lour.)Skells)叶中分离得到的黄皮酰胺(Clausenamide),是一消旋体。中国协和医科大学药物研究所已人工合成成功并拆分为(一)和(+)黄皮酰胺。采用多种方法和多种记忆障碍模型证明,(一)黄皮酰胺口服剂量5~10 mg/kg可明显改善记忆障碍。采用电生理学方法证明,在离体海马脑片、麻醉动物和清醒自由活动动物,(一)黄皮酰胺能明显增加NMDA受体的密度,促进突触体谷氨酸释放,增强突触基础传递活动和提高高频电刺激(HFS)引起的LTP的幅度,(+)黄皮酰胺反而产生抑制作用,(一)黄皮酰胺易化学习记忆的作用机制主要是增强中枢胆碱系统功能、增强海马突触数和苔藓神经纤维末梢发芽数以及增加脑内蛋白质的合成和Zif/268、BDNF的表达。采用3种凋亡模型观察到(一)黄皮酰胺能明显抑制细胞凋亡和 DNA 的断裂,其机制与调控凋亡相关基因和修复线粒体功能有关,(一)黄皮酰胺还能提高 PKC 和钙调磷酸酶(Calcineurin)和肌钙调样蛋白(Calpain)磷酸酯酶活性,因而推测它可能具有抑制 τ 蛋白过度磷酸化的作用。有多种行为学实验证明,(一)黄皮酰胺有明显的促智作用,在体给药后,脑皮质厚度及海马 CA1 区突触数增加,对学习记忆过程有促进作用,其促智作用强于已在临床广泛应用的脑复康。

最具有代表性的为人参皂苷,它是人参中的主要有效成分。人参皂苷既可提高乙酰胆碱含量,使胆碱能 M 受体数增加,也能促进核酸和蛋白质的合成。这些被认为是人参皂苷抗衰老和防治老年痴呆的最基本生理机制。

绞股蓝皂苷是中药绞股蓝中的主要有效成分,其大多数结构与人参皂苷相同或相似,也具有增强学习能力和记忆力等广泛的药理活性。绞股蓝皂苷还可使脑内谷氨酸水平提高及 γ-氨基丁酸水平降低,从而增强记忆。

作为 M 受体激动剂的从中药槟榔中提取出来的槟榔碱及其衍生物,可用于治疗不同严重程度的阿尔茨海默病患者。

丹酚酸 B 是从中药丹参分离出的丹酚酸类化合物之一,有较强的抗氧活性。研究证明,它能抑制 Aβ 的凝聚和纤维形成,从而防止神经毒性,可用于治疗阿尔茨海默病。

从有"神草"之称的红景天中提取的红景天素可促进老龄大鼠成纤维细胞生长,从而达到抗衰老作用。

大蒜素在改善学习记忆的同时,还具有调控内源性神经生长因子的作用等。大蒜中含有的多种呋甾和螺甾皂苷能显著抑制血小板聚集和提高纤溶酶活性,可改善脑部微循环和供养。

中药多糖的抗衰老和防治老年痴呆的药效研究,目前主要集中在其免疫调节作用、抗氧化作用和延长生物寿命等方面。如螺旋藻多糖对 D-半乳糖所致衰老有明显的改善作用,商陆多糖有提高 T 细胞增殖作用,云芝多糖有延长果蝇寿命作用等。

酸枣仁皂苷除具有抗脂质过氧化和保护神经细胞的作用外,还发现酸枣仁皂苷 A 是钙调蛋白的一种新型天然拮抗剂,调节细胞各种依赖 Ca^{2+} 的生理过程。

有改善脑部微循环,增加大脑供氧和改善脑代谢作用的从夹竹桃科长春花属植物中提取的长春胺。

川芎嗪具有显著的提高超氧化物歧化酶活性和降低细胞中丙二醛含量的作用。

党参总碱有改善东莨菪碱所致学习记忆障碍和促进胆碱乙酰基转移酶生成乙酰胆碱的作用等。

羟乙基葛根素(Hydroxyethylpuerarin)是在葛根素化学结构的基础上进行优化修饰后得到的新型异黄酮类化合物,其脂溶性增加,提高了对血-脑屏障的通透率。研究已证明,该药能有效提高脑缺血再灌注损伤后脑组织的抗氧化及抗凋亡能力,减轻脑血管内皮细胞损伤,也能保护受氧化性损伤的星形胶质细胞,防治与氧化应激关系密切的脑水肿、阿尔茨海默病、癫痫、帕金森病等多种疾病的发生和发展。

蛇床子素(Osthol)是从伞形科植物蛇床成熟果实蛇床子中提取的香豆素,化学名为 7-

甲氧基-8-异戊烯基香豆素。研究报道，采用避暗实验、跳台实验、Y 型水迷路实验观察了蛇床子素对小鼠记忆功能的影响，发现蛇床子素可显著改善小鼠记忆获得、巩固及方向辨别障阻，并能显著延长小鼠断头耐缺氧时间，抑制大鼠肝脑组织中脂质过氧化物的生成，降低小鼠全血、脑内胆碱酯酶活性，证明蛇床子素有促进小鼠学习记忆的作用，其机制可能与抑制脑内胆碱酯酶活性及延缓细胞老化等因素有关。

五味子酚(Schisanhenol)是从中药红花五味子中提取的一种活性成分，其抗氧化作用已被许多实验证明。李莉等以 Fe^{2+}-半胱氨酸为氧自由基生成系统，在体外模仿脑出血或脑外伤引起的氧自由基损伤的模型，观察五味子酚对 Fe^{2+}-半胱氨酸引起的大鼠脑突触体和线粒体损伤的保护作用。结果显示，与 Fe^{2+}-半胱氨酸共温孵可使脑突触体和线粒体 MDA 生成量显著增加，线粒体 ATP 酶活性下降，而预先加入五味子酚 10^{-6} mol/L 可抑制 MDA 生成，防止线粒体 ATP 酶活性下降，五味子酚对 Fe^{2+}-半胱氨酸引起的线粒体肿胀和膜流动性降低也有明显的保护作用，并能防止 Fe^{2+}-半胱氨酸所致线粒体和突触体形态的病理性损伤。以上结果表明，五味子酚对氧自由基引起的大鼠脑突触体和线粒体损伤有明显保护作用，可用于延缓衰老，防治老年痴呆症。

蝙蝠葛苏林碱(daurisoline)是从中药蝙蝠葛根中提取的双苄基异喹啉类化合物。药理实验表明，蝙蝠葛苏林碱对小鼠整体缺氧、急性脑缺血和大鼠局灶型脑缺血均有较好的保护作用，作用机制和其钙拮抗作用和抗 NO 作用有关，在 O, O-位引入 2 个乙酰基后，得到乙酰基蝙蝠葛苏林碱[(WTBX), O, O-acetyldaurisoline]，其水溶性增加，同时乙酰基蝙蝠葛苏林碱也保留了蝙蝠葛苏林碱的特征，能抑制突触体 Ca^{2+} 的内流。用细胞培养方法和大鼠脑缺血损伤模型，研究了乙酰基蝙蝠葛苏林碱对缺血性脑损伤的保护作用，结果表明乙酰基蝙蝠葛苏林碱对低钾、高钾、Bay K 8644 及去甲肾上腺素所引起的 PC_{12} 细胞内游离钙浓度增加有抑制作用，乙酰基蝙蝠葛苏林碱在整体大鼠双动脉结扎和四动脉结扎模型上，均能降低缺血脑组织脂质过氧化物含量，增加 SOD 活性。

15.5 痴呆的其他治疗药物

在临床上试用于治疗痴呆的药物还包括神经传导改善药，如纳洛酮(Naloxone)，其为特异性阿片受体阻滞剂，具有治疗痴呆患者记忆障碍，改善行为的作用。纳曲酮(Naltrexone)作用同纳洛酮，但效力比纳洛酮高。其他目前正在研发的药物包括神经肽类药物如血管加压素(Vasopressin)、神经营养因子如神经生长因子(NGF)及神经营养因子(NT_3, NT_4, NT_5)等。

他汀类降脂药具有抑制细胞因子如肿瘤坏死因子、IL-1、IL-2、IL-6 以及具有抗氧化的神经保护作用，可抑制神经变性，提高认知功能如学习和记忆能力，现正在进行用于治疗和预防阿尔茨海默病的临床试验。最近两项临床研究报道发现，他汀类可减少 30% 阿尔茨海默病的发生，但由于是非随机性研究，其结果有待进一步探讨。

南蛇藤醇(Celastrol)是一种从植物中提取的药物，具有抗氧化和抗炎活性，在动物实验中发现其具有改善记忆、学习及提高精神运动功能的能力。

Dimebon 最早在前苏联是作为抗组胺药,在临床应用中发现其有减轻阿尔茨海默病患者的症状及延缓病情发展、改善认知功能及智能水平的作用。其作用机制为抑制 Ca^{2+} 通道,保护神经元,防止 Aβ 的毒性作用,具有抗胆碱酯酶的活性。尚需大规模临床试验以明确这些药物的具体疗效。

多肽类促智药(施普善,脑复活,复方脑安泰片,维特健脑灵通软胶囊)。施普善原名脑活素,是一种脑蛋白水解物注射液,由奥地利依比威大药厂生产。

神经节苷脂(Ganglioside, GM)是一种复合糖脂,存在于哺乳动物细胞,特别是神经元细胞的胞膜中,是神经细胞膜的天然组成部分。神经节苷脂在大脑中约占总重量的1‰,其含量随着年龄的增加、长期用脑、脑卒中或意外损伤而减少。内源性的神经节苷脂参与细胞膜与胞浆的生理过程,对保持细胞膜的正常结构及生理功能起重要作用,而外源性的神经节苷脂能从各方面影响神经膜的功能。

大量神经生物学研究发现,神经节苷脂进入细胞膜伴随着细胞膜 Na^+,K^+-ATP 酶和 Ca^{2+},Mg^{2+}-ATP 酶的活化,并维持其有效活性,维持细胞膜离子泵功能。其临床功效主要是促进中枢神经系统的重塑,加速中枢神经系统病变修复。这种促进神经恢复的作用是通过保护及营养神经来完成的,神经的保护主要是指中枢神经系统在脑卒中或意外损伤时免受因兴奋性氨基酸受体,特别是谷氨酸受体过度兴奋引发的神经毒素和自由基的损伤;营养作用主要是指神经节苷脂能促进神经组织损害后突触的生长,形成新的侧支,建立新的突触联系,改善神经传导,促进神经脑电活动的恢复。单唾液酸四己糖神经苷脂钠(施捷因)注射液由阿根廷 TRB 药厂生产。

15.6 展望

阿尔茨海默病是一种老年疾病,其发病机制十分复杂。要彻底揭示阿尔茨海默病的本质,从根本上治疗老年痴呆有待于作更深入的研究。当然我们可以看到,随着人类基因组计划的实施及后基因组计划的启动,人类有望破译阿尔茨海默病之谜。

(1) 寻找利于早期诊断的临床、影像学和生物学指标。

(2) 因为 app 和 ps1 基因突变与 Aβ42 生成有关,app 和 ps1 基因突变导致 β-和 γ-分泌酶对 APP 降解异常增高,使 Aβ42 生成过量,Aβ42 与阿尔茨海默病脑中 NP 形成和神经元功能障碍和死亡有关。采取措施包括 Aβ 主动免疫可使 Aβ 生成减少,抑制 β-和 γ-分泌酶能减少 Aβ42 生成和 NP 形成,干扰细胞内 Aβ 生成(雌激素可减少 Aβ 生成),抑制细胞外 APP 生成,抑制细胞外 Aβ 沉淀、积聚,加速 Aβ 清除,以及促进 Tau 蛋白去磷酸化等。

(3) 针对神经纤维缠结的策略,Tau 蛋白是细胞骨架,且在正常神经元内骨架输送系统中起很重要作用,当 Tau 蛋白被过度磷酸化形成神经纤维缠结(NFT),可考虑阻止或逆转其过度磷酸化过程。另外,Aβ 和神经纤维缠结形成间有联系,这也为治疗提供机会。

(4) 针对乙酰胆碱的途径,在相当一段时期内仍为主要研究方向之一:毒蕈碱样受体激动剂、拟胆碱药、AChEI。近年研制出他克林的二聚体,毒性明显降低。

(5) 细胞移植　脑内与记忆和认知有关脑区的细胞,尤其是颞叶、海马、CA1 区的胆碱能神经元功能减退、丧失是阿尔茨海默病的基础病理改变。将胚脑隔区胆碱能细胞移植入老年鼠,重建了隔海马通路,随后将胚胎隔区悬浮液直接注入海马,移植细胞能提高因切断穹隆而下降的 ChAT 和 AChE 活性。但在损伤穹隆的老年大鼠进行的移植中,尽管移植也能存活,并能改善动物的迷宫学习能力,但移植存活和发育情况、海马内 AChE 活性和 AChE 纤维的密度,均不如年轻鼠的理想。一般认为这是由于老年宿主脑内神经营养物质不足,难以维持移植物的生长和发育所致。若移植后不断投以神经生长因子将能解决这一问题,但要过渡到人并正式用于阿尔茨海默病治疗尚须时间考验。

所以,其治疗手段之一是向上述相应部位进行胆碱能神经元的移植,包括胆碱能神经元移植仍需继续努力,神经元干细胞移植更应加强,因神经元干细胞在脑内不同环境下向不同神经细胞方向发展;为延长植入神经细胞的存活时期,应考虑提供神经生长因子;同时应注意其微环境的研究,既有利于植入细胞定向发展,又有利于其长期存活。

(6) 基因治疗策略　利用重组技术将正常基因替换有缺陷的基因,以达到根治基因缺陷的基因治疗,但目前尚不能实现。基因修饰细胞的移植是神经系统疾病基因治疗的离体方法。其基本理论是正常的供体组织或基因修饰的自体细胞移植物,可纠正畸变的神经回路,替换神经递质,并提供神经营养因子而修复中枢神经系统功能。将正常神经元功能和存活所需的神经生长因子输入到中枢神经系统,治疗阿尔茨海默病已做了大量研究。

可以把重点放在突变基因的筛选,制备基因转染细胞和转基因动物模型,研究其基因的特性,根据其生物学损害状态建立针对性治疗措施。可以将基因工程和脑移植技术结合起来,由于神经生长因子(NGF)分子量大不易通过血-脑屏障,若能植入不断产生神经生长因子的细胞则更好,建立神经生长因子基因修饰的星形胶质细胞株,确定神经生长因子基因修饰星形胶质细胞株在体外的有效表达。移植细胞的存活、生长、发育、与宿主整合及基因修饰细胞表达神经生长因子的形态学证实,基因修饰细胞及胚胎脑隔细胞的脑内移植,建立阿尔茨海默病的动物模型,基因修饰细胞移植后,对阿尔茨海默病的行为治疗作用的评估。

参考文献

[1] 胡刚.抗帕金森病和治疗老年性痴呆症药.杨世杰.药理学[M].北京:人民卫生出版社,2001,244-246.

[2] 陶国枢.迎接新世纪老龄社会对老年医学的挑战[J].医学与哲学,2000,21(2):13-15.

[3] 张均田.老年痴呆的发病机制及治疗策略[J].药学学报,2000,35:635-640.

[4] 王晔,郑惠民.老年性痴呆的分子生物学.王德生,张守信.老年性痴呆[M].北京:人民卫生出版社,2001,153-240.

[5] 丰宏林,任明.药物治疗.王德生,张守信.老年性痴呆[M].北京:人民卫生出版社,2001,397-490.

[6] 陈丽敏.Alzheimer 病的生物学治疗概况[J].实用老年医学,2002,16(1):39-41.

[7] 张振馨,赵洁皓,黄觉斌,等.盛树力.老年性痴呆(AD)的药物治疗[M].老年性痴呆的治疗和护理.北

京:科学技术文献出版社,2000,4:54-80.

[8] 沈一峰,顾牛范.治疗阿尔茨海默病的新药——卡巴拉汀[J].上海精神医学,2000,12(2):116.

[9] 胡爱群.阿尔茨海默病老年斑研究进展[J].国外医学·老年医学分册,2001,22(2):74-77.

[10] 冯颖译,许贤豪校.科学家提出疫苗治疗老年性痴呆的可能性[J].英国医学杂志中文版,2000,3(2):60.

[11] 冯颖,许贤豪,冀成君,等.阿尔茨海默病相关基因载脂蛋白E的多态性[J].中华神经科杂志,1998,31(3):139-142.

[12] 秦斌,曾湘豫,国汉帮,等.帕金森非痴呆和痴呆患者载脂蛋白E基因型分析[J].中华神经科杂志,1998,31(3):149-151.

[13] 许贤豪.老年期痴呆.陶国枢.现代老年医学进展[M].北京:中国科学技术出版社,1997,167-288.

[14] 许贤豪.老年性痴呆的诊断标准.盛树立.老年性痴呆.从分子生物学到临床诊治[M].北京:科学技术文献出版社,1998,1-22.

[15] 许贤豪,孙宏.老年性痴呆的治疗进展[J].中国神经免疫学和神经病学杂志,1997,4(1):60-61.

[16] 曾湘豫,秦斌,许贤豪,等.Alzheimer病和帕金森痴呆与载脂蛋白E多态性的关系[C].中华医学会北京分会1998年度神经内科学术年会论文汇编.1999,32-33.

[17] 张振馨,洪霞,李辉,等.北京城乡55岁或以上居民简易智能状态检查测试结果的分布特征[J].中华神经科杂志,1999,32(4):149-153.

[18] 张振馨.老年性痴呆临床研究的第一步——诊断[J].中华神经科杂志,1999,32(6):1-2.

[19] 张振馨,高宗恩,王建明,等.橄榄桥小脑萎缩和多系统萎缩[J].中华内科杂志,1998,37(4):265-268.

[20] 苗建亭,李柱一,雷革胜,等.Meynert核注射β样淀粉蛋白后大鼠脑NGF、BDNF神经元的表达变化及其机制[J].中国神经免疫学和神经病学杂志,2003,10(2):67-70.

[21] 洪乐鹏,龙大宏,冷水龙.Neurturin和NGF促进AD鼠学习记忆恢复及海马突触素表达[J].中国行为医科学,2004,13(2):134-135.

[22] 汤荟冬,陈雪华,陈生弟.神经生长因子对β样淀粉蛋白25-35诱导海马细胞毒性的防治作用[J].中国临床康复,2002,6(13):1906-1907.

[23] 王英,苗建亭,李柱一,等.NGF对β样淀粉蛋白诱导海马细胞凋亡的保护作用[J].中国神经免疫学和神经病学杂志,2003,10(2):71-74.

[24] 徐晓虹,郭丹,杜红燕,等.神经生长因子对小鼠突触体内Ca^{2+}水平调节作用[J].药学学报,1997,32(10):731-734.

[25] 汪春运.瑞波西汀在精神科的应用[J].临床心身疾病杂志,2005,11(3):287.

[26] 谢瑞满,方定华.脑卒中(中风)急性期巴氯芬治疗的双盲随机对照研究[J].国际中华神经精神医学杂志,2001,2(1):9.

[27] 谢瑞满,朱文炳.爱维治治疗脑部疾病的临床疗效观察[J].中国临床医学杂志,1998,5(2):94.

[28] 谢瑞满,董发昌.尼莫通治疗急性脑梗死的前瞻性临床研究[J].脑与神经疾病杂志,1998,6(3):185.

[29] 谢瑞满,朱文炳.息宁治疗原发和继发帕金森氏病临床观察[J].脑与神经疾病杂志,1997,5(2):120.

[30] 谢瑞满,朱文炳.巴曲酶与右旋糖酐治疗急性脑梗塞的比较[J].新药与临床杂志,1997,16(2):88.

[31] 谢瑞满,姚景莉.尼莫地平和抗眩啶治疗SAH后脑血管痉挛的疗效观察[J].临床神经病学杂志,1994,1:48.

[32] 谢瑞满,姚景莉.尼莫地平治疗急性缺血性脑血管病的前瞻性研究[J].实用诊断和治疗杂志,1992,6(1):20.

[33] 谢瑞满,朱文炳.百优解治疗抑郁症的临床研究[J].中国行为医学科学杂志,1998,29(7):75.

[34] 谢瑞满.巴氯芬临床应用研究进展[J].世界临床药物杂志,2006,27(3):149-153.

[35] 谢瑞满.中枢性肌松剂巴氯芬临床应用的研究进展[J].现代实用医学杂志,2006,18(12):861.

[36] 陈力宇,谢瑞满,全洪波.氟西汀治疗中风后抑郁的临床研究[J].中国临床医学杂志,2003,10(3):364-368.

[37] 谢瑞满.脑血管疾病用药.徐叔云.中华临床药物学[M].第77章.北京:人民卫生出版社,921-938.

[38] 甘一方,舒良,谢瑞满,等.国产佐匹克隆治疗失眠的疗效观察.中华精神科杂志,1998,31(4):252-253.

[39] 谢瑞满.老年期脑卒中后抑郁的药物治疗进展[J].世界临床药物杂志,2005,26(9):533-536.

[40] 徐韬园.现代精神医学[M].上海:上海医科大学出版社,2000.

[41] 张继志,吉中孚.精神药物的合理应用[M].3版.北京:人民卫生出版社,2003.

[42] 张亚林.神经症理论与实践[M].北京:人民卫生出版社,2000.

[43] 缪鸿石,朱镛连.脑卒中的康复评定和治疗[M].北京:华夏出版社,1996,22-140.

[44] Jay P R, Loren G L. Focus on Donepezil A reversible acetylcholinesterase inhibitor for the treatment of Alzheimer's disease[J]. Medical Progress SEA, 1998, 25(1):42.

[45] Schneider L, Farlow M R, Henderson V M, et al. Effects of estrogen replacement therapy on response to tacrine in patients with Alzheimer's disease[J]. Neurology, 1996, 46:1580-1584.

[46] Cummings J L, Cyrus P A, Bieber F, et al. Metrifonate treatment of the cognitive deficits of Alzheimer's disease[J]. Neurology, 1998, 50:1214-1221.

[47] Cummings J L, Vinters H V, Cole G M, et al. Alzheimer's disease: etiologies, pathophysiology, cognitive reserve, and treatment opportuneities[J]. Neurology, 1998, 51(suppl1):S2-S17.

[48] Kaufer D I, Cummings J L, Christine D. Effects of tacrine on behavioral symptoms in Alzheimer's disease:an open-label study[J]. J Geriatr Psychiatry Neurol, 1996, 9:1-6.

[49] Mackenzie I R, Moons D G. Nonsteroid anti-inflammatory drug use and Alzheimer-type pathology in aging[J]. Neurology, 1998, 50(4):986.

[50] Petanceska S S, Nagy V, Frail D, et al. Ovariectory and 17beta-estradiol modulate the level of Alzheimer's amyloid beta peptides in brain[J]. Neurology, 2000, 54(12):2212-2217.

[51] Doody R, Whitehouse P J, Chen Q T, et al. Alzheimer disease-related activities in China: A report from the international Working Group on The harmonization of dementia drug guidelines [J]. Alzheimer Disease and Associated Disorders, 1998, 12(4):263-265.

[52] National Institute on Aging/Alzheimer's Association Working Group. Apolipoprotein E geno-typing in Alzheimer's disease(see comments)[J]. Lancet, 1996,347:1091-1095(Comment in: Lancet, 1996, 347:1184).

[53] Wilcock G K. Treatment for Alzheimer's disease. Where are we going? [J]. European Neuropsychopharmacology, 2000, 10(S3):S140-S141.

[54] Winblad B, Nordberg A. New avenues in the treatment of dementia[J]. European Neuropsychopharmacology, 2000, 10(S3):S191.

[55] Xu XH, Feng Y, Zhang XH, et al. Vascular dementia, with special reference to its vascular and immunological events[J]. Alzheimer Disease and Associated Disorders, 1999, 13(S3): S179-S191.

[56] Xu XH, Feng Y, Peng DT, et al. Study of Vascular Dementia in China[J]. Journal of Stroke and Ce-

rebrovascular Diseases, 2000, 9(S1):41-42.

[57] Xu XH, Guo H, Qin B, et al. Study of dementia in China. //Fisher A, Hanin I, Yoshida M. Progress in Alzheimer's and Parkinson's Disease[M]. New York: Plenum Press, 1998, 389-392.

[58] Robertson A G, Banfield M J, Allen S J, et al. Identification and structure of the nerve growth factor binding site on TrkA[J]. Biochem Biophys Res Commun, 2001, 282(1):131-141.

[59] VanDer ZC, Hagg T. Delayed NGF infusion fails to reverse axotomy induced degeneration of basal forebrain cholinergic neurons in adult p75(LNTR) deficient mice[J]. Neuroscience, 2002, 110(4): 641-651.

[60] Kume T, Nishikawa H, Tomioka H, et al. p75 mediated neuroprotection by NGF against glutamate cytotoxicity in cortical cultures[J]. Brain Res, 2000, 852(2):279-289.

[61] Nusser N, Elvira G, Zheng Y, et al. Nerve growth factor signals through TrkA, phosphatidylinositol 3 kinase, and Rac1 to inactivate RhoA during the initiation of neuronal differentiation of PC12 cells [J]. J Biol Chem, 2002, 277(39):35840-35846.

[62] Bonnington J K, McNaughton P A. Signalling pathways involved in the sensitisation of mouse nociceptive neurones by nerve growth factor[J]. J Physiol, 2003, 551(2):433-446.

[63] Humpel C, Weis C. Nerve growth factor and cholinergic CNS neurons studied in organotypic brain slices, Implication in Alzheimer's disease[J]. j Neural Transm Suppl, 2002, (62):253-263.

[64] Ruberti F, Capsoni S, Comparini A, et al. Phenotypic knockout of nerve growth factor in adult transgenic mice reveals severe deficits in basal forebrain cholinergic neurons cell death in the spleen and skeletal muscle dystrophy[J]. J Neurosci, 2000, 20(7):2589-2601.

[65] Capsoni S, Ugolini G, Comparini A, et al. Alzheimer like neurodegeneration in aged antinerve growth factor transgenic mice[J]. Proc Natl Acad Sci USA, 2000, 97(12):6826-6831.

[66] Liao GS, Li XB, Zhang CY, et al. Pharmacological actions of nerve growth factor transferrin conjugate on the central nervous system[J]. J Nat Toxins, 2001, 10(4):291-297.

[67] Rosa RD, Garcia AA, Braschi C, et al. Administration of nerve growth factor(NGF) rescues recognition memory deficits in AD11 anti-NGF transgenic mice[J]. Proc Natl Acad Sci USA, 2005, 102 (10):3811-3816.

[68] Zou L, Yuan X, Long Y, et al. Improvement of spatial learning and memory after adenovirus mediated transfer of the nerve growth factor gene to aged rat brain[J]. Hum Gene Ther, 2002, 13(18): 2173-2184.

[69] Tuszynski M H, Thal L, Pay M, et al. A phase 1 clinical trial of nerve growth factor gene therapy for Alzheimer disease[J]. Nat Med, 2005, 11(5):551-555.

[70] Scaccianoce S, Catalani A, Lombardo K, et al. Maternal glucocorticoid hormone influences nerve growth factor expression in the developing rat brain[J]. Neuroreport, 2001, 12(13):2881-2884.

[71] Ramirez J J, Parakh T, George M N, et al. The effects of Neotrofin on septodentate sprouting after unilateral entorhinal cortex lesions in rats[J]. Restor Neurol Neurosci, 2002, 20(1-2):51-59.

[72] Heese K, Otten U, Mathivet P, et al. GABA(B) receptor antagonists elevate both mRNA and protein levels of the neurotrophins nerve growth factor(NGF) and brain derived neurotrophic factor (BDNF) but not neurotrophin3(NT3) in brain and spinal cord of rats[J]. Neuropharmacology, 2000, 39(3):449-462.

[73] Settanni G, Cattaneo A, Carloni P. Molecular dynamics simulations of the NGF TrkA domain 5 complex and comparison with biological data[J]. Biophys J, 2003, 84:2282-2292.

[74] Versiani M, Amin M, Chouinard G. Double-blind, placebo-controlled study with reboxetine in inpatients with severe major depressive disorder[J]. J Clin Psychopharmacol, 2000, 20(1):28.

[75] Montgomery S, Ferguson J M, Schwartz G E. The antidepressant efficacy of reboxetine in patients with severe depression[J]. J Clin Psychopharmacol, 2003, 23(1):45.

[76] Fava M, McGrath P J, Sheu W P; Reboxetine Study Group. Switching to reboxetine: an efficacy and safety study in patients with major depressive disorder unresponsive to fluoxetine[J]. J Clin Psychopharmacol, 2003, 23(4):365-369.

[77] Seedat S, van Rheede van Oudtshoorn E, Muller J E, et al. Reboxetine and citalopram in panic disorder: a single-blind, cross-over, flexible-dose pilot study[J]. Int Clin Psychopharmacol, 2003, 18(5):279-284.

[78] Rogoz Z, Margas W, Skuza G, et al. Effect of repeated treatment with reboxetine on the central alpha 1-adrenergic and dopaminergic receptors[J]. Pol J Pharmacol, 2002, 54(6):593-603.

[79] Gould G G, Pardon M C, Morilak D A, et al. Regulatory effects of reboxetine treatment alone, or following paroxetine treatment, on brain noradrenergic and serotonergic systems[J]. Neuropsychopharmacology, 2003, 25:1633-1641.

[80] Brunello N, Blier P, Judd LL, et al. Noradrenaline in mood and anxiety disorders: basic and clinical studies[J]. Int Clin Psychopharmacol, 2003, 18(4):191-202.

[81] Clayton A H, Zajecka J, Ferguson J M, et al. Lack of sexual dysfunction with the selective noradrenaline reuptake inhibitor reboxetine during treatment for major depressive disorder[J]. Int Clin Psychopharmacol, 2003, 18(3):151-156.

[82] Moeller O, Hetzel G, Rothermundt M, et al. Oral citalopram and reboxetine challenge tests before and after selective antidepressant treatment[J]. J Psychiatr Res, 2003, 37(3):261-262.

[83] Poyurovsky M, Isaacs I, Fuchs C, et al. Attenuation of olanzapine-induced weight gain with reboxetine in patients with schizophrenia: a double-blind, placebo-controlled study[J]. Am J Psychiatry, 2003, 160(2):297-302.

[84] Artigas F, Nutt DJ, Shelton R. Mechanism of action of antidepressants[J]. Psychopharmacol Bull, 2002, 36 S2:123-132.

[85] Ferguson JM, Wesnes KA, Schwartz GE. Reboxetine versus paroxetine versus placebo: effects on cognitive functioning in depressed patients[J]. Int Clin Psychopharmacol, 2003, 18(1):9-14.

[86] Agelink MW, Ullrich H, Passenberg P, et al. Superior safety of reboxetine over amitryptiline in the elderly[J]. Eur J Med Res, 2002, 7(9):415-416.

[87] Hirschfeld RM, Montgomery SA, Aguglia E, et al. Partial response and nonresponse to antidepressant therapy: current approaches and treatment options[J]. J Clin Psychiatry, 2002, 63(9):826-837.

[88] Stahl SM, Mendels J, Schwartz GE. Effects of reboxetine on anxiety, agitation, and insomnia: results of a pooled evaluation of randomized clinical trials[J]. J Clin Psychopharmacol, 2002, 22(4):388-392.

[89] Tranter R, Healy H, Cattell D, et al. Functional effects of agents differentially selective to noradrenergic or serotonergic systems[J]. Psychol Med, 2002, 32(3):517-524.

[90] Ferguson JM, Mendels J, Schwart GE. Effects of reboxetine on Hamilton Depression Rating Scale factors from randomized, placebo-controlled trials in major depression[J]. Int Clin Psychopharmacol, 2002, 17(2):45-51.

[91] Waring WS, Good AM, Bateman DM. Lack of significant toxicity after mirtazapine overdose: a five-year review of cases admitted to a regional toxicology unit[J]. Clin Toxicol, 2007, 45(1):45-50.

[92] Schaper A, Farber E, Ebbecke M, et al. Suicide with mirtazapine-hardly possible[J]. J Clin Toxicol, 2002, 40(3):343-344.

[93] Buckley NA, McManus PR. Fatal toxicity of serotoninergic and other antidepressant drugs: analysis of United Kingdom mortality data[J]. BMJ, 2002, 325(7376):1332-1333.

[94] Deshauer D. Venlafaxine(Effexor): Concerns about increased risk of fatal outcome in overdose[J]. CMAJ, 2007, 176(1):39-40.

[95] Whyte IM, Dawson AH, Buckley NA. Relative toxicity of venlafaxine in overdose compared to serotonin specific reuptake inhibitors and tricyclic antidepressants[J]. QJ Med, 2003, 96(5):369-374.

[96] Mines D, Hill D, Yu H, et al. Prevalence of risk factors for suicide in patients prescribed venlafaxine, fluoxetine, and citalopram[J]. Pharmacoepidemiol Drug Saf, 2005, 14(6):367-372.

[97] Foley K F, Desanty K P, Kast RE. Bupropion: pharmacology and therapeutic application[J]. Expert Rev Neurorother, 2006, 6(9):1249-1265.

[98] Knuppel L, Linde K. Adverse effects of St John's wort: a systematic review[J]. J Clin Psychiatry, 2004, 65(12):1470-1479.

[99] Karalapillai D C, Bellomo R. Convulsions associated with an overdose of St John's wort[J]. Med J Aust, 2007, 186(4):213-214.

[100] Thompson K N, Kulkarmi J, Sergejew A A. Extrapyramidal symptoms and oestrogen[J]. Acta Psychiatr Scand, 2000, 101:130-134.

[101] Westberg L, Melk J, Landén M, et al. Association between a dinucleotide repeat polymorphism of the estrogen alpha gene and personality traits in women[J]. Molecular Psychiatry, 2003, 8:118-122.

[102] Westberg L, Melke J, Landén M, et al. Association between a dinucleotide repeat polymorphism of the estrogen receptor alpha gene and personality traits in women[J]. Molecular Psychiatry, 2003, 8:118-122.

[103] Kessler R. Epidemiology of women and depression[J]. Journal of Affective disorders, 2003, 74:5-13.

[104] Steiner M, Dunn IE, Born L. Hormones and mood: from menarche to menopause and beyond[J]. Journal of Affective disorders, 2003, 74:67-83.

[105] Rasgon N, Bauer M, Glenn T, et al. Menstrual cycle related mood changes in women with bipolar disorder[J]. Bipolar disord, 2003, 5:48-52.

[106] Soares C de N, Almeida OP, Joffe H, et al. Efficacy of Estradiol for the Treatment of Depressive Disorders in Perimenopausal Women A Double-blind, Randomized, Placebo-Controlled Trial[J]. Arch Gen Psychiatry, 2001, 58:529-534.

[107] Harlow BL, Wise LA, Otto MW, et al. Depression and Its Influence on Reproductive Endocrine and Menstrual Cycle Markers Associated With Perimenopause. The Harvard Study of Moods and Cycles[J]. Arch Gen Psychiatry, 2003, 0:29-36.

[108] Howard Feldman, Serge Gauthier, Jane Hecker, et al. Efficacy of donepezil on maintenance of activities of daily living in patients with moderate to severe Alzheimer's disease and the effect on caregiver burden[J]. J Am Geriatr Soc, 2003, 51:737-744.

[109] David S. Geldmacher, George Provenzano, Thomas McRae, et al. Donepezil is associated with delayed nursing home placement in patients with Alzheimer's disease[J]. J Am Geriatr Soc, 2003, 51:737-744.

[110] Ben Seltzer, Parvaneh Zolnouni, Margarita Nunez, et al. Efficacy of donepezil in early-stage Alzheimer's disease[J]. Arch Neurol, 2004, 61:1852-1856.

[111] B. Winblad, K. Engedal, H. Soininen, et al. A 1-year, randomized, placebo-controlled study of donepezil in patients with mild to moderate Alzheimer's disease[J]. Neurology, 2001, 57:489-495.

[112] B. Winblad, A. Wimo, K. Engedal, et al. 3-year study of donepezil therapy in Alzheimer's disease: effects of early and continuous therapy[J]. Dement Geriatr Cogn Disord, 2006, 21:353-363.

[113] C. Holmes, D. Wilkinson, C. Dean, et al. The efficacy of donepezil in the treatment of neuropsychiatric symptoms in Alzheimer's disease[J]. Neurology, 2004, 63:214-219.

[114] Manami Kimura, Hiroko Komatsu, Hiroo Ogura, et al. Comparison of donepezil and memantine for protective effect against amyloid-beta(1-42) toxicity in rat septal neurons[J]. Neuroscience Letters, 2005, 391:17-21.

[115] Toru Oda, Toshiaki Kume, Hiroshi Katsuki, et al. Donepezil potentiates nerve growth factor-induced neurite outgrowth in PC12 cells[J]. J Parmacol Sci, 2007, 104:349-354.

第16章 艾滋病与艾滋病痴呆综合征

16.1 概述
16.2 病原学
16.3 流行病学
16.4 发病机制和病理
  16.4.1 发病机制
  16.4.2 病理
16.5 分期和临床表现
  16.5.1 艾滋病分期
  16.5.2 艾滋病的临床表现
16.6 实验室及其他检查
16.7 诊断及鉴别诊断
16.8 治疗
  16.8.1 抗病毒治疗
  16.8.2 免疫调节治疗
  16.8.3 机会性感染及肿瘤的治疗
  16.8.4 中医中药治疗
  16.8.5 疗效的评估
  16.8.6 依从性
16.9 预防和预后
  16.9.1 控制传染源和切断传播途径
  16.9.2 保护易感人群和HIV职业暴露后的处理
  16.9.3 预后

16.1 概述

艾滋病,即获得性免疫缺陷综合征(acquired immunodeficiency syndrome, AIDS),其病原为艾滋病病毒,即人类免疫缺陷病毒(human immunodeficiency virus, HIV)。

病毒特异性地侵犯 $CD4^+$ T 淋巴细胞,造成机体细胞免疫受损。临床上初始表现为无症状病毒感染,继续发展为持续性全身淋巴结肿大综合征和艾滋病相关综合征,最后并发各种严重机会性感染和恶性肿瘤,成为艾滋病,病死率极高。

1986 年 8 月由美国疾病控制中心(CDC)公布艾滋病的定义是:一种病毒引起的中度以上细胞免疫缺损的疾病。人体对此病缺乏抵抗力的原因不明,该病可出现卡波济肉瘤(KS)、卡氏肺囊虫性肺炎(PCP)和其他严重的机会性感染。这些机会性感染(或称为条件致病性感染)可以是病毒、真菌、寄生虫和细菌导致的严重的躯体疾病或综合征。1987 年 9 月 1 日,美国疾病控制中心再次修订艾滋病的定义,增加了有 HIV 感染的实验室依据的艾滋病性躯体疾病,如艾滋病性脑病,反复发生的沙门菌性败血症、淋巴间质性肺炎和肺外结核以及儿童多发多源的化脓性感染等。

16.2 病原学

HIV 是 1982 年法国科学家 Montagnier 和美国科学家 Gallo 共同发现的,曾分别命名为淋巴结相关病毒(LAV)和人类嗜 T 淋巴细胞病毒Ⅲ型(HTLV-Ⅲ)。旧金山加州大学 Jay Lezy 发现艾滋病相关病毒(LAV)均为逆转录病毒,后来又发现 LAV 和 HTLV-Ⅲ是引起艾滋病的同一病毒不同株,以后统称为 LAV/HTLV-Ⅲ。1986 年 7 月,世界卫生组织国际病毒分类委员会统一命名为人类免疫缺陷病毒。

HIV 是单链 RNA 病毒,属逆转录病毒科,慢病毒属,人类慢病毒组。

HIV 是一种变异性很强的病毒,各基因的变异程度不同,env 基因变异率最高。

HIV 发生变异的主要原因包括:逆转录酶无校正功能导致的随机变异;宿主的免疫选择压力;不同病毒 DNA 之相关病毒(ARV)、病毒 DNA 与宿主 DNA 之间的基因重组;以及药物选择压力,其中不规范的抗病毒治疗是导致耐药性的重要原因。

根据 HIV 基因差异,分为 HIV-1 型和 HIV-2 型,两型之间氨基酸序列的同源性为 40%~60%。目前全球流行的主要是 HIV-1,两者均能引起艾滋病,一般所指的艾滋病即为 HIV-1 型所致。

(1) HIV 形态 HIV-1 是引起艾滋病的主要毒株,呈圆形或椭圆形,直径 90~140 nm,相对分子质量约为 24 000,外层为类脂包膜,表面有似球状物突出于病毒包膜之外的外膜蛋白 gp120(外膜糖蛋白),另一端与贯穿病毒包膜的运转蛋白 gp41(跨膜糖蛋白)相连接,gp120 在分子构型上有一个小凹陷是与 CD4 分子结合的部位。gp41 起协同 HIV 进入宿主细胞的作用。核呈圆柱状,位于中央,含有两条完全相同的单链 RNA,Mg 依赖性逆转录酶

(RT，P51/P66)、整合酶(INT，P32)、蛋白酶(PI，P10)等,核心外面为病毒衣壳结构蛋白(P24核心蛋白和P17基质蛋白),呈20面体,立体对称。HIV-1可进一步分为不同的亚型,包括M亚型组(主要亚型组)、O亚型组和N亚型组,其中M组有A、B、C、D、E、F、G、H、I、J、K 11个亚型。此外,近年来发现多个流行重组型。

(2) HIV的基因结构　病毒基因组长约9.7 kb,有9个基因片段,含有3个基因编码结构蛋白：*gag* 编码核心蛋白P24、P17、P9、P7；*env* 编码包膜蛋白gp120及gp41；*pol* 编码逆转录酶,内切核酸酶和蛋白酶。3个调节基因包括：*tat* 能增加所有基因表达,编码反式激活因子,在$CD4^+$淋巴细胞受到抗原刺激时,能使$CD4^+$淋巴细胞内病毒复制加速；*rev* 增加 *gag* 和 *env* 基因表达；*nef* 为负调控因子,可以抑制所有HIV基因的表达。另3种基因与病毒的成熟和释放有关：*vif* 表达病毒传染因子,*vpu* 表达病毒蛋白u,*vpr* 表达病毒蛋白r。

HIV-2是20世纪80年代中期从西非艾滋病患者中分离出的另一种病毒株,主要见于西非。其他地区陆续有个例报道。HIV有不同株别差异存在。HIV-2超微结构及细胞嗜性与HIV-1相似,分子生物学特性与猴免疫缺陷病毒(SIV)相近,但与HIV-1相比,基因和结构蛋白差异较大,特别是外膜蛋白。整个核苷酸序列仅40%～50%与HIV-1相似,HIV-2基因组不存在 *vpu* 基因,而存在一个 *vpx* 基因(病毒蛋白x),功能尚未完全清楚。HIV-2的抗原特性与HIV-1不同,两者的核心蛋白交叉反应强,而外膜蛋白交叉反应弱。HIV-2也选择性地侵犯$CD4^+$T淋巴细胞,但毒力弱,从感染到发展成艾滋病所需的时间要长得多。HIV-2的生物学特性与HIV-1相似,但其传染性较低,引起的艾滋病临床进展较慢,症状较轻。HIV-2型至少有A、B、C、D、E、F、G 7个亚型。

我国以HIV-1为主要流行株,已发现的有A、B(欧美)、B'(泰国)、C、D、E、F和G 8个亚型,还有不同的流行重组型。1999年起在部分地区发现并证实我国有少数HIV-2型感染者。及时发现并鉴定HIV各种亚型对于追踪流行趋势、及时做出诊断、开发新的诊断试剂和新药研制、疫苗开发均具有重要意义。

HIV需借助于易感细胞表面的受体进入细胞,包括第一受体(CD4,主要受体)和第二受体(CCR5和CXCR4等辅助受体)。根据HIV对辅助受体利用的特性将HIV分为X4和R5毒株。R5型病毒通常只利用CCR5受体,而X4型病毒常常同时利用CXCR4、CCR5和CCR3受体,有时还利用CCR2b受体。HIV既有嗜淋巴细胞性又有嗜神经性,主要感染$CD4^+$T淋巴细胞,也能感染单核-巨噬细胞,B细胞和小神经胶质细胞、骨髓干细胞等。

(3) HIV的抵抗力　HIV对外界抵抗力较弱,HIV对热很敏感,对低温耐受性强于高温。56℃处理30分钟可使HIV在体外对人的T淋巴细胞失去感染性,但不能完全灭活血清中的HIV；100℃处理20分钟可将HIV完全灭活。25%以上酒精即能杀灭病毒,70%的效果最好；0.2%次氯酸钠、5%～8%甲醛及有机氯溶液等均能灭活病毒。但对0.1%甲醛(福尔马林)、紫外线和γ射线不敏感。

HIV侵入人体数周至6个月后产生HIV抗体,此抗体不是中和抗体,表示已被HIV感染,因为血清中同时存在抗HIV和病毒或抗HIV阳性的血清均有传染性。

16.3 流行病学

自1981年报告首例艾滋病以来,目前已有180个以上国家发生本病。截止2003年底,估计已造成6 900万人感染,其中2 700万人已死亡。

艾滋病在1985年传入我国,至2005年9月底,累计报告艾滋病病毒感染者135 630例,其中艾滋病患者31 143例。专家估计,中国现存艾滋病病毒感染者约84万,其中艾滋病患者约8万。

我国目前处于HIV感染增长期,疫情已覆盖全国所有省、自治区、直辖市,流行范围广,面临艾滋病发病和死亡高峰期。我国的艾滋病已由吸毒、暗娼等高危人群开始向一般人群扩散。

(1) 传染源 HIV感染者和艾滋病患者是本病的唯一传染源。患者的传染性最强,无症状病毒携带者在流行病学上意义更大。

病毒主要存在于血液、精液、子宫和阴道分泌物中。乳汁、唾液、泪水等均能检出病毒。

(2) 传播途径

1) 性接触传播:是本病主要传播途径。欧美等发达国家以同性恋和两性恋为主,约占70%;非洲以异性恋传染为主。男女发病比例在欧美地区以男性多见,非洲地区男女发病率相似。我国性接触传播虽不是主要的传播途径,但异性性乱交和同性恋者中HIV感染率呈上升趋势,很有可能成为今后的主要传播途径。

2) 注射途径传播:是亚洲一些国家的主要传播方式,主要指静脉毒瘾者之间共用针头;医院消毒隔离措施不严,使用非一次性注射器或介入性医疗操作等;输注含HIV或HIV污染的血或血制品等。在我国HIV感染者中,静脉毒瘾为主要传播途径。

3) 不规范的单采血浆:在某些地区是HIV传播的主要途径。

4) 母婴传播:感染本病的孕妇可以通过胎盘、产程中及产后血性分泌物或喂奶等传播给婴儿。

5) 其他途径:病毒携带者的器官移植、人工授精,还有经破损的皮肤、刮脸刀片、口腔科操作等均可引起传播,但感染率较低。医护人员意外地被HIV污染的针头或其他物品刺伤亦可感染。

由于HIV在离体的情况下,抵抗力很弱,很快就会失去活性和感染力,日常生活和工作接触是不会传播的,握手、拥抱、共用办公用具、共用马桶圈、卧具、浴池等也不会传播艾滋病。接吻、共同进餐、咳嗽或打喷嚏也不可能传播。

蚊虫叮咬不会传播艾滋病,蚊子不是HIV的适宜宿主。HIV在蚊子体内既不增殖,也不发育,且数小时或两三天内即消失。蚊子的食管和唾液管不是同一条管腔,吸入的血液和吐出的唾液都是单向的,不会出现类似皮下注射的结果。

(3) 人群易感性 各个年龄均可感染,但同性恋和性乱交者、静脉毒瘾者、血友病患者,接受可疑血、血制品或器官移植者,13岁以下儿童其双亲或双亲之一是HIV感染者,受感染的危险比较大,属高危人群,发病年龄主要为40岁以下的青壮年。

(4) 疫情报告:一旦发现 HIV 感染者/艾滋病患者应立即向所在地疾病预防控制中心报告。

(5) 医学管理:遵循保密原则,加强对 HIV 感染者/艾滋病患者的随访,提供医学、心理咨询。

(6) 预防措施:树立健康的性观念,正确使用安全套,进行安全性行为;不吸毒,不共用针具;普及无偿献血,对献血员进行 HIV 筛查;加强医院管理,严格消毒制度,控制医院交叉感染,预防职业暴露感染;控制母婴传播。对 HIV 感染者/艾滋病患者的配偶、性接触者,与 HIV 感染者/艾滋病患者共用注射器的静脉药物依赖者以及 HIV 感染者/艾滋病患者所生的子女,进行医学检查和 HIV 的检测,为他们提供相应的咨询服务。

16.4 发病机制和病理

16.4.1 发病机制

HIV 对 $CD4^+$ T 淋巴细胞(包括淋巴细胞、单核细胞及巨噬细胞等)有特殊的亲嗜性。不同的 HIV 亚株对不同类型细胞的趋向性不同,分别被称为嗜 T 细胞毒株、嗜巨噬细胞毒株和双嗜性毒株。发病与 HIV 含量、毒力、变异及 $CD4^+$ T 淋巴细胞数量、功能和机体免疫状况有关。

(1) 病毒感染过程

1) 原发感染:HIV 需借助于易感细胞表面的受体进入细胞,包括第一受体和第二受体。HIV-1 的外膜糖蛋白 gp120 首先与第一受体结合,然后 gp120 再与第二受体结合,gp120 构象改变,与 gp41 分离,最终导致 HIV 与宿主细胞膜融合进入细胞。HIV 进入人体后,在 24~48 h 内到达局部淋巴结,5 天左右在外周血中可以检测到病毒成分。继而产生病毒血症,导致急性感染。

2) HIV 入侵、复制和在人体细胞内的感染过程包括:

① 吸附及穿入:HIV-1 感染人体后,在辅助受体(趋化因子受体)CCR5、CXCR4 等的协同作用下,病毒表面 gp120 与 $CD4^+$ T 淋巴细胞的 CD4 分子特异受体结合吸附,借助于 gp41 脱去衣壳后,病毒核心蛋白及 RNA 进入宿主细胞浆。

② 环化及整合:两条病毒 RNA 在逆转录酶作用下,逆转录成单链 DNA,然后以此 DNA 为模板在 DNA 多聚酶作用下复制 DNA 形成双股 DNA,部分存留在胞质内,部分在整合酶的作用下,新形成的非共价结合的双股 DNA 整合入宿主细胞染色体 DNA 中,成为潜伏状态的前病毒 DNA,这种整合的病毒双股 DNA 即前病毒。

③ 转录及翻译:经 2~10 年的潜伏感染后,前病毒 DNA 可被某种因素所激活、复制,进行自身转录时,病毒 DNA 转录形成 RNA,一些 RNA 经加帽、加尾成为病毒的子代基因组 RNA;另一些 RNA 经拼接而成为病毒 mRNA,在细胞核蛋白体上转译成病毒的结构蛋白和非结构蛋白,合成的病毒蛋白在内质网核糖体进行糖化和加工,在蛋白酶作用下裂解,产

生子代病毒的蛋白和酶类。

④ 装配、成熟及出芽：Gag 蛋白与病毒 RNA 结合装配成核壳体，通过芽生从胞质膜释放时获得病毒体的包膜，形成成熟的病毒颗粒，再感染其他细胞。

3) HIV 感染后的 3 种临床转归：由于机体的免疫系统不能完全清除病毒，形成慢性感染，在临床上可表现为典型进展者、快速进展者和长期不进展者 3 种转归。影响 HIV 感染临床转归的主要因素有病毒、宿主免疫和遗传背景等。

(2) 抗 HIV 免疫反应：包括特异性免疫和非特异性免疫反应，以特异性免疫反应为主。

特异性体液免疫主要指 HIV 进入人体后 2～12 周，人体免疫系统即产生针对 HIV 蛋白的各种特异性抗体，其中仅中和性抗体具有抗病毒作用。

特异性细胞免疫主要有特异性 $CD4^+$ T 淋巴细胞免疫反应和特异性细胞毒性 T 淋巴细胞反应(CTL)。

$CD4^+$ T 淋巴细胞作为免疫系统的中枢细胞，在特异性免疫中起重要作用。通过分泌各种细胞因子，诱导 B 细胞产生抗 HIV 的抗体，促进抗 HIV 的特异性 CTL 的产生和成熟，活化巨噬细胞和 NK 细胞。$CD8^+$ T 淋巴细胞是特异性细胞免疫的效应细胞，通过直接或分泌各种细胞因子(如肿瘤坏死因子、干扰素等)，抑制病毒复制。

$CD4^+$ T 淋巴细胞受损伤的方式和表现包括：

1) 直接损伤：HIV 在细胞内大量复制，导致细胞溶解或破裂。

2) 间接损伤：又称融合性损伤，受感染的 $CD4^+$ T 淋巴细胞 HIV-env 基因高度编码 gp120 和 gp41，使受染的细胞表面有 gp120 表达，可与邻近未受感染的 $CD4^+$ T 淋巴细胞结合，形成融合细胞使细胞膜通透性改变，细胞发生溶解破坏。

3) 骨髓干细胞受损：HIV 可以感染破坏干细胞，使 $CD4^+$ T 淋巴细胞产生减少。

4) 免疫损伤：血液中游离的 gp120 可以与 $CD4^+$ T 淋巴细胞结合，使之成为靶细胞而被免疫细胞损伤。

(3) 免疫病理：$CD4^+$ T 淋巴细胞的损伤除了数量上的减少，还表现功能异常，主要表现在识别功能障碍、淋巴因子产生减少、白细胞介素受体表达减少、对同种异型抗原的反应性减低、对 B 细胞的辅助功能减低等。

1) $CD4^+$ T 淋巴细胞数量减少：感染 HIV 后体内 $CD4^+$ T 淋巴细胞数量不断减少，急性感染期以 $CD4^+$ T 淋巴细胞数量短期内一过性迅速减少为特点，大多数感染者未经特殊治疗，$CD4^+$ T 淋巴细胞数可自行恢复至正常水平或接近正常水平；无症状感染期以 $CD4^+$ T 淋巴细胞数量持续缓慢减少为特点，$CD4^+$ T 淋巴细胞数多在 $(350～800)\times10^6/L$，此期持续时间变化较大(数月至十数年)，平均持续 8 年左右；进入有症状期后 $CD4^+$ T 淋巴细胞再次较快速的减少，多数感染者 $CD4^+$ T 淋巴细胞数在 $350\times10^6/L$ 以下，部分晚期患者 $CD4^+$ T 淋巴细胞数甚至降至 $200\times10^6/L$ 以下，并快速减少。$CD4^+$ T 淋巴细胞数量的减少是多因素所致，包括其破坏增加和产生减少，淋巴组织扣留外周血的 $CD4^+$ T 淋巴细胞等。

2) $CD4^+$ T 淋巴细胞功能障碍：主要表现为 T 辅助细胞 1(Th1)细胞被 T 辅助细胞 2(Th2)细胞代替、抗原提呈细胞功能受损、白细胞介素 2 产生减少和对抗原反应活化能力丧失,使HIV/艾滋病患者易发生各种感染。

3) 异常免疫激活:HIV感染后的另一免疫病理改变是免疫系统的异常激活,$CD4^+$、$CD8^+$T淋巴细胞表达CD69、CD38和HLA-DR等免疫激活标志物水平异常的升高,且与HIV血浆病毒载量有良好相关性,且随疾病进展,细胞激活水平也不断升高。因此,异常的免疫激活状况不仅可以衡量血浆病毒载量的变化,还可以预测$CD4^+$T淋巴细胞减少的速度。

4) 免疫重建:HAART促使艾滋病患者的免疫功能重建,是艾滋病研究领域的重大进展之一。免疫功能重建的含义是指经抗病毒治疗后,上述HIV所引起的免疫异常改变能恢复至正常或接近正常水平,包括减少的$CD4^+$T淋巴细胞恢复正常;$CD4^+$T淋巴细胞恢复对记忆抗原刺激的正常反应能力;患者体内异常的免疫激活恢复正常。也包括抗病毒治疗后,与艾滋病相关的各种机会性感染和肿瘤的发生率下降,艾滋病患者的病死率和发病率减少。但HAART治疗的局限性包括不能使所有艾滋病患者的免疫功能重建;不能重建抗HIV的$CD4^+$T淋巴细胞特异性免疫反应;$CD8^+$T淋巴细胞特异性抗HIV的能力也下降,这意味着患者需长期维持用药。

(4) HIV对其他细胞的影响　单核-巨噬细胞受损和功能异常,单核-巨噬细胞表面有CD4分子和辅助受体CCR5,CXCR4分子等,因此HIV可以感染单核-巨噬细胞,成为病毒的储存场所,并在病毒的扩散中起重要作用,携带病毒通过血-脑屏障,引起中枢神经系统感染。

HIV可以感染并破坏骨髓干单核-巨噬细胞系统。巨噬细胞具有抗HIV感染所致的细胞病变作用,但随着病毒不断复制,巨噬细胞功能出现异常,处理抗原的能力减弱,使机体对抗HIV感染和其他病原体感染的能力降低。

(5) B淋巴细胞受损和功能异常　B淋巴细胞有低水平CD4分子的表达,但不能确定是否有CCR5,CXCR4等辅助受体的存在。因此,HIV是否能直接攻击B细胞尚有争论,但HIV感染者B细胞功能异常是肯定的。随着$CD4^+$T淋巴细胞的功能异常,B细胞的数量及功能也发生改变。在HIV感染早期,由于病毒和病毒蛋白的刺激,多克隆B细胞激活,外周血B淋巴细胞增多,循环免疫复合物出现,IgG、IgA水平增高。随着病情的进展,B淋巴细胞功能异常,对新抗原刺激的反应性降低,并可出现自身免疫现象。

(6) 自然杀伤细胞(NK细胞)损伤的异常表现　NK细胞具有免疫监督功能、有抗感染和肿瘤的作用,HIV感染者和艾滋病患者NK细胞计数虽然正常,但功能缺陷,失去监督对抗感染和肿瘤细胞的功能。

(7) 机体免疫系统崩溃　感染初期,机体对HIV产生了极好的免疫反应,HIV被抑制或被清除,$CD4^+$T淋巴细胞内病毒复制呈相对静止状态。因此没有造成机体的免疫功能损伤和耗竭,并在血清抗HIV转阳后仍保持长期的无症状期。但在感染过程中,HIV基因不断产生变异,抗原和毒力也不断变异,抗原变异能使HIV逃避机体的体液和细胞免疫的攻击,毒力变异可影响疾病的进程和严重性,致使不断产生复制快、毒力强的新变异株,使$CD4^+$T淋巴细胞数量逐渐减少,免疫功能受到损害,最后$CD4^+$T淋巴细胞迅速减少及耗竭,导致整个免疫系统崩溃。这种高毒力变异株可使感染者在 0.5~2 年的时间内从无症状期发展至艾滋病。

16.4.2 病理

艾滋病是累及全身多器官系统的疾病。HIV 感染引起的免疫系统病变、多系统机会性感染(包括原虫、病毒、细菌和真菌)、淋巴结病变、中枢神经系统病变和恶性肿瘤(包括卡波济肉瘤、恶性淋巴瘤和子宫颈癌)构成了艾滋病复杂的临床病理变化。

(1) 常见的机会性感染和恶性肿瘤

1) 肺孢子虫病:主要为肺孢子虫肺炎。两肺弥漫性受累、实变、重量增加,含气显著减少。经甲醛(福尔马林)固定后肺切面呈粗海绵状。肺泡腔内具有特征性泡沫状、红染、无细胞性蜂窝状渗出液。肺泡上皮细胞增生为立方状。肺孢子虫包囊在肺泡腔内渗出液中,呈聚集分布。印片中运用 Giemsa 染色时,滋养体和肺孢子虫包囊显示清楚。

2) 弓形体病:可累及眼、肺、心和胃肠道,多数患者发生弓形体病脑炎、脑脓肿,局部脑组织发生凝固性出血性坏死,坏死区内少量弓形体。坏死区周围有一个瘀血和血管内皮增生带,增生带内重度炎症浸润,并含有多量的弓形体分散的速殖子和含有缓殖子的假包囊。脑组织内的速殖子与其他组织内的不同,呈圆形或椭圆形,而不呈新月形。其他组织切片 HE 染色可清楚见到 2~3 μm 半月形速殖子和 50 μm 包囊或假包囊。

3) 白假丝酵母菌(白念珠菌)病:是最常见的机会性真菌感染,患者的舌表面由于渗出物覆盖,呈弥漫白色斑块,甚至形成厚厚的黑棕色覆盖物。食管是胃肠道白假丝酵母菌病最常累及的部位。黏膜表面可见灰色假膜,并有不规则形的溃疡。假膜由纤维素和坏死组织构成,其内可见网状的假菌丝。常累及多个器官如肾(约 80%)、脑(约 50%)和心(约 58%),可形成多发性脓肿。白假丝酵母菌由酵母样孢子或芽生孢子(直径 3~4 μm,呈圆形或卵圆形)与假菌丝(由串状的孢子)构成。

4) 分枝杆菌病:包括结核病和鸟分枝杆菌感染。结核病发生在艾滋病早期和晚期。肺外结核常见,更具有侵袭性,易发生全身扩散。镜下,艾滋病患者的结核肉芽肿不典型,干酪样坏死显著、上皮样细胞和巨细胞较少。肺结核病常为渗出性病变,气腔实变,内有纤维素,中性粒细胞和组织细胞。经常可见广泛坏死和多量的抗酸结核杆菌。鸟分枝杆菌感染见于艾滋病晚期,此时 CD4$^+$ T 淋巴细胞数通常少于 $100 \times 10^6/L$,常引起播散性分枝杆菌病。在脾、肝、淋巴结、心脏和肾的切面上有时可见粟粒性肉芽肿。镜下,局部结构都被组织细胞团所取代,组织细胞高度肿胀,条纹状或泡沫样,胞质黄染或蓝染,核染色深,极少形成巨细胞,很少或没有坏死,无钙化和纤维化。抗酸染色显示巨噬细胞肿胀,充满大量的鸟分枝杆菌。

5) 巨细胞病毒感染:可引起胃肠道溃疡、间质性肺炎、肾小球肾炎、视网膜炎。也可感染脑与脊髓的各个部位,包括脊神经根和脑神经。尸体解剖检查,肾上腺和呼吸系统最常受累。镜下,可见一些大细胞,核内与胞质里有明显的、界清的包涵体。在所有人类病毒中,巨细胞病毒包涵体是最大的,感染细胞的胞核与胞质内均可出现。巨细胞病毒包涵体表现为核内双染性包涵体,周围包绕一轮透明晕,宛如猫头鹰眼状;胞质双染性或嗜酸性包涵体;上皮细胞、内皮细胞、巨噬细胞和平滑肌细胞内均可见到包涵体。免疫组织化学、DNA原位杂交和PCR有助于确诊。

6) 卡波济肉瘤:是艾滋病患者最常见的肿瘤。同性恋或双性恋的男性多见,也见于静脉吸毒者;病变为多中心,侵袭力更强,主要累及皮肤,约75%累及内脏,依次为肺、淋巴结、胃肠道、肝、泌尿生殖系统,甚至少数累及肾上腺、心和脾。肿瘤由梭形细胞构成,能形成血管裂隙,其内可见红细胞,肿瘤细胞具有内皮细胞和平滑肌细胞的特点。人疱疹病毒8型与卡波济肉瘤的发生有关。

(2) 免疫系统病理变化

1) HIV相关性淋巴结病:分为无滤泡破碎的滤泡增生、有滤泡破碎的滤泡增生、滤泡退化和滤泡耗竭4种类型。早期患者发生持续性全身淋巴结病,肿大淋巴结不超过3 cm,多数HIV感染者在艾滋病发生前淋巴结组织学改变为滤泡增生;艾滋病患者淋巴结体积小,淋巴结病变为滤泡退化或耗竭。

2) 脾的病理变化:脾肿大是艾滋病患者常见的临床症状。成人患者脾重量超过400 g时,常意味着脾内有机会性感染和恶性肿瘤发生。艾滋病脾的显著病变是淋巴细胞高度耗竭,仅有少量白髓。

3) 胸腺病理变化:可有B细胞滤泡增生。HIV损伤胸腺上皮,引起淋巴组织发生萎缩和耗竭,可见浆细胞浸润和多核巨细胞形成。胸腺小体囊肿形成。

4) 骨髓的病理变化:早期,3/4的患者表现为细胞增生,以粒细胞系和巨核细胞增生为主。晚期,患者衰竭时,骨髓细胞减少,可见不成熟的、发育不良的前体髓细胞、淋巴样细胞聚集、不典型巨核细胞、细网状硬化、轻度血管增生、组织细胞增生和含铁血黄素沉积。

16.5 分期和临床表现

从初始感染HIV到终末期是一个较为漫长复杂的过程,在这一过程的不同阶段,与HIV相关的临床表现也是多种多样的。本病潜伏期较长,HIV-1侵入机体后2~10年可以发展为艾滋病,HIV-2所需的时间更长。

16.5.1 艾滋病分期

Ⅰ期(急性感染期):感染HIV后,部分患者出现一过性类似传染性单核细胞增多症样症状。起病急骤,发热、出汗、咽痛、头痛、恶心、厌食、全身不适。关节肌肉痛等症状。可伴有红斑样皮疹、腹泻。全身淋巴结肿大,血小板减少,淋巴细胞亚群检查$CD4^+/CD8^+$细胞比例倒置。此时血液中可检出HIV RNA及P24抗原。此期持续1~2周。

Ⅱ期(无症状期):本期可由原发HIV感染或急性感染症状消失后延伸而来,临床上没有任何症状。但血中能检出HIV RNA,以及HIV核心(P24)和包膜蛋白(gp120)的抗体即抗-HIV,外周血单个核细胞可检出HIV DNA。此期可持续2~10年或更长。HIV感染人体初期,血清中虽有病毒和 P24 抗原存在,但抗 HIV 抗体尚未产生,此时临床检测抗 HIV 常呈阴性,称为窗口期。此期一般数周到 6 个月。

Ⅲ期(艾滋病相关综合征(ARC)或持续性淋巴结肿大(PGL)):除腹股沟淋巴结以外,全身其他部位两处或两处以上淋巴结肿大,直径 1 cm 以上,质地柔韧、无压痛、无粘连、可自由活动,活检为淋巴结反应性增生。常伴有疲乏、发热、全身不适和体重减轻等,一般持续肿大 3 个月以上,部分患者淋巴结肿大数月或 1 年多后可逐步消散,亦可重新肿大,个别淋巴结可进行性肿大。

Ⅳ期(艾滋病):本期主要表现有:①一般症状:即发热、乏力、全身不适、盗汗、厌食、体重下降(>10%)、慢性腹泻、全身淋巴结肿大、肝脾肿大等,有时称为艾滋病相关综合征;②严重的免疫缺陷导致的各种机会性感染:最常见的是单纯疱疹病毒、巨细胞病毒、卡氏肺孢子虫、结核杆菌感染,其他包括 EB 病毒、鸟分枝杆菌、弓形体、隐孢子虫、隐球菌、念珠菌等感染;③神经系统症状:头晕、头痛、恶心、呕吐,也可表现为反复发作的癫痫、进行性痴呆、下肢瘫痪等,脑脊液检查除压力升高外,蛋白质、糖、氯化物、细胞数可完全正常;④因免疫缺陷而继发肿瘤:最常见为卡波济肉瘤、非霍奇金淋巴瘤等。

为了便于临床诊断和治疗,美国疾病控制中心和世界卫生组织按临床表现分为 A、B、C 三类,每类根据 $CD4^+$ T 淋巴细胞计数和总淋巴细胞数又分成三级。

A 类:包括急性 HIV 感染,无症状 HIV 感染和 PGL。

B 类:包括艾滋病的一般症状和因免疫缺陷所致的机会性感染。

C 类:包括出现神经系统症状和因免疫缺陷而继发肿瘤等。

Ⅰ级:$CD4^+$ T 淋巴细胞 $>0.5\times10^9$/L(500/mm^3)。总淋巴细胞数 $>2.0\times10^9$/L(2 000/mm^3)。

Ⅱ级:$CD4^+$ T 淋巴细胞在$(0.2\sim0.49)\times10^9$/L(200~499/mm^3)。总淋巴细胞数为 1.0×10^9/L(1 000~1 999/mm^3)。

Ⅲ级:$CD4^+$ T 淋巴细胞 $<0.2\times10^9$/L(200/mm^3),总淋巴细胞数 $<1.0\times10^9$/L(1 000/mm^3)。

艾滋病患者经过治疗后症状好转或消失,$CD4^+$ T 淋巴细胞和总淋巴细胞数上升,这时的诊断仍然还是维持原来的诊断。

16.5.2 艾滋病的临床表现

(1) 呼吸系统的临床表现:主要是机会性感染引起的肺炎、卡波济肉瘤以及结核等。由于反复多次,多种病原体的重叠感染,临床表现多种多样,可出现白色泡沫样痰、脓痰、血痰、黏液状痰等。病程中各种性质的痰可交替出现,反复咳嗽,发热,呼吸急促和发绀,动脉血氧分压降低,肺部 X 线检查可出现肺炎、间质性肺炎、空洞、肿瘤等多种表现。痰培养检查可查出不同的病原菌。

在肺部机会性感染中,最常见的是卡氏肺孢子虫肺炎,是艾滋病主要致死原因之一,是由卡氏肺孢子虫引起的间质性浆细胞性炎症。主要病理变化为肺泡内充满泡沫状液体及大量卡氏肺孢子虫,肺泡壁变性坏死,肺间质内有大量淋巴细胞和浆细胞浸润。临床表现为发热、咳嗽、少量白色泡沫样痰、呼吸困难、通气功能障碍。症状进行性加重,在痰、胸腔积液、气管灌洗液或气管内膜活检中找到病原菌,即可诊断本病。结核也是常见的机会性感染。

此外,巨细胞病毒、单疱病毒、军团菌、弓形体、隐球菌、鸟分枝杆菌、假丝酵母菌等均常引起肺部感染。

(2) 消化系统的临床表现:吞咽疼痛、腹泻、消瘦是主要临床症状。假丝酵母菌、巨细胞病毒和疱疹病毒等侵犯口咽部及食管引起溃疡或炎症,表现为吞咽痛、吞咽困难、胸骨后烧灼感等,纤维食管镜或胃镜可确诊。疱疹病毒、隐孢子虫、鸟分枝杆菌可侵犯胃肠道引起腹泻,表现为水泻、脂肪泻。巨细胞病毒感染引起溃疡性结肠炎可出现黏液便或脓血便,水样便可达数月,每日数次到数十次,可伴有腹痛。由于长期腹泻使体重明显减轻、消瘦。诊断主要依靠粪检和肠镜检查。

病原体亦可侵犯肝脏、胆囊、胰腺引起肉芽肿性肝炎、急慢性肝炎、脂肪肝、肝硬化、胆囊炎、硬化性胆管炎样综合征、胰腺炎等,但诊断较难。

(3) 神经系统的临床表现:开始仅有轻度的头晕、头痛,但病情进展快,出现进行性痴呆、幻觉、癫痫、肢体瘫痪、痉挛性共济失调、膀胱直肠功能障碍及脑神经炎等。HIV 可直接引起进行性亚急性脑炎、艾滋病痴呆综合征等。

1) 慢性原发性感染的神经系统表现

① 艾滋病痴呆综合征(AIDS dementia complex,ADC):是艾滋病全盛期最常见的神经系统表现,约见于 20% 的艾滋病患者,早期约 1/3 患者出现本征,晚期约有 2/3 患者出现本征。以前称为亚急性或慢性 HIV 脑炎或 HIV 痴呆(HIV dementia),又称为艾滋病脑病或脑炎。此改变可能是疾病的主要或唯一表现,为一种隐袭进展的皮质下痴呆。早期表现思维减慢、记忆力减退、注意力涣散、情感淡漠和语言障碍等,也可出现运动功能异常、肢体运动不协调、共济失调步态以及两眼扫视运动障碍。晚期可出现严重痴呆、无动性缄默、运动不能以及截瘫伴膀胱直肠功能障碍,缄默是疾病晚期的突出表现。

本征的病理基础是弥漫性多灶性脑白质疏松,伴随血管周围少量淋巴细胞、成簇泡沫状巨噬细胞和多核细胞浸润。脑脊液可正常或蛋白含量及淋巴细胞轻度升高,有 HIV 抗体存在,HIV 病毒培养可以阳性。脑电图示弥漫性慢波。颅脑 CT 及 MRI 示皮质萎缩和脑室扩大,片状或弥漫性白质病变在诊断中能起一定作用。

艾滋病痴呆综合征可以由许多因素引起,如各种机会性感染、原发性脑淋巴瘤或艾滋病有关癌的脑内转移、HIV 对脑的直接作用、药物治疗的毒性作用和营养不良。

艾滋病痴呆综合征分为六阶段,包括:

A. 0 阶段为正常。

B. 0.5 阶段为亚临床或可疑的表现,如很小或可疑的症状、轻微的神经系统体征、工作或日常生活能力无障碍。

C. 1 阶段为轻微表现,如有点智能或运动功能障碍、能完成最需要的工作或日常生活能力。

D. 2阶段为中等表现,如不能工作或完成最需要的日常生活能力、能自我照顾、能自己走动但需要支具。

E. 3阶段为严重表现,如多数的智能障碍,或无帮助时不能走路。

F. 4阶段为终末期,如几乎是植物人,只有原始基本的认知功能、偏瘫或四肢瘫。

艾滋病痴呆综合征的诊断包括五项：

A. 明显的获得性认知功能障碍,至少2项如记忆和注意功能,典型的往往是多种认知功能障碍,如学习、信息加工处理、注意力集中,这些认知功能障碍通过病史、精神状态检查和神经心理学测试能证实。

B. 这些认知功能障碍影响日常生活功能。

C. 这些认知功能障碍至少存在1个月。

D. 这些认知功能障碍并非谵妄引起。

E. 无另外已经存在的病因能解释痴呆表现如其他感染、肿瘤、脑血管病以及滥用毒品等。

② 空泡样脊髓病(vacuolar myelopathy)：为艾滋病尸检时常见病变。以脊髓白质空泡样变性为表现形式的脊髓病与亚急性变性有些类似,常与艾滋病痴呆综合征合并存在,也可作为此病的主要症状单独出现。临床表现为进行性痉挛性截瘫,常伴有深感觉障碍及感觉性共济失调。绝大多数患者在数周至数月内就完全依靠轮椅,少数在数年内呈无痛性进展。个别患者可出现脊髓性肌阵挛。其病理改变颇似亚急性联合变性,主要为脊髓白质的空泡样改变,以胸髓后索及侧索最为明显,常伴有脊髓肿胀或髓鞘脱失。原位杂交技术或分离培养HIV阳性。

③ 周围神经病：约15%的艾滋病患者合并有周围神经损害,尸检中周围神经的异常可达35%。临床上表现为多种形式的周围神经病变,最常见远端对称性多发性神经病变,表现为明显感觉异常和感觉迟钝。已从周围神经中分离出HIV病毒,这一结果首次证明病变是病毒性多神经炎。另外尚有多发性单神经病、慢性炎症性脱髓鞘性多发性神经病、感觉性共济失调性神经病和进行性疼痛性神经根病等。

④ 肌病：以炎性肌病为表现形式的肌肉损害在艾滋病中已有报道,可发生于艾滋病的任何阶段。临床较少见。表现为亚急性起病的近端无力和肌萎缩。血清肌酶增高。肌肉活检示血管周围、肌束膜或间质有炎性细胞浸润。

2) 艾滋病的继发性神经系统表现：除HIV感染对神经系统的直接影响外,其他许多机会性病变,包括局灶性和弥漫性改变也可在艾滋病患者中出现。机会性感染似乎偏好某些特定疾病,如弓形体病、巨细胞病毒感染、隐球菌病、单纯疱疹和带状疱疹以及不常见类型结核感染,有些病例同时并发梅毒感染。一般情况下,卡氏肺囊虫感染和卡波济肉瘤不累及神经系统。局灶性病变以弓形体病最常见,其次为淋巴瘤；弥漫性病变最常见的是巨细胞病毒和隐球菌感染。

① 中枢神经系统机会性感染

A. 弓形体虫病：在广泛使用抗原虫药物前,弓形体虫曾是艾滋病最常见的机会性感染病原体。脑弓形体病是最常见的局灶性并发症,亚急性起病,慢性进行性发展,可出现偏瘫、失语、癫痫发作、脑干、小脑或基底核的症状和体征等。脑脊液有蛋白含量增高,可达500～2 000 mg/L,1/3患者有细胞增多改变。血清抗体滴度升高对弓形体感染的诊断有辅助意义。聚合酶联反应(PCR)可检测到弓形体DNA。强化颅脑CT和MRI可见单个或多发性环状包绕的囊状结构病灶,位于灰质,并有环形强化。确诊有赖于脑活检。如果应用抗弓形体治疗几周后,仍不能使艾滋病患者脑部病变缩小,应考虑其他病因,主要是淋巴瘤。

B. 真菌感染:隐球菌脑膜炎和单个隐球菌肉芽肿病灶是HIV感染最常见的真菌并发症,脑膜炎或脑膜脑炎症状似乎不明显,而且脑脊液细胞学检查蛋白质和糖也很少有异常。基于这些原因,寻找脑脊液隐球菌感染证据须用印度墨汁染色、抗原检查和真菌培养。

C. 病毒感染:巨细胞病毒、单纯疱疹病毒、带状疱疹病毒等可引起脑膜炎、脑炎及脊髓炎。尸检病例发现约1/3患者有巨细胞病毒感染,脑炎伴有癫痫发作、意识不清和明显腰脊神经根炎患者可能由巨细胞病毒感染所致。死者生前巨细胞病毒感染诊断难以确立,因脑脊液培养通常为阴性,抗体滴度呈非特异性升高,脑活检及病毒分离有助于诊断。带状疱疹病毒感染是艾滋病相对少见的并发症,然而一旦发生,病情相当严重。表现为脑白质多灶性损害,与进行性多灶性白质脑病类似,也可表现为伴有偏瘫的脑血管炎或少见的脊髓炎形式。单纯疱疹病毒Ⅰ型与Ⅱ型也存在于艾滋病患者脑部,但它们之间的临床关系不清楚。乳头多瘤空泡病毒引起进行性多灶性白质脑病。

D. 细菌感染:分枝杆菌、利斯特菌、金黄色葡萄球菌等可引起各种脑膜炎,其中以结核分枝杆菌和胞内不产色分枝杆菌感染稍多见。

E. 梅毒感染:梅毒性脑膜炎和脑膜血管梅毒在艾滋病患者中发病率较高,以脑脊液细胞计数来判断梅毒螺旋体活动与否是不可靠的,诊断完全依靠血清学检查。

② 中枢神经系统继发性肿瘤

A. 原发性淋巴瘤:约有5%的艾滋病患者发生原发中枢神经系统淋巴瘤,从临床和影像学上很难与弓形体病鉴别。确诊需进行脑活检。该病预后不良,大部分患者在6个月内死亡。

B. 卡波西肉瘤:极罕见。中枢神经系统受累时多已伴有其他内脏受累及肺部广泛转移。临床上有局灶症状,CT有局灶性损害,常合并有中枢神经系统机会性感染,如脑弓形体病、隐球菌脑膜炎等。

有些老年HIV感染患者未发展成典型的艾滋病,而患上与阿尔茨海默病类似的慢性痴呆症,正常大脑中脑啡肽酶(neprilysin,NEP)能降解阿尔茨海默病相关的β-淀粉样蛋白,防止其破坏大脑细胞。在HIV患者中有一种HIV相关蛋白(Tat)能抑制NEP,使β-淀粉样蛋白不断积累,这种蛋白与其他因子如apoe-4基因的结合就可能会增加发生类似阿尔茨海默病的慢性痴呆症的风险,尤其是老年HIV患者。

(4) 泌尿系统的临床表现:主要是肾损害,机会性感染是主要原因之一,巨细胞病毒、EB病毒可引起免疫复合物肾炎,病理变化为局灶性或弥漫性系膜增殖性肾小球肾炎、急性肾小管坏死、肾小管萎缩及局灶性间质性肾炎等。HIV本身亦可引起肾损害,导致HIV相关性肾病。静脉药瘾者所致的艾滋病,由于二醋吗啡(海洛因)作为抗原,引起免疫反应性肾损害,导致海洛因相关肾病。临床上均可有蛋白尿、氮质血症、急性肾功能衰竭或尿毒症等。海洛因相关肾病发展相对缓慢,在0.5~6年内进展到尿毒症,而HIV相关性肾病可于2~4个月内迅速发展至尿毒症。

(5) 血液系统的临床表现:主要表现粒细胞及血小板减少、贫血以及非霍奇金淋巴瘤等。

(6) 皮肤黏膜的临床表现:口腔毛状白斑表现为舌两侧缘有粗厚的白色突起,是乳头瘤病毒、疱疹病毒和EBV等病毒感染所致,对抗真菌治疗无效。有时舌腹面形成白色纤维状毛苔,称为白毛舌。其他常见的有假丝酵母菌等真菌感染,表现为局部黏膜潮红、剧烈触痛、舌苔白,可类似白斑样粗糙表现。用抗真菌药治疗可迅速好转,反复发作。同性恋患者可发生肛周传染性软疣,肛周单纯疱疹病毒感染和疱疹性直肠炎。脂溢性皮炎样病变常发生在生殖器、头皮、面、耳及胸等处,表现为红斑样、角化过度的鳞屑斑等。其他可见毛囊炎、脓疱疮、浅部真菌感染、银屑病、皮肤干燥病、黄甲等。

(7) 心血管系统的临床表现:艾滋病伴有各种各样的心血管病变,以心肌炎最多见,有病毒、原虫、细菌、真菌以及心肌的其他机会性病原体所致。病变一般均较轻,为非特异性炎症浸润。非细菌性血栓性心内膜炎与艾滋病患者较长时间恶性病变有关,而细菌性心内膜炎为艾滋病患者发生机会性感染的一种特殊表现,可因栓塞而使患者骤然出现偏瘫及失语。心包炎在艾滋病患者中常由隐球菌引起,是机会性感染的结果。艾滋病患者可有痛觉过敏性假性血栓性静脉炎,突然起病,高热、单侧或双下肢疼痛性肿胀,特别是小腿高度肿胀、刀割样剧痛、触痛明显、局部皮肤淡红色、皮温升高、可触及沿大隐静脉走向排列的索状物或硬结,但静脉造影等无血栓栓塞,病程持续数周或数月,服用抗炎药仅能部分缓解。

(8) 卡波西肉瘤:是艾滋病的主要症状之一,但不是所有的艾滋病患者都发生卡波西肉瘤,卡波济肉瘤来源于血管内皮细胞或淋巴管内皮细胞,因此可在各系统内发生。如肺卡波西肉瘤、肝卡波西肉瘤、肾卡波西肉瘤、眼卡波西肉瘤等,但多见于皮肤和面部,早期皮肤卡波西肉瘤通常是红色或紫红色斑疹、丘疹和结节,数量多,压之不褪色,肿瘤迅速扩大,周围常伴有棕黄色瘀斑,通常分散存在。但在疾病的进展期常融合成斑块,发生在大腿中部,触之有橡皮感,多呈圆形,发生在背部、颈部、领口周围可呈线形,呈血管走向。面部卡波西肉瘤,由于淋巴回流受阻,可出现眶周水肿,卡波西肉瘤早期无疼痛,但在疾病进展期可出现疼痛。常累及淋巴结,口腔黏膜、胃肠道、肝、脾、肺、心脏、骨骼等,晚期常伴发致命性机会性感染。

(9) 其他的临床表现:艾滋病患者眼部受累较常见,但易被忽视,常见的有巨细胞病毒性视网膜炎、弓形体病性视网膜脉络膜炎、视网膜剥脱等。艾滋病性脊髓病,表现为进行性痉挛性截瘫、共济失调及尿失禁等。艾滋病性肌病,一般起病缓慢,近端肌无力,肌酶异常,肌肉活检血管周围、肌束膜或间质有炎性细胞浸润。

16.6 实验室及其他检查

（1）血象：可有不同程度的贫血、白细胞减少，多在 $4\times10^9/L$ 以下，分类中性粒细胞增加，可有核左移，少数表现为粒细胞减少。淋巴细胞明显减少，常低于 $1.0\times10^9/L$（1 000/mm^3），有浆细胞样淋巴细胞和含空泡的单核细胞出现。淋巴细胞亚群检查，T 淋巴细胞减少，$CD4^+$ T 淋巴细胞计数下降（正常 $(0.8\sim1.2)\times10^9/L$ 或 $800\sim1\,200/mm^3$）、$CD4^+/CD8^+$ 细胞<1.0（正常 1.75～2.1）。血小板一般无变化，但也可明显减少。

（2）免疫学检查：免疫球蛋白、免疫复合物升高，自身抗体、抗核抗体、抗线粒体抗体和抗平滑肌抗体等可阳性。淋巴细胞转化率降低，迟发型变态反应性皮试阴性。T 细胞产生白细胞介素 2 和 γ-干扰素减少。

（3）X 线及影像学检查：本病极易反复发生机会性感染和恶性肿瘤。因此，及时进行胸部及胃肠道 X 线检查、B 超检查，必要时行 CT、MRI 检查，及早作出诊断，对及时治疗和延长患者生命是十分重要的。艾滋病患者因肺部感染的病原菌不同，X 线胸片变化较大。可有结核样表现、肺脓肿样表现、肺炎样表现、间质性肺炎样表现等。病变可位于肺尖、一个肺叶，也可弥漫分布，确诊需找到病原菌。

（4）其他：小便检查常有尿蛋白，血中肌酐、尿素氮可升高，骨髓可见纤维组织增生，浆细胞增加，组织细胞吞噬血小板现象。

（5）HIV/艾滋病的特殊实验室检测包括 HIV 抗体、病毒载量、$CD4^+$ T 淋巴细胞、P24 抗原检测等。HIV1/2 抗体检测是 HIV 感染诊断的金标准，病毒载量测定和 $CD4^+$ T 淋巴细胞计数是判断疾病进展、临床用药、疗效和预后的两项重要指标。小于 18 月龄的婴儿 HIV 感染诊断可以采用核酸检测方法，以 2 次核酸检测阳性结果作为诊断的参考依据，18 月龄以后再经抗体检测确认。

1）HIV1/2 抗体检测：包括筛查试验（含初筛和复测）和确认试验。

HIV1/2 抗体筛查检测方法包括酶联免疫试验（ELISA）、快速检测（快速试纸条和明胶颗粒凝集试验）等。ELISA 是常用的抗体筛查方法，但随着自愿咨询检测工作的开展，也可采用快速检测。HIV 抗体确认试验常用的方法是免疫印迹法（WB）。

筛查试验呈阴性反应可出具 HIV1/2 抗体阴性报告。筛查试验呈阳性反应，不能出具阳性报告，只可出具"HIV 抗体待复查"报告。经确认试验 HIV-1（或 HIV-2）抗体阳性者，出具 HIV-1（或 HIV-2）抗体阳性确认报告，并按规定做好咨询、保密和报告工作。

2）病毒载量测定：病毒载量一般用血浆中每毫升 HIV RNA 的拷贝数（c/ml）来表示。

病毒载量测定常用方法有逆转录 PCR 系统（RT-PCR）、核酸序列依赖性扩增（NASBA NucliSens）技术、分枝 DNA 信号放大系统（bDNA）。不同病毒载量试验方法的比较见表 16-1。

病毒载量测定的临床意义包括预测疾病进程、提供开始抗病毒治疗依据、评估治疗效果、指导治疗方案调整，也可作为 HIV 感染早期诊断的参考指标。

表 16-1　不同病毒载量试验方法的比较

技术原理	RT-PCR	bDNA	NASBA
动态范围	标准:(1.5版)400~750 000 c/ml 超敏:(1.5版)50~75 000 c/ml	bDNA3.0版: 50~500 000 c/ml	Nuclisens HIV-1 QT:176~ 3 500 000 c/ml 取决于标本量
扩增的亚型	1.0版:只有B亚型,1.5版:B~G	A~H	A~G
样品量	Amplicor~0.2 ml,超敏~0.5 ml	1 ml	10 μl~2 ml
抗凝剂	EDTA	EDTA	EDTA 或肝素
标本	血浆	血浆、PBMC、精液、组织	全血、血浆、PBMC、精液、组织
检测样本要求	6 h之内分离血浆,运输前在-20 ℃或-70 ℃冷冻。	4 h之内分离血浆,运输前在-20 ℃或-70 ℃冷冻。	4 h之内分离血清或血浆,运输前在-20 ℃或-70 ℃冷冻

3) $CD4^+T$ 淋巴细胞检测:$CD4^+T$ 淋巴细胞是 HIV 感染最主要的靶细胞,HIV 感染人体后,出现 $CD4^+T$ 淋巴细胞进行性减少,$CD4^+/CD8^+T$ 细胞比值倒置现象,细胞免疫功能受损。如果进行 HAART 治疗,$CD4^+T$ 淋巴细胞在病程的不同阶段可有不同程度的增加。

目前常用的 $CD4^+T$ 淋巴细胞亚群检测方法为流式细胞术,可以直接获得 $CD4^+T$ 淋巴细胞数绝对值,或通过白细胞分类计数后换算为 $CD4^+T$ 淋巴细胞绝对数。如无条件用流式细胞仪测定 $CD4^+T$ 淋巴细胞者,可用淋巴细胞绝对数作为参考。

$CD4^+T$ 淋巴细胞计数的临床意义是了解机体的免疫状态和病程进展、确定疾病分期和治疗时机、判断治疗效果和 HIV 感染者的临床合并症。

$CD4^+T$ 淋巴细胞计数的检测间隔时间需根据患者的具体情况由临床医生决定,一般建议:

① 对于 $CD4^+T$ 淋巴细胞数$>350\times10^6/L$ 的 HIV 无症状感染者,每年应检测一次。

② 对于 $CD4^+T$ 淋巴细胞数$(0.2\sim0.35)\times10^9/L$ 且尚未开始抗艾滋病治疗的 HIV/艾滋病患者,应每半年检测一次。

③ 对于已接受抗艾滋病治疗的患者在治疗的第一年内应每 3 个月进行一次 $CD4^+T$ 淋巴细胞数检测,治疗 1 年以上且病情稳定的患者可改为每半年检测 1 次。

16.7　诊断及鉴别诊断

(1) 诊断原则　HIV/艾滋病的诊断需结合流行病学史(包括不安全性生活史、静脉注射毒品史、输入未经抗 HIV 抗体检测的血液或血液制品、HIV 抗体阳性者所生子女或职业暴露史等)、临床表现和实验室检查等进行综合分析,慎重作出诊断。

诊断 HIV/艾滋病必须是 HIV 抗体阳性(需经确认试验证实),而 HIV RNA 和 P24 抗原的检测有助于 HIV/艾滋病的诊断,尤其是能缩短抗体"窗口期"和帮助早期诊断新生儿的 HIV 感染。

1) 临床表现：HIV 感染各阶段表现不同，应根据患者具体情况进行诊断。

急性感染期应根据高危因素和传染性单核细胞增多症样表现，通过病毒和血清学检查确诊。

慢性感染期应结合流行病学史，伴严重机会性感染和机会性肿瘤以及 $CD4^+/CD8^+$ 细胞比例倒置，并有病毒和血清学检查确诊。

凡高危人群存在下列情况 2 项或 2 项以上者，应考虑艾滋病的可能：①3 个月内体重下降 10% 以上。②慢性咳嗽或腹泻 3 个月以上。③间歇或持续发热 1 个月以上。④全身淋巴结肿大 1 个月以上。⑤反复出现带状疱疹或慢性播散性疱疹感染。⑥口咽假丝酵母菌感染，对可疑者应进一步做实验室诊断检查，然后按临床表现进一步分成 A1、A2、A3；B1、B2、B3；C1、C2、C3 九个等级。

2) 实验室检查：抗 HIV 检查包括 1 型和 2 型。一般 ELISA 连续检测两次阳性，再作免疫印迹法(WB)和固相放射免疫沉淀试验(SRIP)等来确诊。

抗原检查可用 ELISA 等方法测定 P24 抗原。

从患者血浆、脑脊液等标本分离到 HIV 病毒颗粒或检测到 HIV RNA，应用不同的 PCR 方法检查单个核细胞等组织细胞中的 HIV DNA。

(2) 鉴别诊断 本病临床表现复杂多样，易与许多疾病相混淆。

1) 急性期应与传染性单核细胞增多症、结核和结缔组织疾病等相鉴别。

2) 特发性 $CD4^+T$ 淋巴细胞减少症，目前已发现少数 $CD4^+T$ 淋巴细胞明显减少，并发严重机会性感染的患者，但通过各种检查没有发现 HIV 感染。鉴别主要依靠 HIV-1 和 HIV-2 病原学检查。

3) 继发性 $CD4^+T$ 淋巴细胞减少，主要见于肿瘤和自身免疫性疾病，经化疗或免疫抑制治疗后。

4) 淋巴结肿大应与血液系统疾病相鉴别，特别要注意与性病淋巴结病综合征相鉴别。后者淋巴结活检为良性反应性滤泡增生，血清学检查提示多种病毒感染。

16.8 治疗

尚无特效疗法，因而强调综合治疗。包括抗病毒、免疫调节、控制机会性感染、抗肿瘤治疗、支持治疗以及中医中药治疗等。

16.8.1 抗病毒治疗

对急性 HIV 感染者和无症状早期 HIV 感染者建议不用抗病毒治疗，但应给予随访及观察，积极处理各种并发症。抗病毒治疗必须联合用药。

开始抗病毒治疗的指征包括：①$CD4^+T$ 淋巴细胞计数 $<350\times10^6/L$。②$CD4^+T$ 淋巴细胞在 $(350\sim500)\times10^6/L$，但快速减少者。③无论 $CD4^+T$ 淋巴细胞计数多少，只要血浆 HIV RNA$>10,000$ 拷贝/ml 者。④艾滋病患者(继发感染被控制后)。

目前已有24种药物通过了美国FDA的认可并应用于临床,根据其作用环节的不同分为:

(1) 核苷类逆转录酶抑制剂(Nucleoside reverse transcriptase inhibitor,NRTI),包括:

齐多夫啶(Zidovudine,AZT或ZDV,叠氮脱氧胸苷,注册名Retrovir,商品名立妥威);

双脱氧胞苷(dideoxycytidine,DDC,扎西他滨,Zalcitabine,注册名HIVID);

双脱氧肌苷(Dideoxyinosine,地丹诺辛,Didanosine,DDI,注册名Videx,商品名惠妥滋);

拉米夫定(Lamivudine,3TC,注册名Epivir,商品名益平维);

司他夫定(Stavudine,D4T,注册名Zerit,商品名赛瑞特);

阿巴卡韦(abacavir,ABC,注册名Ziagen,商品名赛进)等。

还有NtRTI类新药替诺福韦(Tenofovir)。

1) 齐多夫啶是目前疗效较好,已广泛用于临床的抗HIV药。其作用机制是抑制HIV的逆转录酶,阻止病毒复制,使$CD4^+T$淋巴细胞增加,改善免疫功能及临床症状,推迟HIV感染者进展为艾滋病。并能通过血-脑屏障。口服吸收良好,血清高峰浓度在30~90 min,半衰期1 h,剂量为100 mg,每4小时1次,夜晚1次停服,每天剂量500 mg。每2~4个月查1次$CD4^+T$淋巴细胞。每个月进行血常规和血生化检查1次。不良反应主要是骨髓抑制。当出现骨髓抑制,Hb≤80 g/L时,可给予输血,AZT减量为100 mg,1日3次。其他不良反应有肌炎、头痛、恶心、呕吐等。长期应用AZT后可出现耐药性。但停药或换用其他抗HIV药一段时间后,又能恢复其敏感性。

2) 双脱氧胞苷(DDC),主要用于无法长期耐受AZT治疗者和AZT治疗效果不佳,出现了HIV耐药者。优点是骨髓抑制作用轻,可使临床症状改善,体重增加等。DDI 0.75 mg,1日3次,疗程2~3个月。600 mg,1日2次,疗程3~9个月。

3) 拉米夫定作用于HIV逆转录酶,不良反应小,服用方便,每天150 mg,一次顿服,需长时间服用。

4) 阿巴卡韦(ABC)可以用于成人和儿童,能抑制HIV-1和HIV-2的复制,对AZT,3TC的耐药毒株仍有效。

5) 复合新药双肽芝[Combivir(AZT+3TC,注册名Combivir,商品名双肽芝)],含AZT 300 mg和3TC 150 mg,主要优点是每种药的药量减少。新药三协维(Trizivir)(AZT+3TC+ABC,注册名Trizivir,商品名三协维)。

(2) 非核苷类逆转录酶抑制剂(non-nucleoside reverse transcriptase inhibitor,NNRTIs),包括:

地拉韦定(Delavidine,DLV,注册名Rescriptor);

依非韦伦(Efavirenz,EFV,注册名Stocrin,商品名施多宁);

奈韦拉平(Nevirapine,NVP,注册名Viramune,商品名维乐命);

胡桐素(Calanolide) A等。

依非韦伦(EFV)抗病毒能力强,半衰期较长,能进入脑脊液,每天只需服用一次。

奈韦拉平(NVP)使用范围广,价格便宜,对母婴传播阻断有较好的效果。

胡桐素 A 是一种天然 NNRTI,不良反应少,具有抗 HIV 活性的作用。

(3) 蛋白酶抑制剂(protease inhibitor,PI),包括:

沙奎那韦(Saquinavir,SQV,注册名 Fortovas,商品名沙奎那维软胶囊;注册名 Invirase,商品名沙奎那维硬胶囊);

利托那韦(Ritonavir,RTV,注册名 Norvir);

英地那韦(Indinavir,IDV,注册名 Crixivan,商品名佳息患);

奈非那韦(Nelfinavir,NFV,注册名 Viracept);

安普那韦(Amprenavir,APV,注册名 Agenerase);

洛匹那韦/利托那韦(Lopinavir/Ritonavir)(LPV/R,注册名 Kaletra);

阿扎那韦(Atazanavir)(ATV)等。

这类药物均有较好的抗 HIV 作用,使体内病毒数量明显下降,$CD4^+$ T 淋巴细胞有所提高,降低病死率。

(4) 整合酶抑制剂(integrase inhibitor),包括:羟基脲(Hydrea);Zintevir 等。

这类药物正在进行临床验证,联合应用能增强 NNRTI 的抗病毒作用,但骨髓抑制反应似乎也较明显。

(5) 融合抑制剂(fusion inhibitor)。

(6) 细胞进入抑制剂(entry inhibitor):美国科学家新发现一种在试验中能在 2 周内杀死患者血液中高达 99%的艾滋病病毒的药物恩夫韦肽(Enfuvirtide,T-20),它能破坏 HIV 穿透人体细胞壁的能力。

(7) 联合用药:HIV 变异性十分强,单用一种抗病毒药物在很短的时间内即可产生抗药性,体内变异病毒不能被药物控制而出现反跳。

1995 年,美籍华裔科学家何大一博士首先应用一种蛋白酶抑制剂加 2 种核苷类逆转录酶抑制剂治疗 HIV 感染者和艾滋病患者,治疗后在血浆中检测不到病毒,并可长期维持疗效,还可使已破坏的免疫功能获得一定恢复。

这种联合用药的抗 HIV 治疗方案,被称之为"鸡尾酒疗法",学术界称为高效抗逆转录病毒疗法(high active anti-retroviral therapy,HAART)。

也有2种 NRTI 或 3 种 NRTI 方案等,疗效均与标准方案相当。常用的组合用药包括:

AZT/3TC/IDV;

AZT/3TC/利托那韦;

AZT/3TC/奈非那韦;

AZT/3TC/Nelfinavir/沙奎那韦;

AZT/沙奎那韦/赛进(Ziagen)/安普那韦;

EFV/IDV 等。

(8) 特殊人群的抗逆转录病毒用药方案:

1) 儿童:治疗首选 3 种抗病毒药物联合治疗方案。许多成人使用的抗逆转录病毒药物在根据儿童体重和体表面积改变药物配方后也可以用于儿童。

推荐儿童使用的一线药物包括 2 种 NRTI 加一种非核苷类药物(NVP 或者 EFV),其中 2 种 NRTIS+EFV(用于 3 岁以上或能够吞服胶囊的儿童)、2 种 NRTI+NVP(用于 3 岁以下或是不能吞服胶囊的儿童)。替代方案为 2 种 NRTI 加一种 PI,其中 PI 首选 LPV/RTV;由于 IDV 需要大量饮水及 8 小时服用一次,故为次选。

2) 孕妇:与成人开始抗病毒治疗的时机相同,但必须考虑治疗方案要能同时降低母婴传播;抗逆转录病毒药物对孕妇、胎儿和新生儿有何影响。

孕前已用 HAART 不建议停用;原方案中无 AZT,应加入;孕前 3 个月一般不推荐治疗。用 D4T 治疗中发生乳酸性酸中毒或肝脂肪变性大于应用其他核苷类药物,不主张用含 D4T 的方案。EFV 对胎儿有致畸性,应避免应用。PIs 药物有发生妊娠糖尿病的危险,不推荐使用。AZT+3TC+NVP 可作为孕妇的一线方案,安全性的相关资料尚有限。

3) 有结核的 HIV/艾滋病患者:抗结核药物和抗逆转录病毒药物有相互影响,加重肝毒性,建议在开始抗逆转录病毒药物治疗前先完成结核的治疗。

艾滋病晚期,建议患者 $CD4^+T$ 淋巴细胞计数 $<0.05\times10^9/L$,结核治疗有效即可抗病毒治疗;如 $CD4^+T$ 在 $(0.05\sim0.2)\times10^9/L$,结核治疗强化阶段结束开始抗病毒治疗。

首选药物包括 AZT/3TC 或者 D4T/3TC 加另外一种非核苷类药物或阿巴卡韦(ABC)。非核苷类药物 EFV 是首选的配伍药物,其肝脏毒性小于 NVP,但是剂量要增加到 800 mg/d。不推荐使用蛋白酶抑制剂,因为与利福平具有拮抗作用。

4) 静脉药物依赖者的抗病毒治疗:由于药物滥用行为可能会影响治疗的依从性,或合并感染丙型肝炎而使患者难以耐受抗病毒治疗,在静脉药物依赖者中开展抗逆转录病毒药物治疗、提高依从性和可持续性是治疗成功的关键。

开始抗病毒治疗的时机与普通患者相同。应向患者提供充分信息,在自愿的基础上开展治疗,增加治疗成功的概率,以免导致治疗失败和耐药性。

最好采用简单的固定剂量联合治疗方案。D4T+3TC+NVP 方案比较理想,但应注意 NVP 的肝毒性。应持续监督药物分发以提高依从性。注意抗病毒药物和其他药物,尤其是美沙酮之间存在的药物相互反应。

16.8.2 免疫调节治疗

可用胸腺肽、α_1 胸腺肽等免疫调节剂,适用于联合抗病毒治疗或因免疫缺陷、免疫功能失调所致的机会性感染和肿瘤性疾病。不良反应少而轻,偶见一过性头晕、胸闷等,可自行消退,肌内或皮下注射,隔日 1 次,其他可用白介素-2。

16.8.3 机会性感染及肿瘤的治疗

(1) 巨细胞病毒感染:可用更昔洛韦或阿糖腺苷。

(2) 卡氏肺孢子虫肺炎的治疗:可用戊烷脒每天 4 mg/kg。复方磺胺甲基异噁唑(每片含 TMP 80 mg,SMZ 400 mg),每次 3 片,每日 2 次,口服,疗程 1~2 周;克林霉素 450~600 mg/d,肌内注射或静脉滴注,伯氨喹啉(基质)每天 30 mg,疗程 3 周。

(3) 白假丝酵母菌(白色念珠菌)感染的治疗：可口服克霉唑 1～3 g/d，或氟康唑 200～400 mg/d。局部口腔黏膜病变处，可用制霉菌素局部涂抹，40 万 u/d，分 4～5 次使用。

(4) 隐孢子虫感染的治疗：螺旋霉素 1 g/d，分 4 次，疗程 3 周。

(5) 弓形体病的治疗：乙胺嘧啶联合磺胺嘧啶治疗。剂量：乙胺嘧啶首剂 75 mg，以后 25 mg，每日 1 次口服。磺胺嘧啶每天 100～200 mg/kg，分 4～6 次口服，疗程 3～4 周。

(6) 结核杆菌感染的治疗：包括肺结核、结核性脑膜炎、胸膜炎、腹膜炎等，可采用链霉素、利福平和异烟肼等联合治疗。

(7) 鸟分枝杆菌感染的治疗：可用环丙沙星、阿齐霉素 500 mg/d、克拉霉素 500 mg/d 等，一般应联合用药。

(8) 隐球菌脑膜炎的治疗：可用两性霉素 B。

(9) 卡波西肉瘤的治疗：可用长春新碱、多柔比星(阿霉素)、博来霉素和干扰素治疗。亦可用放射治疗。

(10) 支持治疗：包括输血及营养支持疗法，补充维生素和足够热量等。

16.8.4 中医中药治疗

中医中药能够改善患者的全身情况和症状，提高人体的免疫功能，使 $CD4^+T$ 淋巴细胞数增加。一些中药如天花粉蛋白、紫花地丁、甘草素、香菇多糖、黄瓜根提取物对 HIV 有抑制作用。人参、当归、灵芝等能改善人体的免疫功能。

(1) 用中医理论辨证分析艾滋病：大部分艾滋病患者都是有症状的，有症状"就有证可辨"，所以应该辨病与辨证相结合，先辨病后辨证。艾滋病有很长的无症状期，还有一种"长期无症状者"，此时应"舍证从病"，从辨病而非辨证入手。艾滋病属正虚邪实，从正虚(肺脾肾虚)与邪实(湿热痰瘀)两者之间，取其一辨证治疗即可。艾滋病的病因病机为"毒"、"虚"二端，发病与转化也是"邪"、"正"之进退，带毒期虽然尚无明显症状出现，但机体在"毒邪"的侵蚀下，正气逐渐消耗，如果一旦正不敌邪而发病，则失去治疗良机，患者从 HIV 携带者变成艾滋病患者，治疗起来就相当困难，针对病因，从"毒"、"虚"致病的病机出发，从扶正祛毒的治疗入手，拟定扶正排毒方。如以人参、黄芪补益元气为主，枸杞子滋补真阴、天花粉清热生津为辅，紫花地丁、丹参清热解毒、凉血散瘀为佐。人参、黄芪、枸杞子等具有调整和提高机体特异性和(或)非特异性免疫功能，天花粉、紫花地丁、丹参等具有一定抑制 HIV 活性等作用。

脾胃是 HIV 首先侵犯的器官，导致脾胃消化运动功能障碍。HIV 抗体阳性的无临床症状者，最早发现的征象就是脾胃功能减退，约 60% 患者舌边有少许薄苔，右手关脉微弱。双手尺脉皆虚弱是肾虚的表现。艾滋病相关综合征患者常表现为疲劳、淋巴结肿大、稀便、鹅口疮、自汗、盗汗、皮肤瘙痒、再发性痢疾、带状疱疹，多是虚的表现，特别是脾、肺、肾三脏的虚损。也有呈现肝气衰竭或肝火炽盛的表现。艾滋病相关综合征及艾滋病早期症状的患者，其主要表现是阳虚，特别是肾阳的虚损。肾阳虚导致肺脾不得温煦，三焦不能通调水道，机体的水钠等电解质代谢发生紊乱。

尽管 HIV 侵犯人体可划分为不同的阶段，各自又有不同的临床表现及治疗方法，但总的治疗原则是扶正固本、清热解毒。

(2) 单味中草药研究:甘草中的甘草甜素可抑制 HIV 斑的形成和感染细胞的变性,从而有效地抑制 HIV 的繁殖,抑制率达 98%。黄瓜根(天花粉)萃取物 GJQ233 蛋白,在对健康无影响的浓度时,就能对艾滋病病毒感染的巨噬细胞产生明显的毒性作用,能抑制被感染的细胞内的病毒复制。黄芩苷元和黄芩苷有抑制逆转录酶作用。蓖麻油中的蓖麻蛋白是艾滋病毒和癌细胞的克星。蓖麻油蛋白中含有一种新的分子,能在人体血液中跟踪和杀死 HIV 感染的细胞。大蒜也是治疗艾滋病的一种抗微生物和免疫调节剂。银杏内酯具有抵抗血小板活化因子的作用,降低血小板凝集,抗血栓的形成,还可治疗哮喘和过敏反应,有可能成为新型治喘、抗过敏药物的主要成分;黄酮醇则有清除自由基的功能,有扩张血管和防止动脉硬化的作用。此外,中药党参、当归、黄芪、熟地黄、百合、天冬、茯苓、杜仲、枸杞子、山萸肉、红枣、刺五加、五味子、菟丝子、生姜、麦冬、白术、西洋参、灵芝、白花蛇舌草、蒲公英、山豆根等,具有抗艾滋病毒的作用。

(3) 单味中药的实验室筛选:在 27 种清热解毒中草药中,11 种有抑制 HIV 的作用,即黄连、穿心莲、牛蒡子、金银花、紫花地丁、螃蜞菊、淫羊藿、紫草、狗脊、贯众、苦参、夏枯草。在紫花地丁中抑制 HIV 的主要成分是 E(二亚矾),夏枯草主要是夏枯草皂苷和硫酸多糖。

(4) 中药复方的研究:对 56 种临床上常用的中草药注射液筛选发现,复方丹参注射液、银黄注射液具有抑制 HIV 的作用,观察其 50% 及 90% 的抑制剂量,以复方丹参及银黄注射液为好。复方黄连素、冠心灵注射液还有抑制 90% 以上细胞融合的作用。小柴胡汤具有抑制 HIV 体内复制的因子产生,能刺激 T4、B 细胞网络系统和(或)抑制细胞功能。复旦大学药学院胡卓汉教授认为艾灵颗粒冲剂(主要成分为黄芪、黄芩、玄参、女贞子等)是对小分子抗 HIV 化学药具有代谢性增效作用的治疗艾滋病有一定疗效的中药。

(5) 临床疗效研究:用黄芪、板蓝根、维生素、无机物等治疗艾滋病患者,结果发现接受治疗的患者其症状有相当不错的改善。由滋补中草药组成的"提高方",由清热解毒的中草药组成的"清热方",已广泛用于 HIV 感染的治疗,艾滋病患者的症状得到明显改善,所有患者均未发现中毒症状。艾滋病患者服用了中药处方"药茶 1 号",发现患者总体状况大为好转,机会性感染率下降,体重增加,CD4 细胞数、CD4/CD8 比值、红细胞数显著升高。用黄芪、冬虫夏草、五加参、大青叶、猕猴桃治疗艾滋病,同时配合针灸,有 51% 症状明显改善,T 细胞显著增加。

汉方治疗艾滋病取得了一些成就:①疱疹病毒感染用龙胆泻肝汤;②腹泻用白头翁汤加味保留灌肠;③贫血用桃红四物汤;④结核用知柏八味丸、清肺汤;⑤白假丝酵母菌感染用人参汤加黄连温清饮;⑥内分泌紊乱,月经异常用加味逍遥丸、桃红四物汤交替用。将艾滋病前驱症状分成四个证型治疗如脾虚血亏型用补中益气汤、归脾汤,肺气阴两虚用生脉散加味,肾精亏损型用右归丸加减,肾阴虚者用知相八味丸加减。

(6) 针灸治疗艾滋病临床研究:艾滋病具有虚证的特征,常损伤人体的精微物质(气、血、阴、精)及内部脏器,针灸有利于机体的免疫系统,能加强血液和淋巴液循环,增加白细胞数量,提高白细胞吞噬水平,促进血中抗体和调理素的活性,激活网状内皮组织和补体系统。常选用的基本穴位包括合谷、曲池、外关、足三里、关元、气海、大椎。

(7) 气功治疗艾滋病研究：中医气功正气中和学说在防治艾滋病方面的作用及如何建立正气能的积极方法，采用踏罡布斗法为患者施行集体布气疗法，帮助患者祛除病毒邪气，建立与强化自身正气能。

(8)《中医药治疗艾滋病临床技术方案(试行)》：2004年1月按照国家中医药管理局中医药防治艾滋病工作组织协调小组的要求，中国中医科学院艾滋病中医药防治中心牵头组织有关专家，根据国家中医药管理局中坦合作艾滋病研究治疗项目17年积累的中医药治疗经验，结合我国艾滋病的临床特点和全国中医药界在艾滋病中医药治疗研究中的经验起草了《中医药治疗艾滋病临床技术方案》初稿，多次修改论证后形成《中医药治疗艾滋病临床技术方案(试行)》。已在5省中医药治疗艾滋病试点项目中初步试用，反映良好。

艾滋病是一种慢性进行性疾病，为了便于临床掌握，本方案中将其分为三期。

1) 急性感染期：艾滋病病毒侵入人体，机体卫外防御体系对入侵邪毒必然进行抵抗，此期或为邪毒犯表，郁于腠理，表卫失和，出现头痛、发热、乏力、咽痛、全身不适等表现；或邪毒入侵犯肺，出现壮热、咳嗽、咳痰、头身疼痛等表现；或皮毛宣泄失畅，邪毒郁于肌腠，而见颈、腋及枕部淋巴结肿大，或急性多发性神经炎、皮疹、肝脾肿大等，持续1～2周后自行缓解。总之，此期正邪相搏，但正暂能胜邪。感染之初 HIV 大量复制，CD4 细胞急骤下降，之后 HIV 复制被相对抑制，CD4 仍能恢复至 0.5×10^9/L 或更高。从 HIV 侵入人体到机体出现抗 HIV 抗体的这段时间称窗口期，为2～12周。

2) 潜伏期：艾滋病病毒感染人体在经历了急性感染期后，进入一个相当长的无症状期，有的人感染后没有急性期直接进入潜伏期。这一时期的感染者虽然称"无症状"，是指尚未出现与艾滋病相关的症状，并非绝对无症状。此期，正邪相当，正邪斗争进入相持阶段，但正气逐渐被损耗，阴阳、气血、津液及脏腑功能日渐失调。临床多表现为面色苍白少华、易于感冒、全身乏力、失眠多梦、焦虑恐惧、情绪低落、头晕目眩，或低热盗汗、烦热口干，淋巴结肿大等，机体抵抗力逐渐降低。感染 HIV 后的潜伏期8～10年，在 HIV 感染6个月时，机体内的 HIV 病毒载量维持较低水平，CD4 细胞则以平均每年$(0.3\sim 0.5)\times 10^6$/L 的速度逐步下降。

3) 发病期：艾滋病毒在人体内复制繁殖，不断破坏人体免疫功能，病情进展到一定程度时，机体的免疫功能低下或缺陷，出现艾滋病相关症状。此期正不胜邪，正气更虚，各种病邪乘虚而入，导致正虚邪实，气血津液及脏腑功能诸不足；或因虚留瘀，因虚致痰，痰瘀互结，消噬正气，临床可见各种机会性感染。表现为持续发热、淋巴结肿大、腹泻、消瘦、乏力、鹅口疮、咳嗽、头痛、皮疹皮炎，并发 PCP、肿瘤、结核等。至晚期，正气极端衰退，气虚阳损，血虚阴损，阴损及阳，阳损及阴，阴阳俱衰，表现为虚羸消瘦、倦怠乏力、萎黄神疲、喘促息微等，终致阴阳离决，生命消亡。发病期 CD4 在$(0.5\sim 200)\times 10^6$/L 或更低。从进入艾滋病期至患者死亡的时间为0.5～2年。

艾滋病毒感染人体后，不同的个体和不同的阶段其中医病机表现不一。中医界通过十多年来的探索，对艾滋病的中医病因病机有了一定的认识，形成了治疗艾滋病的一些基本方药。目前中医对艾滋病治疗的主要目标是提高机体免疫功能、控制机会性感染,改善生存质量,使患者带毒生存。由于艾滋病病毒感染后的各种机会性感染错综复杂,为了易于临床操作,对各期进行如下辨证分型论治,在临床上可参照执行。

(1) 急性感染期:此期治疗的原则是尽快透邪外出,消除急性感染的症状。

风热型:症见身热、头痛、咽痛、微恶风、咳嗽痰黄稠、自汗出,脉浮数,舌苔薄白或兼黄。治法:辛凉解表。方药:银翘散加减。组成:连翘、银花、苦桔梗、薄荷、竹叶、生甘草、荆芥穗、淡豆豉、牛蒡子。中成药:板蓝根冲剂、VC银翘片。

风寒型:症见恶风、恶寒明显,头痛剧烈,发热汗不出,周身肌肉疼痛,脉浮紧,舌苔薄白。治法:辛温解表。方药:荆防败毒散加减。组成:羌活、独活、柴胡、前胡、枳壳、茯苓、荆芥、防风、桔梗、川芎、甘草。中成药:川芎茶调散、正柴胡饮。

(2) 潜伏期(无症状HIV感染):此期的治疗原则是尽量增强机体的免疫功能,调整全身的功能状态,使正邪处于平衡状态,尽量延缓发病时间。

气血两亏型:平素体质虚弱,面色苍白,畏风寒,易感冒,声低气怯,时有自汗,舌质淡,脉虚弱或细弱。治法:气血双补。方药:八珍汤或归脾汤加减。组成:当归、川芎、白芍药、熟地黄、人参、白术、茯苓、甘草、黄芪、龙眼肉、酸枣仁、远志。中成药:人参归脾丸。

肝郁气滞火旺型:平素性格内向,情感脆弱,情绪易抑郁,得知自己感染HIV后,更是焦虑恐惧、胸胁胀闷,失眠多梦,不能控制自己的情绪,甚至产生轻生念头,妇女可有月经不调,乳房少腹结块,查体可较早出现淋巴结肿大,舌苔薄白,脉弦。治法:疏肝理气。方药:柴胡疏肝散加减。组成:陈皮、柴胡、川芎、香附、枳壳、芍药、甘草、当归、白术、茯苓。中成药:丹栀逍遥丸。

痰热内扰型:平素饮食不节,或嗜食辛辣厚腻,易于心烦急躁,口苦吞酸,呕恶嗳气,失眠,目眩头晕,苔腻而黄,脉滑数。治法:化痰清热,理气和中。方药:温胆汤加减。组成:半夏、陈皮、茯苓、枳实、竹茹、甘草、生姜。

(3) 发病期:此期的治疗原则是减轻患者的症状,提高生存质量,延长生命,减少病死率。以下见主症2项、次症3项或见主症3项、次症1项者即可确定为该证型。

热毒内蕴,痰热壅肺。主症:咳嗽、喘息、痰多色黄、发热、头痛。次症:胸痛,口干口苦,皮疹或疱疹,或大热、大渴、大汗出、潮热。舌脉:舌红苔白或兼黄,脉浮数或弦数。治法:清热解毒,宣肺化痰。方药:清金化痰汤合麻杏石甘汤加减。组成:半夏、杏仁、陈皮、瓜蒌仁、黄芩、枳实、茯苓、麻黄、生石膏、甘草。中成药:羚羊清肺散、二母宁嗽丸。艾滋病机会性感染之上呼吸道感染、肺炎(包括PCP)初、中期可参考此型论治。

气阴两虚,肺肾不足。主症:低热盗汗、五心烦热、干咳少痰、痰稠黏难咳出、乏力。次证:口干咽燥、午后或夜间发热,或骨蒸潮热、心烦少寐、颧红、尿黄,或面色白、气短心悸、头晕、咳嗽无力、咳痰困难或挟血丝,或恶风、多汗,皮肤受风后起痒疹、如粟粒或成片状。舌脉:舌质干红、少苔、脉细数。治法:补肺益气,滋肾养阴。方药:生脉散合百合固金汤加减。组成:人参、麦冬、五味子、熟地黄、百合、甘草、生地黄、贝母、白芍、园参、桔梗。中成药:生脉饮口服液或胶囊、养阴清肺丸。艾滋病呼吸系统机会性感染(包括PCP)之后期可参考此型论治。

气虚血瘀,邪毒壅滞。主症:乏力气短,躯干或四肢有固定痛处或肿块,甚至肌肤甲错,面色萎黄或黧黑。次症:口干不欲饮,午后或夜间发热,或自感身体某局部发热,或热势时高时低,遇劳而复发或加重,自汗、易感冒、食少便溏,或肢体麻木,甚至偏瘫,或脱发。舌脉:舌质紫暗或有瘀点、瘀斑,脉涩。治法:益气活血,化瘀解毒。方药:补中益气汤合血府逐瘀汤加减。组成:黄芪、桃仁、红花、当归、生地黄、川芎、赤芍、牛膝、桔梗、枳壳、甘草、人参、橘皮、升麻、柴胡、白术。中成药:血府逐瘀口服液或胶囊、补中益气丸。艾滋病见周围神经炎、带状疱疹后遗症、脂溢性皮炎等可参考此型论治。

肝经风火,湿毒蕴结。主症:疱疹、口疮,不易愈合。次症:皮肤瘙痒或糜烂、溃疡,或小水泡、疼痛、灼热,或发于面部躯干,或发于口角、二阴,口苦,心烦易怒。舌脉:苔腻质红,脉滑数。治法:清肝泻火,利湿解毒。方药:龙胆泻肝汤加减。组成:龙胆草、黄芩、栀子、泽泻、车前子、当归、生地黄、柴胡、生甘草、白鲜皮、地肤子。中成药:龙胆泻肝丸、皮肤病血毒丸或防风通圣丸,冰硼散、锡类散、湿毒膏外涂患处。艾滋病见带状疱疹、单纯性疱疹、脓疱疮、脂溢性皮炎、药疹等可参考此型论治。

气郁痰阻,瘀血内停。主症:瘰疬肿块、抑郁寡欢、病情常随情绪而变化、善太息、按之不痛或轻痛、胸胁胀满。次症:梅核气,或大便不爽,妇女可见月经不畅或痛经或兼血块。舌脉:舌淡红苔薄白,脉弦。治法:利气化痰,解毒散结。方药:消瘰丸合逍遥丸加减。组成:海藻、昆布、牡蛎、玄参、半夏、陈皮、连翘、贝母、川芎、茯苓、桔梗、当归、柴胡、白术、芍药。中成药:内消瘰疬丸、牛黄解毒片。艾滋病出现的卡波西肉瘤,或淋巴瘤紫色丘疹和结节,或颈部淋巴结核等可参考此型论治。

脾肾亏虚,湿邪阻滞。主症:腹泻便溏、脘闷食少。次症:大便如稀水,间歇发作,或持续不断而迁延难愈;或泄泻清稀,甚则如水,腹痛肠鸣,恶寒发热,泻下急迫;或腹痛、大便不爽,粪色黄而臭、肛门灼热、烦热口渴、小便短黄;或泻下粪臭如败卵、得泻而痛减,伴不消化之物,脘腹痞满、嗳腐酸臭;或大便时溏时泻,时发时止,日久不愈,水谷不化,稍进油腻等难消之物或凉食则发,食少腹胀,面色萎黄;或五更泄泻,甚则滑泄不禁,迁延反复,形寒肢冷、腰膝酸软、腹痛绵绵、下腹坠胀、脱肛;或恶心、呕吐、食欲不振,腹痛腹胀、泄泻频多,经久不愈;或伴腰酸腿软、消瘦痿弱、毛发疏落、耳聋耳鸣。舌脉:舌淡苔白或黄腻或厚腻秽浊,脉沉细或滑数,或濡缓。治法:和胃健脾、利湿止泻。方药:参苓白术散加减。组成:党参、白术、茯苓、桔梗、缩砂仁、白扁豆、山药、薏苡仁、黄连。中成药:参苓白术丸、葛根芩连微丸、四神丸。艾滋病以消化道为主的各种慢性疾病可参考此型论治。

元气虚衰,肾阴亏涸。主症:消瘦脱形、乏力身摇、水谷难入。次症:四肢厥逆、神识似清似迷、冷汗淋漓,或喘脱息高;耳鸣重听、齿摇发脱、排尿困难、鸡鸣泄泻、下利清谷或洞泄不止;或口腔舌面布满腐糜;或面色苍白、疲惫腰酸、两耳不聪、小便频数、夜尿增多,甚至失禁;女子月经不行、带下清稀或子宫脱垂;口干咽燥、声音嘶哑。舌脉:舌灰或黑或舌光剥无苔,脉沉弱或虚大无力或脉微欲绝。治法:大补元气,滋阴补肾。方药:补天大造丸加减。组成:人参、白术、当归、熟地黄、山药、泽泻、茯苓、枸杞子、山茱萸、紫河车、菟丝子、鹿胶、龟胶。

中成药:参麦注射液合六味地黄丸或左归丸。艾滋病晚期恶病质可参考此型酌情治疗。

16.8.5 疗效的评估

治疗的有效与否主要是通过以下三个方面进行评估:

(1) 病毒学指标:对于应用 HAART 方案治疗的患者,大多数患者血浆中病毒载量的水平 4 周内应下降 1 个 log 以上,在治疗后的 3~6 个月,病毒载量即可达到检测不到的水平。

(2) 免疫学指标:经 HAART 治疗 3 个月后,$CD4^+$ T 淋巴细胞计数与治疗前相比增加了 30% 即提示治疗有效,或在治疗第 1 年后 $CD4^+$ T 淋巴细胞计数增长 $100\times10^6/L$,提示治疗有效。

(3) 临床症状:当治疗有效时,临床症状能缓解,机会性感染的发病率和艾滋病的病死率可以大大降低。

16.8.6 依从性

临床研究表明,在治疗过程中患者漏服药物达 5% 以上时,则很难达到治疗成功的目标,故在应用 HAART 之前应与患者有充分的交流,让他们了解治疗的必要性、治疗后可能出现的不适、依从性的重要性、服药后必须进行定期的检测,以及在发生任何不适时应及时与医务人员联系。同时要得到其家属或朋友的支持,以提高患者的依从性。

16.9 预防和预后

预防原则主要是加强对艾滋病的宣传教育工作,普及艾滋病的传播及防治知识,使医务人员和群众对艾滋病有正确的认识。

16.9.1 控制传染源和切断传播途径

(1) 控制传染源:患者及 HIV 携带者血、排泄物和分泌物应进行消毒,艾滋病进展期患者应注意隔离。

(2) 切断传播途径

1) 杜绝不洁注射,严禁吸毒,特别是静脉注射毒品,不共用针头、注射器,使用一次性注射器及针灸针,如被患者用过的针头或器械刺伤,应在 2 h 内服用叠氮脱氧胸苷(AZT),时间不少于 1 周。

2) 加强血制品管理,血液抗 HIV 阳性者应禁止献血、血浆、器官、组织和精液。加强血站、血库的建设和管理。

3) 开展艾滋病的防治教育,开展正确的性道德教育,加强与 HIV 及艾滋病有关的性知识、性行为的健康教育(避孕套的使用等),洁身自好,防止与 HIV 感染者发生性接触。

4) 切断母婴传播,女性 HIV 感染者特别是 HIV-1 感染者应尽量避免妊娠,以防止母婴传播，HIV感染的哺乳期妇女应人工喂养婴儿。

5）消毒隔离，工作实验台面可用75%乙醇消毒，血液或体液污染的物品或器械用1:10~1:100浓度的次氯酸钠液或1:10稀释的漂白粉液擦拭或浸泡，高温消毒也是杀灭HIV的有效办法。接触患者的血液或体液时，应戴手套、穿隔离衣，不共用牙刷、刮脸刀片等。

16.9.2 保护易感人群和HIV职业暴露后的处理

（1）保护易感人群：在进行手术及有创性检查（如胃镜、肠镜、血液透析等）前，应检测HIV抗体。对吸毒、卖淫、嫖娼等人群要定期监测，加强对高危人群的HIV感染监测。

（2）HIV职业暴露后的处理：HIV的职业暴露是指卫生保健人员在职业工作中与艾滋病病毒感染者的血液、组织或其他体液等接触而具有感染HIV的危险。

1）危险程度的评估：

① 暴露源危险度的分级：A. 低传染性：病毒载量水平低、无症状或高CD4水平。B. 高传染性：病毒载量水平高、艾滋病晚期、原发性HIV感染、低CD4水平。C. 暴露源情况不明：暴露源所处的病程阶段不明、暴露源是否为HIV感染，以及污染的器械或物品所带的病毒含量不明。

② 暴露程度分级：A. 一级暴露：暴露源为体液或者含有体液、血液的医疗器械、物品；暴露类型为暴露源沾染了不完整的皮肤或黏膜，但暴露量小且暴露时间较短。B. 二级暴露：暴露源为体液或者含有体液、血液的医疗器械、物品；暴露类型为暴露源沾染了不完整的皮肤或黏膜，暴露量大且暴露时间较长；或暴露类型为暴露源刺伤或割伤皮肤，但损伤程度较轻，为表皮擦伤或针刺伤（非大型空心针或深部穿刺针）。C. 三级暴露：暴露源为体液或含有体液、血液的医疗器械、物品；暴露类型为暴露源刺伤或割伤皮肤，但损伤程度较重，为深部伤口或割伤物，有明显可视的血液。

2）职业暴露后的处理原则：①用肥皂液和流动的清水清洗被污染局部。②污染眼部等黏膜时，应用大量生理盐水反复对黏膜进行冲洗。③存在伤口时，应轻柔挤压伤处，尽可能挤出损伤处的血液，再用肥皂液和流动的清水冲洗伤口。④用75%乙醇或0.5%聚伏酮碘（碘伏）对伤口局部进行消毒、包扎处理。

3）职业暴露后预防性抗逆转录病毒治疗

① 治疗方案：见表16-1。

表16-1 职业暴露后预防性抗逆转录病毒治疗方案

治疗方案	常用药物组合
基本用药方案	AZT+3TC首选组合
	ddI+d4T
	d4T+3TC
强化用药方案	AZT+3TC+IDV首选组合
	基本用药方案 ＋ EFV(PI)
	基本用药方案 ＋ ABC

② 开始治疗的时间及疗程:在发生职业暴露后尽可能在最短的时间内(尽可能在 2 h 内)进行预防性用药,最好不超过 24 h。但即使超过 24 h,也建议实施预防性用药。基本用药方案和强化用药方案的疗程均为连续服用 28 d。

③ 预防治疗的适应证见表 16-2。

表 16-2 预防治疗的适应证

暴露级别	暴露源 VL 水平	是否进行预防用药	治疗方案
一级	低传染性	不进行预防用药	
一级	高传染性	建议进行预防用药	基本用药方案
二级	低传染性	建议进行预防用药	基本用药方案
二级	高传染性	建议进行预防用药	强化用药方案
三级	低传染性	建议进行预防用药	强化用药方案
三级	高传染性	建议进行预防用药	强化用药方案
一级 二级 三级	暴露源情况不明	建议进行预防用药	基本用药方案

4) 职业暴露后的咨询与监测

① 暴露后的咨询:在发生职业暴露后,医疗卫生相关机构应提供对暴露者的随访和咨询,包括心理咨询。随访的内容包括:对所服药物毒副作用的监测和处理、定期进行 HIV 抗体的检测、观察和记录 HIV 感染的早期症状等。

② HIV 感染的监测:事故发生后立即、4 周、8 周、12 周和 6 个月后检测 HIV 抗体,有条件时可作 HIV P24 抗原和 HIV RNA 测定。

5) 职业暴露后的登记与报告:各医疗单位应每半年将本单位发生 HIV 职业暴露的情况进行登记汇总,逐级上报至省级疾病预防控制中心,省级疾病预防控制中心汇总后上报中国疾病预防控制中心。

6) 预防职业暴露的措施

① 进行可能接触患者血液、体液的诊疗和护理工作时,必须佩戴手套。操作完毕脱去手套后,应立即洗手。

② 在进行有可能发生血液、体液飞溅的诊疗和护理操作过程中,医务人员除需佩戴手套和口罩外,还应带防护眼镜;当有可能发生血液、体液大面积飞溅,有污染操作者身体的可能时,还应穿上具有防渗透性能的隔离服。

③ 医务人员在进行接触患者血液、体液的诊疗和护理操作时,若手部皮肤存在破损时,必须戴双层手套。

④ 使用后的锐器应当直接放入不能刺穿的利器盒内或毁型器内进行安全处置;抽血时建议使用真空采血器,并应用蝶型采血针;禁止对使用后的一次性针头复帽;禁止用手直接接触使用过的针头、刀片等锐器。

7) 世界艾滋病日:世界卫生组织在 1988 年 1 月在伦敦召开了一次"全球预防艾滋病规

划"的部长级高级会议。在这个会议上提出,把1988年作为全球预防艾滋病年;把每年12月1日作为全世界宣传防治艾滋病的日子,称之为世界艾滋病日(更确切地说是"世界同艾滋病作斗争日")。以后每年的12月1日都被作为"世界艾滋病日"以号召全世界人民行动起来,共同对抗艾滋病。设立"世界艾滋病日"的目的有四个方面。

① 让人们都知道艾滋病在全球范围内是能加以控制和预防的。

② 让大家都知道,防止艾滋病很重要的一条就是每个人都要对自己的行为负责。

③ 通过艾滋病日的宣传,唤起人们对艾滋病病毒感染者的同情和理解,因为他们的身心已饱受疾病的折磨,况且有一些艾滋病病毒感染者可能是被动的、无辜的。

④ 是希望大家支持各自国家制定的防治艾滋病的规划,以唤起全球人民共同行动起来支持这方面的工作。

据联合国艾滋病规划署和世界卫生组织最近统计,2003年全球艾滋病毒感染者已达到4 000万,其中新增人数500万,全年因艾滋病死亡的人数达300万。

16.9.3 预后

部分HIV感染者,无症状感染期可达10年以上,如此时进行有效的抗病毒治疗,部分患者可停留在无症状感染或PGL阶段,而不发生艾滋病。进展至艾滋病,预后凶险,病死率极高,主要死因为机会性感染。一般存活期为6~18个月,但经抗病毒等综合治疗后能明显提高生存率。

参考文献

[1] 王徽,赵大伟,杨露绮,等. AIDS罕少见脑部感染的影像学表现[J]. 实用放射学杂志,2007,23:1132-1134.

[2] 张兴权,范江. 艾滋病毒感染与艾滋病[M]. 北京:人民卫生出版社,1999.

[3] 董发昌,谢瑞满. 以中枢神经系统损害为主的艾滋病10例报告[J]. 国际中华神经精神医学杂志,2000,2(1):32.

[4] 李兴旺,程何荷,何云,等. 艾滋病482例临床分析[J]. 中国抗感染化疗杂志,2001,1:129-132.

[5] 国家技术监督局. 中华人民共和国国家标准,HIV/艾滋病诊断标准及处理原则[S](试行). 2001.

[6] 中国疾病预防控制中心. 全国艾滋病检测技术规范[S]. 2004.

[7] 吴云成,赵永波. 人类免疫缺陷病毒相关性痴呆的分子机制[J]. 中华传染病杂志,2004,22(6):423-425.

[8] 吴云成,赵永波,唐孟光,等. 人类获得性免疫缺陷综合征神经系统并发症临床分析[J]. 中华神经科杂志,2005,38(2):78-81.

[9] 戴懿,李太生,王爱霞. 143例首诊发现的中国艾滋病患者临床特征分析[J]. 中国医学科学院学报,2006,28:651-654.

[10] Clinical aspects of HIV/AIDS. World Health Organization. Regional Office for South-East Asia[R]. New Delhi, 2002.

[11] Daar E, Little S, Pitt J, et al. Diagnosis of primary HIV-1 infection[J]. Ann Intern Med, 2001, 134:25-29.

[12] Jane M Ingham, Maria Farooqi. Assessment of Physical Symptoms. A clinical Guide to Supportive and Palliative Care for HIV/AIDS[R]. U. S. Department of Health and Human Services. 2003.

[13] Yeni P G, Hammer S M, Hirsch M S, et al. Treatment for adult HIV infection: 2004 recommendations of the International AIDS Society-USA Panel[J]. JAMA. 2004, 292(2):251-265.

[14] Kumarasamy N, Solomon S, Flanigan TP, et al. Natural history of human immunodeficiency virus disease in southern India[J]. Clin Infect Dis, 2003, 36:79-85.

[15] Kasper L H, Buzoni-Gatel D. Some opportunistic parasitic infections in AIDS: Candidiasis, Pneumocystosis, Cryptosporidiosis, Toxoplasmosis[J]. Parasitol Today, 1998, 14:150-156.

[16] Goedert J J, Cote T R, Virgo P, et al. Spectrum of AIDS-associated malignant disorders[J]. Lancet, 1998, 351:1833-1839.

[17] McArthur J C, Haughey N, Gartner S, et al. Human immun-odeficiency virus-associated dementia: an evolving disease[J]. J Neurovirol, 2003, 9:205-221.

[18] Sacktor N. The epidemiology of HIV-associated neurological disease in the era of highly active antiretroviral therapy[J]. J Neurovirol, 2002, 8(Suppl 2):115-121.

[19] Portsmouth S, Stebbing J, Keyi X, et al. HIV and AIDS in the People's Republic of China: a collaborative review[J]. Int J STD AIDS, 2003, 14:757-761.

[20] Luo D. Measures to intensifying the prevention and treatment of AIDS in China[J]. Chin Med J, 2003, 116:1543.

[21] Trujillo J R, Gilberto J R, Marta O M, et al. International NeuroAIDS: prospects of HIV-1 associated neurological complications[J]. Cell Research, 2005, 15:962-969.

[22] Cha S, Knopp E A, Johnson G, et al. Intracranial mass lesions: dynamic contrast-enhanced susceptibility-weighted echo-planar perfusion M R imaging[J]. Radiology, 2002, 223 (1):11-29.

[23] Erdag N, Bhorade E M, Alberico R A. et al. Primary lymphoma of the central nervous system typical and atypical CT and MR imaging appearances[J]. AJR, 2001, 176(5):1319-1326.

[24] Sibtain N A, MRCP and Chinn RJS, et al. Imaging of the central nervous system in HIV infection imaging[J]. Imaging, 2002, 14:48-59.

[25] Post M J, Yiannoutsos C, Simpson D, et al. Progressive multifocal leukoencephalopathy in AIDS: are there any MR findings useful to patient management and predictive of patient survival[J]. AJNR, 1999, 20(10):1896-1906.

[26] Thurnher M M, Schindler E G, Thurnher S A, et al. Highly active antiretroviral therapy for patients with AIDS dementia complex: effect on MR imaging findings and clinical course[J]. AJNR, 2000, 21(4):670-678.

[27] Chong J, Di Rocco A, Tagliati M, et al. MR findings in AIDS-associated myelopathy[J]. AJNR, 1999, 20(8):1412-1416.

[28] Thurnher M M, Post M J, Rieger A, et al. Initial and follow-up MR imaging findings in AIDS-related progressive multifocal leukoencephalopathy treated with highly active antiretroviral therapy [J]. AJNR, 2001, 22(5):977-984.

[29] Robert I. Brain Imaging[J]. AJNR, 1998, 21:9-18.

[30] Ernst T, Chang L, Witt M, et al. Progressive multifocal leukoencephalopathy and HIV-associated white matter lesions in AIDS: magnetization transfer MR imaging[J]. Radiology, 1999, 210(2):539-

543.

[31] McArthur J C, Haughey N, Gartner S, et al. HIV-associated dementia: an evolving disease[J]. J Neurovirol, 2003, 9:205-221.

[32] Gabuzda D, Wang J. Chemokine receptors and mechanisms of cell death in HIV neuropathogenesis[J]. J Neurovirol, 2000, Suppl:s24-s32.

[33] Rostasy K, Egles C, Chauhan A, et al. SDF-1 alpha is expressed in astrocytes and neurons in the AIDS dementia complex: an in vivo and in vitro study[J]. J Neuropathol Exp Neurol, 2003, 62:617-626.

[34] Catani M V, Corasaniti M T, Navarra M, et al. Gp120 induces cell death in human neuroblastoma cells through the CXCR4 and CCR5 chemokine receptors[J]. J Neurochem, 2000, 74:2373-2379.

[35] Ulrich A M, Gonzalez-Scarano F, Lavi E, et al. Immunohisto chemical analysis of CCR2, CCR3, CCR5 and CXCR4 in the human brain: potential mechanisms for HIV dementia[J]. Exp Mol Pathol, 2000, 69:192-201.

[36] Xia M Q, Bacskal B J, Knowles R B, et al. Expression of the chemokine receptor CXCR3 on neurons and the elevated expression of it's ligand IP-10 in reactive astrocytes: in vitro EKR 1/2 activation and role in Alzheimer's disease[J]. J Neuroimmunol, 2000, 108:227-235.

[37] Cota M, Kleinschmid A, Ceccherini-Silberstein F, et al. Upreg ulated expression of interleukin-8, RANTES and chemokine receptors in human astrocytic cells infected with HIV-1[J]. J Neurovirol, 2000, 6:75-83.

[38] Xiong H, Zeng Y C, Lewis T, et al. HIV-1 infected mononuclear phagocyte secretory products affect neuronal physiology leading to cellular demise: relevance for HIV-1 associated dementia[J]. J Neurovirol, 2000, 6(s1):14-23.

[39] Kaul M, Garden G A, Lipton S A. Pathways to neuronal injury and apoptosis in HIV-associated dementia[J]. Nature, 2001, 410:988-994.

[40] Garden G A. Microglia in HIV-associated neurodegeneration[J]. Glia, 2002, 40:240-251.

[41] Zhao J, Lopez AL, Erichsen D, et al. Mitochondrial glutaminase enhances extracellular glutamate production in HIV-1-infected macrophages: linkage to HIV-1 associated dementia[J]. J Neurochem, 2004, 88:169-180.

[42] Tohompson K A, McArthur J C, Wesselingh S L. Correlation between neurological progression and astrocyte apoptosis in HIV-as sociated dementia[J]. Ann Neurol, 2001, 49:745-752.

[43] Garden G A, Budd S L, Tsai E, et al. Caspase cascades in HIV-associated neuro-degeneration[J]. J Neurosci, 2002, 22:4015-4024.

[44] Ghorpade A, Holter S, Borgmann K, et al. HIV-1 and IL-1 beta regulate Fas ligand expression in human astrocytes through the NF-kappa B pathway[J]. J Neuroimmunol, 2003, 141:141-149.

[45] Gorry P R, Howard J L, Churchill M J, et al. Diminished production of HIV type 1 in astrocytes results from inefficient expression of Tat and Rev[J]. J Virol, 1999, 73:352-361.

[46] Morris A, Marsden M, Halerow K, et al. Mosaic structure of HIV type-1 genome infecting lymphoid cells and the brain: evidence for frequent in vivo recombination events in the evolution of regional populations[J]. J Virol, 1999, 73:8720-8731.

[47] Chan S Y, Speck R F, Power C, et al. V3 recombinants indicate a central for CCR5 as a coreceptor in

tissue infection by HIV type 1[J]. J Virol, 1999, 73:2350-2358.

[48] Self R L, Mulholland P J, Nath A, et al. The HIV type-1 transcription factor Tat produces elevations in intracellular Ca^{2+} that require function of an N-methyl-D-aspartate receptor polyamine-sensitive site [J]. Brain Res, 2004, 995:39-45.

[49] Khanna K V, Yu X F, Ford D H, et al. Differences among HIV-1 variants in their ability to elicit secretion of TNF-α[J]. J Immunol, 2000, 164:1408-1415.

[50] Sacktor N C, Skolasky R L, Lyles R H, et al. Improvement in HIV-associated motor slowing after antiretroviral therapy including protease inhibitors[J]. J Neurovirol, 2000, 6:84-88.

[51] Dore G J, McDonald A, Li Y, et al. National HIV Surveillance Committee. Marked improvement in survival following AIDS dementia complex in the era of highly active antiretroviral therapy[J]. AIDS, 2003, 17:1539-1545.

[52] Kolson D L, Lavi E, Gonzalez-Scarano F. The effects of HIV in the central nervous system. Adv Virus Res, 1998, 50:1-47.

[53] Plummer D J, Bartsch D U, Azen S P, et al. Retinal nerve fiber layer evaluation in HIV-positive patients[J]. Am J Ophthalmol, 2001, 131:216-222.

[54] Gray F, Adle-Biassette H, Chrétien F, et al. "Neuropathology and neurodegeneration in HIV infection. Pathogenesis of HIV-induced lesions of the brain, correlations with HIV-associated disorders and modifications according to treatments". Clin[J]. Neuropathol, 2001, 20(4):146-155.

[55] Satishchandra P, Nalini A, Gourie-Devi M, et al. "Profile of neurologic disorders associated with HIV/AIDS from Bangalore, south India (1989-1996)"[J]. Indian J Med Res, 2000, 11:14-23.

[56] Wadia R S, Pujari S N, Kothari S, et al. "Neurological manifestations of HIV disease"[J]. J Assoc Physicians India, 2001, 49:343-348.

[57] Okamoto Shu-ichi Y, Kang C W, Brechtel E, et al. "HIV/gp120 decreases adult neural progenitor cell proliferation via checkpoint kinase-mediated cell-cycle withdrawal and G1 arrest"[J]. Cell Stem Cell, 2007, 1:230-236.

[58] Gongora-Rivera F, Santos-Zambrano J, Moreno-Andrade T, et al. The clinical spectrum of neurological manifestations in AIDS patients in Mexico[J]. Arch Med Res, 2000, 31:393-398.

[59] Reid W, Sadowska M, Denaro F, et al. An HIV-1 transgenic rat that develops HIV-related pathology and immunologic dysfunction[J]. Proc Natl Acad Sci USA, 2001, 98:9271-9276.

[60] Mwanza J C, Lysebo D, Kayembe D L, et al. Visual evoked potentials in konzo, a spastic paraparesis of acute onset in Africa[J]. Ophthalmologica, 2003, 217:381-386.

[61] Maschke M, Kastrup O, Esser S, et al. Incidence and prevalence of neurological disorders associated with HIV since the introduction of highly active antiretroviral therapy (HAART)[J]. J Neurol Neurosurg Psychiatry, 2000, 69:376-380.

[62] Sacktor N, Lyles R H, Skolasky R, et al. HIV-associated neurologic disease incidence changes: Multicenter AIDS Cohort Study, 1990-1998[J]. Neurology, 2001, 56:257-260.

[63] Goldsmith P, Jones R E, Ozuzu G E, et al. Optic neuropathy as the presenting feature of HIV infection: recovery of vision with highly active antiretroviral therapy[J]. Br J Ophthalmol, 2000, 84:551-553.

[64] Larsen M, Toft P B, Bernhard P, et al. Bilateral optic neuritis in acute HIV infection[J]. Acta Oph-

thalmol Scand, 1998, 76:737-738.

[65] Ruxrungtham K, Brown T, Phanuphak P. HIV/AIDS in Asia[J]. Lancet, 2004, 364:69-82.

[66] Dougherty R H, Skolasky R L Jr, McArthur J C. Progression of HIV-associated dementia treated with HAART[J]. AIDS Read, 2002, 12:69-74.

[67] Lanska D J. Epidemiology of HIV infection and associated neurologic illness[J]. Semin Neurol, 1999, 19:105-111.

[68] Masliah E, DeTeresa R M, Mallory M E, et al. Changes in pathological findings at autopsy in AIDS cases for the last 15 years[J]. AIDS, 2000, 14:69-74.

[69] Wang T H, Donaldson Y K, Brettle R P, et al. Identification of shared populations of HIV type 1 infecting microglia and tissue macrophages outside the central nervous system[J]. J Virol, 2001, 75:11686-11699.

[70] Shapshak P, Segal D M, Crandall K A, et al. Independent evolution of HIV type 1 in different brain regions[J]. AIDS Res Hum Retroviruses, 1999, 15:811-820.

[71] Ohagen A, Devitt A, Kunstman K J, et al. Genetic and functional analysis of full-length HIV type 1 env genes derived from brain and blood of patients with AIDS[J]. J Virol, 2003, 77:12336-12345.

[72] Thompson K A, McArthur J C, Wesselingh S L. Correlation between neurological progression and astrocyte apoptosis in HIV associated dementia[J]. Ann Neurol, 2001, 49:745-752.

[73] Kaul M, Garden G A, Lipton S A. Pathways to neuronal injury and apoptosis in HIV-associated dementia[J]. Nature, 2001, 410:988-994.

[74] Thompson K A, Churchill M J, Gorry P R, et al. Astrocyte specific viral strains in HIV dementia. Ann Neurol, 2004, 56:873-877.

[75] Glynn S L, Yazdanian M. In vitro blood-brain barrier permeability of nevirapine compared to other HIV antiretroviral agents[J]. J Pharm Sci, 1998, 87:306-310.

[76] Lee C G, Gottesman M M, Cardarelli C O, et al. HIV-1 protease inhibitors are substrates for the MDR1 multidrug transporter[J]. Biochemistry, 1998, 37:3594-3601.

[77] Cosenza M A, Zhao M L, Si Q, et al. Human brain parenchymal microglia express CD14 and CD45 and are productively infected by HIV-1 in HIV-1 encephalitis[J]. Brain Pathol, 2003, 12:442-455.

[78] Brack-Werner R. Astrocytes: HIV cellular reservoirs and important participants in neuropathogenesis [J]. AIDS, 1999, 13:1-22.

[79] Sabri F, Titanji K, De Milito A, et al. Astrocyte activation and apoptosis: their roles in the neuropathology of HIV infection[J]. Brain Pathol, 2003, 13:84-94.

[80] Lawrence D M, Durham L C, Schwartz L, et al. HIV type 1 infection of human brain-derived progenitor cells[J]. J Virol, 2004, 78:7319-7328.

[81] Madalosso G, Pellini A C, Vasconcelos M J, et al. Chagasic meningoencephalitis: case report of a recently included AIDSdefining illness in Brazil[J]. Rev Inst Med Trop Sao Paulo, 2004, 46:199-202.

[82] Vidal J E, Oliveira A C, Dauar R F. Cerebral tuberculomas or tuberculous brain abscess: the dilemma continues[J]. Clin Infect Dis, 2005, 40:1072.

[83] Vidal J E, Oliveira A C, Leite A G, et al. Tuberculous brain abscess in AIDS patients: report of three cases and literature review[J]. Int J Infect Dis, 2005, 9:201-207.

[84] Vidal J E, Hernández A V, Oliveria A C, et al. Cerebral tuberculomas in AIDS patients: a forgotten

diagnosis? [J]. Arq Neuropsiquiatr, 2004, 62:793-796.

[85] Abgrall S, Rabaud C, Costagliola D. Clinical Epidemiology Group of the French Hospital Database on HIV. Incidence and risk factors for toxoplasmic encephalitis in HIV-infected patients before and during the highly active antiretroviral therapy era[J]. Clin Infect Dis, 2001, 33:1747-1755.

[86] Vidal J E, Hernandez A V, de Oliveira A C, et al. Cerebral toxoplasmosis in HIV-positive patients in Brazil: clinical features and predictors of treatment response in the HAART era[J]. AIDS Patient Care STDS, 2005, 19:626-634.

[87] Vidal J E, Colombo F A, de Oliveira A C, et al. PCR assay using cerebrospinal fluid for diagnosis of cerebral toxoplasmosis in Brazilian AIDS patients[J]. J Clin Microbiol, 2004, 42:4765-768.

[88] Colombo F A, Vidal J E, Penalva de Oliveira A C, et al. Diagnosis of cerebral toxoplasmosis in AIDS patients in Brazil: importance of molecular and immunological methods using peripheral blood samples [J]. J Clin Microbiol, 2005, 43:5044-5047.

[89] Shankar S K, Mahadevan A, Satishchandra P, et al. Neuropathology of HIV/AIDS with an overview of the Indian scene[J]. Indian J Med Res, 2005, 121:468-488.